갑상선 · 부갑상선 외과학

Surgery of the Thyroid and Parathyroid Glands

갑상선 · 부갑상선 외과학

Surgery of the Thyroid and Parathyroid Glands

펴낸곳 서울대학교출판문화원
펴낸이 오연천
지은이 윤여규 · 오승근

초판 1쇄 인쇄 2011년 1월 20일
초판 1쇄 발행 2011년 2월 1일
출판등록 제15-3호

주소 서울 관악구 관악로 599 우편번호 151-742
대표전화 02-880-5252, 팩스 02-888-4148
마케팅팀(주문상담) 02-889-4424, 02-880-7995
이메일 snubook@snu.ac.kr
홈페이지 www.snupress.com
영문홈페이지 eng.snupress.com

ISBN 978-89-521-1130-2 93510

갑상선 · 부갑상선 외과학

Surgery of the Thyroid and Parathyroid Glands

대표저자 | 윤여규, 오승근

집필진 | 박경식 · 구도훈 · 박도준 · 강경호 · 정유승 · 김지훈 · 민혜숙 · 지현근 · 정기욱 · 최준호 · 이규언 · 박원서 · 권미라 · 강건욱 · 김훈엽

책을 내면서

21세기에 들어오면서 갑상선, 부갑상선 분야의 내분비 외과학은 매우 중요해지고 있다. 최근 갑상선암의 발상빈도는 급격히 증가하고 있는데 이러한 현상은 비단 우리나라에만 국한된 것이 아니라 미국이나 유럽 등의 외국에서도 동일하게 나타나는 현상이다. 또한 부갑상선 질환의 경우에도 미국이나 유럽 등 외국의 경우와 같이 혈액 화학검사의 광범위한 사용과 삶의 질의 향상에 대한 기대 등으로 부갑상선 수술이 점차 증가하고 있는 실정이다. 이처럼 최근 갑상선암의 발생빈도가 급격하게 증가하면서 부갑상선을 포함한 내분비 질환의 관심도 증가하고 있다.

갑상선, 부갑상선 분야의 내분비 외과학은 끊임없이 발전하고 있으며, 특히 최근 수세기에 걸쳐 매우 발전하였다. 따라서 과거 외과 선구자들로부터 얻은 내분비 외과의 기초적인 원칙들을 잊어서도 안되겠지만, 발전하고 있는 내분비 외과의 다양한 분야를 이해해야 하겠다. 기술적 발전으로 내분비 계통에 대한 이해가 늘어나면서, 다양한 내분비 질환의 진단과 치료에 있어서 많은 발전이 있어왔다. 질환의 유전적 이해로 가족성 갑상선 암의 조기 진단과 치료가 가능하게 되었고, 위치 확인 및 수술 중 부갑상선 호르몬 감시의 발전은 부갑상선기능항진증의 치료에 있어서 혁명을 가져왔다. 또한 내시경 및 로봇 수술의 발전으로 내분비 외과의 영역에서 종양학적으로 안전하며 미용성이 우수한 수술이 가능하게 되었으며, 신경감시와 같은 다양한 수술 중 감시를 통해 내분비 외과 수술의 안정성을 증진시켰다.

이처럼 내분비 외과의 분야가 외과의 여러 영역 중에서 특히 눈부시게 발전하고 있음에도 불구하고, 현실적으로 갑상선, 부갑상선 분야에 대한 최신지견을 다룬 한글판 교과서가 거의 없는 실정이다. 위와 같은 상황에서 내분비 외과학의 기본적인 원칙들과 함께 발전하는 최신지견을 잘 반영하고 있는 『갑상선 · 부갑상선 외과학』을 집필하게 되었다. 이 책이 외과 전공의 및 전문의뿐만 아니라 내분비 질환을 공부하는 사람들에게 명실상부한 교과서가 되었으면 한다. 아울러 젊은 의학도들이 이 책을 읽고 내분비 질환을 더 잘 이해하여 내분비 질환을 치료하는데 있어 훌륭한 버팀목이 되어주길 바란다.

2010년 12월 1일

윤여규, 오승근

차례

IV. 갑상선수술

V. 수술 후 관리

VI. 부갑상선

I

서론

갑상선과 부갑상선 외과의 역사

1

1 갑상선외과의 역사

갑상선외과의 역사는 현대 외과적 술기의 발전, 그리고 해부학과 내분비학의 발전과 더불어 성장을 해왔다. 그 과정에는 많은 굴곡이 있었다. 심지어 갑상선질환과 부갑상선질환의 경우 처음 밝혀졌을 때는 두 질환이 서로 전혀 다른 질환으로 오해되었다. 그레이브스병(Graves' Disease, 바제도병)은 심장질환으로, 갑상선기능저하증은 신경계와 피부과적 질환으로, 부갑상선기능항진증은 뼈질환으로 여겨졌었다. 초기 갑상선 수술 당시 높은 수술사망률이 해부학자와 생리학자들의 관심을 얻어서 궁극적으로 갑상선수술을 안전하고 훌륭한 치료법으로 변모시켰다. 할스테드(William S. Halsted)는 다음과 같이 기술하였다. "갑상선종 적출술은 다른 어떤 수술보다도 외과의사의 위대한 업적을 상징한다. 외과학의 역사는 요오드결핍증의 치료와 함께 시작한다."

1) 갑상선외과의 태동

갑상선종은 예전부터 명백한 질병으로 인식되어 왔다. 갑상선종은 기원전 2700년경 중국에서 처음으로 언급되었다. 역사적으로 기록된 갑상선종 수술은 서기 500년에 바그다드의 압둘(Abdul)이 처음으로 기술하였다. 당시 환자는 수술 후 대량 출혈이 있었지만 생존하였다. 정상 갑상선의 해부학은 르네상스시대의 다빈치(Leonardo da Vinci)에 의해 체계적으로 이해되기 시작하였다. 그는 갑상선을 목에 있는 두 개의 분비샘으로 묘사하였다. 갑상선의 기능에 대하여 일부 사람들은 목에 윤기가 있게 해주고 보기 좋게 해주는 것으로 추측하였다. 패리(Parry)는 갑상선의 풍부한 혈관이 심장으로부터 뇌로 혈류량이 갑자기 증가하는 경우에 보호막으로 작용한다고 생각하였다. 1700년대 로마의 에우스타키우스(Bartholomaeus Eustachius)에 의해 이 분비샘은 라틴어로 '방패 모양'이라는 뜻의 'glandulam thyroideam'이라는 이름을 얻게 되었다. 1646년 파브리쿠스(Wilhelm Fabricus)는 수술용 메스(scalpel)를 이용한 갑상선수술을 처음으로 보고하였다. 그러나 당시 열살 소녀 환자는 죽었고 집도의는 수감되었다. 1791년 파리의 드소(Pierre Josheph Desault)는 갑상선 부분절제술에 성공하였다. 듀피트렌(Guillaume Dupuytren)은 '드소의 방법'을 따라서 1808년 처음으로 갑상선 전절제술을 성공하였다. 불행하게도 수술 중 출혈량이 많지 않았지만 환자는 쇼크로 사망하였다. 당시의 가장 성공적인 갑상선외과의사는 독일 출신의 헤데누스(Johann Hedenus)였다. 1821년까지 그는 6례의 커다란 갑상선 종괴를 성공적으로 제거하였다. 이후 거의 40년 동안 그만한 업적이 없었다. 1850년대에는 갑상선절제술에 가로, 사선, Y자 모양 등 다양한 피부절개법이 시행되었다. 이 당시 외과의들은 피부절개 후에 박리를 거칠게 하였다. 지혈이 적절히 되지 못했고, 상처는 개방된 상태로 두고 거즈를 대거나 그대로 두기도 하였다.

초기 갑상선수술의 진보는 갑상선 내분비에 대한 이해와 밀접하게 관련있다. 해조류나 바닷물이 갑상선종의 크기를 줄여준다는 것을 경험적으로 알게 되었다. 1811년 크르투아(Bernard Courtois)는 해조류를 태워서 요오드를 발견하였다. 1820년, 스위스의 스라우브(Johann Sraub)과 코인데트(Francois Coindet)는 요오드를 이용한 갑상선종의 치료를 체계적으로 연구하였다. 코인데트는 수술 전 갑상선종의 크기를 줄이고 혈류를 감소시켜 수술위험성을 줄이는 목적으로 요오드의 사용을 추천하였다. 요오드는 기적의 약으로 여겨져서 처방이 남용되었고 종종 환자 중에는 독성이 나타났다. 1830년대 그레이브스(Robert Graves)와 바제도(Karl von Basedow)가 갑상선종, 안구돌출, 심계항진의 Merseburger triad를 인지하고 처음으로 'toxic diffuse goiter'를 기술하였다. 1850년대, 갑상선수술에 따른 사망률이 약 40%로 여전히 높았다. 당시 프랑스의료협회(French Academy of Medicine)에서는 갑상선에 대한 어떤 수술적 처치도 규탄하였다.

2) 갑상선외과 영역의 혁명기

현재의 안전한 외과적 갑상선수술은 19세기의 마취술과 소독술, 외과적 지혈기구의 발달과 밀접하게 관련한다.

외과혁명은 마취기술의 발전과 시작을 같이 한다. 1842년 롱(Crawford W. Long)은 수술 중에 처음으로 마취제로 황산 에테르(sulfuric ether)를 사용하였다. 현대 외과마취의 진정한 시작은 1846년 보스턴 메사추세츠종합병원(Boston Massachusetts General Hospital)의 모톤(William Morton)이 에테르의 유용성을 증명하면서부터이다. 1849년 러시아의 피로고프(Nikolai Pirogov)가 17세 여자 환자의 갑상선을 절제할 때 처음으로 전신마취를 시행하였다.

외과혁명의 두 번째 단계는 소독개념의 발전으로, 1867년 리스터(Joseph Lister)가 소독술을 처음 소개하였다. 리스터의 개념은 유럽대륙에 곧바로 소개되었으며 영국과 미국에서는 일부 반발도 있었다. 1870년대, 현대 갑상선외과의 시조라고 할 수 있는 코허(T. Kocher)와 빌로쓰(A. T. Billroth)도 '리스터의 소독개념'을 적용하였다. 1883년 노이버(Gustav Neuber)는 수술장에서 소독개념을 소개하며 수술모자와 수술가운을 입고 수술장에 들어갔다. 1866년에 베를린의 베르크만(Ernst von Bergmann)은 수술기구의 증기소독법을 소개하였다.

외과혁명의 최종 단계는 효과적인 지혈기구의 발달이었다. 1872년 웰스(Spencer Wells)는 단순한 동맥용 겸자(forceps)를 소개하였다. 이 겸자는 점차 발전하고 가벼워지면서 수술할 때 출혈을 줄여주고 결과적으로 사망률이 비약적으로 줄었다.

3) 현대적 갑상선수술의 발달

(1) 알버트 테오도어 빌로쓰(Albert Theodor Billroth)

빌로쓰(A. T. Billroth)는 19세기의 가장 탁월한 외과의사로 여겨진다. 31세에 취리히(Zurich)에서 교수로 임명되어 갑상선종의 외과적 치료를 시행하였다. 취리히에서의 첫 6년 동안 20례의 갑상선절제술을 시행하였다. 40%의 수술사망률을 보고하였고 그 이유는 주로 수술 후 패혈증과 수술 중 출혈과다였다. 당시 그는 이러한 사망률을 비관적으로 생각하여 10여 년간 갑상선수술을 중단하였다. 마취기술과 소독기법, 최신 수술기구의 개발로 1877년 그는 갑상선수술을 재개하였다. 당시 그의 수술사망률은

8%까지 감소하였다.

외과 영역에서 빌로쓰는 많은 업적을 남겼다. 1867년 빈대학(Vienna university)의 교수를 역임할 때 그는「General Surgical Pathology and Therapeutics」라는 교과서를 출간하였고, 'Archives of Clinical Surgery'를 설립하였다. 많은 유명한 외과의사들이 그의 수하에서 수련했는데, 그 중에는 미쿨리치(Johann von Mikulicz), 아이젤베르크(Anton von Eiselberg) 와 볼퍼(Anton Wolfer)등이 있다. 1880년 그는 러시아 갑상선외과의 시조인 피로고브의 요청으로 진찰을 하였는데 당시 70세였던 피로고브는 수술이 불가능한 상악동암을 진단받았다.

(2) 테오도어 코허(Theodor Kocher)

코허(Kocher)의 업적은 현대 갑상선절제술의 발달에 큰 힘이 되었다. 1865년 베른(Bern)대학을 졸업한 코허는 1년 정도 외국의 병원들을 순회하였는데, 먼저 글래스고(Glasgow)를 방문하여 리스터(Lister)의 혁명적인 소독기법을 목격하였다. 파리에서는 파스퇴르(Louis Pasteur)와 베르누이(Verneuil)를 만났고, 취리히에서는 빌로쓰를 만났다. 1872년 31세에 베른대학의 외과교수로 임용될 당시 스위스에는 갑상선종이 유행이었다. 코허는 베른대학의 어린 학생의 90%까지 갑상선종에 이환된 것을 보고하였다. 그는 빠르게 갑상선수술의 경험을 축척하였고, 5000례 이상의 갑상선수술을 시행하였다. 그는 수술할 때 소독술과 지혈법의 도입하여, 수술사망률이 1870년대의 12.6%에서 1898년 0.2%까지 감소되었음을 보고하였다.

1867년 코허는 초기 환자 중 10살짜리 비셀(Marie Bischel)에서 갑상선절제술 후에 크레틴(cretin)병증을 띤 유아기 갑상선기능저하증이 발생하는 것을 발견하였다. 1882년 코허는 제네바의 르버딘(Jaques Louis Reverdin)이 기술한 갑상선절제술 후의 점액부종의 발생증상에 대해 관심을 갖고서 그의 모든 갑상선종 환자들을 검토하였다. 그가 재검토할 수 있었던 18명의 갑상선절제술 환자 중에서 16명이 다양한 정도의 점액부종을 갖고 있었다. 코허는 비셀의 발현양상에 너무 놀라서 양성질환의 경우는 다시는 갑상선 전절제술을 시행하지 않기로 결심하였다. 1883년 코허는 독일외과학회에 '갑상선 전절제술의 부작용과 갑상선이 실제로 기능을 갖고 있다'는 증거에 대한 역사적인 논문을 발표하였다.

1908년 코허는 갑상선에 관한 생리학과 병리학, 외과학에 관한 업적으로 노벨상을 받았으며 현재까지 현대 갑상선외과의 아버지로 불리우고 있다.
흥미롭게도 할스테드는 학생신분으로 빌로쓰와 코허의 병원을 모두 방문했다. 그 결과 할스테드는 둘의 외과술기를 비교 분석하였다. 할스테드가 주목한 바로는 코허의 환자들은 갑상선절제술 후 대부분 점액부종이 생겼으나 테타니는 거의 생기지 않았으며, 빌로쓰의 환자들은 그 반대였다. 할스테드는 이 현상의 원인이 두 사람간 술기의 차이라고 제안하였다. 코허는 지혈을 꼼꼼히 하고 주변 조직을 보존하며 갑상선을 절제하는 반면, 빌로쓰는 좀더 빨리 갑상선을 제거하는 것으로 유명하지만 부갑상선 손상과 잔여 갑상선이 좀더 남는다는 점이었다.

(3) 윌리암 할스테드(William S. Halsted) 이후

1879년 예일대학을 졸업한 할스테드는 2년 동안 독일과 오스트리아의 병원에서 연수를 하였고, 거기서 빌로쓰와 코허 두 사람의 영향을 받게 되었다. 할스테드는 이들의 외과적 철학을 미국 외과사회에 전파하였다. 유럽에서 돌아온 후 할스테드는 재빨리 소독개념과 현대적 지혈 겸자(forceps)을 사용하였다. 1881년 그는 "지혈을 잘 할 수 있다는 확신은 수술장에서 명료한 생각을 할 수 있게 하고, 수술을 질서정연하게 진행하게 하는데 꼭 필요하다"고 기술하였다. 그의 여정이 순조롭지만은 않았다. 국소마취제를 사용하면서 그는 코카인에 중독이 되기도 하였다.
할스테드는 존스홉킨스병원(Johns Hopkins Hospital)을 세우는 데 일조를 하였으며 이 병원의 첫 외과교수가 되었다. 그곳에서 그는 전문의 수련과정을 세웠고 쿠싱(Harvey Cushing), 리드(Dandy, Reed), 호레이스(Charles Horace), 레이(Frank Lahey), 크라일(George Crile) 등 수많은 외과 의사를 가르쳤다. 크라일은 갑상선기능항진증 환자의 쇼크와 수술적 치료에 관한 초기 연구에 기여하였다. 파크(Roswell Park)는 크라일이 개발한 pneumatic antishock suit을 갑상선기능항진증 환자의 갑상선수술시 쇼크를 방지하기 위해 사용하였다. 메이요(Charles Mayo)는 코허의 방법을 채택하여 그레이브스 환자에서 부분 갑상선수술을 시행하였다. 1913년에는 내과 영역에서 플러머(Henry Plummer)가 그레이브스병에서 요오드 전처치의 유용성에 대해 발표하였다. 메이요(Mayo)클리닉에서는 이러한 연구결과를 적용하여 그레이브스병의 수술사망률을 3~4%에서 1%이하로 낮추게 되었다.

(4) 갑상선수술 후 경련과 후두신경손상

1879년 볼퍼(Anton Wolfer)는 빌로쓰의 수석 조수로 일하면서 처음으로 수술 후 테타니에 대해 기술하였다. 볼퍼는 테타니가 뇌의 충혈로 인한 것으로 생각하였다. 아이젤베르크(Eiselberg)는 볼퍼를 이어 빌로쓰의 병원에서 수술 후 테타니에 관한 연구를 계속하게 되었다. 수술 후 테타니의 원인에 대해서는 잘 알려지지 않다가 1891년에서야 유진 글레이(Eugene Gley)가 부갑상선의 제거나 혈류공급장애가 원인일 가능성이 있다고 보고하였다.

또한 볼플러는 갑상선수술시 되돌이후두신경의 보존의 중요성을 강조하였다. 그는 처음으로 되돌이후두신경에 대한 깊이 있는 분석과 수술 중 손상 가능성에 대해서 기술하였다. 빌로쓰와 코허 등도 갑상선수술 중 되돌이후두신경손상을 주의하는 게 필요하다는 것을 인지하였다. 당시 흔히 쓰던 신경을 보존하는 방법은 하부 갑상선동맥을 박리하고 신경으로부터 바깥쪽으로 결찰하는 것이었다. 미쿨리치(Mikulicz)는 1882년 신경의 원위부를 덮고 있는 갑상선피막을 남겨둘 것을 추천하였다. 코허 또한 신경손상을 피하기 위해 갑상선후면의 일부를 남기는 것을 선호하였다. 1938년 보스턴의 라헤이(Lahey)는 갑상선수술시 띠근육(strap muscle)을 열고 되돌이후두신경을 박리하여 확인하는 것을 표준방법으로 추천하였다. 이러한 방법 시 신경손상률은 0.3% 정도로 보고하였다. 거버(Guber)와 헨레(Henle), 베르린(Berlin) 등은 갑상선수술 중 되돌이후두신경 보존 시 베리인대(ligament of Berry)의 중요성을 이해하는데 큰 영향을 미쳤다.

되돌이후두신경 보존에 대한 연구는 많았지만, 상부후두신경의 중요성은 그리 주목 받지 못하였다. 세계적으로 유명했던 오페라 소프라노 갈리쿠르치(Amelita Galli-Curci)가 1935년 갑상선종 수술을 받고 고음영역의 목소리가 안 나오게 되자 비로소 상부후두신경은 주목 받기 시작했다.

(5) 갑상선암의 수술적 치료

갑상선암의 대한 이해도 점차 진보해왔다. 불충분하거나 과도한 치료에 따른 실수도 있었다. 예를 들어 전이된 유두상갑상선암이 태생학적 이동의 실수로 생각되어 '외측 이상 갑상선'으로 명명되었고 수술이 필요 없다고까지 여겨졌었다. 그러나 유두상갑상선암에서 경부림프절 전이의 빈도가 높다고 알려졌을 때는 근치적 경부곽청술을 시행하고자 하였다. 시간이 지나면서 점차 보존적인 경부곽청술이 우세하게 되었다.

2 부갑상선외과의 역사

1) 부갑상선의 해부와 생리학의 발전

부갑상선은 1850년에 당시 영국왕실사냥박물관의 해부학 교수로 있던 오웬(Richard Owen)에 의해 영국동물원의 인도코뿔소에서 처음 발견되었다. 1887년 샌드스트롬(Sandstrom)은 개의 목을 해부하다가 부갑상선을 발견하였고 이후로 고양이와 토끼, 소, 말의 차례로 발견하였다. 이후 50구의 사체를 해부한 후 부갑상선의 해부학적 위치, 혈액공급, 위치의 다양성을 기술하였다. 샌드스트롬은 또한 처음으로 이 분비샘의 이름을 'Glandulae Parathyreoidae'로 명명하였다. 그러나 1890년 프랑스의 병리학자였던 글레이(Gley)가 샌드스트롬의 업적을 독일의 연보에 출간된 두 편의 초록을 통해 발견하였고, 이후 부갑상선의 해부와 기능에 대해 널리 이해되기 시작하였다. 글레이는 동물에서 부갑상선을 제거하면 테타니가 발생하는 것을 관찰하였다. 두 명의 이탈리아 학자인 바셀(Guillio Vassale)과 제네랄리(Francesco Generali)가 나중에 이 실험을 재현하여 부갑상선절제술 후 테타니가 발생함을 증명하였다. 이 결과 외과의사들은 부갑상선이 중요한 장기이며 갑상선수술 시 주의 깊게 다루어져야 한다는 것을 이해하게 되었다.

1905년 맥칼럼(McCallum)은 부갑상선 추출물을 동물에 주입하여 부갑상선절제로 인해 발생한 테타니를 회복시킬 수 있음을 발견하였다. 1909년 맥칼럼과 보제린(Carl Vogetlin)은 부갑상선과 칼슘조절의 관계를 증명하는데 공헌하였다. 그들은 부갑상선절제술 후 발생한 테타니가 부갑상선 적출물이나 칼슘을 주입하면 호전되는 것을 발견하였다. 더 나아가서 부갑상선기능저하가 저칼슘혈증의 원인이 될 수 있다는 것을 증명하였다. 1907년 할스테드도 부갑상선조직으로 갑상선절제술 후의 테타니를 치료하였다. 할스테드와 존스홉킨스의과대학의 학생이었던 에반스(Herbert Evans)는 부갑상선의 혈류공급을 기술하였다. 1891년 병리과의사인 레클링하우젠(Frederick Von Recklinghausen)은 비르효(Virchow)를 위한 기념논문집에서 뼈질환을 동반한 7명의 환자를 기술하였다. 그러나 1906년에서야 비로소 빈의 에르드하임(Jakob Erdheim)이 부갑상선과 뼈질환의 관계를 확립하였다. 그는 쥐의 부갑상선을 제거한 후 테타니뿐 아니라 치아의 석회화에도 문제가 발생함을 주시하였다. 그는 골격계 질환으로 사망한 환자에서 부갑상선을 검사하였으며 1907년 부갑상선 종대가 골연화증이나 낭성섬유성골염(osteitis fibrosa cystica)같은 뼈질환과 관련 있음을 보고하였다. 에르드하임 본인은 부갑상선 종대가 뼈질환에 따른 것으로 여겼다. 이러한 관점은 수년간 지속되었다. 슐라겐하우퍼(Freidrich Schlagenhaufer)는 부갑상선 종대가 일차적인 문제이고 뼈질환이 이차적인 결과임을 처음으로 주장한 내과의사이다. 그는 종대된 부갑상선을 제거하여 뼈질환을 치료할 것을 제안하였다. 세인트루이스의 딕송(Henry Dixon) 등은 부갑상선기능항진증이라는 용어를 사용하였으며 뼈질환과 근약화, 고칼슘뇨증, 신장결석, 고칼슘혈증 등의 양상을 기술하였다. 그러나 1963년이 되어서야 버슨(Solomon Berson)과 얠로(Rosalyn Yalow)에 의해 부갑상선호르몬의 면역분석법이 개발되었고 부갑상선과 칼슘대사에 대한 명확하게 이해가 명확하게 되기 시작하였다. 버슨과 얠로는 노벨상을 받았다.

2) 부갑상선외과

1900년대 초기에 많은 연구자들은 부갑상선의 종대가 마치 갑상선종이나 점액부종의 경우처럼 부갑상선의 기능저하와 관련이 있다고 생각하였다. 그 결과 부갑상선기능항진증 환자에게 부갑상선조직을 치료목적으로 주입하곤 하였다. 앞서 말했듯이, 1915년 슐라겐하우퍼가 처음으로 레클링하우젠(von Recklinghausen)질환을 적절하게 치료하려면 종대된 부갑상선을 제거할 것을 제안하였다. 그러나 1925년이 되어서야 빈의 맨들(Felix Mandl)이 전차 차장이었던 가네(Alber Gahne)에게 부갑상선절제술을 시행하였다. 맨들은 장경 21mm 크기의 부갑상선을 절제하였고, 수술은 성공적이었으며 당시의 개념이나 치료법이 바뀌는 계기가 되었다. 그러나 불행하게도 가네는 재발하였고 재수술 직후 사망하였다. 이는 아마 부갑상선암이었을 것으로 생각된다.

맨들의 수술 후 미국의 루이스(E.J. Lewis)가 시카고의 Cook hospital에서 첫 부갑상선 절제술을 시행하였다. 4개월 후 보스턴 Massachusetts General Hospital에서 직업이 선장이었던 마르텔(Charles Martell)의 사례에서 부갑상선기능항진증의 외과적 치료에 관한 교훈을 얻게 되었다. 1926년 듀보이스(Eugene Dubois)는 마르텔의 부갑상선기능항진증을 진단하였다. 그는 MGH로 전원되어 추가검사를 시행 받은 후, 1927년 수술을 두 차례 받았으나 성공적이지는 못하였다. 일곱 번째 수술에야 비로소 3cm크기의 종격동의 선종을 절제할 수 있었다. 흥미롭게도 당시 환자였던 마르텔 본인이 하버드(Harvard) 의과대학 도서관의 방대한 자료를 읽고서 종격동을 수술할 것을 주장하였다고 한다. 그러나 안타깝게도 6주 뒤 마르텔은 요로결석 치료 중에 후두부종으로 사망하였다. 1931년 런던의 월턴(James Walton)은 부갑상선수술 도중 모든 부갑상선을 관찰하고 기도 뒤쪽이나 종격동까지도 관찰하기 위해서는 피부절개를 크게 하여 넓은 수술시야를 확보할 것을 추천하였다. 1936년까지 처칠(Churchill)과 코프(Cope)는 30례를 수술하였다. 월턴이 쓴「부갑상선외과의 원리」에는 그들의 업적이 상세히 설명되어 있다.

처칠은 이러한 경험을 바탕으로 부갑상선수술의 성공 여부는 부갑상선이 어디에 있는지 찾아낼 수 있어야 하고 동시에 섬세한 술기를 겸비한 외과의사의 능력에 달렸다고 평가하였다.

3) 부갑상선 자가이식

빌로쓰의 제자였던 아이젤베르크는 글레이(Gley)의 보고서가 있은 지 대략 1년 후인 1892년 처음으로 부갑상선 이식을 시도하였다. 그는 크랑켄하우스(Allgemeines Krankenhaus)의 교수로서 소에서 자가이식을 시행하였다. 그는 일부 갑상선과 부갑상선을 테타니가 있는 동물의 근육과 복막에 이식하였다. 1달 후 이 동물들에서는 테타니증상이 관찰되지 않았다. 1907년 파이퍼(Pfeiffer)와 마이어(Mayer)는 처음으로 부갑상선 자가이식을 임상적으로 적용하여 성공하였다. 1909년 할스테드는 단일 부갑상선의 이식만으로도 충분히 기능을 살릴 수 있음을 입증하였다. 그는 0.25mg의 작은 조직으로 개의 생명의 유지되는 것과 이를 제거하면 테타니로 사망하는 것을 관찰하였다. 그는 갑상선수술 중 부갑상선 손상을 예방할 것을 추천하였고 실험적으로 갑상선절제후 테타니가 발생한 동물에서 칼슘을 정맥주사하여 치료하였다. 테타니와 부갑상선의 관계가 이해되자 많은 외과의사들은 갑상선수술 중 부갑상선 자가이식을 시행하게 되었다.

1926년 라헤이는 부갑상선을 흉쇄유돌근에 자가이식하는 방법을 기술하였다. 1976년 웰스주니어(Samuel Wells Junior)가 부갑상선절제술 후 자가이식법을 개발하였다. 웰스(Wells)는 부갑상선아전절제술을 시행하는 대신 전절제술을 시행하고 상완에 부갑상선 일부를 자가이식하였다. 만약 이후에 부갑상선기능항진증이 재발하면 제거할 수 있게 하였다.

참고문헌

1. Cristian M. Slough, Rhian Johns. History of thyroid and parathyroid surgery. In:Randolph GE, editor. Surgery of the Thyroid and Parathyroid Glands. Philadelphia: Elsevier Science; 2003:3-11.

2. Clark OH, Duh QY, Kebebew E, editors. Textbook of Endocrine Surgery. 2nd ed. Philadelphia: Elsevier Science; 2005.

3. Hans-Dietrich Roher, Klaus-Martin Schulte. History of thyroid and parathyroid surgery. In: Oertli D, Udelsman R, editors. Surgery of the Thyroid and Parathyroid Glands. Heidelberg: Springer-Verlag; 2007:1-12.

II

갑상선 질환 및 진단

2 갑상선의 발생학과 해부학

1 갑상선의 발생학과 발생이상

갑상선과 부갑상선, 그리고 되돌이후두신경과 상부후두신경에 대한 해부학은 전체적으로 이해해야 한다. 이러한 해부학의 철저한 습득과 갑상선과 부갑상선의 발생과정에 대한 이해가 성공적인 수술의 열쇠이다.

1) 발생학

갑상선은 원시인두(primitive pharynx)와 신경능선(neural crest)을 기원으로 한다. 갑상선의 주요부분은 원시인두 내배엽(endoderm of primitive pharynx)의 상피세포에서 유래하는데 이 세포들은 인두바닥(pharyngeal floor) 중간선(midline)에 있는 맹공(foramen cecum)에서 하나의 게실(diveticulum)로 생겨나고 이러한 원시갑상선은 임신 4주에 처음 발견된다. 게실은 바로 '두개의 엽(bilobed)'과 피막을 가진(encapsulated) 구조물로 발전하며 목 중간선으로 내려간다. 더 자라면서 이 게실은 좁은 관(갑상설관, thyroglossal duct)으로 구강 내에 부착되어 남아있게 되는데 하강경로상 설골(hyoid bone)과 후두 앞쪽에 위치하게 된다. 이러한 갑상설관은 보통 생후 6주경에 재흡수가 되며 그 끝부분은 피라밋엽(pyramidal lobe)이 되어 남아있기도 한다(그림 2-1).

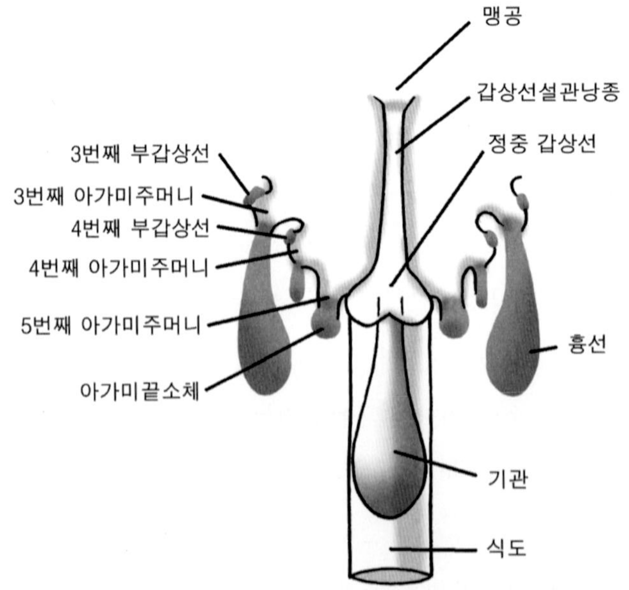

그림 2-1. 8-10mm 배아에서 원시인두의 개략적인 모습

미세 갑상선여포(thyroid follicles)는 외측엽이 발달하면서 처음 나타나는데 배아가 약 6cm가 되었을 때 이 여포는 콜로이드를 생성하기 시작하며, 3개월째 여포세포에서 처음으로 요오드포획(iodine trapping)이 증명되고 갑상선호르몬 분비가 시작된다.

칼시토닌(calcitonin)을 분비하는 부여포세포(parafollicular cell) 또는 C세포(C-cell)는 신경능선에서 기원한다. 이 세포는 4번째와 5번째 아가미주머니(branchial pouch)의 아가미끝소체(종새체, ultimobranchial body)에서부터 이동한다. 4번째와 5번째 아가미주머니의 결합이 꼬리인두결합체(caudal-pharyngeal complex)를 형성하는데 여기에는 아가미끝소체(외측 갑상선)는 물론 4번째 아가미주머니의 내배엽에서 기원하는 부갑상선도 포함된다. 이 세포들은 갑상선의 바깥뒤쪽 상부 2/3 지점으로 이동하여 갑상선여포 사이에 분산되며 성인에서 C세포는 갑상선의 위쪽과 중간구역에 남아 있게 되고 대개 뒤쪽 안쪽에 위치한다. 이러한 C세포는 갑상선에서 유일하게 내배엽이 기원이 아닌 조직이다.

2) 발생이상

성인의 정상 갑상선은 협부로 연결된 2개의 외측엽으로 구성되어 있다. 두 엽의 배아 발생이상은 다양한 모양과 크기로 이어지는데 드물게(0.1% 이하) 협부나 한쪽 엽이 발생하지 않는 경우가 있다.

갑상설관은 어떤 단계에서나 지속되거나 혹은 갑상선조직으로 분화할 수 있고 갑상설관의 상피와 관(duct) 조직이 남아 갑상설관낭종(thyroglossal duct cyst)이나 루(fistula)를 형성할 수 있다. 대부분의 갑상설관낭종은 설골 바로 아래에서 발견되며 초기 아동기나 유아기에 나타난다. 이러한 낭종은 처음부터 중간선(midline) 구조물로 혓바닥에서 흉골상절흔(suprasternal notch)사이 관을 따라 어느 장소에서도 발견될 수 있다. 낭종은 보통 신체검사에서 중간선(midline) 종양으로 발견되거나 혹은 종양내 국소감염(localized infection) 이 있을 때 발견된다. 만성적으로 감염되었거나 화농성 갑상설관낭종은 '만성 배액성 루(chronic draining fistula)'으로 이어질 수 있으므로 모든 낭종은 진단되면 외과적 치료로 절제되어야 한다. 갑상설관이 설골을 통과해서 혹은 전후로 위치할 수 있기 때문에 갑상설관낭종 전체와 갑상설관을 맹공까지 완전히 절제하기 위해서는 설골절제가 필수적이다.

'중간선 이소성갑상선잔류물(midline ectopic thyroid rests)'은 갑상설관의 하강실패나 불완전하강, 비정상적 상피발현의 결과로 나타난다. 가장 흔한 예는 피라밋엽으로 수술환자의 약 30%에서 협부나 혹은 어느 한쪽 엽에서 위로 뻗어있다. 피라밋엽은 풍토병 갑상선종(endemic goiter)과 그레이브스병에서 현저히 커질 수 있는데, 그레이브스병의 경우 피라밋엽을 제거하지 않으면 갑상선기능항진증 재발의 원인이 된다. 갑상설관이 정상적으로 하강하지 못하면 혓바닥에 설갑상선(lingual thyroid)이 생길 수 있는데 설갑상선은 유일한 기능성 갑상선조직일 수 있고, 설갑상선종(lingual goiter)이 되어 기도폐색, 연하곤란이나 출혈을 일으킬 수 있다. 대부분의 설갑상선은 갑상선호르몬투여로 억제할 수 있으나 억제되지 않을 경우 방사성요오드치료를 시도해 볼 수 있다. 갑상설관 이외에도 중간선 이소성갑상선잔류물이 설골의 아래나 위에서 발견될 수 있고 보통은 증상이 없으며 갑상선전절제술 후 방사성요오드스캔에서 증명된다. 여기에 드물게 암종(carcinoma)이 생길 수 있는데 갑상설관낭종의 약 1%는 유두상갑상선암이 포함된다(그림 2-2).

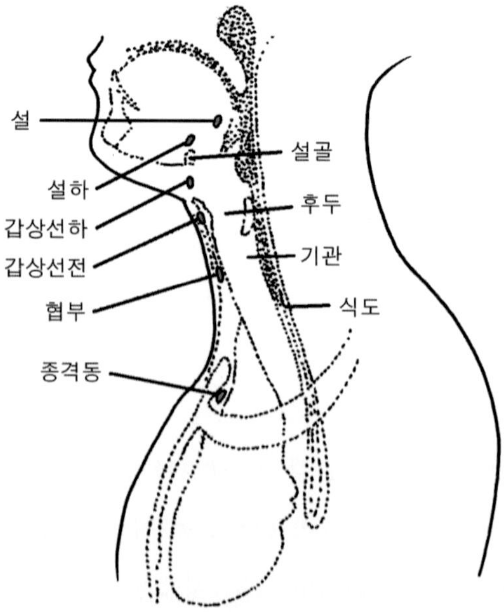

그림 2-2. 중간선 이소성 갑상선종양의 몇몇 흔한 위치를 보여주는 그림

이소성(aberrant) 갑상선조직은 갑상선 외측이나 아래쪽 그리고 상부의 전종격동에서 발견되어 왔다. 이러한 갑상선조직이 경정맥(jugular vein) 외측에 위치하면서 림프절 조직과 관련이 없을 때는 드물게 4번째 아가미주머니에서 유래한 발생이상 일 수 있다. 이소성 흉곽내(ectopic intrathoracic) 갑상선조직은 대동맥주변과 심장막에서도 발견되며 이는 심장과 큰 혈관들의 이동에 의해 갑상선잔류물이 종격동으로 이동한 결과이다. 이러한 갑상선조직의 혈액공급은 흉곽내 혈관으로부터 이루어지므로 갑상선잔유물에서 유래한 종양은 보통 목절개(cervicotomy)로 제거되지 않고 흉골을 분리하는 절개(sternum-splitting incision)가 필요하게 된다.

경정맥 외측림프절 내에 조직학적 검진상 정상 갑상선조직으로 보이는 것은 사실 전이성 갑상선유두암을 나타낸다. 매우 드물게 정상 갑상선조직의 여포들이 림프절피막 내에서 관찰되는데 여포세포가 정상으로 보이고 여포가 림프절주변부에 제한되어 있다면 반드시 전이를 시사하지는 않으며, 이 경우 갑상선이 조직학적 검사에서 완전히 정상임이 증명된 보고가 있다. 또한 갑상선조직이 주 요소인 난소갑상선종(struma ovarii)이 드물 게 생길 수 있는데, 이것은 갑상선중독증이나 복막전이암의 원인이 된다.

2 해부학

1) 육안소견

성인의 정상 갑상선의 무게는 대략 17g 정도이며 상부 기관륜(tracheal rings)과 후두의 전외측을 감싸고 있는 이엽성구조물(bilobed structure)이다. 이러한 두 개의 외측 엽은 중간선에서 협부로 접하고 있고 협부는 윤상연골(cricoid cartilage)이나 그 아래부위의 바로 앞쪽에 위치하고 있다. 피라밋엽은 갑상설관의 가장 끝부분으로 협부위치의 중간선에서 부터 위로 설골까지 이를 수 있다(그림 2-3). 각각의 갑상선엽은 내측으로 기관지와 식도가 경계를 이루고 후면으로 경동맥초(carotid sheath)가 경계가 된다. 여기에는 총경동맥(common carotid artery)과 내경정맥(internal jugular vein), 미주신경(vagus nerve)이 포함되어 있다. 그리고 전외측으로 흉쇄유돌근(sternocleidomastoid muscle)과 흉골설골근(sternohyoid muscle), 흉골갑상근(sternothyroid muscle)이 경계가 된다. 흉골설골근과 흉골갑상근은 횡으로 절단해야 한다면 운동신경인 설하신경고리(ansa hypoglossi)를 보존하기 위하여 윤상연골 부위보다 높아야 한다. 이러한 띠근육(strap muscle)의 절단은 임상적 기능결손으로 이어지지 않는다.

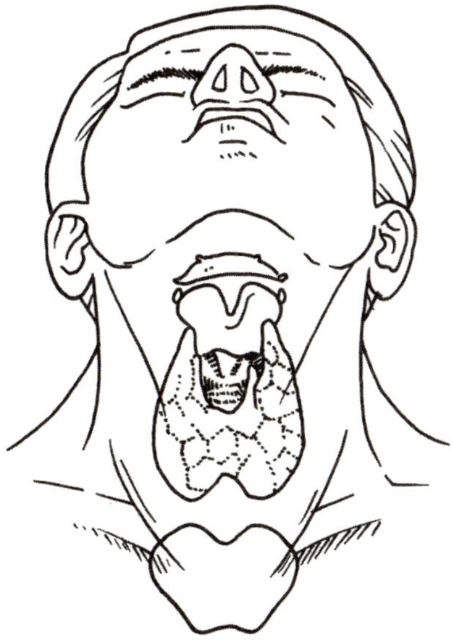

그림 2-3. 목을 뒤로 젖히고 갑상선을 정면으로 바라본 모습

정상 갑상선조직은 부드럽고 검고 포도주색을 띠며 얇은 피막으로 덮여 있다. 그리고 주변 구조물에 느슨히 붙어있는데, 이러한 고정의 강도가 변하는 것은 병리학적 변화 가능성이 있고 특히 과거력상 급성 갑상선염이나 암이 의심될 때 이런 변화가 생길 수 있다. 얇은 결합조직층이 정상 해부학적 위치에서 갑상선을 둘러싸고 있는데, 이 조직은 근막층의 일부로 기관을 감싸고 있다. 이 근막은 갑상선피막과 후외측에서 합쳐져 후방걸이인대(posterior suspensory ligament)인 베리인대를 형성한다. 이 인대는 윤상연골에 아주 가까이 붙어있고 되돌이후두신경과의 관계로 중요한 외과적 의미가 있다.

2) 혈관

다른 내분비기관과 마찬가지로 갑상선은 풍족한 혈관문합(anastomosis)과 함께 혈액공급이 풍부하다. 갑상선으로의 혈액공급은 양측성으로 4개의 주요동맥 즉 2개의 상·하부 동맥에 의해 이루어진다. 상갑상동맥(superior thyroid artery)과 하갑상동맥(inferior thyroid artery)은 각각 외경동맥(external carotid artery)과 갑상경동맥(thyrocervical trunk)에서 분리된다(그림 2-4).

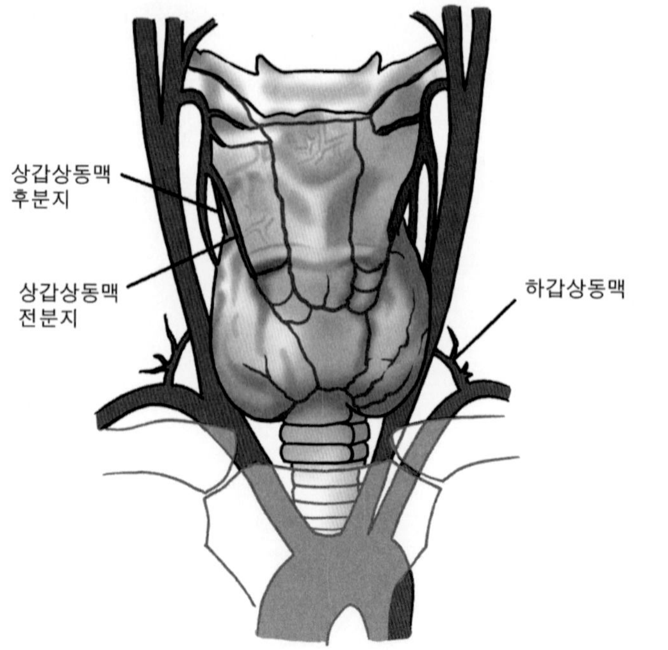

그림 2-4. 네 개의 주요 혈관으로부터 유래하는 갑상선의 동맥혈 공급

상갑상동맥은 외경동맥의 첫 번째 분지로 총경동맥갈림부(common carotid artery bifurcation)의 바로 위쪽에서 분리되는데 상갑상동맥은 상후두동맥(superior laryngeal artery)을 분지한 다음 하인두 수축근(inferior pharyngeal constrictor muscle) 표면 위로 내려가며 갑상선상극(thyroid upper pole)으로 들어가고 전·후 분지로 나뉜다. 전분지는 갑상선엽의 내측면과 평행하게 주행하여 반대편의 전분지와 중간선에서 문합하고, 후분지는 하갑상동맥의 상분지와 문합하여 상부갑상선에 혈액을 공급한다. 상갑상동맥은 상부후두신경 외측분지(external branch of superior laryngeal nerve)와 함께 내측으로 주행하므로 상갑상동맥을 결찰할 때 다치기 쉬워서 동맥의 분지를 먼저 확인하고 난 후에 신경을 분리하는 것이 좋다.

하갑상동맥은 갑상경동맥(thyroicervical trunk)에서 나오는데 이 동맥은 경동맥초 뒤쪽에서 윤상연골(cricoid cartilage) 수준까지 위로 주행하고, 갑상선하극(thyroid lower pole)보다 위쪽에서 안쪽으로 휘어져 교감신경줄기와 분지를 통과한 다음 다시 위쪽으로 주행하여 갑상선 중간부에 도착한다. 하갑상동맥은 갑상선에 들어가기 전 보통 상·하 그리고 내측 세분지로 나뉘게 된다. 상동맥분지는 갑상선의 후면을 따라 올라가서 상갑상동맥의 후분지와 문합하고 하동맥분지는 하부갑상선과 갑상선의 하부에 혈액을 공급한다. 하갑상동맥은 항상 상·하부 부갑상선 모두에 혈액을 공급하고 있기 때문에 하갑상동맥분지 이후에 있는 부갑상선을 찾을 때 주의해야 한다. 그 이유는 하갑상동맥은 되돌이후두신경과 중요한 해부학적 연관성을 가지고 있는데, 되돌이후두신경은 보통 후두로 들어가는 입구 1cm 이내에서 하갑상동맥의 바로 근처인 앞쪽이나 뒤쪽으로 위치하기 때문이다. 이 경우 동맥을 주의 깊게 박리하는 것이 필수이며 되돌이후두신경 위치를 알아야만 완전한 박리가 이루어진다. 갑상선의 아랫경계면은 대부분의 혈관구조가 정맥이어서 갑상선으로 가는 직접적 동맥혈공급이 없고 때때로 하갑상동맥이 최하갑상선동맥(thyroid ima artery)에서 유래하기도 한다. 이러한 최하갑상선동맥은 5% 이내로 존재하며 보통 무명동맥(innominate artery)이나 대동맥으로부터 바로 유래하게 된다. 이 혈관은 기관지 앞쪽에서 위쪽으로 바로 통과해서 협부의 아래 경계로 들어간다.

정맥배액은 동맥공급보다 더욱 변이성이 크다고 할 수 있다. 피막정맥(capsular vein)은 크기가 다양하고 병적 갑상선에서는 거대할 수도 있는데, 이러한 정맥들은 얇은 벽

구조물로서 그 사이에서 자유로이 소통하여 특징적 피막그물(capsular network)을 형성한다. 피막그물은 개략적으로 상·중·하 세 쌍의 줄기(pedicle)로 배액된다. 상갑상동맥 바로 전외측에 있는 상갑상정맥은 내경정맥으로 직·간접적으로 배출되며 외측이나 중간 정맥은 동반하는 동맥이 없고 갑상선엽의 전외측 경계에서부터 내경정맥으로 곧바로 통과한다(그림 2-5). 경동맥초를 주의 깊게 외측으로 견인하면, 이 혈관을 확인하고 결찰하는데 도움이 되지만 갑상선이 큰 경우에는 중간정맥이 피막정맥으로 오인될 수 있다. 하갑상정맥들은 여러 줄기로 하극과 협부를 떠나서 흔히 정맥얼기(venous plexus)를 형성하며 무명정맥이나 팔머리정맥(brachiocephalic vein)으로 유입된다. 가장 외측에 있는 하갑상정맥을 결찰할 때는 되돌이후두신경을 먼저 확인하는 것이 필요하다. 왜냐하면 신경이 앞쪽에 있을 수 있고, 특히 갑상선엽을 내측으로 견인하였을 때 정맥으로 오인 될 수 있기 때문이다. 여포성암은 혈관침습 경향이 높아서 정맥을 통해 곧바로 내경정맥이나 때때로 무명정맥아래로 퍼질 수 있기 때문에 이 경우 혈관을 먼저 끝부분에서 결찰하는 것이 수술에 필수적이다.

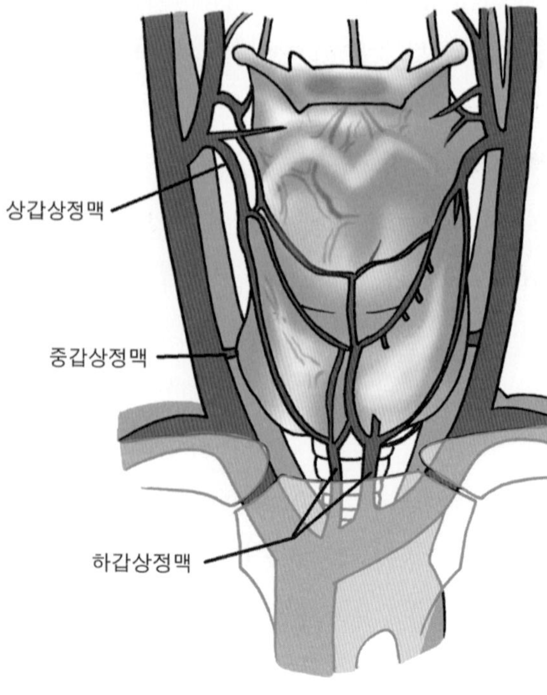

그림 2-5. 갑상선의 정맥배액

3) 림프

갑상선과 림프배액과의 관계는 갑상선의 수술적 치료를 고려할 때 더욱 중요하다. 갑상선과 이웃하는 구조들은 거의 모든 방향에서 갑상선으로부터 유출되는 풍부한 림프계를 가지고 있다. 갑상선내에서 림프관은 피막 바로 아래에 있고 협부를 통해서 양엽이 소통하며 이러한 배액은 수많은 림프관을 통해 갑상선 바로 옆 구조물에서 주위림프절로 연결된다.

갑상선절제술시 2영역의 림프절배액을 고려해야 한다. 첫 번째는 갑상선주변부(paraglandular)와 중앙 혹은 내장구역(middle or visceral compartment)이며, 두 번째는 외측경부지역(lateral cervical region)으로 두 지역의 경계는 경동맥초가 된다. 내장구역은 2개의 군으로 나눌 수 있는데, 첫 번째는 전후두(prelaryngeal or Delphian node)와 전기관지(pretracheal)이며 두 번째는 기관식도주변부(paratracheoesophageal)이다. 전후두림프관은 협부 앞쪽과 위쪽에 놓여있고 갑상선상극의 림프관들과 상외측에서 합쳐져서 갑상선상극의 혈관과 함께 외측 경부림프절로 배액된다. 전기관지림프관은 협부 아래 있으며 전상부 종격동림프관과 함께 아래로 합쳐지게 된다. 기관식도주변부림프절은 갑상선 후외측면을 따라 놓여 있고 되돌이후두신경과 같이 주행하는데 이 림프절들은 외측으로 쇄골상부삼각에 있는 림프절과 기관, 후두, 인두 그리고 식도주변부와 뒤쪽에 있는 림프절과 교통한다. 협부의 림프배액은 아래로는 종격동림프절(mediastinal nodes)로 위로는 후두주변림프절(paralaryngeal nodes)로 이어진다. 중앙과 외측하부의 정상 림프방향은 기관식도 림프절 쪽이고 갑상선상극의 림프절배액만이 곧바로 외측 경부림프절로 이어지기 때문에 유두상암이 외측경부에 전이되었을 때 그 위치는 대부분 갑상선상극이 된다. 따라서 중앙경부지역(central neck area)은 갑상선상극에 위치한 암을 제외한 모든 갑상선암의 림프절배액에서 1차 지역(primary zone)이 되고 외측 경부지역은 2차 지역(secondary zone)이다. 2차 지역으로 포함된 곳은 중앙경부지역에서 림프혈류의 경로가 막힘으로써 역행성으로 퍼질 수 있다.

갑상선유두암은 주변 림프절전이를 동반하는 경우가 많고 수질암의 경우 전이성 림프절침범 성향이 매우 강하며 보통 중앙구역이 침범된다. 따라서 수질암에 대한 갑상선전절제시 중심부림프절곽청술이 반드시 필요하다.

4) 신경

(1) 상부후두신경

상부후두신경(superior laryngeal nerve)은 두개저에서 미주신경(vagus nerve)으로부터 분리되어 내경동맥(internal carotid artery)을 따라 갑상선상극을 향해 내려가게 된다. 설골상각(hyoid cornu) 부위에서 신경은 두 개의 분지로 나뉘는데 큰 내측분지(internal branch)는 감각기능을 하며 갑상설골막(thyrohyoid membrane)으로 들어가서 후두를 신경지배하고, 작은 외측분지(external branch)는 윤상갑상근(cricothyroid muscle)으로 가는 운동신경으로 성대의 긴장을 형성하여 고음발성을 가능케 한다(그림 2-6). 외측분지는 하인두수축근의 외측면을 따라 계속 주행하며, 보통 상갑상동맥의 전내측을 따라 내려가는데 이 신경은 6~18% 에서 상갑상동맥이나 그 분지와 함께 주행하기 때문에 상갑상동맥을 결찰할 때 다치기 매우 쉽다. 그렇지만 갑상선수술 동안 반드시 이 신경을 확인하는 것은 보통 추천하지 않는다. 그 이유는 실제로 약 20%에서 신경이 갑상선상극 주변에 수술로 접근이 가능한 부위에 위치하지 않고, 결국 인두수축근(pharyngeal constrictor muscle)의 섬유 안쪽이나 그것을 통과하고 있어서 박리하지 않으면 신경을 발견할 수 없기 때문이다. 상부후두신경의 외측분지가 손상되면 목소리의 질(quality)이나 힘(strength)에 심각한 장애가 발생하므로 양질의 목소리가 필요한 직업을 가진 환자들에게 매우 불편한 문제를 일으킬 수 있다.

상갑상혈관피판(superior thyroid vascular pedicle)을 결찰할 때 신경손상을 피하기 위하여 동맥의 분지를 먼저 확인하여 주요 신경의 결찰을 피하는 방법을 추천한다. 이 방법은 특히 병적으로 커진 갑상선을 절제할 때 추천한다. 우선 상갑상동맥을 가능한 갑상선쪽으로 아래로 붙여서 결찰하고 두 번째로 윤상갑상근(cricothyroid muscle)과 갑상선상극 사이의 공간을 벌려서 신경에서부터 떨어져 혈관을 박리하도록 하는 것이다. 이렇게 박리할 때는 갑상선상극을 아래 바깥방향으로 강하게 견인해야 한다. 또한 박리는 내측에서 외측방향으로 이루어져야 한다. 더욱이 작은 혈관들이 상갑상동맥에서 하인두수축근과 윤상갑상근으로 주행하기 때문에 만약 신경이 위근육의 밑으로 노출되어 있다면 이 작은 근육혈관분지를 소작하는 동안 신경의 열손상 위험이 있을 수 있다.

(2) 되돌이후두신경

되돌이후두신경(recurrent laryngeal nerve)은 기관 각각의 방향에서 올라와서 후두로 들어갈 때 베리인대의 바로 외측에 위치하며, 중요한 해부학적 변이가 많이 존재한다. 약 25%의 환자에서는 되돌이후두신경이 후두로 들어가면서 베리인대 속에 포함되어 있다. 좌측에서 되돌이후두신경은 대동맥궁(aortic arch)을 가로지르며 미주신경에서 분리된다. 좌측신경은 대동맥 하내측을 지나 후두를 향해 오르기 시작하고 갑상선하극에 이르러 기관식도고랑(tracheoesophageal groove)이나 바로 외측으로 올라간다. 대개 되돌이후두신경은 하갑상동맥(inferior thyroid artery)보다 깊이 교차하는데, 교차위치는 때때로 동맥의 종말분지(terminal branch) 사이거나 드물게는 동맥보다 표면이다. 우측에서 되돌이후두신경은 쇄골하동맥(subclavian artery) 뒤쪽을 통과해 횡단하면서 미주신경에서 분리된다. 우측신경은 좀더 비스듬히 주행하여 꼬리쪽에서(caudally) 외측에 위치하며 기관식도고랑을 따라 기관지 외측으로 올라가는데 보통 갑상선하연(lower border)의 기관식도고랑에서 외측 1cm을 벗어나지 않거나 그 이내에서 발견된다. 우측신경은 보통은 동맥의 종말분지 사이에서 교차하고 드물게는 동맥보다 깊이 교차한다(그림 2–6).

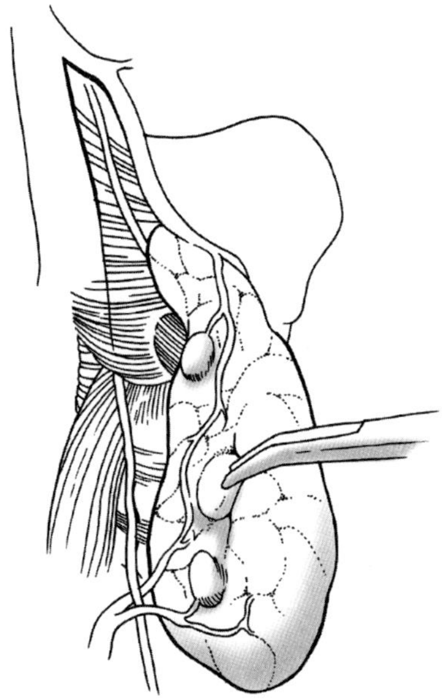

그림 2–7. 되돌이후두신경

실질적 관점에서 동맥아래에서 신경을 찾는 것이 보다 안전하다. 하갑상동맥을 확인하고 갑상선에 가깝게 분지를 주의 깊게 결찰하는 것이 신경과 하부 부갑상선을 보존하는 훌륭한 방법이다. 되돌이신경은 동맥의 한 분지로 오인될 수 있는데, 특히 하후두동맥(inferior laryngeal artery)에서 주의가 필요하다. 신경은 동맥보다 다소 덜 규칙적이며 둥글고, 탄력적이며 작고, 붉은 구불구불한 신경벽혈관(vasa nervorum)이 항상 신경위쪽에서 발견되는데 갑상선을 견인하여 신경에 긴장을 주면 이 작은 혈관의 꼬부라짐은 감소한다. 드물게 신경은 하갑상동맥 아래쪽에서 후두외분지(extralaryngeal branch)를 내기 때문에 어떠한 경우라도 집도의는 되돌이후두신경 각각의 후두외분지를 가능한 운동분지로 간주하여 이를 보존하기 위한 모든 노력을 다 해야 한다.

되돌이후두신경은 갑상선의 1/3 지점 후외측면(posterolateral aspect)에서 내측위(upward and medially) 방향으로 계속 이어지게 된다. 신경은 갑상선피막에 매우 가까워서 몇몇 경우에, 특히 갑상선이 병적으로 커져있을 때 후두에 들어가기 전 갑상선 자체를 관통한 것처럼 보이거나 실제로 관통하여 위치한다. 두개의 상부 기관륜(two upper tracheal rings) 수준에 신경은 베리인대의 후면에 묻혀 있는데 베리인대는 되돌이후두신경 뒤쪽에서 후방으로 뻗어 갑상선을 식도에 느슨하게 붙이고 있다. 그리고 신경은 보통 후두로 들어가는 지점 이전에 갈라지게 된다. 되돌이후두신경은 하후두동맥(inferior laryngeal artery)과 동행하는데 베리인대 지역에서 이 동맥은 보통 신경 바로 뒤쪽에서 신경을 건너 갑상선으로 들어가는 작은 분지를 내므로 이 부위에서 출혈하는 혈관은 신경을 찾기 전까지는 결코 결찰해서는 안 되며 이러한 이유로 이 지역이 신경이 가장 손상에 취약한 위치가 된다. 또한 갑상선을 내측으로 당기는 것(medial retraction)은 절제하는 동안에 신경을 더욱 손상에 취약하게 할 수 있다. 왜냐하면 내측으로 당기는 조작은 하갑상동맥과 그 분지 그리고 베리인대를 팽팽하게 만들고 결과적으로 신경이 기관지 외측면에서 보다 앞쪽으로 놓이게 하기 때문이다. 내측으로 견인하는 방법 이외에 갑상선 하극부위를 완전히 박리한 후에 갑상선을 윗쪽견인(upward retraction) 하는 것이 더 좋을 수 있다.

되돌이후두신경은 후두내재근(intrinsic muscle of the larynx)을 지배하는 운동신경으로 성대를 중간선에서 외전(abduction)시키는 기능을 한다. 이 신경은 손상받은 쪽(affected side)의 성대가 마비를 일으켜 성대를 중앙이나 중간선 바로 외측에 놓이게 한다. 그러나 남은 반대쪽 성대주름이 기능을 하여 마비된 주름에 가까워지면 비록 약하지만 정상 목소리가 가능하다. 만약 성대가 외전된 위치로 고정되고 성문이 막히지 않으면 목소리가 심하게 손상되고 기침을 효과적으로 하지 못하게 된다. 또한 되돌이 후두신경의 손상이 양측으로 일어나면 목소리를 완전히 잃거나 기도폐색으로 응급삽관(emergency intubation)이 필요하며 기관절개술(tracheostomy)을 해야 할 수도 있다. 때때로 양측손상으로 양쪽주름이 모두 외전된 상태가 되면 비록 공기이동은 가능하지만 기침을 효과적으로 못하여 상기도감염으로 이어질 수 있다.

드물게 우측 하후두신경(right inferior laryngeal nerve)은 회귀하지 않으며 좌측에서 이러한 이상은 매우 예외적이다. 비회귀성 우측 후두신경(nonrecurrent right laryngeal nerve)은 미주신경에서 기원하여 곧장 내측을 주행하여 후두를 향하게 되고 이러한 비회귀성 해부구조는 환자의 0.5~1.5% 에서 발견된다(그림 2-7).

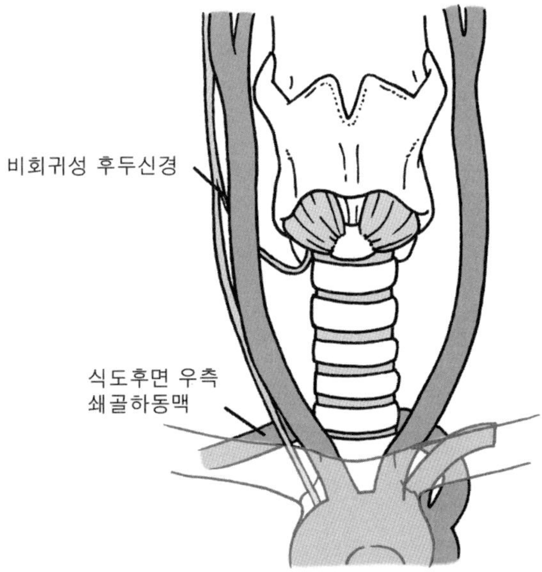

그림 2-8. 비회귀성 우후두신경

훨씬 더 드물게는 우측에 회귀성과 비회귀성 후두신경을 동시에 가질 수도 있고 이 경우 두 신경은 보통 갑상선하연의 아래 부위에서 결합하게 된다. 일반적으로 비회귀성 후두신경은 경부기원(cervical origin)으로 미주신경을 따라 다소 아래로 주행하고 경정동맥고랑(jugulo-carotid groove)을 넘어 아래방향의 곡선을 만드는 데 항상 경동맥 뒤쪽을 지나간다. 약 1/3의 경우에 하갑상동맥의 줄기나 분지와 근접해 있으며 신경은 통상의 위치에서 후두로 들어간다. 하후두신경(inferior laryngeal nerve)의 비회귀성은 대동맥궁(aortic arch)이 발생하는 시기에 우측 쇄골하동맥(subclavian artery)이 대동맥궁 미부에서 유래하는 혈관이상에서 기인하며 이러한 발생이상 시에는 무명동맥(innominate artery)이 없고 벗어난 쇄골하동맥(aberrant subclavian artery = arteria lusoria)이 존재하게 된다. 좌측에서 비회귀성 신경이상이 발생하려면 내장역위증(situs inversus viscerum)과 연관된 우측 대동맥궁이 필요하다.

되돌이후두신경의 다른 이소성 경로는 갑상선이 병적으로 커지거나 특히 큰 후방결절과 흉골하 다결절성갑상선종에서 관찰된다. 이 경우 하갑상동맥의 아래쪽 통상적인 곳에서 신경을 찾을 수 없다면 신경은 윤상연골 수준의 후두입구 가까이에 위치하게 되고 이때는 갑상선상극을 먼저 박리하거나 협부를 먼저 절제하는 'inside-out 접근법'이 필요하고 그 다음 신경을 아래방향으로 박리해야 한다.

참고문헌

1. Hanks JB, Salomone LJ. Thyroid. In: Townsend CM, Beauchamp RD, Evers BM, Mattox KL, editors. Textbook of Surgery: The Biological Basis of Modern Surgical Practice. 18th ed. Philadelphia: W.B. Saunders; 2008:915-54.
2. Henry JF. Surgical Anatomy and Embryology of the Thyroid and Parathyroid Glands and Recurrent and External Laryngeal Nerves. In: Clark OH, Duh QY, Kebebew E, editors. Textbook of Endocrine Surgery. 2nd ed. Philadelphia: W.B. Saunders; 2005:9-15.
3. Stewart WB, Rizzolo LJ. Embryology and Surgical Anatomy of the Thyroid and Parathyroid Glands. In: Oertli D, Udelsman R, editors. Surgery of the Thyroid and Parathyroid Glands. New York: Springer; 2007:13-20.
4. Henry JF. Applied Embryology of the Thyroid and Parathyroid Glands. In: Randolph GW, editor. Surgery of the Thyroid and Parathyroid Glands. Philadelphia: W.B. Saunders; 2003:12-20.
5. Cernea CR, Ferrz AR, Cordeiro AC. Surgical Anatomy of the Superior Laryngeal Nerve. In: Randolph GW, editor. Surgery of the Thyroid and Parathyroid Glands. Philadelphia: W.B. Saunders; 2003:293-99.

6. Randolph GW. Surgical Anatomy of the Recurrent Laryngeal Nerve. In: Randolph GW, editor. Surgery of the Thyroid and Parathyroid Glands. Philadelphia: W.B. Saunders; 2003:300-16.
7. Henry JF, Audiffret J, Denizot A, Plan M. The nonrecurrent inferior laryngeal nerve: review of 33 cases, including two on the left side. Surgery 1988;104:977-84.
8. Raffaelli M, Iacobone M, Henry JF. The "false" nonrecurrent inferior laryngeal nerve. Surgery 2000;128:1082-7.
9. Bellantone R, Boscherini M, Lombardi CP, Bossola M, Rubino F, De Crea C, et al. Is the identification of the external branch of the superior laryngeal nerve mandatory in thyroid operation? Results of a prospective randomized study. Surgery 2001;130:1055-9.
10. 조보연. 갑상선 발생 및 구조. 임상 갑상선학. 제2판. 고려의학, 2005:3.

3 갑상선종과 갑상선기능항진증

1 갑상선종

1) 갑상선종의 종류와 원인

갑상선종은 갑상선이 정상보다 커져있는 상태를 지칭하는 임상 용어이다. 즉 원인이나 발생 기전과는 무관하게 진료실에서 관찰하여, 갑상선이 커져있는 상태를 표현하는 용어이다. 갑상선종은 다양한 원인에 의해 발생하며, 그 형태도 다양하게 나타난다. 갑상선이 얼마나 커져야 갑상선종으로 정의하느냐의 기준은 나라에 따라 다른데, 일반적으로 남자는 25gm 이상, 여자는 18gm 이상인 경우로 정의한다.

흔히 보는 일반적으로 갑상선종이라고 부르는 것은 '미만성 갑상선종(diffuse goiter)'로서 이는 갑상선이 전체적으로 커져있는 상태를 말한다. 한편 양성 갑상선결절이나 갑상선암의 경우는 '결절성 갑상선종(nodular goiter)'이라고 부른다.

미만성 갑상선종은 크게 두 가지이다. 그레이브스병이나 하시모토갑상선염의 경우는 기능장애가 있거나 자가면역질환과 염증성질환이 동반되어 갑상선종이 생긴다. 다른 경우로는 갑상선기능장애가 없고, 자가면역질환이나 염증성질환이 없으면서 갑상선종이 발생하는 '비중독성 갑상선종'으로 나눌 수 있다.

'비중독성 미만성 갑상선종' 혹은 '결절성 갑상선종'의 가장 흔한 원인은 요오드결핍이다. 요오드결핍에 의한 갑상선종은 내분비질환 중 가장 흔하다. 그러나 최근에는 요오드결핍 지역에서 정책적으로 식품에 요오드를 첨가하면서 이에 의한 갑상선종의 발생은 감소하는 추세이나 아직까지도 전 세계적으로 가장 흔한 갑상선질환이다. 다행히 우리나라는 전 지역에서 요오드결핍에 의한 갑상선종은 보고가 없다. 이는 우리의 식생활 특성상 해산물과 해조류를 많이 섭취하기 때문으로, 정상적인 식생활을 하는 한국인에서 요오드결핍에 의한 갑상선종의 발생은 무시할 수 있다. 하지만 최근 외국인의 국내 거주가 증가하면서, 진료실에서 요오드결핍에 의한 갑상선종으로 내원하는 외국인 환자를 만날 가능성은 있다.

드문 원인으로 약제에 의해 갑상선종이 있다. 부정맥 치료제인 아미오다론(amiodarone)이나 항결핵제 PAS(Para-Amino-Salicylic Acid), 정신과에서 조증에 쓰는 약물인 리튬(lithium) 등에 의해 갑상선기능저하증과 갑상선종이 유발될 수 있다.

갑상선호르몬 합성에 관여하는 효소의 결핍이나 기능이상을 초래하는 유전성질환에서도 갑상선종이 발생한다. 이러한 합성장애가 심한 경우는 크레틴병과 같은 심한 장애를 유발하지만 부분적 장애의 경우는 경미한 갑상선기능저하증을 동반한 갑상선종을 유발한다.

2) 갑상선종의 발생기전

갑상선종이 발생하는 근본과정은 여포세포의 증식에 의한 새로운 여포 형성이다. 여러 원인에 의해 갑상선의 여포세포의 증식이 유발되는데, 이때 경도 내지는 중등도의 자극에 증식이 유발된다. 각 여포세포와 각 여포는 세포증식의 자극에 대한 반응정도가 일정하지 않고 조금씩 차이가 난다. 이 때문에 경도 내지 중등도의 자극이 있으면 이에 대해 민감하게 반응하는 일부 세포들이 분열한다. 이러한 자극이 지속적이면 반응하는 세포들이 반복적으로 증식하면서 새로운 여포를 형성하게 되고, 결국은 갑상선의 비대, 즉 갑상선종이 유발된다. 이러한 자극이 일정기간이 지난 다음 소실이 되면 증식한 여포가 위축되거나 섬유화, 출혈 등이 일어날 수 있고, 이러한 과정이 반복되면 처음에는 평편한(smooth) 미만성 갑상선종이 시간이 지나면서 '다결절성 갑상선종'으로 진행할 수 있다. 이러한 결절 중 일부는 자극과 무관하게 증식하는 자율성을 갖기도 한다.

3) 갑상선종의 임상양상

이러한 갑상선종은 처음에는 크기도 별로 크지 않고, 평편하고 비교적 연하게 만져지지만 시간이 지나면서 크기가 커지고 경도도 증가할 수 있다. 이런 상황이 심해지면 음식을 먹을 때에 걸리는 느낌이 발생하거나, 섬유화가 진행되며 통증이 발생할 수도 있다.

갑상선기능은 대개는 정상이나 갑상선기능저하나 갑상선기능항진증이 나타날 수 있다. 갑상선기능저하가 나타나는 경우 외국에서는 요오드결핍에 의한 갑상선종에서 가장 많다. 그러나 우리나라에서는 요오드결핍에 의한 갑상선종 자체가 없으므로 원인이 되지 않으며, 갑상선염 환자의 일부나 드물지만 갑상선호르몬합성장애 환자에서 기능저하가 나타난다. 갑상선기능항진은 더 드물게 나타나는데, '자율성 다결절성 갑상선종'의 경우 경미한 기능항진증이 나타날 수 있다.

4) 갑상선종의 진단

갑상선종의 진단은 진찰과 환자의 병력과 검사소견을 종합하여, 먼저 갑상선종양인지, 자가면역성 갑상선질환인지를 확인한다.

환자의 병력에서 가족력과 갑상선종이 발생한 시기, 약물복용 여부 등을 확인한다. 진찰 결과 좌우가 비대칭적이고, 결절이 만져지는 경우는 미세침흡인세포검사나 초음파 유도하 미세침흡인세포검사를 시행한다. 갑상선기능검사를 시행하고, 기능이 정상이더라도 항갑상선글로불린항체(Anti-thyroglobulin antibody, anti-Tg 항체)와 항갑상선과산화효소항체(Anti-thyroid peroxidase antibody, anti-TPO 항체)를 측정하여 자가면역성 갑상선질환 여부를 확인한다.

갑상선종이 큰 경우에는 이에 의한 기도압박 여부를 확인할 필요가 있다. 선별검사로 흉부 X선촬영을 시행하고, 정확한 평가를 위해서는 CT나 MRI를 시행할 수 있다. 그러나 조영증강CT(contrast-enhanced CT)는 사용하지 않는 것이 좋은데, 이는 조영제에 포함한 요오드 때문에 갑상선중독증이 유발될 수 있기 때문이다.

5) 갑상선종의 치료

비중독성 미만성 갑상선종은 대부분 증상이 없다. 크기가 증가하더라도 서서히 증가하기 때문에 압박증상을 유발하는 경우는 드물다. 따라서 증상이 없는 갑상선종을 일부러 치료할 필요는 없다. 하지만 증상이 있거나 증상이 없더라도 미용목적에서 치료를 한다.

갑상선기능검사상 갑상선자극호르몬(TSH)이 증가되어 있는 갑상선기능저하증이 동반되었다면 당연히 갑상선호르몬을 투여한다. TSH는 갑상선호르몬 합성을 증가시킬 뿐 아니라 갑상선세포의 증식을 유도하기 때문에 갑상선호르몬을 투여하여 낮춰 주어야 한다. TSH가 정상인 경우에도 갑상선호르몬을 투여하여 TSH를 억제하는 갑상선종 치료를 시행할 수 있다. 그러나 이에 의한 갑성선종의 크기 감소 효과가 뚜렷하지 않은 경우가 많아 심장질환이 있거나 6개월 이상 투여 시에도 갑상선종의 크기가 줄지 않는 경우는 장기투여를 하지 않는다.

방사성요오드치료도 갑상선종의 크기를 감소시킬 수 있다. 비중독성 갑상선종 환자의 대부분에서 효과를 보나 장기적으로 갑상선기능저하증이 나타날 가능성이 크기 때문에 환자와 충분히 상의하여 시행한다. 주의하여야 할 합병증 중 하나는 자가면역성 갑상선질환, 특히 그레이브스병의 발병으로 이는 방사성요오드치료 과정에서 다량의 항원이 방출되는 것이 원인으로 알려졌다.

수술은 가장 빨리 효과적으로 압박증상을 완화시키는 치료법이다. 일반적으로 갑상선아전절제술을 시행한다. 수술합병증은 일반적인 경우와 비슷하며, 재발가능성이 있고 갑상선기능저하증도 발생할 수 있다.

갑상선종을 치료해야 할 지 여부를 결정하는데 중요한 것은 갑상선종이 흉곽 안으로 연장되어있는지 여부를 확인하는 것이다. 흉곽 안까지 연장되어 있는 경우에는 기도와 식도, 신경과 혈관들이 압박될 가능성이 크기 때문에 치료여부를 결정해야 한다. 환자로 하여금 양팔을 귀 옆에 붙도록 들도록 하여, 1분 이상 기다려 갑상선이 흉곽 안에 들어가게 하면 청색증, 안면과 경부의 충혈이 나타나는 펨버톤징후(Pemberton sign)가 생길 수 있다. 이는 흉곽 안으로 갑상선과 주위 해부학적 구조물 사이에 혈관이 압박을 받으면서 생기는 현상으로 치료가 필요함을 시사 하는 소견이다.

2 갑상선기능항진증

1) 갑상선기능항진증의 정의

갑상선기능항진증은 갑상선에서 갑상선호르몬이 필요 이상으로 과잉 생산되어 갑상선중독증이 발생하는 질환을 말한다. 갑상선중독증은 원인에 관계없이 체내에 갑상선호르몬이 과량으로 존재하여 나타나는 임상증상을 의미한다. 한편 그레이브스병은 갑상선기능항진증 중에서도 자가면역기전에 의해 발생하는 질환을 말하며, 갑상선자극호르몬수용체에 대한 자가항체가 원인이다. 이 세 가지 용어는 혼동해 쓰이기도 하는데 이는 그레이브스병이 갑상선기능항진증의 대부분을 차지하며, 또 갑상선중독증의 대부분은 갑상선기능항진증이 원인이기 때문이다.

2) 갑상선중독증의 분류

표 3-1. 갑상선중독증의 분류

갑상선기능항진증을 수반하는 경우	1. TSH 과다분비	• TSH 분비 뇌하수체 선종 • 갑상선호르몬에 대한 뇌하수체 내성증후군
	2. 비정상적인 갑상선자극 물질	• 그레이브스병 • 영양막종양 • 임신성 일과성 갑상선중독증
	3. 갑상선자율성	• 중독성 선종 • 중독성 다결절성 갑상선종
갑상선기능항진증을 수반하지 않는 경우	1. 염증질환	• 아급성 갑상선염 • 무통성 갑상선염 / 산후 갑상선염
	2. 갑상선 이외에서 호르몬 공급	• 갑상선호르몬 과다섭취 • 이소성갑상선의 기능항진 : 난소 갑상선염, 갑상선암의 기능적 전이

갑상선중독증은 크게 갑상선기능이 증가되어 생기는 갑상선중독증과 갑상선기능의 증가가 없는 갑상선중독증으로 나눌 수 있다. 갑상선의 염증질환, 즉 아급성 갑상선염과 무통성 갑상선염의 경우 갑상선 세포가 파괴되면서 갑상선내에 저장되어 있던 갑상선호르몬이 혈액으로 방출되며 갑상선중독증을 유발한다. 실제로 임상에서 흔히 보는 갑상선중독증은 치료목적으로 투여하는 갑상선호르몬에 의한 갑상선중독증이다.

특히 갑상선암 환자에서는 TSH의 억제 목적으로 과량의 갑상선호르몬을 투여하기 때문에 이에 의한 갑상선중독증이 많다.

갑상선기능항진증을 동반하는 갑상선중독증으로는 그레이브스병이 대표적이다. 그레이브스병은 TSH수용체를 자극하는 자가항체에 의해 발생하는 질환으로, 자가항체가 TSH와 같은 작용을 하여 갑상선 세포의 증식과 갑상선호르몬의 생성을 유발한다.

3) 그레이브스병의 임상소견

그레이브스병의 유병률은 인구의 2% 정도로 지역적 종족간의 유병률 차이는 없는 것으로 알려졌다. 남자보다 여자에서 약 3-8배 정도 흔히 발견되며, 20-60대 사이에 많이 발생한다. 즉 다른 갑상선질환과 마찬가지로 가임기 여성에서 흔히 발견된다.

그레이브스병 환자에서 특징적인 증상은 밥맛이 좋은데도 불구하고 체중 감소가 일어나는 것이다. 흔한 증상으로는 더위를 심하게 느끼며, 땀이 많이 나며, 피로감이 심하고, 빈맥도 흔히 관찰된다. 이러한 증상들은 갑상선호르몬이 대사를 증가시켜 에너지 소비를 증가시키기 때문에 나타나는 현상으로, 이 외에도 다양한 장기에서 다양한 증상이 나타난다.

환자들은 신경질적이 되며, 불안함을 호소하며, 불면증이 흔히 나타난다. 심장박동이 빠르면서도 수축기 혈압이 높아지고 이완기 혈압이 낮아지면서 맥압이 커지며, 운동시 호흡곤란이 나타난다. 부정맥 특히 심방세동이 나타날 수 있으며, 특히 노인에서는 다른 갑상선중독 증상 없이 심방세동만 나타나기도 한다. 밥맛은 좋으면서 체중이 감소하는 것이 특징적이지만 청소년기에는 식욕증가로 식사량이 많아 체중이 증가하는 경우도 흔하다. 노인에서는 식욕이 감소하는 경우도 흔히 나타난다. 장운동 증가로 인하여 변을 자주 보거나 설사를 하는 경우도 종종 나타난다. 여성에서는 월경이 불규칙해지며, 양이 감소하거나 기간이 짧아진다. 근력약화도 관찰된다. 젊은 남자에서 종종 나타나는 증상으로는 갑상선중독성 주기성마비가 있는데, 하지의 마비 혹은 상하지의 동시 마비가 나타나는 현상으로 대개 과식과 심한 운동을 한 다음날 아침에 발생한다.

진찰소견으로는 갑상선의 미만성 비대가 관찰되며, 대개는 좌우대칭적으로 갑상선이 커지나 비대칭적으로 커지는 경우도 있다. 10% 정도의 환자에서는 갑상선비대가 나타나지 않으며 특히 나이가 많은 환자에서는 갑상선비대가 없는 경우가 많다. 갑상선안병증이 관찰되는데, 안구돌출이 특징적이며 안검퇴축(lid retraction)과 안검처지기(lid lag)가 나타난다. 눈 주위가 붓는 경우가 흔하며, 안구돌출이 심한 환자에서 외안근의 마비가 일어나 특히 위쪽과 바깥쪽을 볼 때 안구운동장애가 심하게 나타난다.

그레이브스병 환자의 피부는 대개 부드럽게 만져지고, 촉촉하지만 일부 환자(0.5–4.3%)에서는 점액부종의 형태로 나타나는 피부병증이 발생한다. 대개 전경골 부위에 발생하며, 피부가 두터워지면서 융기된다. 증상이 없고, 미용적으로 문제가 되는데, 갑상선기능항진증이 좋아지더라도 회복되지 않는다.

4) 그레이브스병의 검사소견

임상적으로 갑상선기능항진증이 의심되면 확진과 원인을 밝히기 위해 여러 가지 검사를 시행하게 된다. 우선 갑상선호르몬을 측정하는데, TSH와 T3, T4를 측정한다. 갑상선호르몬이 체내에 과다로 존재하는지를 알기 위해서는 T3와 T4를 측정해야 한다. T4는 전적으로 갑상선에서 생산되나 T3는 대부분 T4로부터 전환되며, 갑상선 기능 외에도 여러 요인들에 의해 영향을 받기 때문에 T4의 측정이 더 바람직하다. 한편 T3, T4는 대부분이 단백질에 결합되어 있어, 여러 요인에 의하여 결합단백질의 양이 변할 경우 T3와 T4의 측정치도 달라진다. 따라서 가능하면 총 T3나 T4 보다는 유리 T3와 T4를 재는 것이 좋다. 또한 TSH가 억제되어 있는지 여부는 뇌하수체–갑상선축의 기능평가에 중요하며, 측정법 자체가 매우 안정되어 있어 갑상선호르몬과 더불어 TSH를 같이 측정한다. T3와 T4는 증가되어 있고 TSH는 억제되어 측정되지 않으면 그레이브스병을 포함한 갑상선중독증을 진단할 수 있다. 드물지만 갑상선호르몬과 TSH가 같이 증가되어 있으면 뇌하수체 이상에 의한 갑상선중독증을 의심한다.

갑상선자가항체의 측정 중 TPO항체와 Tg항체는 자가면역성 갑상선질환의 진단에는 도움이 되지만 그레이브스병의 감별진단에는 도움이 되지 않는다. TSH수용체항체가 증가되어 있는 경우는 그레이브스병의 가능성이 높지만 일부 그레이브스병 환자에서는 측정이 되지 않을 수 있으며, 반대로 만성 갑상선염 등에서도 일부 측정될 수 있다. 갑상선스캔과 방사성요오드 섭취율검사는 그레이브스병과 염증질환에 의한 갑상선중독증의 감별에 유용하다. 그레이브스병의 경우는 갑상선기능이 증가되어 있기 때문에 방사성요오드 섭취율이 증가하며, 갑상선스캔에서 갑상선이 크고, 진하게 보인다. 반대로 염증성질환에서는 요오드섭취가 안 되며 스캔에서 갑상선이 보이지 않는다. 갑상선스캔은 이전에는 방사성요오드를 이용하였지만 최근에는 99m-technetium을 많이 이용하는데, 이 경우에도 방사성요오드와 마찬가지의 양상을 보인다.

5) 그레이브스병과 갑상선자극호르몬수용체항체

그레이브스병은 자가면역질환으로 갑상선자극호르몬수용체(TSH수용체)에 대한 자가항체가 생겨, 이것이 TSH수용체를 자극함으로써 일어나는 병이다. 대부분의 자가면역 질환에서 발견되는 자가항체는 그 세포를 파괴하거나 기능을 억제하는 쪽으로 작용하는데 비해서 그레이브스병에서의 자가항체는 갑상선세포를 자극하여 세포분열을 자극함과 동시에 갑상선호르몬의 분비도 증가시킨다. TSH수용체에 대한 항체는 그레이브스병 환자의 90% 정도에서 발견되나 더 예민한 측정법을 이용할 경우 99% 이상에서 발견될 수 있다. 항갑상선제로 치료를 할 경우 항체의 역가는 감소하며, 항체역가의 변화가 관해가 지속되는지를 판단하는데 도움이 된다. 즉 치료 후 항체역가가 감소하고, 치료 종료 시점에서 항체가 측정되지 않으면 완치 가능성이 높지만, 치료에도 불구하고 항체역가가 감소하지 않거나, 치료 종료 후 항체가 측정되지 않다가 다시 나타나면 재발의 확률이 높다.

갑상선자극호르몬수용체항체(TSH수용체항체)를 측정하는 방법은 다양한데, 원칙적으로는 항체가 TSH수용체를 자극하는지를 확인해야 하기 때문에 환자의 혈청에서 항체를 일부 분리하여 갑상선세포에 투여한 다음 세포의 활성도를 cAMP로 측정하여야 하나, 이는 방법이 까다로워 일반적으로 임상에서는 TSH가 TSH수용체에 결합하는 것을 방해하는 항체가 환자의 혈청 내에 존재하는지를 측정하는 방법을 많이 이용한다. 이렇게 측정한 항체는 TSH수용체에 결합은 하지만 수용체를 자극하지 못하는 항체도 일부 포함될 수 있으나 측정방법이 간단하기 때문에 많이 이용한다.

6) 그레이브스병의 치료

그레이브스병의 치료는 세 가지 방법으로, 항갑상선제 투약, 방사성요오드 투여, 수술이다. 각 치료방법은 장점과 단점이 있어 처음에 어느 방법을 택할지 여부는 환자와 의사가 의논하여 결정한다. 미국의 경우는 병원에 자주 갈 필요가 없고, 비용이 비교적 저렴한 방사성요오드치료를 선호한다. 그러나 우리나라를 비롯한 대부분의 나라에서 방사성요오드치료의 부작용인 영구적 갑상선기능저하증의 우려 때문에 항갑상선제 투여를 먼저 하고, 실패할 경우 방사성요오드치료나 수술을 시행한다.

(1) 항갑상선제치료

현재 그레이브스병에 사용되는 항갑상선제로는 티온아마이드 계열인 프로필티오우라실(PTU), 메티마졸, 카비마졸의 세 가지 약제가 있다. 이 중 카비마졸은 체내에서 메티마졸로 전환되기 때문에 기본적으로 같은 약이라고 할 수 있다.

항갑상선제의 주작용은 갑상선과산화효소를 억제하여 요오드의 산화와 유기화, 요오드티로닌 연결과정을 억제하는 것이다. 따라서 갑상선호르몬의 생성이 억제되어 갑상선기능을 정상화시킨다. 항갑상선제 치료를 계속하면 갑상선호르몬의 생성이 억제되는 것 외에도 TSH수용체항체의 역가가 감소한다. 이는 티온아마이드 계열의 약물이 면역억제 작용이 있음을 시사하며, 이러한 작용은 항갑상선제를 사용함으로 그레이브스병의 완전관해가 이루어질 수 있음을 시사한다.

항갑상선제는 치료 초기에는 다량을 투여하고, 임상증상이 좋아지고, 검사결과가 호전됨에 따라 점차 감량해 나간다. 치료기간은 1-2년 정도 걸리는데, 50-60% 정도의 관해율을 보인다. 그러나 2년 이상 치료를 하더라도 차도가 없다면 앞으로도 관해율이 증가한다는 증거가 없기 때문에 이 경우에는 방사성요오드치료나 수술을 고려한다.

항갑상선제의 부작용으로는 과민반응으로 피부발진, 가려움증, 두드러기 등이 치료한 지 4주 전후에서 나타날 수 있다. 일과성 백혈구감소증이 나타나나 이는 임상적으로 문제를 일으키지 않는 정도이므로 치료를 중단할 필요가 없으며, 심각한 부작용인 무과립구증(agranulocytosis)과는 구별하여야 한다. 가장 심각한 부작용인 무과립구증은 치료 환자의 0.1-0.5%에서 나타나는데, 미리 예측하기는 힘드나, 고열을 동반한 인후통의 증상으로 나타나므로 환자에게 미리 주의를 시킬 경우 이에 의한 사망을 예방할 수 있다. 또 다른 중요한 부작용으로는 독성간염이 있으며, 매우 드물기는 하나 사망에 이를 수도 있는 치명적인 부작용이다.

항갑상선제를 사용하지 못하거나, 빨리 갑상선기능을 정상화해야 할 필요가 있는 경우 요오드를 투여할 수 있다. 다량의 요오드는 갑상선호르몬의 합성과정에서 중요한 요오드의 유기화를 억제하고, 갑상선호르몬이 갑상선 밖으로 방출하는 것을 억제하여 일시적으로 갑상선기능항진증을 호전시킨다. 하지만 다량의 요오드를 투여하면 장기적으로는 투여한 요오드가 갑상선호르몬 생성의 기질로 이용되어 그레이브스병이 악화되기 때문에 갑상선중독증 상태를 빠르게 호전시키기 위한 일시적인 보조요법으로 사용될 수 있으나 장기적 치료법으로는 사용하지 않는다.

베타아드레날린차단제는 갑상선중독증의 증상을 좋게 하기 위해 치료 초기에 항갑상선제와 같이 사용하기도 한다.

(2) 방사성요오드치료

방사성요오드치료는 ^{131}I을 사용한다. ^{131}I은 반감기가 8일인 동위원소로 베타선과 감마선을 방출하는데, 베타선이 치료효과를 나타낸다.

방사성요오드를 치료하기 위해서는 치료 2주 전부터 저요오드식을 하도록 하며, 항갑상선제는 보통 치료 1주전부터 중단하여 10일 정도 중단한다. 방사성요오드를 투여하면 손상 받은 갑상선세포가 서서히 파괴되는데 투여 직후에는 갑상선에서 유리된 갑상선호르몬이 혈액 내에 많아지기 때문에 갑상선중독증의 증상이 악화되다가 2-4주 후부터 증상이 호전된다. 최대 효과는 2개월 후에 나타난다. 처음 치료에 약 75% 정도의 환자가 완치 혹은 갑상선기능저하증이 되며, 10-20%의 환자는 2회 투여가 필요하다. 3회 이상 투여가 필요한 경우는 매우 드물다.

방사성요오드치료의 부작용은 갑상선기능저하증으로, 처음에 나타나지 않았다고 하더라도 시간이 지나면서 서서히 발생하여 결국은 2/3 이상의 환자에서 갑상선기능저하증이 발생한다. 따라서 치료 전 환자에게 갑상선기능저하증이 될 가능성이 매우 크다는 것을 알려줄 필요가 있다. 방사성요오드치료를 시행하였다고 하여 암의 발생이 증가한다는 증거는 없어 안전하게 치료할 수 있다. 치료를 받은 환자에서 임신에 지장이 있거나 태아에 유전적 결함이 발생한다는 보고는 없으나 임신을 원할 경우에는 적어도 치료한 지 6개월이 지난 다음에 임신을 하도록 한다.

(3) 수술

아전갑상선절제술은 그레이브스병의 치료방법 중 가장 오래된 방법으로 빠른 시간 내에 갑상선기능이 정상화될 수 있는 방법이다. 최근에는 항갑상선제치료와 방사성요오드치료를 많이 시행하기 때문에 상대적으로 그레이브스병의 치료 방법으로 선택되는 경우가 많지 않으나 경험이 많은 외과의사가 수술을 시행할 경우 2/3에서 그레이브스병이 완치되어 정상 갑상선기능을 유지할 수 있으며, 갑상선기능저하증이나 부갑상선기능저하증, 되돌이후두신경 손상 등의 합병증은 매우 낮다.

참고문헌

1. 조보연. 임상 갑상선학. 제3판. 고려의학, 2010.

2. UpToDateTM : www.uptodate.com

3. Braverman LE, Utiger RD eds. Werner & Ingbar's The thyroid. A fundamental and clinical text. 95th ed. Lippincott Williams & Wilkins; 2005.

4. Davies TF, Ando T, Lin RY, et al. Thyrotropin receptor-associated diseases: from adenomata to Graves disease. J Clin Invest 2005;115:1972.

5. Cooper, DS. Antithyroid drugs. N Engl J Med 2005;352:905.

6. Perros, P, Kendall-Taylor, P, Neoh, C, et al. A prospective study of the effects of radioiodine therapy for hyperthyroidism in patients with minimally active graves' ophthalmopathy. J Clin Endocrinol Metab 2005;90:5321.

7. Franklyn, JA. Drug therapy: The management of hyperthyroidism. N Engl J Med 1994;330:1731.

8. Vanderpump, MPJ, Tunbridge, WMG, French, JM, et al. The incidence of thyroid disorders in the community: a twenty-year follow-up of the hickham survey. Clin Endocrinol 1995;43:55.

9. Nagayama, Y, Rapoport, B. The thyrotropin receptor 25 years after its discovery: new insight after its molecular cloning. Mol Endocrinol 1992;6:145.

10. Ezzat, S, Sarti, DA, Cain, DR, Braunstein, GD. Thyroid incidentalomas. Prevalence by palpation and ultrasonography. Arch Intern Med 1994;154:1838.

11. Tan, GH, Gharib, H. Thyroid incidentalomas: management approaches to nonpalpable nodules discovered incidentally on thyroid imaging. Ann Intern Med 1997;126:226.

12. Cooper DS, et al. Revised American Thyroid Association Management Guidelines for Patients with Thyroid Nodules and Differentiated Thyroid Cancer, American Thyroid Association, 2009.

13. 김원배 등. 갑상선결절 및 암 진료 권고안. 대한내분비학회지 2007;22:157.

4

갑상선의 생리와 갑상선기능검사

갑상선에서는 두 가지 호르몬을 합성한다. 여포세포는 갑상선호르몬을 합성하며, C 세포에서는 칼시토닌이 합성된다. 이 장에서는 이 호르몬의 생리와 갑상선기능검사에 대해 알아본다.

1 갑상선호르몬의 생리

1) 갑상선호르몬의 합성과 분비

갑상선호르몬의 합성과 분비는 크게 다음의 네 단계로 이루어 진다.

첫째, 여포세포 내로 능동적인 요오드운반(active iodide transport)

둘째, 요오드의 산화와 갑상선글로불린(thyroglobulin, Tg)의 티로실(tyrosyl)기의 요오드결합(oxidation and organification)

셋째, Tg의 요오드티로신 사이의 짝짓기결합(coupling of iodotyrosine)

넷째, Tg의 단백분해와 호르몬방출(proteolysis and release)

갑상선호르몬의 합성에 있어서 요오드는 원료가 되는 물질이다. 주로 미역, 김, 다시마와 같은 해조류와 우유, 계란, 소금 등 음식이나 음수를 통해 체내로 흡수된다. 그리고 아미오다론, 진해제, 비타민제나 조영제 등 다양한 약물에서도 포함되어 있다. 요오드의 섭취량은 지역에 따라 전세계적으로 다양한 양상을 보인다. 요오드의 섭취량은 갑상선질환과 관련이 있어서, 정상적인 갑상선호르몬의 생산량을 유지할 수 있는 최소요구량은 하루 100μg 정도이며, 이 이하로 요오드섭취가 부족한 경우에는 갑상선종, 갑상선기능저하증, 크레틴증, 갑상선여포암의 위험을 높일 수 있다[1, 2]. 그러므로 요오드의 부족이 문제가 되는 지역에서는 요오드의 섭취량을 높이기 위하여 소금, 빵, 음료수 등에 요오드를 첨가하는 등의 방법을 이용하고 있다. 반면 요오드의 과잉섭취는 그레이브스병, 하시모토갑상선염 등 자가면역성 갑상선질환과 갑상선유두암의 위험을 높이는 것으로 보고되었다[2-4].

한 층의 여포세포들이 모여서 생성된 공모양의 구조물을 여포(follicle)라고 한다. 이 여포는 갑상선호르몬을 합성하고 저장하는 기본단위가 된다. 여포의 크기는 100–300 μm이고, 여포 내에는 콜로이드로 차 있으며, 주위에는 모세혈관들이 얽혀있다. 여포를 형성하는 한 층의 상피세포인 여포세포의 바깥쪽 면은 기저막(basal or basolateral membrane)이라고 하고, 안쪽 면을 첨막(apical membrane)이라고 부른다. 갑상선여포세포의 기저막과 혈액 사이에는 상당한 전위차가 있으므로, 혈액으로부터 여포세포 내로 요오드를 운반하기 위해서는 에너지를 사용하는 능동적인 과정을 거쳐야 한다. 이는 여포세포의 바깥쪽 면인 기저면에 존재하는 나트륨–요오드공동운반체(sodium-iodide symporter; Na+/I– symporter, NIS)에 의해 실행된다. NIS는 세포막에 존재하는 운반당단백(membrane-associated transport glycoprotein)족의 일원으로 Na+/K+-ATPase에 의해 세포막의 안팎으로 Na+의 전압차가 만들어질 때 생기는 에너지를 이용하여 두 개의 Na+이온과 함께 한 개의 요오드이온을 능동적으로 흡수한다. NIS는 그레이브스병이나 자율기능성 갑상선결절에서 발현이 증가하고, 하시모토갑상선염, 갑상선암에서 감소한다. 갑상선암에서는 분화도가 낮아질수록 NIS의 발현도 감소하여 여포세포의 미분화암이나 부여포세포(parafollicular cell, C-cell)에서 기원하는 갑상선수질암에서는 발현되지 않는다.

여포세포의 기저막에 있는 NIS를 통하여 여포세포 내로 능동적으로 운반된 요오드는 여포세포 내에서 전위차에 의해 수동적으로 첨막 쪽으로 이동하여 급속히 산화(oxidation)된다. 산화과정은 여포세포의 첨막에 존재하는 당단백인 갑상선과산화효소(thyroperoxidase, TPO)에 의해서 촉매되며[5], 산화된 요오드는 여포세포의 첨막과 여포내의 콜로이드와의 경계 부위에서 두 단계를 거쳐서 갑상선호르몬을 형성한다.

첫 단계는 산화된 요오드가 Tg의 티로실기의 일부와 공유결합을 이루어 두 종류의 요오드티로신(iodotysine), 즉 monoiodotyrosine(MIT)과 diiodotyrosine(DIT)을 형성한다. 이 과정을 유기화(organification)라고 한다. 여포세포 내의 요오드가 첨막을 통과하여 콜로이드 내로 운반되는 과정은 아직 완전히 규명되지 않았지만, 펜드린(pendrin)이라는 단백질이 그 역할의 일부를 담당하는 것으로 알려져 있다[6]. 펜드린은 갑상선종을 동반하는 감각신경성 청각장애를 특징으로 하는 펜드리드증후군(Pendred's syndrome)을 일으키는 PDS유전자로부터 생성되는 단백질로 내이(inner ear)와 갑상선 여포세포의 첨막에 존재한다. 펜드리드증후군에서 요오드의 유기화장애를 보이는데 이는 PDS유전자의 돌연변이로 펜드린의 요오드운반기능이 손상되어 나타나는 것으로 생각된다.

두 번째 단계에서 두 개의 요오드티로신이 서로 결합하여 한 개의 요오드티로닌(iodothyronine)을 형성하는데 이를 짝짓기결합(coupling)라고 한다. 이 때 MIT와 DIT가 결합하면 triiodothyronine(T3)이 되고, DIT끼리 결합하면 티록신(thyroxine, T4)이 생성된다. 요오드섭취가 부족한 경우가 아니라면 만들어지는 T4와 T3의 비는 약 13:1로 T4가 압도적으로 많다. 이렇게 합성된 갑상선호르몬은 Tg와 결합된 상태로 여포내의 콜로이드에 저장되는데, 새로운 합성 없이도 수 주간은 정상 갑상선호르몬의 혈중농도를 유지할 수 있을 정도의 양이 비축되어 있다.

갑상선호르몬의 혈액으로의 분비는 여포세포가 첨막부위에서 여포강 내의 콜로이드를 포음작용(pinocytosis)하여 여포세포 내에 Tg와 결합된 갑상선호르몬을 포함한 소포(vesicle)를 만들면서 시작된다. 이렇게 생성된 소포는 여포세포 내의 리소솜(lysosome)에 포획되어 융합되고, 리소솜 내의 효소들에 의해 가수분해되어 요오드티로닌(T3, T4)은 Tg와 분리되어 기저막을 통해 혈액 내로 분비된다. Tg와 분리된 요오드티로신(MIT, DIT)은 대부분 여포세포 내에서 탈요오드효소에 의해 탈요오드화(deiodination)되고, 분리된 요오드는 새로운 갑상선호르몬의 합성에 재이용된다. 분리된 Tg는 대부분 여포세포를 빠져나가지 못하고 소량만이 혈액 내로 분비되는데 매우 민감한 검사방법인 면역분석법(immunoassay)으로 소량의 Tg를 측정할 수 있다(그림 4-1 참조).

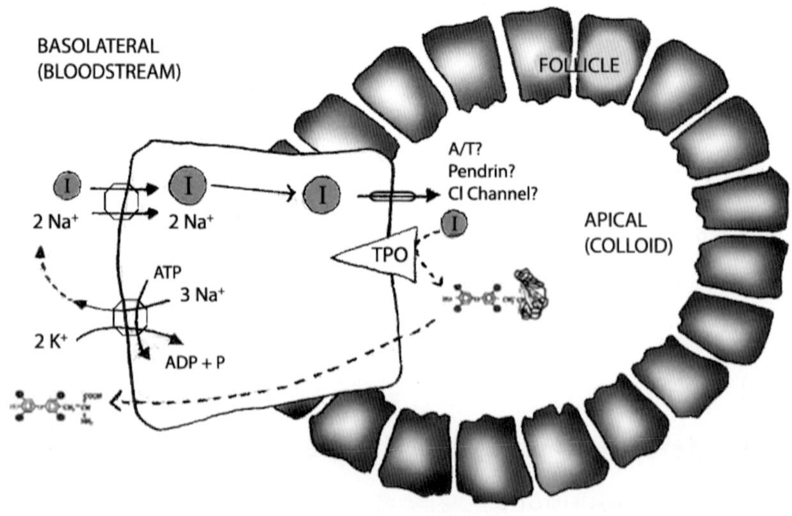

그림 4-1. 갑상선 호르몬의 합성과 분비

2) 갑상선호르몬의 운반과 대사

(1) 갑상선호르몬의 운반

말초혈관 내로 분비된 갑상선호르몬의 거의 대부분은 혈장단백과 결합하며, 전체 T4의 0.03%, T3의 0.3%만이 유리되어 존재한다. 갑상선호르몬의 주된 결합단백으로는 티록신결합글로불린(thyroxine binding globulin, TBG), 트란스시레틴(transthyretin, TTR), 알부민이 있다.

TBG는 간에서 생산되며 혈중 갑상선호르몬의 3/4이상과 결합하는 주된 결합단백이다. 결합단백 중에서 갑상선호르몬과의 친화력이 가장 높으며, T4와의 친화력이 T3와의 친화력보다 더욱 높다. 에스트로겐은 간에서의 TBG의 생산을 늘리고, TBG의 구조변화를 일으켜 대사를 감소시켜서, 혈중 TBG의 농도가 올라가고 결과적으로 총 갑상선호르몬 농도를 높이는 작용을 한다. 그러므로 임신, 피임제 복용, 여성호르몬 보충요법 등으로 에스트로겐 농도가 높은 환자에서는 총 갑상선호르몬의 농도가 높게 측정되나 실제 작용을 하는 유리갑상선호르몬의 농도는 변하지 않으므로 갑상선기능에 영향을 미치지는 않는다.

트란스시레틴(TTR)은 과거에 'thyroxine-binding prealbumin'이라고도 불렸으며, 혈중 갑상선호르몬의 15-20%와 결합한다. 갑상선호르몬과의 친화력은 TBG보다 약하여, 필요 시에 더 빨리 유리된다. TTR은 간과 맥락막총(choroid plexus)에서 합성되는데 각각 혈액과 뇌척수액으로 분비되며 뇌척수액에서는 갑상선호르몬의 주된 결합단백이다. 알부민은 혈청 농도가 가장 높지만 갑상선호르몬과의 친화력은 가장 낮다. 여러 가지 원인에 의해 TTR과 알부민의 혈중 농도가 변할 수 있지만, 갑상선호르몬의 농도에 미치는 영향은 미미하다.

이러한 단백들과 결합된 갑상선호르몬은 필요 시 재빨리 유리되어 활성을 가질 수 있으므로, 호르몬의 생산과 대사에 변화가 생기더라도 항상 일정한 양의 유리호르몬농도를 유지할 수 있도록 결합단백이 완충작용을 하는 것으로 이해된다. 또 결합단백은 갑상선호르몬의 반감기를 결정하는데, 결합단백과 친화력이 T4는 반감기가 일주일 정도이며, 이보다 친화력이 낮은 T3는 하루 이내로 반감기가 짧다.

(2) 갑상선호르몬의 대사

갑상선호르몬의 대사의 대부분은 탈요오드(deiodination)에 의해 일어난다. 티록신(T4)은 양적으로 갑상선호르몬의 대부분을 차지하지만 T3에 비해 기능적으로 활성이 떨어지며, 탈요오드를 통해 활성이 뛰어난 T3로 바뀌므로 전호르몬(prohormone)으로 이해되기도 한다. 이러한 T4에서 T3로의 변환은 5′ 탈요오드효소(5′ deiodinase)에 의해서 T4의 바깥 쪽 페놀고리에 붙어있는 5′ 위치의 요오드가 제거되어 실행된다. 5′형 탈요오드효소는 두 가지 종류가 있는데, 제 1형 5′ 탈요오드효소는 간, 신장, 근육, 백혈구에서 발견되며, 제2형 5′ 탈요오드효소는 뇌와 뇌하수체에 존재한다. 정상적으로 말초혈관이나 조직에 존재하는 모든 T4는 갑상선에서 생산된 것이지만, T3에 있어서는 10-20%만이 갑상선에서 생산되어 분비된 것이고 나머지는 모두 말초혈액이나 조직에서 T4로부터 변환된 것이다. 말초 혈액에서의 T3 변환은 주로 제1형 5′ 탈요오드효소에 의해서 일어나며, 갑상선기능항진증에서 효소의 활성이 높아지고, 기능저하증에서 활성이 감소한다. 말초 혈액의 T3는 뇌에 도달할 수 없으므로 제2형 5′ 탈요오드효소가 뇌에서 T3를 생산하는 역할을 한다. 특히 뇌하수체 전엽에서 제2형 5′ 탈요오드효소에 의한 T4의 T3로의 변환은 갑상선자극호르몬(TSH)의 음성되먹임기전에 결정적인 역할을 담당하는 것으로 알려져 있다. T4를 T3로 변환시키는 5′ 탈요오드효소 이외에 5′ 탈요오드효소가 있는데, 이 효소는 T4의 안쪽 페놀 고리에 부착되어 있는 5위치의 요오드를 떼어내어 T4를 생물학적 활성이 없는 reverse T3(rT3)로 변환시키는 역할을 한다. 기아(starvation)나 심각한 외상, 또는 여러 전신질환 등의 상황에서 제1형 5′ 탈요오드효소의 활성이 감소하고, 5′ 탈요오드효소에 활성이 증가되어 혈중의 T3의 농도가 감소하고 rT3의 농도는 증가할 수 있는데, 이를 비갑상선질환(nonthyroidal illness) 혹은 euthyroid sick syndrome이라고 부른다. 이 때 갑상선호르몬의 투여는 이화작용을 증가시켜 해로울 수 있으며, 전신상태가 호전되면 갑상선기능도 회복된다[7]. 탈요오드반응으로 인해 떨어져 나온 요오드의 대부분은 다시 흡수되어 세포외액 풀로 들어가서 갑상선호르몬의 생산에 재활용되며, 일부는 담즙으로 배설된다.

갑상선호르몬이 간에서 글루쿠론산(glucuronic acid)나 황산염(sulfate)에 의한 포합(conjugation)에 의해서 지용성에서 수용성으로 바뀌어 담도로 대사되는 것도 중요한 대사경로이다. 분화갑상선암의 수술 후 방사성요오드치료가 끝나고 시행하는 전신스캔에서 간에서 방사성요오드 섭취의 증가가 있을 수 있다. 이는 잔존 갑상선조직이나 기능성 전이조직이 있는 경우, 흡수된 방사성요오드가 간에서 대사되어 나타나는 것이다.

요약하면, T4의 약 80%가 탈요오드화를 통해 T3와 rT3로 약 절반씩 대사되며, 나머지 20% 정도는 간에서 불활성화되어 담즙으로 배설된다.

3) 갑상선호르몬의 작용

갑상선호르몬은 주로 핵 내의 유전자와 결합하여 리보핵산(RNA)의 복사를 통해 작용을 나타내는 것으로 알려져 있다. 세포 내에서 T4는 5′ 탈요오드효소에 의해 T3로 변환되고, T3는 핵 안에 있는 갑상선호르몬수용체(thyroid hormone receptor, TR)와 결합한다. 갑상선호르몬수용체는 TRα, TRβ 두 개의 동종형(isoform)이 존재하며, 서로 다른 부위에서 다양한 역할을 수행한다. T3와 결합한 TR은 핵 내의 표적 유전자에 있는 갑상선호르몬반응요소(thyroid hormone response element TRE)라는 데옥시리보핵산(DNA)의 특이한 부위에 결합하여 RNA전사를 활성화 혹은 억제시킴으로써 갑상선호르몬의 작용을 실행한다. TR은 단량체(monomer), 동형이합체(homodimer) 또는 이형이합체(heterodimer) 형태로 TRE와 결합한다. 이형이합체, 특히 retinoic X receptor(RXR)와 이형이합체를 형성하여 TRE와 결합하였을 때 가장 안정적이며 높은 활성을 나타내는 것으로 알려져 있다[8]. 실험적으로 갑상선호르몬이 핵 내의 유전자에 결합되는 것을 차단시키더라도 갑상선호르몬의 작용이 일부 나타난다. 이는 갑상선호르몬에 노출된 지 수 분 이내에 나타나는 작용도 있으므로, 갑상선호르몬이 핵 내의 TR과 결합하는 경로 외에 세포막, 세포질, 미토콘드리아 등 다른 부위를 통해서도 작용하는 것으로 생각된다[9, 10].

표 4-1. Effects of too much and too little thyroid hormone

System	Excess thyroid hormone	Deficient thyroid hormone
Whole body	Weight loss	Weight gain
	Increased basal metabolism	Decreased basal metabolism
	Increased drug tolerance	
	Increased need for vitamins	
Cardiovascular	Tachycardia	Bradycardia
	Arrhythmias	Hypertension
	Atrial fibrillation	Pericardial effusion
	Increased pulse pressure	
	Palpitations	
	Cardiac failure	
Central nervous system	Anxiety	Depression
	Sleeplessness	Tiredness
	Tremor	Increased sleep
	Labile mood	Slow reflexes
	Irritability	Psychosis
	Increased reflexes	Cerebellar signs
		Poor memory
		Reduced intelligence (neonatal)
Gastrointestinal	Increased appetite	Constipation
	Increased gastric emptying	Reduced appetite
	Hunger	
	Looseness of bowel and diarrhea	
	Increased liver enzymes and alkaline phosphatase	
Respiratory system	Tachypnea	Slow breathing
	Breathlessness	

Endocrine and gynecological	Increased libido	Decreased libido
	Reduced fertility	Reduced fertility
	Reduced menses and amenorrhea	Increased risk of miscarriage
		Menorrhagia
Skin	Warm	Cold
	Moist	Dry
	Sweaty	Puffy
	Hair loss	
	Onycholysis	
Skeletal	Osteopenia	Short stature (child)
	Osteoporosis	Delayed closure of epiphysis (child)
	Bone pain	
	Early closure of epiphysis (child)	
Lymphatic	Lymphocytosis	
	Enlarged thymus	
Features not explained by excess thyroid hormone	Goiter	
	Infiltrative orbitopathy	
	Pretibial dermopathy	
	Clubbing and paraostial new bone formation	

4) 갑상선호르몬의 조절

갑상선호르몬은 뇌하수체 전엽에서 분비되는 당단백인 갑상선자극호르몬(TSH)에 의해 직접 조절된다. TSH의 분비는 시상하부에서 분비되는 갑상선자극호르몬분비호르몬(thyrotropin releasing hormone, TRH)에 의해 자극되며, 갑상선호르몬에 의해 억제된다. 이와 같은 '시상하부-뇌하수체-갑상선축(hypothalamic-pituitary-thyroid axis)'에 의하여 갑상선호르몬이 적절히 조절되지만, 이외에 요오드의 자가조절에 의해서도 조절된다.

(1) 갑상선자극호르몬(thyroid stimulating hormone, TSH)

TSH는 갑상선호르몬의 주된 조절인자이며, 갑상선기능검사에서 TSH는 갑상선의 기능을 가장 잘 반영하는 항목이다. TSH농도의 증가는 갑상선의 비대를 야기하고 혈관분포를 증가시키며, 반대로 TSH농도의 감소는 갑상선의 위축을 초래한다. TSH는 두 가지 아단위 α와 β의 펩타이드사슬로 구성된 당단백이다. TSH의 α 아단위는 황

체형성호르몬(luteinizing hormone, LH), 난포자극호르몬(follicle stimulating hormone, FSH), 사람융모성 성선자극호르몬(human chorionic gonadotropin, hCG)의 α 아단위와 구조가 동일하다. 그러나 β 아단위가 서로 달라서 각 호르몬의 특이적인 생물학적 기능을 나타내며, TSH의 β 아단위는 뇌하수체 전엽의 갑상선자극세포(thyrotroph)에서만 생산된다. TSH의 작용은 갑상선여포세포의 기저막에 존재하는 특이적인 TSH수용체에 TSH가 결합함으로써 시작된다. 여포세포의 TSH수용체는 G단백과 연결된 막통과(transmembrane)단백으로, 이 수용체의 세포 외 영역에 TSH가 결합하면 순차적으로 G단백이 활성화되고, 세포내의 cAMP의 생산이 증가하여 모든 단계의 갑상선호르몬의 합성과 분비를 자극한다. TSH의 자극으로 혈중의 갑상선호르몬이 증가하면, 갑상선에서 생산되었거나 혹은 뇌척수액에서 제2형 5′ 탈요오드효소에 의해 T4로부터 변환된 T3는 뇌하수체의 갑상선자극세포에서 TSH의 분비를 억제시켜 음성되먹임기전을 가동한다. 지속적으로 TSH가 증가된 상황에서는 갑상선여포세포의 성장을 유도하여 갑상선비대를 일으킨다.

(2) 갑상선자극호르몬분비호르몬(thyrotropin releasing hormone, TRH)

TSH의 주된 자극인자는 시상하부의 뇌실곁핵(paraventricular nuclei)에서 합성, 분비되는 TRH이다. 분비된 TRH는 시상하부와 연결된 문맥혈을 통해 뇌하수체 전엽에 전달되어 갑상선자극세포에 있는 TRH수용체와 결합한다. TRH수용체는 G단백과 연결된 막통과단백으로, TRH와 결합하면 phosphatidylinositol cascade를 활성화시켜, 결과적으로 갑상선자극세포 내로 칼슘유입을 증가시켜 TSH의 합성과 분비를 촉진한다. 증가한 T3는 뇌하수체에서의 TSH 억제 작용보다는 영향력이 적지만 시상하부의 TRH 분비도 억제시켜 음성되먹임기전을 이룬다.

(3) 갑상선기능에 영향을 미치는 요인들

갑상선호르몬의 주된 조절 기전인 시상하부-뇌하수체-갑상선축 외에 다른 일부의 호르몬이 갑상선기능에 영향을 준다. α-아드레날린성 물질은 갑상선호르몬의 합성과 분비를 자극한다. hCG은 갑상선호르몬의 합성을 자극하여 임신 중이나 포상기태가 있을 때 유리갑상선호르몬이 증가한다. 에스트로겐은 TRH 자극에 대한 TSH의 반응을 증가시키며, 스테로이드호르몬, 소마토스타틴, 도파민, 싸이토카인 등은 갑상선호르몬을 감소시킨다.
이 외에 우울증, 기아상태, 심각한 외상, 여러 전신질환에서 갑상선호르몬과 TSH가 모두 감소할 수 있다.

(4) 갑상선기능의 자가조절

갑상선호르몬의 원료가 되는 혈장 내 요오드농도는 주로 요오드의 경구섭취량에 의해 결정되며, 이는 지역에 따라 다양한 양상을 보인다. 다양한 요오드농도의 차이에도 갑상선기능은 자가조절에 의하여 일정한 생리적인 상태를 유지하며 이는 시상하부-뇌하수체-갑상선축과 상관없이 일어난다[11-15]. 대표적인 예로 그레이브스병 환자에서 갑상선중독증을 치료하기 위해 고용량의 요오드를 투여하면, 급격히 혈청 갑상선호르몬의 농도가 감소하고 갑상선중독증의 증상과 징후가 호전된다. 이는 주로 고용량의 요오드가 가지는 갑상선호르몬 방출억제 효과에 의해서이다. 요오드의 농도가 일정량 이상으로 높으면 여포세포의 요오드 흡수도 감소한다. 또 다량의 요오드는 Tg의 티로실기와 요오드가 결합되는 유기화과정을 억제시키는데, 이를 볼프-카이코프효과(Wolf-Chaikoff effect)라고 한다. 이러한 효과는 1-2주간 지속되다가, 그 이후에는 유기화된 요오드의 양이 오히려 증가하는 볼프-카이코프효과의 탈출현상(escape phenomenon)이 일어난다. 요오드섭취가 만성적으로 감소된 경우에는 T4보다 요오드를 적게 소비하면서도 생물학적 활성이 높은 T3의 상대적 비율이 높아진다.

2 칼시토닌의 생리

1) 칼시토닌의 합성과 분비

외측 갑상선은 발생학적으로 제 4와 5의 인두주머니(pharyngeal pouch)로부터 나온 갑상선 외측원기(lateral anlage)로부터 형성되며, 갑상선 전체 무게의 1-30%를 차지하며 신경 능선(neural crest)에서 기원한 부여포세포(parafollicular C cell)로 구성된다. 이 C세포에서 칼시토닌의 합성과 분비가 이루어진다. 칼시토닌의 작용은 주로 골흡수

(bone resorption)를 억제하여 혈중 칼슘농도를 낮추는 것인데, 칼슘이나 pentagastrin을 주입하여 칼시토닌의 분비를 자극할 수 있다. 칼시토닌은 갑상선수질암의 암표지자로 진단과 추적검사에서 유용하게 이용될 수 있다.

2) 칼시토닌의 작용

칼시토닌은 파골세포(osteoclast)의 표면에 있는 특이수용체와 결합하여 파골세포 작용을 억제시키지만, 체내 칼슘조절에 있어서의 역할은 부갑상선호르몬에 비하여 매우 미미하여 실제로 혈청 칼슘농도를 떨어뜨리지는 않는다. 그러므로 갑상선수질암환자에서 혈중 칼시토닌의 농도가 극단적으로 높아진 상황에서도 저칼슘혈증이 나타나지 않으며, 반대로 갑상선전절제술로 C세포가 모두 제거되더라도 정상 칼슘농도를 유지한다.

3 갑상선기능검사

혈청에서 TSH, 총 T4와 T3, 유리T4와 T3, Tg 그리고 여러 갑상선관련 항체의 농도를 측정할 수 있다. 이러한 갑상선기능검사는 갑상선기능을 평가하고, 갑상선기능항진증과 저하증, 여러 갑상선염을 진단하는데 도움이 되며 갑상선암환자의 수술 후 추적검사에도 이용된다.

1) 갑상선자극호르몬 측정

갑상선기능을 평가하기 위해 가장 유용하게 사용되는 검사는 혈청 유리T4와 TSH측정이다. TSH는 유리T4의 농도가 조금만 변화하더라도 역비례 관계로 매우 예민하게 반응하므로, 일반적으로 갑상선기능이 정상일 것으로 기대되는 환자에서의 갑상선기능의 평가는 TSH 단일 검사만으로도 충분하며 혈청에서의 정상 범위는 약 0.4–4.0 mU/L이다.

혈청TSH가 증가하면 일차성 갑상선기능저하증을 진단할 수 있으며, 임상증상이 없고, 총 T4나 유리T4가 정상인 경우에는 '무증상 갑상선기능저하증'이라 한다. 반대로 혈청TSH가 감소하면 갑상선기능항진증으로 진단하는데, 혈청 총 T4나 유리T4가 정상의 상한선 내에 있으면 '무증상 갑상선기능항진증'이라 한다.

혈청TSH의 측정방법은 꾸준히 발전해 왔다. 처음 개발된 제1세대 TSH방사면역측정법(radioimmunoassay)은 예민도가 1mU/L로 낮아서, 갑상선기능저하증은 진단할 수 있지만 갑상선기능항진증을 진단하기 위해서는 추가로 TRH자극검사를 시행하여 다량의 갑상선호르몬으로 인해 억제된 TSH가 반응이 없음을 확인해야 했다. 이후에 개발된 제2세대 TSH 측정법은 예민도가 0.1mU/L로 향상되어, 갑상선기능항진증의 진단이 가능하게 되었다. 그러나 정상범위 이하의 TSH 농도측정이 제한적이어서, 갑상선기능항진증의 정도를 평가하기 위해서는 TRH자극검사가 필요하였다. 현재 널리 쓰이고 있는 제3세대 TSH chemiluminescent측정법은 예민도가 0.01mU/L로 크게 향상되어 TRH자극검사 없이도 '무증상 갑상선기능항진증'까지 진단할 수 있게 되었다.

TSH의 측정은 갑상선기능저하증 환자의 갑상선호르몬 보충요법이나 분화갑상선암환자의 T4억제요법을 실시할 때에 적정 levo-thyroxine 용량을 결정하기 위해서도 시행된다.

2) 총 T4와 총 T3의 측정

혈액 내 갑상선호르몬은 거의 대부분이 결합단백과 결합되어 있고 총 T4의 0.03%와 총 T3의 0.3%만이 유리되어 작용을 나타내며, 이 두 가지 상태는 서로 평형을 이루고 있다. 혈청에서 총 T4와 총 T3의 측정은 이 두 가지 상태의 갑상선호르몬을 모두 합한 것을 의미한다. 일반적으로 결합단백의 양과 갑상선호르몬과의 친화력이 정상인 경우에 총 T4와 총 T3의 측정은 실제 생물학적으로 활성을 가지는 유리T4와 유리T3의 양, 즉 갑상선의 기능상태를 잘 반영한다. 그러나 여러 가지 원인에 의해 결합단백의 양적, 질적 변화가 흔히 있을 수 있어서 해석에 혼동을 줄 수 있다.

표 4-2. **Factors that affect T4 and T3 binding**

Increased TBG concentration-high total T4, T3	Hereditary
	Estrogens Pregnancy, newborn Oral contraceptives Postmenopausal hormone replacement
	Selective estrogens Tamoxifen
	Other drugs heroin 5-FU Clofibrate
	Liver disease(early stages)
Decreased TBG concentration-low total T4,T3	Hereditary
	Androgens and anabolic steroids
	Other drugs Glucocorticoids Nicotinic acid
	Liver disease(late stages)
Increased albumin affinity for T4-high total T4;normal total T3	Familial dysalbuminemic hyperthyroxinemia
Antibodies to T4 or T3-high total T4 or T3	Occasionally seen in Hashimoto's thyroiditis or Graves' disease
Competition for binding sites-low total T4 and T3	Salicylates and NSAIDs
	Furosemide(large IV doses)
	Anticonvulsants

3) 유리T4와 유리T3의 측정

혈청의 유리갑상선호르몬 측정은 총 갑상선호르몬보다 정확하게 갑상선기능상태를 반영하지만, 양이 적고 측정이 기술적으로 어려운 측면이 있다. 현재 검사실에서 유리갑상선호르몬을 측정하기 위해 세 가지 검사방법이 사용되고 있다.

(1) 분리측정법

유리호르몬을 단백질과 결합된 호르몬으로부터 평형투석법(equilibrium)이나 초여과법(ultrafiltration) 등을 이용하여 분리한 후 면역측정법으로 농도를 측정하는 방법으로 가장 정확한 표준검사방법이다. 그러나 기술을 요하며, 시간이 수일 이상 걸리고, 비용이 비싼 단점으로 인해 일반검사실에서 잘 사용되지 않는다.

(2) 간접산정법

유리T4지수(free T4 index)를 이용하여 유리호르몬의 양을 간접적으로 산출하는 방법이다. 유리T4지수는 환자의 총 T4의 농도와 갑상선호르몬 결합단백질의 T4와의 결합능력을 근거로 하여 계산된다. 결합단백질이 T4와 결합하는 능력을 결정하는 데는 다양한 방법이 이용된다. 이에 따라 유리호르몬의 정상범위는 매우 다양하며, 다른 실험실간의 결과를 서로 비교하는 것은 큰 의미가 없다. 이 방법은 쉽게 계산할 수 있으면서도 유리T4를 잘 반영하여 임상적으로 많이 사용된다. 그러나 결합단백질의 심각한 이상이 있거나 항 T4 또는 T3항체가 존재하는 경우, 비갑상선질환(nonthyroidal illness)에서는 측정이 부정확한 단점이 있다.

(3) 방사면역측정법

현재 유리호르몬을 방사면역측정 후 자동적으로 분석이 되는 여러 종류의 키트가 상용화되어 흔히 사용되고 있다. 이 측정법도 어느 정도는 결합단백의 영향을 받으며, 체내에 항갑상선호르몬항체나 특정 방해약물이 존재하는 경우 다소 부정확해 질 수 있다. TSH농도가 정상범위이면서 유리T4나 유리T3의 농도가 정상범위 밖에 있을 때 가장 흔한 원인은 결합단백의 이상이다.

4) 갑상선글로불린 측정

Tg는 갑상선 여포세포에서 생성되어, 갑상선호르몬 분비 시에 소량이 혈액 내로 분비된다. 혈청 Tg농도를 결정하는 요인은 갑상선여포세포의 양, TSH의 자극 정도, 그리고 Tg의 수동적 분비를 일으키는 갑상선조직의 손상이나 염증 등이 있다. Tg는 모든 갑상선종이나 결절에서 분비될 수 있으므로 혈청 Tg농도의 측정이 갑상선결절의 감별진단에는 도움되지 않는다. 그러나 분화갑상선암 환자에서 갑상선전절제술 후에 혈청 Tg농도를 추적 검사하는 것은 종양표지자의 의미가 있으므로 임상적으로 매우 중요하다. 즉 갑상선의 근전절제술 혹은 전절제술 후 방사성요오드를 이용한 잔여조직제거를 시행한 환자의 경우는 혈청 Tg가 검출되지 않아야 한다. 잔여갑상선조직이 있으면서, TSH억제요법을 시행하는 환자에서는 혈청 Tg가 낮은 농도로 안정적으로 유지되어야 한다. 갑상선암으로 진단된 환자의 수술 전 혈청 Tg농도는 갑상선암세포의 Tg

분비능력을 반영하는 의미가 있다. 즉 수술 전 혈청 Tg농도가 증가한 경우에 수술 후 Tg농도가 종양표지자로서의 의미가 더욱 크다고 할 수 있다.

Tg를 측정하는 방법에는 방사면역측정법(radioimmunoassay, RIA)과 면역계수측정법(immunometric assay, IMA)이 있다. 일반적으로 IMA가 RIA에 비해 더 민감하고, 기술적으로 용이하므로 더 많이 사용되고 있다. 혈청 내에 Tg항체가 존재하는 경우에는 혈청 Tg가 증가하더라도 낮게 측정되거나, 가음성(false negative) 결과를 보일 수 있으므로 분화갑상선암의 추적검사 시에 항상 혈청 Tg와 함께 Tg항체를 함께 측정해야 한다. 또 IMA 사용 시에 혈청 Tg농도가 1000ng/ml 이상으로 매우 높을 때는 Tg농도가 정상 혹은 매우 낮게 측정될 수 있는데 이를 '후크효과(hook effect)'라고 한다[17-19]. 이는 다량의 Tg가 시료의 Tg항체의 결합능을 포화시키기 때문으로, 이러한 후크효과로 인한 가음성이 의심되는 경우에는 검체를 10-100배 희석시켜서 측정해야 한다[20].

혈청 Tg의 정상범위는 표준화된 CRM-457방법으로 측정한 경우 3-40ng/ml이며, 검사실마다 차이가 있을 수 있으므로 같은 검사실에서 같은 방법으로 연속적으로 측정해야 의미가 있다. IMA로 측정한 경우 0.5ng/ml까지 측정이 가능하며, T4복용으로 TSH가 억제된 경우에는 Tg가 감소하므로, T4의 복용을 중단하여 TSH를 높이거나, '유전자재조합 인간TSH(recombinant human TSH, rhTSH)'를 투여하면 혈청 Tg측정의 민감도를 높일 수 있다.

5) 갑상선 관련 항체들

(1) 갑상선과산화효소항체(Thyroid peroxidase autoantibody, TPOAb)

TPO는 여포세포의 첨막에 존재하는 당단백으로 갑상선호르몬의 형성할 때, 요오드산화과정(oxidation)과 두 개의 요오드티로신이 서로 결합하여 한 개의 요오드티로닌(iodothyronine)을 형성하는 짝짓기결합(coupling)과정을 촉매하는 작용을 한다('갑상선호르몬의 합성과 분비' 참조). TPOAb는 처음에는 갑상선 미소체효소항체(antimicrosomal Ab, AMA)로 알려졌는데 이후 AMA가 주로 갑상선 미크로솜에 존재하는 TPO에 대한 항체로 확인되었다[21, 22].

TPO항체는 자가면역성 갑상선질환의 진단에 있어서 가장 예민한 검사이며, 혈중 TPO항체의 농도는 자가면역성 갑상선질환의 활성과도 관련이 있다고 알려졌다. 실제로 예민한 면역측정법으로 검사하였을 때, 하시모토갑상선염 환자의 90%, 그레이브스병 환자의 75%에서 혈중 TPO항체가 검출되며, 정상 성인의 12%, 정상 노인은 30%까지 TPO항체가 발견된다[23]. 또 임상적으로 갑상선기능저하증으로 발전하는 환자들이 TSH의 증가가 있기 전에 TPO항체가 먼저 발견되며[24], 임신 중에 TPO 항체가 발견되면 산후 갑상선염의 발생 위험이 높으며, TPO항체의 역가가 높으면 유산율과 불임률이 높다는 보고도 있다[25]. TPO항체의 측정은 정제되거나 유전자재조합TPO를 이용한 방사면역측정법이나 면역계수측정법으로 예민하게 측정되나 실험실간의 변이가 크므로 직접 비교하기는 힘들다.

(2) 갑상선글로불린항체(Thyroglobulin antibody, TgAb)

혈중 Tg항체는 정상인의 10%, 갑상선암 환자의 20−25%, 그레이브스병 환자의 50−60%, 하시모토 갑상선염 환자의 90%에서 발견된다. 그러나 자가면역성 갑상선질환 환자에서 Tg항체의 역가가 질병의 활성과는 관련이 없으며, 거의 항상 TPO 항체가 같이 검출되므로 TPO항체와 같이 Tg항체를 측정하는 것은 의미가 없다[26].

Tg항체가 존재하는 경우 Tg측정을 방해하므로, 분화갑상선암 환자의 추적검사 시에 혈청 Tg와 함께 Tg항체를 측정해야 한다. Tg항체는 분화갑상선암의 20−25%에서 검출되며, 이 환자들에서 갑상선과 갑상선암 조직이 완전히 제거되면 Tg항체의 역가가 서서히 감소하여 4년 이후에는 사라지는데, 추적검사에서 Tg항체가 증가하거나, 새롭게 나타나면 암의 재발을 시사한다[18, 27]. Tg항체의 측정 역시 실험실간의 변이가 크기 때문에 직접 비교하기는 어렵다.

(3) 갑상선자극호르몬수용체항체(TSH receptor antibody, TRAb)

TSH수용체는 G단백질과 연결된 막통과(transmembrane)수용체이며 수용체의 세포 밖 영역에서 TSH와 결합함으로써 세포 내로 자극신호를 전달한다[28, 29]. TRAb는 TSH와 같이 TSH수용체와 결합하는데, 그 부위가 일치하지는 않지만 서로 겹쳐져있다[28, 29]. TRAb는 TSH수용체와 결합하여 나타내는 기능에 따라 갑상선자극호르몬수용체자극항체(TSH receptor-stimulating antibody, TSAb)와 갑상선자극호르몬수용체차단항체(TSH receptor-blocking antibody, TRBAb)로 나누어 진다. 이들 두 가지 TRAb는 직접적인 자가면역성 갑상선질환의 원인이 되는 것으로 생각된다. TSAb는 TSH수용체와 결합하여 TSH와 같이 갑상선여포세포를 자극하며, 작용시간이 TSH보다 길며, 그레이브스병의 원인이 된다. 그레이브스병 환자의 80–90%에서 이 항체가 발견되고, 항체의 역가가 높을수록 그레이브스병이 심하며, 항갑상선제치료로 관해가 되지 않을 가능성이 높다. TRBAb는 TSH가수용체와 결합하는 것을 차단하여 갑상선기능저하증을 일으킬 수 있다. TRBAb는 갑상선위축이 동반된 갑상선기능저하증환자의 약 30%에서 발견되나, 갑상선종이 있는 경우는 드물다. 상반된 기능을 하는 두 항체가 한 환자에서 시간 차를 두고 존재하여 갑상선기능저하증과 항진증이 순차적으로 일어날 수도 있고, 동시에 두 항체가 함께 존재할 수도 있다[30, 31]. 산모의 혈청에서 이들 항체가 매우 높은 경우에는 태반을 통과하여 신생아에게 일시적 갑상선의 기능항진증이나 저하증을 일으킬 수 있다[32-35].

TRAb를 측정하기 위해 실험실에서 TSH와 TSH수용체의 결합을 차단하는 정도를 평가하여 TSH결합억제면역글로불린(TSH binding inhibitor immunoglobulin, TBII)을 측정할 수 있으며, TBII는 TSAb와 TRBAb를 모두 측정하게 된다. TSAb는 TSH수용체를 발현하도록 실험실에서 배양된 세포에서 cyclic AMP를 자극하는 능력을 평가하여 측정할 수 있다. TSH수용체를 발현하는 배양세포에서 TSH작용을 억제시키는 능력을 평가하여 TRBAb를 측정할 수 있다.

임상상이 뚜렷한 갑상선기능항진증 환자의 그레이브스병 진단을 위해서 TRAb를 측정할 필요는 없다. TRAb는 임상적 진단이 어려운 갑상선기능항진증이나 정상갑상선기능 안구병증(euthyroid opthalmopathy)의 원인을 감별하기 위해 유용하게 사용될 수 있다. 특히 그레이브스병을 포함한 자가면역성 갑상선질환의 병력이 있는 임부에서 임신 3기 초반에 TRAb를 측정하는 것이 좋은데, 언급한 바와 같이 산모에서 매우 높은 역가를 보일 경우 신생아의 갑상선기능에 영향을 줄 수 있기 때문이다.

참고문헌

1. Boyages SC. Clinical review 49: Iodine deficiency disorders. J Clin Endocrinol Metab 1993;77:587-91.

2. LiVolsi VA, Asa SL. The demise of follicular carcinoma of the thyroid gland. Thyroid 1994;4:233-6.
3. Braverman LE. Iodine and the thyroid: 33 years of study. Thyroid 1994;4:351-6.
4. Laurence: What are we aiming at? [Editorial]. J Clin Endocrinol Metab 1994:17.
5. Taurog AM. thyroid iodine metabolism. IN: Braverman LE, editor. Werner & Ingboar's The thyroid: a fundamental and clinical text. 8th ed. Philadelphia: Lippincott Williams & Wilkins; 2000.
6. Gillam MP, Sidhaye AR, Lee EJ, Rutishauser J, Stephan CW, Kopp: Functional characterization of pendrin in a polarized cell system. Evidence for pendrin-mediated apical iodide efflux. J Biol Chem 2004;279:13004-10.
7. Stathatos N, Levetan C, Burman KD, Wartofsky L. The controversy of the treatment of critically ill patients with thyroid hormone. Best Pract Res Clin Endocrinol Metab 2001;15:465-78.
8. Yu VC, Delsert C, Andersen B, et al. RXR beta: a coregulator that enhances binding of retinoic acid, thyroid hormone, and vitamin D receptors to their cognate response elements. Cell 1991;67:1251-66.
9. Bassett JH, Harvey CB, Williams GR. Mechanisms of thyroid hormone receptor-specific nuclear and extra nuclear actions. Mol Cell Endocrinol 2003;213:1-11.
10. Shibusawa N, Hashimoto K, Nikrodhanond AA, et al. Thyroid hormone action in the absence of thyroid hormone receptor DNA-binding in vivo. J Clin Invest 2003;112:588-97.
11. Filetti S, Rapoport B. Autoregulation by iodine of thyroid protein synthesis: influence of iodine on amino acid transport in cultured thyroid cells. Endocrinology 1984;114:1379-85.
12. Ingbar SH. Autoregulation of the thyroid. Response to iodide excess and depletion. Mayo Clin Proc 1972;47:814-23.
13. Myhill J. Thyroidal adjustment to the iodine environment. J Endocrinol 1965;33:429-36.
14. Nagataki S, Yokoyama N. Autoregulation: effects of iodine. Acta Med Austriaca 1990;17;Suppl 1:4-8.
15. Pisarev MA. Thyroid autoregulation. J Endocrinol Invest 1985;8:475-84.
16. James RH. thyroid physiology and thyroid function testing. 1st ed. Philadelphia: Elsevier; 2003.
17. Spencer CA. Serum thyroglobulin measurements: clinical utility and technical limitations in the management of patients with differentiated thyroid carcinomas.

Endocr Pract 2000;6:481-4.

18. Spencer CA, Takeuchi M, Kazarosyan M, et al. Serum thyroglobulin autoantibodies: prevalence, influence on serum thyroglobulin measurement, and prognostic significance in patients with differentiated thyroid carcinoma. J Clin Endocrinol Metab 1998;83:1121-7.

19. Spencer CA, Wang CC. Thyroglobulin measurement. Techniques, clinical benefits, and pitfalls. Endocrinol Metab Clin North Am 1995;24:841-63.

20. Spencer CA, Takeuchi M, Kazarosyan M. Current status and performance goals for serum thyroglobulin assays. Clin Chem 1996;42:164-73.

21. Czarnocka B, Ruf J, Ferrand M, Carayon P, Lissitzky S. Purification of the human thyroid peroxidase and its identification as the microsomal antigen involved in autoimmune thyroid diseases. FEBS Lett 1985;190:147-52.

22. Mariotti S, Anelli S, Ruf J, et al. Comparison of serum thyroid microsomal and thyroid peroxidase autoantibodies in thyroid diseases. J Clin Endocrinol Metab 1987;65:987-93.

23. Marococci C, Chiovato L. Thyroid-directed antibodies. In: Braverman LE, Utiger RD, eds. Werner & Ingboar's The thyroid: a fundamental and clinical text. 8th ed. Philadelphia: Lippincott Williams & Wilkins; 2000.

24. Vanderpump MP, Tunbridge WM, French JM, et al. The incidence of thyroid disorders in the community: a twenty-year follow-up of the Whickham Survey. Clin Endocrinol (Oxf) 1995;43:55-68.

25. Bussen S, Steck T, Dietl J. Increased prevalence of thyroid antibodies in euthyroid women with a history of recurrent in-vitro fertilization failure. Hum Reprod 2000;15:545-8.

26. Nordyke RA, Gilbert FI, Jr. Miyamoto LA, Fleury KA. The superiority of antimicrosomal over antithyroglobulin antibodies for detecting Hashimoto's thyroiditis. Arch Intern Med 1993;153:862-5.

27. Rubello D, Casara D, Girelli ME, Piccolo M, Busnardo B. Clinical meaning of circulating antithyroglobulin antibodies in differentiated thyroid cancer: a prospective study. J Nucl Med 1992;33:1478-80.

28. Graves PN, Davies TF. New insights into the thyroid-stimulating hormone receptor. The major antigen of Graves' disease. Endocrinol Metab Clin North Am 2000;29:267-86, vi.

29. Rapoport B, Chazenbalk GD, Jaume JC, McLachlan SM. The thyrotropin (TSH) receptor: interaction with TSH and autoantibodies. Endocr Rev 1998;19:673-716.

30. Macchia E, Concetti R, Carone G, Borgoni F, Fenzi GF, Pinchera A. Demonstration of blocking immunoglobulins G, having a heterogeneous behaviour, in sera of patients with Graves' disease: possible coexistence of different autoantibodies directed to the TSH receptor. Clin Endocrinol (Oxf) 1988;28:147-56.

31. Takasu N, Yamada T, Takasu M, et al. Disappearance of thyrotropin-blocking antibodies and spontaneous recovery from hypothyroidism in autoimmune thyroiditis. N Engl J Med 1992;326:513-8.

32. Brown RS, Bellisario RL, Botero D, et al. Incidence of transient congenital hypothyroidism due to maternal thyrotropin receptor-blocking antibodies in over one million babies. J Clin Endocrinol Metab 1996;81:1147-51.

33. McKenzie JM, Zakarija M. Clinical review 3: The clinical use of thyrotropin receptor antibody measurements. J Clin Endocrinol Metab 1989;69:1093-6.

34. McKenzie JM, Zakarija M. Fetal and neonatal hyperthyroidism and hypothyroidism due to maternal TSH receptor antibodies. Thyroid 1992;2:155-9.

35. Zakarija M, McKenzie JM, Hoffman WH. Prediction and therapy of intrauterine and lateonset neonatal hyperthyroidism. J Clin Endocrinol Metab 1986;62:368-71.

5 갑상선결절의 진단: 미세흡인 세침검사

1 빈도와 역학

갑상선결절은 흔하게 발견되며 일반인의 4.2%에서 발견되고 여자는 6.4%, 남자는 1.5%로 남자보다 여자에서 4배 이상 많다[1]. 촉지되는 갑상선결절의 유병율은 일반인의 4-7%이며 매년 0.1% 씩 증가한다[2]. 우리나라에서도 2009년에 보고한 국가암 등록사업 연례보고서에 의하면 2007년 갑상선암의 조발생율은 10만명당 43.1명이었으며 남성에서는 7위, 여성에서 1위을 차지하였다. 갑상선암의 유병율이 점차 증가되고 2007년도까지 5년간 조사한 갑상선암의 조유병율은 10만명당 136.5명으로 전체암의 2위 였으며 여성에서는 전체암중에 1위를 차지하였다.

부검시 약 30-50%에서 갑상선결절이 발견되는 것으로 나타난다. 모르텐센(Mortensen) 등은 메이오클리닉(Mayo Clinic)에서 갑상선 이학적 검사에서 정상소견을 나타낸 821명을 부검한 결과, 406명(49.5%)에서 1개 이상의 결절이 발견되었고 306명(37.3%)에서 다결절이었으며 406명 중 144명(35.5%)은 결절의 크기가 2cm 이상이었다[4]. 허맨슨(Hermanson) 등은 190명의 이학적 검진과 병리결과를 비교하였는데 단일결절을 가진 137명의 환자 중 43명(31%)에서 여러 개의 결절이 나타났다[5]. 푸르만추크(Furmanchuk) 등은 정상 갑상선을 가진 215명의 부검결과에서 70명(32.5%)이 갑상선결절을 보인다고 하였다[6].

초음파검사를 시행할 때 발견되는 갑상선결절의 유병율은 13-46%이다. 캐롤(Carroll)

은 경동맥 초음파를 시행하였을 때 13%에서 갑상선결절이 발견되었다고 하였다[7]. 홀로커(Horlocker) 등은 부갑상선질환을 가진 1000명을 대상으로 시행한 초음파검사에서 462명(46.2%)에서 갑상선이상 소견을 발견하였다. 임상적으로 갑상선이상이 있는 환자 709명 중, 290명(40.9%)이 갑상선동위원소스캔에서 이상소견을 보였으며 272명(38.4%)에서 결절 또는 종괴가 나타났다[8]. 스타르크(Stark)등은 부갑상선 기능항진증 환자에게 초음파를 시행하였을 때 40%에서 갑상선결절이 발견되었다고 하였다[9]. 북미에서 시행된 전향적 연구에서 무증상 환자에게 초음파를 시행하였는데, 67%(67/100)에서 갑상선결절이 발견되었다. 67명 중 30명(45%)에서 2개 이상의 결절이 발견되었다[10].

갑상선결절은 여성, 고령, 외부 방사선조사 병력이 있는 경우 흔히 발견된다[2]. 드구르트(DeGroot)에 의하면 단일결절의 경우 여자에서 남자보다 4배 많이 발견된다고 하였고[11], 부검, 초음파, 촉진을 이용한 검사 상 연령이 증가할수록 갑상선결절의 유병율은 증가하는 것으로 나타났다(그림 5-1)[12]. 영아기나 소아 시절에 200-500rad 용량의 방사선조사를 시행한 병력이 있는 경우, 새로운 결절이 발생할 가능성은 1년에 2%이며 15-25세가 되었을 때 갑상선결절 유병율이 가장 높다고 하였다[11]. 여드름, 결핵성 림프절염, 림프종, 편도비대, 흉선비대, 만성중이염, 피부의 편평세포암종 등 여러 가지 치료를 위해 두경부 방사선조사를 시행할 수 있다[13]. 흉선에 조사한 환자와 두부백선(tinea capitis)치료를 위해 조사한 환자를 대상으로 한 환자-대조군 연구에서[14, 15] 환자군에서 양성 갑상선결절과 갑상선암의 유병율이 모두 증가하였다. 두경부 방사선치료를 시행한 호지킨림프종(Hodgkin's disease) 환자의 경우 갑상선암은 일반인구의 18배에 달했다[16].

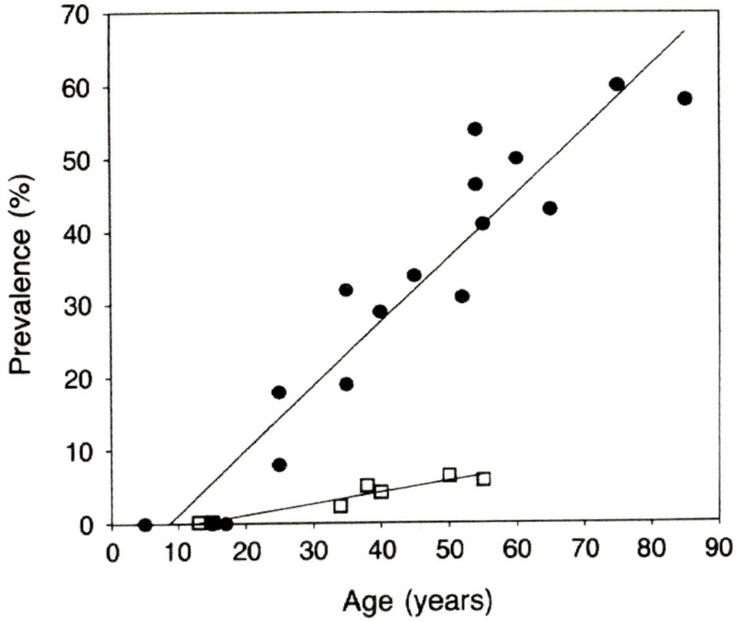

그림 5-1. 방사선노출의 병력이 없거나 갑상선질환이 없는 환자에서 발견되는 갑상선결절의 빈도

부검이나 초음파로 발견된 갑상선결절의 빈도(원형)가 촉지되어 발견된 갑상선결절의 빈도(사각형)보다 높다. 두 경우 모두 연령증가에 따라 결절의 빈도가 증가한다(참고문헌 [12]에서 인용).

2 임상소견과 진단

1) 병력 청취

악성종양, 양성종양 모두 갑상선결절로 나타날 수 있다(표 5-1). 그러므로 새로 발견된 갑상선결절을 진단 할 때, 악성종양 여부를 판단하는 것이 가장 중요하다[17-20]. 가족력 청취를 반드시 해야 하며 가족성 수질암, 제2형 다발성내분비선종, 가족성 유두암과 더불어, 드물지만 갑상선암이 동반될 수 있는 가족성 선종성 용종증, 코우덴(Cowden) 증후군, 가드너(Gardner) 증후군 등의 병력 또한 확인해야 한다. 이전에 두경부에 방사선 조사를 한 병력, 최근의 임신력, 결절의 증식속도 역시 확인해야 한다. 몇 주에서 몇 달에 걸쳐 꾸준히 증가하는 경우, 악성종양의 가능성이 높으므로 그에 대한 검사를 시작해야 한다. 그러나 역형성 갑상선암의 경우 빠른 속도로 크기가 증가할 수 있다는 것을 염두해야 한다. 연령이 어릴수록 악성종양의 가능성이 높다. 일반적으로 젊은 환자인 경우 악성결절의 빈도가 2배 높다. 반면 노인에게서 나타나는 갑상선결절 역시 악성종양의 가능성이 높다. 남자에게 나타나는 갑상선결절은 여자에서 나타나는 결절보다 악성의 가능성이 높다[18, 19].

표 5-1. 갑상선결절로 나타날 수 있는 갑상선질환

양성	악성
증식성 결절	유두암
다결절선종	여포암
하시모토갑상선염	허들세포암
단순낭종, 출혈성낭종	수질암
여포성 선종	미분화갑상선암
허들세포선종	갑상선림프종
아급성 갑상선염	다른 부위에서 전이된 암종
갑상설관낭종	

2) 증상과 징후

환자들이 주로 호소하는 증상은 목이 메이는 느낌, 통증, 연하곤란, 쉰 목소리 등이다. 그러나 위 증상들은 대부분 갑상선질환과 관련없이 나타나며 대부분의 갑상선결절은 증상이 없다. 갑작스런 통증은 대부분 낭성 결절에서 출혈이 동반되는 경우에 나타난다. 기도압박에 따른 증상으로 호흡곤란, 기침, 천명 등이 있으며 이는 결절의 크기와 관련이 있다. 갑상선종이 종격동으로 자라는 경우 흉곽 입구를 막아 정맥환류를 방해할 수 있다. 이 때 환자가 양 팔을 머리위로 올려 흉곽입구를 더욱 좁게 하고 몇 분 지난 후 외경정맥이 확장되며 얼굴이 붉게 되는 현상인 펨버톤징후를 관찰 할 수 있다[21]. 큰 갑상선종이 없는 경우 쉰 목소리가 나타나면 악성종양을 의심할 수 있다. 악성종양이 성대나 후두신경을 침범하여 쉰 목소리를 낼 수 있기 때문이다.

갑상선기능항진증이 동반된 경우 자율기능성 결절로 대부분 양성결절로 생각할 수 있다. 그러나 중독성 다결절갑상선종에서 냉결절이 발견되는 경우도 있으며 그레이브스병 환자에서 발견되는 갑상선결절의 9%가 암으로 보고되었으므로[22] 갑상선기능항진증이 있다고 악성을 완전히 배제할 수 없다.

이학적 진찰에서 단일결절이며 단단하게 촉지되는 경우, 주위조직과 유착되어 고정되

어 있는 경우, 동측의 경부 림프절이 촉지되는 경우 악성결절의 가능성이 높다. 그러나 단일결절의 경우 다결절갑상선종에 비하여 악성의 가능성이 유의하게 높지 않다는 보고가 있고 크기가 작은 분화갑상선암의 경우 이학적으로 유의한 특징이 없다[23-25]. 환자의 병력과 이학적 검진에서 갑상선결절이 악성임을 시사하는 소견은 이전에 두경부에 방사선조사를 받은 경우, 갑상선수질암이나 제2형 다발성내분비선종의 가족력이 있는 경우, 20세 미만이나 70세 이상, 남자, 크기가 증가하는 결절, 비교적 단단한 결절, 경계가 불분명한 결절, 동측의 경부림프절이 촉지되는 경우, 주위에 고정되어 있는 결절, 연하곤란, 기침, 발성장애가 동반된 경우 등이다(표 5-2)[12, 26, 27]. 그러나 최근에 초음파검사의 발달로 작은 크기의 갑상선암이 많이 발견되고 있는데 이는 임상증상과의 관련성이 거의 없으므로 유의해야 한다.

표 5-2. 악성을 시사하는 임상소견

Age <20 or >60 years
Men>Women
History of benign or malignant thyroid disease
History of other cancer, especially kidney, breast, colon
History of head and neck irradiation
Compression symptom
hoarseness
difficulty breathing
cough
dysphagia
Family history of benign or malignant thyroid disease
pheochromocytoma, hyperparathyroidism, familial adenomatous polyposis coli, Gardner's syndrome, Cowden's syndrome
Large size of nodule
Fixed nodule
Firm or hard nodule
Pain or tenderness in or around the nodule
Lymphadenopathy
Rapid growth
Growth during thyroid hormone treatment

3 진단적 검사

1) 혈액검사

대부분의 갑상선결절 환자의 갑상선기능은 정상이며 간혹 기능이상을 보이는 경우에는 대부분 양성결절이다. 그러나 그레이브스병 환자 또는 하시모토갑상선염 환자에서 뚜렷한 냉결절이 있다면 악성결절의 가능성이 있으므로 자세한 검사가 필요하다. 혈청 TSH측정은 갑상선결절환자의 갑상선기능을 평가하는데 가장 유용한 검사이다. 혈청 TSH는 민감도가 높아 매우 미세한 갑상선기능이상도 평가할 수 있다[28, 29]. 혈청 TSH에 이상이 있는 경우 혈청 유리T4와 유리T3, TPO항체(Anti-thyroid peroxidase antibody) 등을 측정한다. TSH가 정상보다 낮을 경우 갑상선기능항진증을 고려하여 혈청 유리T4와 유리T3를 측정하고 TSH가 정상보다 높을 경우 자가면역 또는 하시모토갑상선염에 동반된 갑상선 기능저하증을 고려하여 혈청 유리T4와 TPO항체를 측정한다[30, 31]. 항갑상선글로불린항체(Anti-thyroglobulin antibody) 검사는 갑상선결절의 일차적 혈액검사로 이용하지 않고, 만성 림프구성갑상선염이 의심되는 환자에서 TPO항체가 정상일 경우 적용하도록 한다[27].

혈청 갑상선글로불린(Thyroglobulin)은 악성결절의 경우 증가한다고 하나 이는 체내 요오드 상태와 갑상선 크기와 관련 있으므로 악성결절 여부를 진단하는 진단적 가치는 없다. 그러나 악성결절수술 후 추적검사로 이용할 경우 암표지자로써 수치가 증가할 경우 병의 재발이나 전이 여부를 판단하는데 도움된다[32].

혈중 칼시토닌은 갑상선수질암의 표지자이며 암의 체내 존재량과 관련성이 있어[33] 갑상선수질암 환자의 수술 후 추적검사에서 유용하게 사용된다. 그러나 갑상선결절 환자의 0.4−1.4% 에서만 갑상선수질암이 발견되므로 모든 갑상선결절 환자에서 혈청 칼시토닌을 측정하는 것이 유용한지는 아직 논란이 많다[27, 34, 35]. 정상 칼시토닌수치는 10pg/mL 미만이며 10−100pg/mL인 경우 펜타가스트린(pentagastrin)이나 칼슘(calcium)을 이용한 칼시토닌자극검사 등 갑상선결절에 대한 추가검사를 시행하여야 하며 100 pg/mL을 초과할 경우는 강력하게 갑상선수질암을 의심할 수 있다. 미국임상내분비학회의 지침에 의하면 가족성 수질암이나 제2형 다발성내분비선종의 가족력이 있는 갑상선결절 환자의 경우 칼시토닌을 측정하는 것을 권고하고 있다[17].

2) 초음파검사

고해상도초음파가 널리 이용되면서 2–3mm의 작은 갑상선결절까지 발견되고 있다. 임상적으로 만져지지 않는 작은 갑상선결절을 초음파로 발견하여 세포검사까지 시행하는 것에 대해 불필요한 검사라는 주장도 있다[36]. 그러나 만져지지 않는 갑상선결절에서 갑상선암이 진단되는 경우가 5.4–7.7%, 만져지는 갑상선결절에서 갑상선암이 잔단되는 경우가 5.0–6.5%로 두 군 사이에 별다른 차이가 없으며[23, 37-39] 최근 건강검진에서 갑상선초음파를 시행하면서 무증상환자에서 갑상선암이 발견되는 경우가 늘어나고 있는 것이 현실이므로 불필요한 세포검사를 최소화하면서 초음파소견으로 갑상선결절 중 갑상선암을 구분하는 것은 중요한 문제라 할 수 있다. 초음파에서 고려되는 사항은 결절의 위치, 모양, 크기, 경계, 내부물질, 에코의 패턴 등이 있고 칼라도플러가 가능한 경우 혈류의 패턴 역시 진단에 도움이 된다. 흔히 악성과 양성의 감별에 이용하는 기준으로는 결절내부의 저에코, 미세석회화, 불규칙한 가장자리소견, 두껍고 불완전한 종괴 주변의 달무리(halo), 종괴에코의 비균질성, 도플러상 내부 혈류의 증가, 주변림프절종대 등(그림 5–2)이 있으나 양성과 악성에서 중복되는 경우가 많다[40]. 초음파에서 다발성 갑상선결절로 관찰되는 경우 가장 의심스러운 소견을 보이는 결절을 기준으로 판단하여야 한다. 결절의 크기는 악성 여부와 관련이 없으며 결절의 크기가 작아지거나 없어지는 경우 양성으로 판단할 수 있다. 반면 결절의 크기가 갑자기 증가하는 경우 출혈성 괴사, 하시모토갑상선염에서의 림프종 발생, 미분화갑상선암으로 역분화 등의 가능성이 있으므로 추가 검사가 필요하다[41].

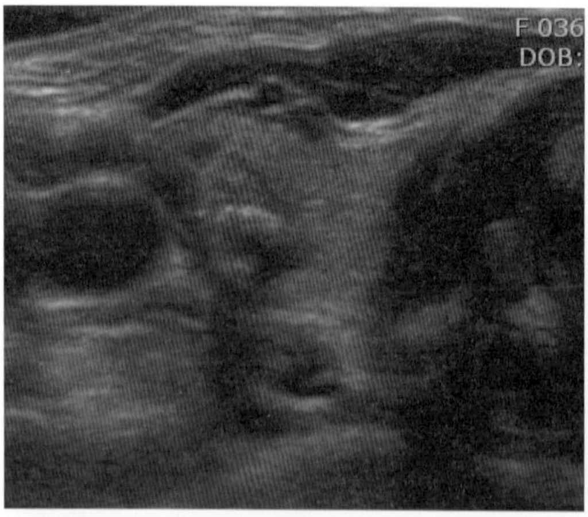

(가)

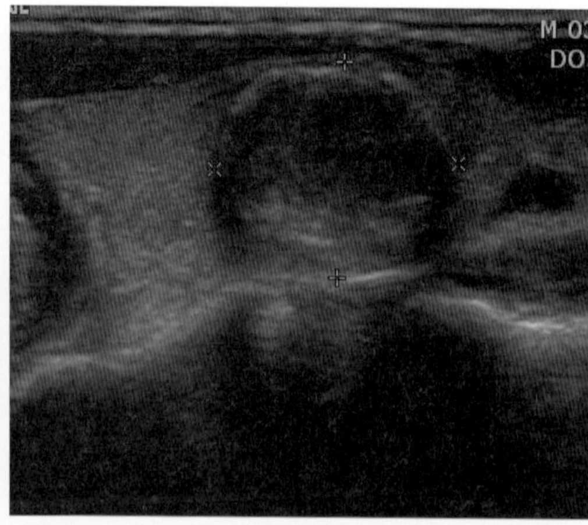

(나)

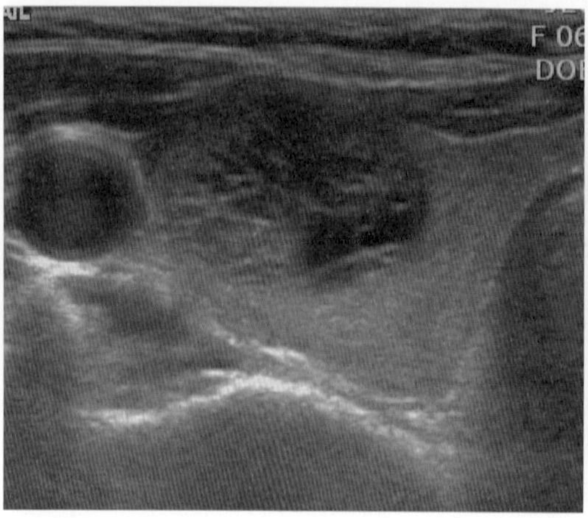

(다)

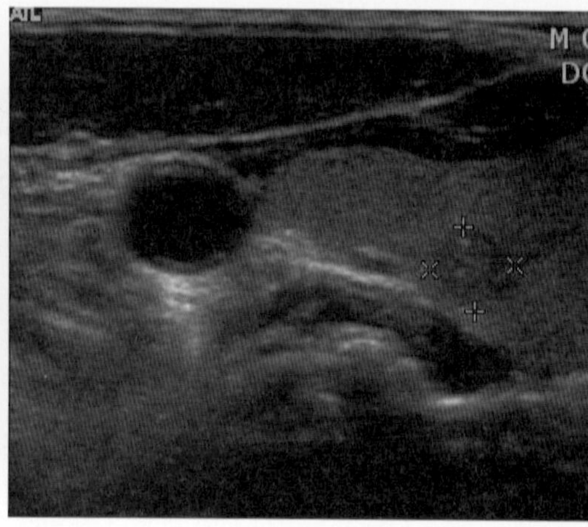

(라)

그림 5-2. 갑상선의 초음파사진

(가) 갑상선 우엽에 0.8×0.7×0.9cm의 불규칙한 경계의 결절이 있으며 종괴내부의 에코가 불규칙적이고 내부에 석회화소견이 보인다. 수술결과상 갑상선유두암이었다.

(나) 갑상선 좌엽에 1.2×1.2×1.4cm의 둥근 결절이 보인다. 경계가 좋으며 내부는 비균질하며 저에코를 나타낸다. 결절을 따라 석회화가 관찰된다. 수술결과는 갑상선유두암이었다.

(다) 갑상선 우엽에 2.15×1.18cm의 둥근 결절이 보인다. 경계는 좋고 내부는 저에코를 보인다. 미세침흡인세포검사상 증식성 결절이었다.

(라) 우측 갑상선에 0.5×0.5×0.5cm의 경계가 좋은 둥근 결절이 보인다. 내부에코는 균질하고 미세석회화가 관찰된다. 수술결과 갑상선유두암이었다.

3) 갑상선스캔

갑상선스캔은 결절의 위치, 크기, 모양, 기능을 파악하는데 도움이 되며 갑상선의 자율기능성결절 여부를 판단하는데 가장 도움이 된다. 방사선동위원소 섭취상태에 따라 열결절과 냉결절로 구분한다. 갑상선결절이 기능하는 경우, 즉 갑상선호르몬을 생성하는 경우 동위원소를 섭취하므로 열결절로 나타나고 기능이 없는 경우 섭취하지 않으므로 냉결절로 나타난다(그림 5-3). 열결절의 경우 대부분 임상적으로 악성 병변을 시사하지 않으나 냉결절의 경우 5-8%에서 악성병변임이 보고되었다. 그러나 77-94%의 결절이 냉결절로 나타나므로 갑상선스캔만으로 악성 여부를 판단할 수는 없다. 1cm 미만의 작은 결절의 경우 갑상선스캔의 민감도는 더욱 떨어지고 초음파의 발달로 결절의 위치 파악이 용이해지면서 갑상선결절의 진단에 있어서 스캔의 역할은 제한적이며 선별검사로 이용하지 않는다[42, 43]. 그러나 요오드결핍 지역에서는 스캔을 통하여 갑상선결절의 기능에 대한 정보가 효과적으로 얻어지므로 이러한 지역에서는 향후 치료 계획을 세우는 데 유용하게 사용될 수 있다[44]. 그러므로 갑상선스캔은 결절이 있는 환자에서 혈청 TSH가 낮은 경우에 시행하는 것이 바람직하다고 미국임상내분비의사협회의 진료권고안과 국내 대한내분비학회 갑상선결절 진료권고안에서 이를 권고하고 있다[17, 45].

갑상선스캔에 사용되는 핵종은 ^{131}I, ^{123}I, ^{125}I 등 방사성요오드와 ^{99m} Tc 등이 주로 이용된다. 갑상선에 특이적으로 섭취되는 요오드를 사용하는 것이 가장 바람직하나, 반감기가 길어 스캔시간이 짧은 ^{99m} Tc가 가장 많이 사용된다. 갑상선스캔의 적응증은 미만성 갑상선종의 감별, 기능성 갑상선조직의 확인(이소갑상선 등), 선천성 갑상선 기능저하증의 원인감별, 갑상선기능항진증의 원인감별, 갑상선결절의 기능확인, 결절성 갑상선종의 추적관찰(크기와 국소 기능변화 관찰), 다결절 갑상선 종에서 기능을 하는 부위 확인, 갑상선암의 수술 후 경과 관찰로 재발과 전이를 확인할 때 등이다[46].

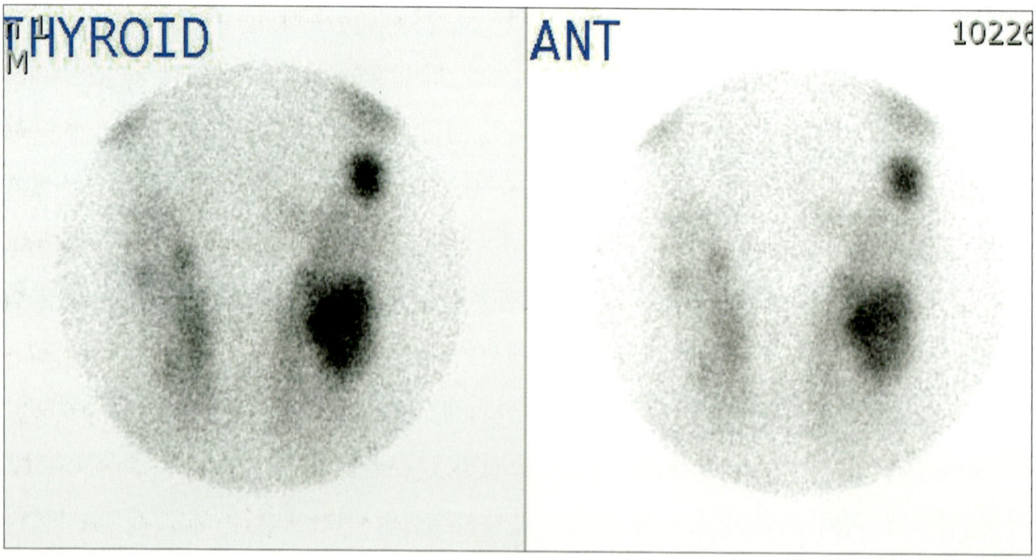

(가)

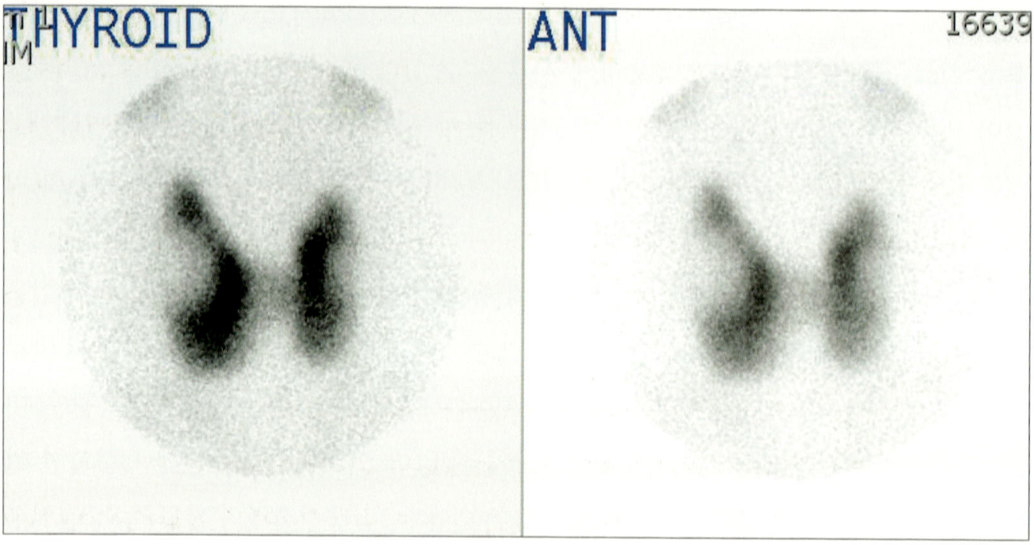

(나)

그림 5-3. 갑상선스캔 사진

(가) 다결절선종으로 양측 갑상선이 종대되어 있고 여러 개의 냉결절이 보이며, 좌엽에 열결절이 관찰된다.
(나) 양측 갑상선에 냉결절이 관찰된다.

4) 기타 영상검사

컴퓨터단층촬영(CT, Computed Tomography)과 자기공명촬영(MRI, Magnetic Resonance Imaging)은 악성의 감별에 도움이 되지 않으므로 갑상선결절의 선별검사로 시행하지 않는다. 그러나 갑상선종의 치료 시 크기를 파악하기 위해서 또는 흉곽으로의 침범 정도를 알기 위해 시행할 수 있다(그림 5-4). CT 시행시 조영제를 사용하는 경우 방사성요오드 동위원소 치료가 계획되어 있는 환자에서 치료효과가 감소될 수 있으므로 주의를 요한다.

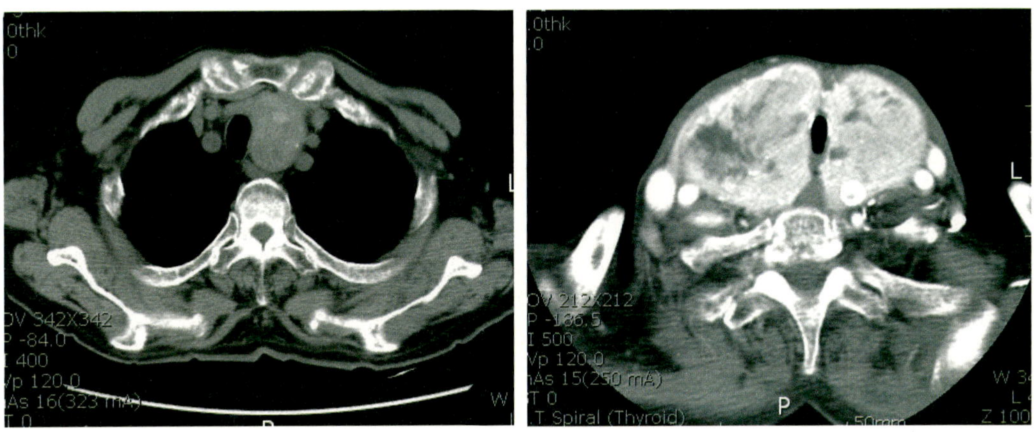

(가) (나)

그림 5-4. 갑상선 CT사진

(가) 종격동내 갑상선종으로 갑상선좌엽이 종대되어 있고 흉곽입구까지 연결되었다.

(나) 하시모토갑상선염으로 양측 갑상선이 종대되어 기도를 압박하여 기도가 좁다.

4 미세침흡인세포검사

1) 적응증

미세침흡인세포검사는 갑상선결절의 진단에 안전하고 필수적인 검사로 널리 시행되고 있다. 미세침흡인세포검사는 결절의 악성 여부를 판단하는데 가장 중요한 역할을 한다. 이 검사는 만져지는 병변이면서 갑상선기능이 정상일 때, 만져지는 병변이지만 갑상선기능이 비정상일 경우에는 초음파상 의심되는 병변으로 나타날 때나 갑상선스캔에서 냉결절로 나타날 때 시행한다. 초음파에서 발견되는 갑상선결절에서는 갑상선기능이 정상이며 초음파상 1cm 이상일 때 시행하며 1cm 미만인 경우라 하더라도 초음파소견이 의심스러울 경우에는 세포검사를 시행한다. 그러나 갑상선기능이 비정상이라 하더라도 초음파소견이 의심스러운 경우라면 세포검사를 시행하여야 한다.

2) 방법

만져지는 병변에 대하여 직접 미세침흡인세포검사를 시행할 수 있고(palpation-guided FNAB) 초음파유도하에 시행할 수 있다(US-guided FNAB). 만져서 하는 세포검사가 널리 시행되고 있으며 비교적 쉽고 저렴한 검사방법이다. 그러나 최근에 작은 크기의 결절이 초음파에서 많이 발견되므로 초음파유도미세침흡인세포검사가 많이 시행되고 있으며 만져지는 병소라 하더라도 초음파유도하에 시행할 경우 정확한 위치에서 세포를 채취할 수 있으므로 검사의 정확도가 높아질 수 있다[47, 48].

초음파유도하에 미세침흡인세포검사를 시행할 경우 먼저 초음파검사를 하여 병변의 위치를 파악한다. 검사 전 환자에게 검사방법을 설명하고 검사 중에 침을 삼키거나 말을 하거나 몸을 움직이지 않도록 한다. 조명을 밝게 하고 환자를 편안한 자세로 눕도록 한 다음, 베개를 어깨 밑에 대고 경부를 신전시킨다. 국소마취는 일반적으로 시행하지 않고 알콜로 소독하며 포비돈 소독 등 무균처치는 필요하지 않다[49]. 22–27G의 바늘을 10cc 주사기에 연결하고 주사기홀더에 고정한다. 오른손잡이의 경우 왼손으로 초음파탐촉자를 잡고 병변의 위치에 고정하고 오른손에 주사기홀더를 잡고 결절을 향해 주사기를 찔러 넣는다. 왼손으로 초음파탐촉자가 움직이지 않도록 조심하도록 한다. 손이 작은 경우 주사기홀더의 사용이 불편할 수 있다. 이때 주사기를 홀더에 고정시키지 않고 주사기 자체만 이용하면 편리하다. 주사바늘이 결절 안에 위치하면, 피스톤을 당겨서 흡인한 채로 결절 내에서 바늘의 각도를 달리하면서 5–10초간 2–5차례 움직인다. 주사기와 바늘 연결부위에 흡인된 검체가 보이면 음압을 서서히 제거하고 결절에서 바늘을 뽑아낸다. 이 과정에서 흡인된 세포들이 주사기 안에 남는다(그림 5–5).

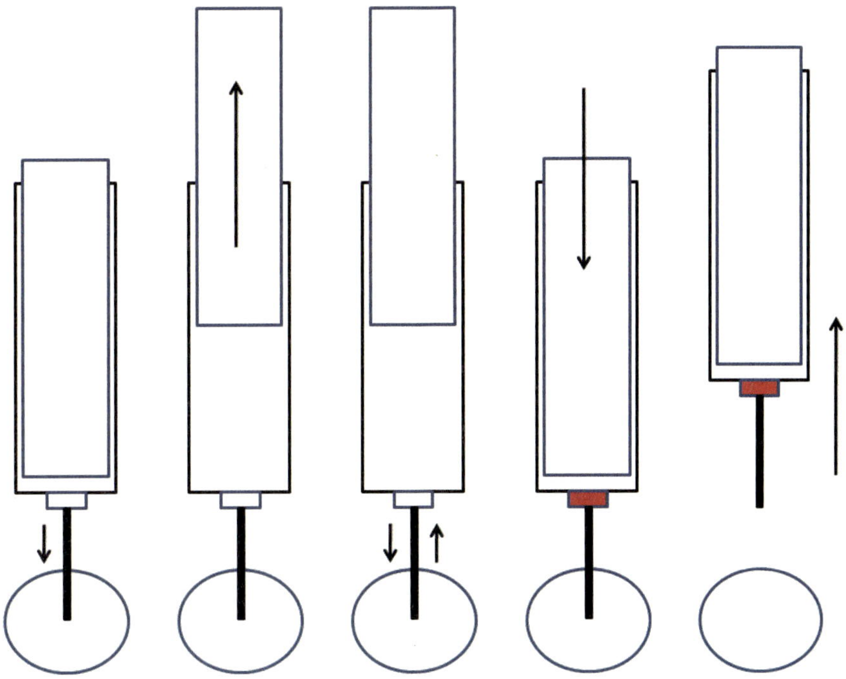

그림 5-5. 미세침흡인세포검사

주사기바늘을 결절내로 삽입한 후, 피스톤을 당겨 음압을 건다. 음압을 건 상태에서 결절 내에서 바늘을 to-and-fro로 2-5차례 움직인다. 바늘과 주사기 연결부분에 검체가 관찰되면 음압을 서서히 제거하고 결절에서 주사기를 뽑는다.

검사부위를 거즈로 살짝 누르도록 한 후, 주사기에서 바늘 부분을 분리한 후 주사기 안에 공기를 조금 넣은 후 바늘과 연결하여 슬라이드에 뿌린다. 유리슬라이드를 새 것과 문질러 도말한 후 파파니콜로(Papanicolaou)염색을 위해서는 95%알콜에 고정하고 Giemsa staining을 위해서는 공기-건조시킨다. 하나의 결절에서 보통 2-6장의 슬라이드를 만드는 것이 적당하다. 액체가 다량 흡인되었다면 이를 이용하여 세포집락검사를 시행 할 수 있다. 새로운 결절에 새로운 세포검사를 시행하는 경우에는 반드시 새 바늘과 주사기를 사용하도록 한다.

또 다른 검사로는 비흡인세포검사법이 있다. 이는 바늘만을 이용하는 것으로 25G 정도의 바늘을 결절 내부에 찔러 넣고 바늘을 앞뒤로 빠르게 움직인다. 이후 바늘을 빼고 피스톤을 후진시켜 놓은 주사기에 연결하여 바늘안의 검체를 유리슬라이드에 같은 방법으로 방출 시킨다.

3) 세포학적 진단

미세침흡인 세포검사의 결과는 Papanicolaou Society, American Thyroid Association, American Association of Clinical Endocrinologist 등에 의해 다양한 분류형태로 보고되나, 주로 양성, 악성, 악성의심, 악성여부를 판단할 수 없는 중간형과 부적절한 검체 등 4–5가지의 카테고리로 분류되어 보고된다(표 5–3)[50]. 미세침흡인세포검사의 검체는 진단에 충분할 수도 있고(satisfactory–양성, 악성과 악성의심, 악성 여부를 판단할 수 없는 중간형) 진단에 불충분 할 수도 있다(unsatisfactory–부적절). 검체의 적절성 여부는 슬라이드 판독 상 10개 이상의 여포세포를 포함하는 세포집단이 최소한 6개는 있어야 적절하다고 판단한다. 낭성결절에서 액체만 나오거나, 혈액만 보이는 경우 흔히 부적절한 결과를 보일 수 있다[51, 52].

표 5–3. 갑상선 미세침흡인세포검과의 결과 분류체계[50]

Papanicolaou Society of Cytopathology Task Force on Standards of Practice (1997)	Inadequate / Unsatisfactory Benign Atypical Cells Present Suspicious for Malignancy Malignant
Diagnostic Terminology Scheme Proposed by American Thyroid Association (2006)	Inadequate Malignant Indeterminate Suspect for neoplasia Suspect for carcinoma Benign
Diagnostic Terminology Scheme Proposed by American Association of Clinical Endocrinologists & Associazione Medici Endocrinologi (2006)	Benign Malignant or Suspicious Follicular neoplasia Non-diagnostic or Ultrasound suspicious

세포검사 결과 중 양성은 약 75(63–89)%, 악성은 약 4(2–11)%, 중간형은 약 10(2–17)%, 부적절한 검체는 세포검사의 약 11(0.1–21)%를 차지한다[37, 39, 52-60]. 세포검사상 '양성'으로 판정되는 경우가 가장 흔하며 양성세포검사는 주로 교질액이 풍부한 결절, 대여포성선종, 림프구성갑상선염, 육아종성갑상선염, 양성 낭종에서 나타난다[52]. 세포검사상 '악성'으로 진단 될 수 있는 병변은 갑상선유두암, 수질암, 미분화갑상선암

등이다. 여포암은 암의 특성상 주변 혈관이나 피막의 침윤이 있어야 진단할 수 있으므로 세포검사에서 진단 할 수 없다. 악성 병변에서 가장 흔한 것은 유두상 갑상선암이다. 중간형(indeterminate, suspicious, follicular neoplasm)으로 진단되는 것은 세포학적으로 진단을 내릴 수 없는 경우를 의미한다[61-63]. 이는 주로 여포성 종양, 허들세포종, 갑상선유두암 의심, 림프종을 포함한다. 여포성종양과 허들세포종양은 혈관이나 피막외 침윤이 있어야 악성으로 진단할 수 있으므로 중간형으로 진단된다. 중간형 중 여포성종양이 30%, 허들세포종이 32%, 유두암 의심이 24%, 기타가 14%로 나타난다[64].
부적절한 검체는 약 10−20%에서 나타나며[65, 66] 부적절한 검체로 판단하는 기준은 어느 정도 자의적이며 실험실마다 조금씩 다르다. 이러한 검체의 특징은 낭성결절에서 액체만 뽑아진 경우, 퇴행성 포말세포만 보이는 경우, 도말에 과다한 혈액이 포함된 경우, 도말 후 고정하지 않고 과다하게 건조시킨 경우이다.
최근 병리결과와 악성의 가능성을 함께 파악할 수 있는 분류형태가 제시되었다(Potential Tiered Classification Scheme)[50]. 이는 6개의 계층으로 benign, follicular lesion of undetermined significance/atypia of undetermined significance, follicular neoplasm/suspicious follicular neoplasm, suspicious for malignancy, malignant, non-diagnostic으로 분류된다. Benign에는 Nodular goiter, Chronic lymphocytic thyroiditis, Hyperplastic/adenomatoid nodule in goiter 등이 포함되며 악성의 가능성이 매우 낮은 카테고리이고, Follicular Lesion/Atypia of Undetermined Significance 그룹은 악성의 가능성이 5−10%이다. Follicular Neoplasm/Suspicious for Follicular Neoplasm 그룹은 악성의 가능성이 20−30%로 수술로 악성가능성을 확인하는 것이 요구된다. Suspicious for Malignancy 그룹은 유두암의 경우 악성의 가능성이 50−75%이며, 유두암, 수질암, 림프종, 미분화갑상선암등이 포함된다. 그외에 Malignant, Nondiagnostic 등의 카테고리가 있다.

4) 결과와 치료적 접근

미세침흡인세포검사 결과에 따라 갑상선결절의 치료방향이 결정된다. 미세침흡인세포검사의 민감도는 65−98%, 특이도는 72−100%, 위음성율과 위양성율은 각각 1−11%, 0−7% 이다[51, 61, 65, 67]. 지금까지 알려진 수술 전 진단방법 중 가장 정확한 것으로 알려진 검사이나 위양성의 경우 불필요한 수술을 하게 되고, 위음성의 경우 악성을 감별해 내지 못하기 때문에 문제가 된다. 위양성, 위음성율을 낮추기 위해서는 양성으로 밝혀진 결절을 계속 추적하고, 세포검사시 결절에서 여러번 흡인하고, 다결절갑상선종일 경우 여러 결절에서 흡인하고, 채취된 액체를 이용하여 체액세포진(cell block) 검사를 시행하도록 한다. 또한 가능하면 숙련된 병리의가 판독하도록 한다.

미세침흡인세포검사에서 악성결절로 진단되면 수술을 권유한다. 세포검사상 유두암이나 여포암, 허들세포암이 의심되는 경우 악성일 가능성이 25–75%로 높으므로 수술이 권유된다. 세포이형성증이 높지 않은 경우에도 5–15%가 여포암으로 진단된다. 이는 수술을 권유하기에 충분히 높은 위험으로, 나머지 85–95%의 양성일 가능성에 대하여는 고령의 환자이거나 전신마취를 하기에 부적합한 전신상태일 경우에 수술 후 합병증 등을 고려하여 추적관찰을 할 수 도 있다. 세포이형성증이 높을수록 여포암으로 진단될 가능성이 높아지므로 수술적 치료가 권유된다. 여포종양으로 진단된 경우 세포검사를 반복해도 부가적인 정보를 얻지 못하므로 수술적 치료를 한다[63]. 중간형으로 진단된 경우 수술 후에 약 20%에서 악성결절로 나타난다[63, 65, 68]. 반복적으로 흡인검사를 시행한다 해도 혼란만 가중되고 더 이상의 정보를 얻기 힘들다. 메이요클리닉의 연구결과에 따르면 여포성종양의 15%, 허들세포종의 14%, 이형성 병변의 경우 65%에서 악성병변으로 확인되었다[65]. 일반적으로 미세침흡인세포검사가 중간형으로 나오면 수술적 치료를 시행하는 것으로 받아들여진다. 새로운 Potential Tiered Classification Scheme에서 Follicular Lesion/Atypia of Undetermined Significance 그룹은 악성의 가능성이 5–10%인데, 이 때는 수술적 치료를 시행할지, 추적검사를 할지 논란이 있다.

양성결절에서 치료방법은 크게 약물치료, 수술적 치료 등이 있으며 그 외 국소치료법을 고려할 수 있다.

약물치료는 T4억제요법으로 T4를 투여함으로써 TSH를 억제하여 결절의 크기 증가를 억제하고 새로운 결절이 발생하는 것을 예방하는 것이다[55, 69, 70]. 그러나 T4억제요법에 대하여 논란이 많다. 몇몇 연구에서 치료하지 않은 군보다 T4치료를 시행한 군에서 결절의 크기가 감소했다는 보고가 있으나[71-74] 또 다른 연구에서는 만져지는 결절의 20%에서만 50% 이상 크기가 감소했다[75, 76]. 4개의 메타분석에 의하면 T4 비투여군에 비해 T4투여군의 결절의 크기가 감소할 상대적 가능성은 1.8–2.0이었다[73, 74, 77, 78]. T4 투여시 발생하는 합병증으로 가장 중요한 것은 골다공증과 심방세동이다. 지속적으로 갑상선기능항진 상태를 유지하게 되면 폐경 후 여성에서 골밀도 감소가 발생하고, 고령의 환자에서 심방세동이 3배 이상 증가하고 심혈관이상 관련 사망률이 증가하는 것으로 나타났다[70]. 어떤 환자에게 T4치료가 유용한지 여부는 아직 정립되지 않았다. 그리하여 현재는 양성 갑상선결절에 T4를 투여하지 않고 추적관찰하는 것이 받아들여지고 있다.

수술적 치료를 고려해야 하는 경우는 연하곤란, 기침, 누웠을 때나 운동시 호흡곤란, 목소리 변화 압박증상, 통증 등의 증상이 있을 때이다. 이러한 증상들은 갑상선결절의 크기가 크거나 흉골 뒤까지 침범한 경우에 나타난다. 갑상선결절이 있는 환자에게서 위의 증상이 나타난다면 위 증상을 일으키는 다른 원인들이 있는지 먼저 살펴야 한다. 갑상선기능 항진증이 동반된 경우(중독성 단일결절이나 중독성 다결절갑상선종)는 방사성동위원소치료 또는 수술적 치료를 할 수 있다. 추적관찰 중 결절의 부피가 50%이상 증가하지 않거나 결절의 높이, 길이, 너비 중에서 적어도 2개에서 20%이상 증가하지 않을 때 3-5년 뒤에 추적관찰을 시행하며, 이들보다 더 많이 증가한 경우에는 미세흡입세포검사를 재시행한다[79]. 크기가 점차 증가하는 경우에 세포검사에서 양성의 결과가 나오더라도 수술을 고려한다[17].

그 외 국소치료법으로는 에탄올주사, 고주파치료 등이 있다. 경피적 에탄올주입 치료(Percutaneous ethanol injection)는 부갑상선종양, 간암 등의 치료에 사용하던 것으로 에탄올을 경화제로 이용하여 초음파유도로 갑상선결절 내부에 에탄올을 주입하여 결절의 크기를 감소시키는 것이다. 이는 중독성이나 비중독성 음성결절에 적용해 왔으며 최근에는 수술이 불가능하거나 수술에 부적절한 환자, 재발한 갑상선암에 적용해 보고 있다[80-84]. 경피적 에탄올주입치료는 주입하는 에탄올의 양조절이 어렵기 때문에 다량이 주입될 경우 심한 통증이 발생할 수 있고 갑상선 외부로 유출 될 경우 주변 조직의 섬유화가 발생해서 수술이 필요한 경우 수술을 어렵게 할 수 있다. 또 여러 차례의 시술이 필요하므로 부작용이 증가한다.

고주파절제술(Radiofrequency ablation)은 고주파전류를 이용하여 갑상선결절에 조절 가능한 에너지를 전하여 결절의 크기를 감소시키는 것이다. 역시 갑상선 음성결절에 적용하고 있다. 위 국소치료법을 이용하면 결절의 크기가 감소하거나, 사라지기도 한다. 그러나 수술과 마찬가지로 통증, 출혈, 발성장애, 되돌이후두신경마비 등의 합병증이 있으며 후두신경마비는 에탄올주입술에서 4−92%까지 보고되었고 [85-88] 고주파 절제술의 경우 1−3%로 보고되었다[89, 90].

이러한 국소치료법은 안전성, 장기적인 효과 등이 아직 증명되지 않았다. 갑상선 양성 결절에는 치료법으로 사용할 수 있겠으나 갑상선암의 경우 아직 치료효과가 증명되지 않았기 때문에 일부 제한적인 환자, 즉 재발환자 중 수술을 거부하는 환자, 전신마취에 부적합한 전신상태의 환자 등에 대해 신중히 고려하여 적용해야 할 것이다. 갑상선 결절의 진단와 치료에 대한 알고리즘은 그림 5−6과 같다[79].

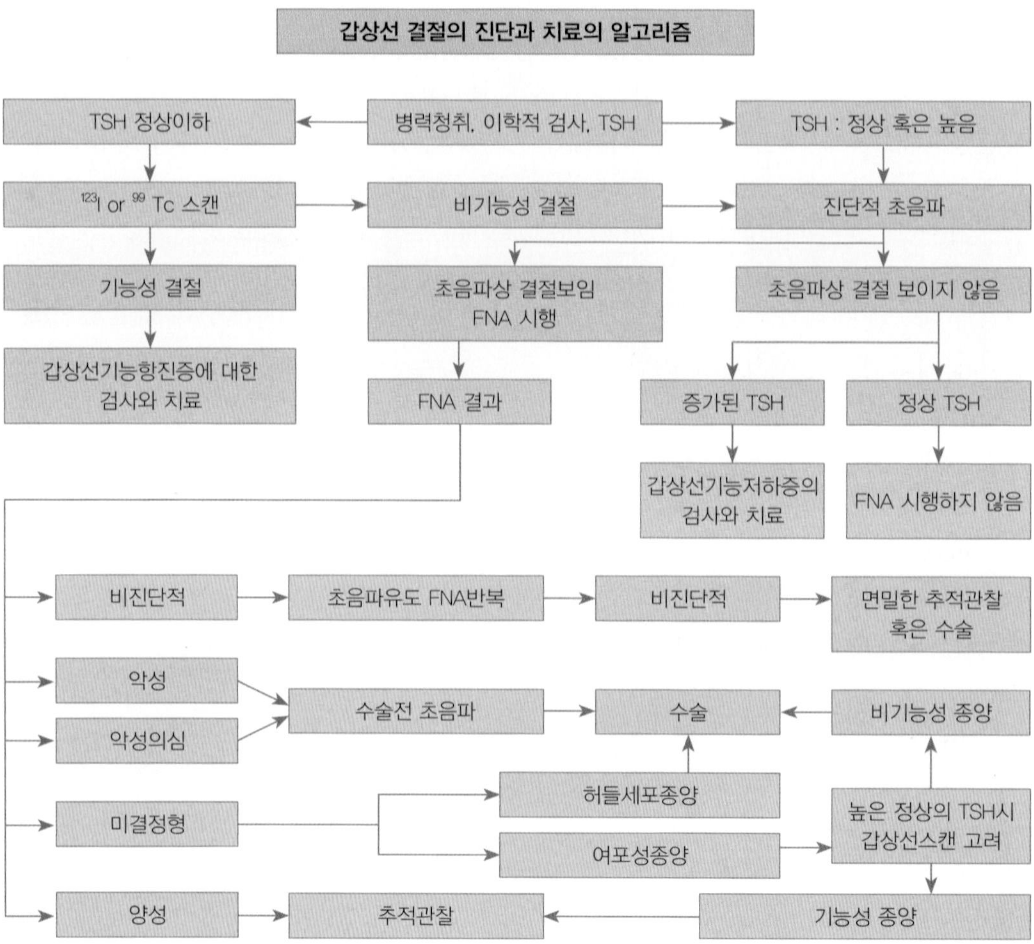

그림 5−6. 갑상선결절의 평가와 진단, 치료에 대한 알고리즘

참고문헌

1. Vander JB, Gaston EA, Dawber TR. The significance of nontoxic thyroid nodules: final report of a 15-year study of the incidence of thyroid malignancy. Ann Intern Med 1968;69:537–0.

2. Rojeski MT, Gharib H. Nodular thyroid disease. Evaluation and management. N Engl J Med 1985;313:428-36.

3. Cancer incidence in Korea 2003-2005. Ministry of Health and Welfare, Republic of Korea; 2008.

4. Mortensen JD, Woolner LB, Bennett WA. Gross and microscopic findings in clinically normal thyroid glands. J Clin Endocrinol 1955;15:1270-80.

5. Hermanson L, Gargill SL, Lesses MF. The treatment of nodular goiter. J Clin Endocrinol 1952;12:112-29.

6. Furmanchuk AW, Roussak N, Ruchti C. Occult thyroid carcinomas in the region of Minsk, Belarus. An autopsy study of 215patients. Histopathology 1993;23:319-25.

7. Carroll BA. A symptomatic thyroid nodules: incidental sonographic detection. Am J Roentgenol 1982;138:499-501.

8. Horlocker TT, Hay JE, James EM, et al. Prevalence of incidental nodular thyroid disease detected during high-resolution parathyroid ultrasonography. In: Medeiros-Neto G, Gaitan E,eds. Frontiers in Thyroidology.v2. NewYork: Plenum Medical;1985:1309-12.

9. Stark DD, Clark OH, Gooding GA, et al. High-resolution ultrasonography and computed tomography of thyroid lesions in patients with hyperparathyroidism. Surgery 1983;94:863-8.

10. Ezzat S, Sarti DA, Cain DR, et al. Thyroid incidentalomas. Prevalence by palpation and ultrasonography. Arch Intern Med 1994;154:1838-40.

11. DeGroot LJ. Clinical review 2: diagnostic approach and management of patients exposed to irradiation to the thyroid. J Clin Endocrinol Metab 1989;69:925-8.

12. Mazzaferri EL. Management of a Solitary Thyroid Nodule. N Engl J Med 1993;328.:553-9.

13. Datta RV, Petrelli NJ, Ramzy J. Evaluation and management of incidentally discovered thyroid nodules. Surg Oncol 2006 Jul;15(1):33-42.

14. Shore RE, Woodard E, Hildreth N, et al. Thyroid tumors following thymus irradiation. J Natl Cancer Inst 1985;74:1177-84.

15. Ron E, Modan B, Preston D, et al. Thyroid neoplasia following low-dose radiation in childhood. Radiat Res 1989;120:516-31.

16. Sklar C, Whitton J, Mertens A, et al. Abnormalities of the thyroid in survivors of Hodgkin's disease: data from the Childhood Cancer Survivor Study. J Clin Endocrinol Metab 2000;85:3227-32.

17. AACE/AME Task Force on Thyroid Nodules. American Association of Clinical Endocrinologists and Associazione Medici Endocrinologi medical guidelines for clinical practice for the diagnosis and management of thyroid nodules. Endocr Pract 2006;12:63-102.

18. Hegedus L. Clinical practice: the thyroid nodule. N Engl J Med 2004;351:1764-71.

19. Ross DS. Diagnostic approach to and treatment of thyroid nodules. I. In: Rose BD, ed. UpToDate. Wellesley, MA: UpToDate, 2005.

20. Tan GH, Gharib H. Thyroid incidentalomas: management approaches to nonpalpable nodules discovered incidentally on thyroid imaging. Ann Intern Med 1997;126:226-31.

21. Wallace C, Siminiski K. The pamberton sign. Ann Intern Med 1996;12:568-9.

22. Kim WB, Han SM, Kim TY, et al. Ultrasonographic screening for detection of thyroid cancer in patients with Graves' disease. Clin Endocrinol (Oxf) 2004;60:719-25.

23. Papini E, Guglielmi R, Bianchini A, et al. Risk of malignancy in nonpalpable thyroid nodules: predictive value of ultrasound and color-Doppler features. J Clin Endocrinol Metab 2002;87:1941-6.

24. Belfiore A, La Rosa GL, La Porta GA, et al. Cancer risk in patients with cold thyroid nodules: relevance of iodine intake, sex, age, and multinodularity. Am J Med 1992;93:363-9.

25. Tan GH, Gharib H, Reading CC. Solitary thyroid nodule: comparison between palpation and ultrasonography. Arch Intern Med 1995;15:2418-23.

26. Kaplan MM, Clinical evaluation and management of solitary thyroid nodules. In: Braverman LE, Utiger RD, editors. Werner & Ingbar's The thyroid A fundermental and clinical text 9th edition. Philadelphia: Lippincott Williams & Wilkins, 2005:996-7.

27. Hegedus L, Bonnema SJ, Bennedbaek FN. Management of Simple Nodular Goiter: Current Status and Future Perspectives. Endocr Rev 2003;2:102-32.

28. Meller J, Becker W. The continuing importance of thyroid scintigraphy in the era of high-resolution ultrasound. Eur J Nucl Med Mol Imaging 2002;29(Suppl 2):S425- S438.

29. Spencer CA, LoPresti JS, Patel A, et al. Applications of a new chemiluminometric thyrotropin assay to subnormal measurement. J Clin Endocrinol Metab 1990;70:453-60.

30. Baloch Z, Carayon P, Conte-Devolx B, et al (Guidelines Committee, National Academy of Clinical Biochemistry). Laboratory medicine practice guidelines: laboratory support for the diagnosis and monitoring of thyroid disease. Thyroid 2003;13:3-126.

31. Ross DS. Laboratory assessment of thyroid dysfunction. In: Rose BD, ed. UpToDate. Wellesley, MA: UpToDate, 2005.

32. Date J, Feldt-Rasmussen U, Blichert-Toft M, et al. Long-term observation of serum thyroglobulin after resection of nontoxic goiter and relation to ultrasonographically demonstrated relapse. World J Surg 1996;20:351-6.

33. Cohen R, Campos JM, Salaun C, et al (Groupe d'Etudes des Tumeurs a Calcitonine [GETC]).Preoperative calcitonin levels are predictive of tumor size and postoperative calcitonin normalization in medullary thyroid carcinoma. J Clin Endocrinol Metab 2000;85:919-22.

34. Niccoli P, Wion-Barbot N, Caron P, et al (French Medullary Study Group). Interest of routine measurement of serum calcitonin: study in a large series of thyroidectomized patients. J Clin Endocrinol Metab 1997;82:338-41.

35. Elisei R, Bottici V, Luchetti F, et al. Impact of routine measurement of serum calcitonin on the diagnosis and outcome of medullary thyroid cancer: experience in 10,864 patients with nodular thyroid disorders. J Clin Endocrinol Metab 2004;89:163-8.

36. Papini E. The dilemma of non-palpable thyroid nodules. J Endocrinol Invest 2003;26:3-4.

37. Cochand-Priollet B, Guillausseau PJ, Chagnon S, et al. The diagnostic value of fine-needle aspiration biopsy under ultrasonography in nonfunctional thyroid nodules: a prospective study comparing cytologic and histologic findings. Am J Med 1994;97:152-7.

38. Hagag P, Strauss S, Weiss M. Role of ultrasound-guided fine-needle aspiration biopsy in evaluation of nonpalpable thyroid nodules. Thyroid 1998;8:989-95.

39. Leenhardt L, Hejblum G, Franc B, et al. Indications and limits of ultrasound-guided cytology in the management of nonpalpable thyroid nodules. J Clin Endocrinol Metab 1999;84:24-8.

40. Solbiati L. The thyroid gland. In: Rumack CM. Diagnostic Ultrasound. 3rd edition. St. Louis. Elsevier Mosby, 2005:735-70.

41. 김은경, 곽진영. 갑상선 초음파학. 서울: 가본의학서적, 2006.

42. McHenry CR, Slusarczyk SJ, Askari AT, et al. Refined use of scintigraphy in the evaluation of nodular thyroid disease. Surgery 1998;124:656-61.

43. Meier DA, Kaplan MM. Radioiodine uptake and thyroid scintiscanning. Endocrinol Metab Clin North Am 2001;30:291-313, viii.

44. Bonnema SJ, Bennedbaek FN, Hegedus L. Danish endocrinologists' examination and treatment of non-toxic multinodular goiter: a questionnaire study. Ugeskr Laeger 2001;163:1265-9.

45. 대한내분비학회 갑상선분과회. 갑상선결절 및 암 진료권고안. 2006.

46. 조보연. 임상 갑상선학. 제2판. 서울: 고려의학.

47. Izquierdo R, Arekat MR, Knudson PE, et al. 2006 Comparison of palpationguided versus ultrasound-guided fine-needle aspiration biopsies of thyroid nodules in an outpatient endocrinology practice. Endocr Pract 2006;12:609–4.

48. Danese D, Sciacchitano S, Farsetti A, Andreoli M, Pontecorvi A. Diagnostic accuracy of conventional versus sonography-guided fine needle aspiration biopsy of thyroid nodules. Thyroid 1998;8:15–1.

49. Gharib H. Chapter 6d. Fine-Needle Aspiration Biopsy of the Thyroid Gland. In: De Groot LJ, Hennemann G, editors. The thyroid and its disease(www.thyroidmanager.org). Endocrine Education, Inc. a Massachusetts not-for-profit corporation, 2008.

50. Baloch ZW, Cibas ES, Clark DP, et al. The National Cancer Institute Thyroid fine needle aspiration state of the science conference: a summation. Cytojournal 2008;5:6.

51. Gharib H. Fine-needle aspiration biopsy of thyroid nodules: advantages, limitations, and effect. Mayo Clin Proc 1994;69:44-9.

52. Goellner JR, Gharib H, Grant CS, et al. Fine needle aspiration cytology of the thyroid, 1980 to 1986. Acta Cytol 1987;31:587-90.

53. Marqusee E, Benson CB, Frates MC, et al. Usefulness of Ultrasonography in the Management of Nodular Thyroid Disease. Ann Intern Med 2000;133:696-700.

54. Khurana KK, Richards VI, Chopra PS, et al. The role of ultrasonography-guided fineneedle aspiration biopsy in the management of nonpalpable and palpable thyroid nodules. Thyroid 1998;8:511-5.

55. Bennedbaek FN, Hegedus L. Management of the solitary thyroid nodule: results of a North American survey. J Clin Endocrinol Metab 2000;85:2493-8.

56. Gharib H, Goellner JR. Fine-needle aspiration biopsy of the thyroid: an appraisal. Ann Intern Med 1993;118:282-9.

57. La Rosa GL, Belfiore A, Giuffrida D, et al. Evaluation of the fine needle aspiration biopsy in the preoperative selection of cold thyroid nodules. Cancer 1991;67:2137-41.

58. Gharib H. Changing concepts in the diagnosis and management of thyroid nodules. Endocrinol Metab Clin North Am 1997;26:777-800.

59. Carmeci C, Jeffrey RB, McDougall IR, et al. Ultrasound-guided fine-needle aspiration biopsy of thyroid masses. Thyroid 1998;8:283-9.

60. Yang GC, Liebeskind D, Messina AV. Ultrasound-guided fine-needle aspiration of the thyroid assessed by Ultrafast Papanicolaou stain: data from 1135 biopsies with a two to six-year follow-up. Thyroid 2001;11:581-9.

61. Gharib H, Goellner JR. Fine-needle aspiration biopsy of thyroid nodules. Endocr Pract.1995;1:410-7.

62. Gharib H, Goellner JR, Zinsmeister AR, et al. Fine-needle aspiration biopsy of the thyroid: the problem of suspicious cytologic findings. Ann Intern Med 1984;101:25-8.

63. Cersosimo E, Gharib H, Suman VJ, et al. "Suspicious" thyroid cytologic findings: outcome in patients without immediate surgical treatment. Mayo Clin Proc 1993;68:343-8.

64. Gharib H, Goellner JR, Johnson DA. Fine-needle aspiration cytology of the thyroid. A 12-year experience with 11,000 biopsies. Clin Lab Med 1993;13:699-709.

65. Castro MR, Gharib H. Thyroid fine-needle aspiration biopsy: progress, practice, and pitfalls. Endocr Pract. 2003;9:128-36.

66. Chow LS, Gharib H, Goellner JR, van Heerden JA. Nondiagnostic thyroid fine-needle aspiration cytology: management dilemmas. Thyroid 2001;11:1147-51.

67. Jeffrey PB, Miller TR. Fine-needle aspiration cytology of the thyroid. Pathology (Phila)1996;4:319-335.

68. Castro MR, Gharib H. Continuing controversies in the management of thyroid nodules. Ann Intern Med 2005;142:926-31.

69. Bennedbaek FN, Perrild H, Hegedus L. Diagnosis and treatment of the solitary thyroid nodule: results of a European survey. Clin Endocrinol (Oxf) 1999;50:357-363.

70. Gharib H, Mazzaferri EL. Thyroxine suppressive therapy in patients with nodular thyroid disease. Ann Intern Med 1998;128:386-94.

71. Papini E, Bacci V, Panunzi C, et al. A prospective randomized trial of levothyroxine suppressive therapy for solitary thyroid nodules. Clin Endocrinol (Oxf) 1993;38:507-13.

72. Wemeau JL, Caron P, Schvartz C, et al. Effects of thyroid-stimulating hormone suppression with levothyroxine in reducing the volume of solitary thyroid nodules and improving extranodular nonpalpable changes: a randomized, double-blind, placebo-controlled trial by the French Thyroid Research Group. J Clin Endocrinol Metab 2002;87:4928-34.

73. Castro MR, Caraballo PJ, Morris JC. Effectiveness of thyroid hormone suppressive therapy in benign solitary thyroid nodules: a meta-analysis. J Clin Endocrinol Metab 2002;87:4154-9.

74. Zelmanovitz F, Genro S, Gross JL. Suppressive therapy with levothyroxine for solitary thyroid nodules: a doubleblind controlled clinical study and cumulative meta-analyses. J Clin Endocrinol Metab 1998;83:3881-5.

75. Gharib H, James EM, Charboneau JW, et al. Suppressive therapy with levothyroxine for solitary thyroid nodules: a double-blind controlled clinical study. N Engl J Med 1987;317:70-5.

76. Cheung PS, Lee JM, Boey JH. Thyroxine suppressive therapy of benign solitary thyroid nodules: a prospective randomized study. World J Surg 1989;13:818-21.

77. Richter B, Neises G, Clar C. Pharmacotherapy for thyroid nodules A systematic review and meta-analysis Endocrinol Metab Clin North Am 2002;31:699-722.

78. Csako G, Byrd D, Wesley RA, et al. Assessing the effects of thyroid suppression on benign solitary thyroid nodules. A model for using quantitative research synthesis. Medicine 2000;79:9-26.

79. David S. Cooper, M.D. Gerard M. Doherty, M.D. Bryan R. Haugen, M.D. Richard T. Kloos, M.D. Stephanie L. Lee, M.D. Furio Pacini, M.D. et al. Revised American thyroid association management guidelines for patients with thyroid nodules and differentiated thyroid cancer: Thyroid 2009;19;1167-1214.

80. Monzani F, Goletti O, De Negri F, et al. Autonomous thyroid nodule and percutaneous ethanol injection. Lancet 1991;337:743.

81. Livraghi T, Giorgio A, Marin G, et al. Hepatocellular carcinoma and cirrhosis in 746 patients: long term results of percutaneous ethanol injection. Radiology 1995;197:101-8.

82. Martino E, Pacini F, Vitti P, et al. Percutaneous ethanol injection: what is its role in the management of nodular lesions of endocrine glands? Eur J Endocrinol 1995;132:300-1.

83. Cho YS, Lee HK, Ahn IM, et al. Sonographically guided ethanol sclerotherapy for benign thyroid cysts: results in 22 patients. AJR Am J Roentgenol 2000;174:213-6.

84. Lewis BD, Hay ID, Charboneau JW, et al. Percutaneous ethanol injection for treatment of cervical lymph node metastases in patients with papillary thyroid carcinoma. AJR Am J Roentgenol 2002;178:699-704.

85. Livraghi T, Paracchi A, Ferrari C, et al. Treatment of autonomous thyroid nodules with percutaneous ethanol injection: 4-year experience. Radiology 1994;190:529-33.

86. Kim JH, Lee HK, Lee JH, et al. Efficacy of sonographically guided percutaneous ethanol injection for treatment of thyroid cysts versus solid thyroid nodules. AJR Am J Roentgenol 2003;180:1723-6.

87. Del Prete S, Russo D, Caraglia M, et al. Percutaneous ethanol injection of autonomous thyroid nodules with a volume larger than 40 ml: three years of follow-up. Clin Radiol 2001;56:895-901.

88. Bennedbæk FN, Hegedus L. Percutaneous ethanol injection therapy in benign solitary solid cold thyroid nodules: a randomized trial comparing one injection with three injections. Thyroid 1999;9:225-33.

89. Kim YS, Rhim H, Tae K, et al. Radiofrequency ablation of benign cold thyroid nodules: initial clinical experience. Thyroid 2006;16:361-7.

90. Jeong WK, Baek JH, Rhim H, et al. Radiofrequency ablation of benign thyroid nodules: safety and imaging follow-up in 236 patients. Eur Radiol 2008;18:1244-50.

6 갑상선의 영상

갑상선질환의 영상의학적 진단

갑상선이상을 진단하기 위한 영상방법으로 핵의학적 검사방법과 초음파, 컴퓨터단층촬영(Computed Tomography, CT), 자기공명촬영(Magnetic Resonance Imaging, MRI) 등의 영상의학적 검사방법이 있다. 이 중 핵의학적 검사방법은 주로 갑상선의 기능적 정보를 제공한다. 구조적 이상을 평가하는 초음파, CT, MR은 각기 장점과 단점이 있지만, 이중 해상도가 가장 뛰어난 초음파가 일차적 검사이다.

1 정상 갑상선의 영상소견

갑상선의 좌우 엽은 기도의 측면에 위치하고, 협부는 기도의 전면에 위치하여 좌우 엽을 연결한다. 갑상선의 평균적 상하 높이는 5cm, 좌우 너비는 6cm이고, 각 엽의 전후 두께는 1 - 2cm이다. 갑상선의 뒤쪽으로는 경장근(longus colli muscle)이 있고, 바깥쪽으로는 흉쇄유돌근(sternocleidomastoid muscle), 경동맥(common carotid artery), 내경정맥(internal jugular vein)이 있으며, 앞쪽으로는 띠근육(strap muscle)이 있다. 경부식도는 일반적으로 갑상선 좌엽의 후방에 위치한다[1]. 정상 갑상선은 초음파에서 에코가 균질하며 주변 경부 근육보다 높다(그림 6-1)[1]. 갑상선이 혈청보다 고농도의 요오드를 함유하기에 조영증강전 CT에서 주변 구조물보다 고음영을 보이며, 혈관이 풍

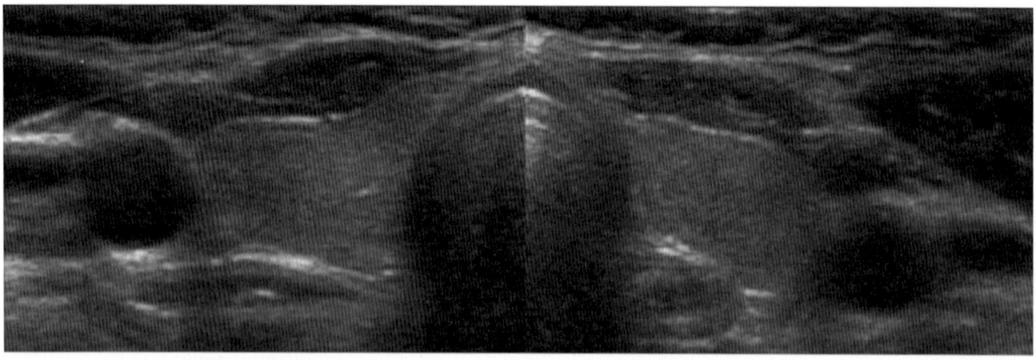

그림 6-1. 정상 갑상선의 초음파영상

정상 갑상선은 초음파에서 앞쪽의 띠근육에 비해 에코가 높고 균질하다.

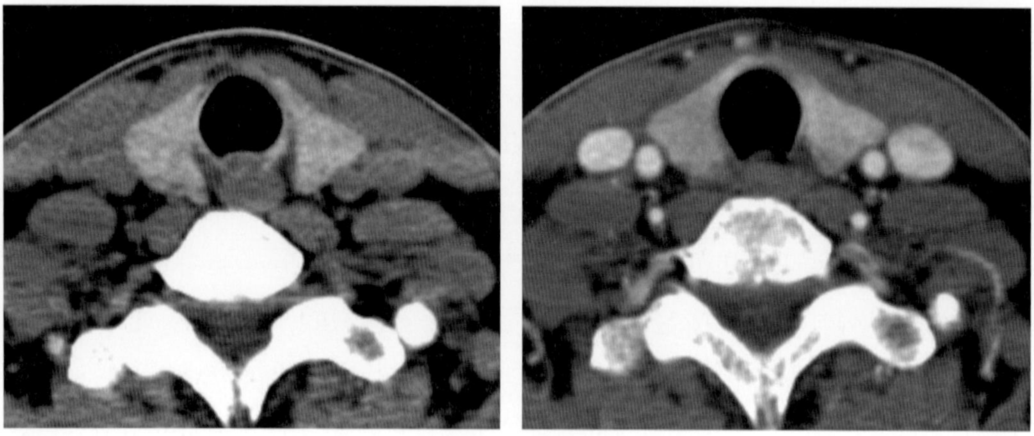

(가) **(나)**

그림 6-2. 정상 갑상선의 CT영상

정상 갑상선은 (가) 조영증강전 CT에서 주변 근육보다 고음영을 보이고, (나) 조영증강후 CT에서 균질하게 조영증강된다.

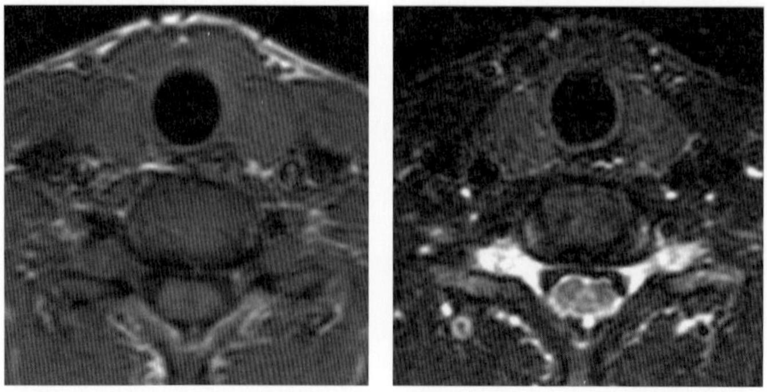

(가) **(나)**

그림 6-3. 정상 갑상선의 MR T1조영상과 T2강조영상

(가) T1강조영상에서 근육보다 약간 높은 신호강도를 보인다. (나) 지방억제 T2강조영상에서는 근육보다 높은 신호강도를 보인다.

부하므로 조영증강후 CT에서 균질하게 조영증강된다(그림 6−2)[2]. MR에서는 T1강조영상에서 주변근육보다 약간 높은 신호강도를 보이고, T2강조영상에서는 근육보다 높은 신호강도를 보인다(그림 6−3)[2].

2 결절성 갑상선질환의 영상소견

갑상선의 결절은 성인의 4−8%에서 만져지고, 초음파에서는 10−67% 발견된다[3-7]. 모르덴센(Mortensen) 등에 따르면[8], 임상적으로 정상 갑상선인 사람의 부검에서 1cm 이상의 결절이 49.5%가 발견되었으며, 실제 크기와 무관한 전체 결절의 빈도는 더 높을 것으로 추정된다[9, 10]. 크기에 무관하게 전체 결절의 약 5%가 악성으로 알려져 있으며, 갑상선결절의 세침 생검에서 9.2−14.8%가 악성종양으로 확인된다[3-7, 11, 12].

1) 양성과 악성 결절의 영상소견

초음파를 이용하여 갑상선의 양성과 악성 결절들을 구분하기 위한 많은 연구가 이루어져, 미세석회화, 낮은 에코, 불규칙한 경계, 낮은 에코 테두리의 소실, 고형결절과 결절내 혈류 등이 악성결절을 시사하는 초음파소견으로 보고되어 왔지만, 이러한 소견들은 진단적 정확도에 차이가 있었고, 양성과 악성간에 중복이 많았다[6, 7, 11, 13-21]. 2006년 대한신경두경부영상의학회의 갑상선연구회 주관의 총 849예의 갑상선결절(악성 360예, 양성 489예)의 초음파소견에 대한 다기관 후향 연구에서 악성결절에 유의한 초음파소견은 ① 50%이상의 고형성분(solid or predominantly solid), ② 앞뒤가 긴 모양(taller than wide shape), ③ 침상경계(spiculated margin), ④ 현저히 낮은 에코(markedly hypoechoic), ⑤ 미세 혹은 거대 석회화였고, 양성결절에 유의한 초음파소견은 ① 해면(spongiform)결절, ② 동일 에코의 결절이었다(표 6−1, 2)[13-18, 20-22, 28].

표 6-1. 악성결절에 대한 초음파소견의 진단 정확도[22]

	민감도(%)	특이도(%)	음성예측도(%)	양성예측도(%)	정확도(%)
앞뒤가 긴모양	40.0	91.4	67.4	77.4	69.6
침상경계	48.3	91.8	70.7	81.3	73.4
현저히 낮은 에코	41.4	92.2	68.1	79.7	70.7
미세석회화	44.2	90.8	68.8	77.9	71.0
거대석회화	9.7	96.1	59.1	64.8	59.5
5개의 악성소견 중 최소 하나	83.3	74.0	85.8	70.3	78.0

표 6-2. 양성결절에 대한 초음파소견의 진단 정확도[22]

	민감도(%)	특이도(%)	음성예측도(%)	양성예측도(%)	정확도(%)
해면결절	10.4	99.7	45.0	98.1	48.3
동일 에코	56.6	88.1	59.9	86.6	70.0
해면결절과 동일 에코	6.1	100.0	44.0	100.0	45.9

CT로 결절의 양성과 악성 여부를 판단하기는 어려우나, 점상(punctate)석회화를 보이거나 결절의 크기가 크거나 환자가 젊을수록 악성결절인 경향이 있었다[23]. MR 역시 양성과 악성을 구분하기 힘들지만, 확산강조영상(Diffusion Weighted Imaging)에서 악성에서 양성보다 현성확산계수(Apparent Diffusion Coefficient)가 더 낮은 경향이 있다고 보고되었다[24].

2) 양성결절의 초음파소견

(1) 콜로이드낭종(Colloid cyst)

경계가 명확한 낭종 내에 혜성꼬리인공물(comet tail artifact)을 동반한 높은 에코의 점들을 보이며, 점도가 높은 콜로이드가 흡인된다(그림 6-4)[25].

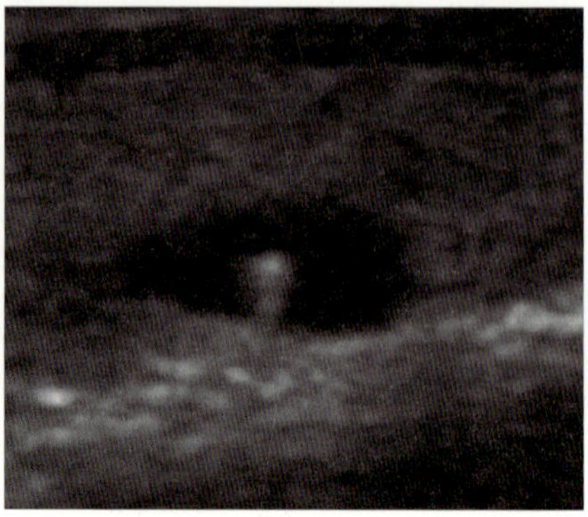

그림 6-4. 콜로이드낭종의 초음파소견

난원형의 낭종 내에 혜성꼬리인공물이 보인다.

(2) 과증식성 결절(Hyperplastic nodule, nodular hyperplasia)

초음파에서 동일하거나 높은 에코가 비교적 좋은 경계를 보이고 60–70%에서 출혈이나 콜로이드에 의한 다양한 낭성변화를 동반한다(그림 6–5 가)[7]. 결절의 50% 이상이 비슷한 크기의 작은 낭종들로 이뤄져 스폰지처럼 보일 때 해면결절이라고 하며, 이는 대부분 과증식성결절에서 보이는 양성결절에 특이한 소견이다[22]. 20–25%에서 다양한 석회화를 보여 악성결절과의 구분을 어렵게 한다(그림 6–5 나)[7].

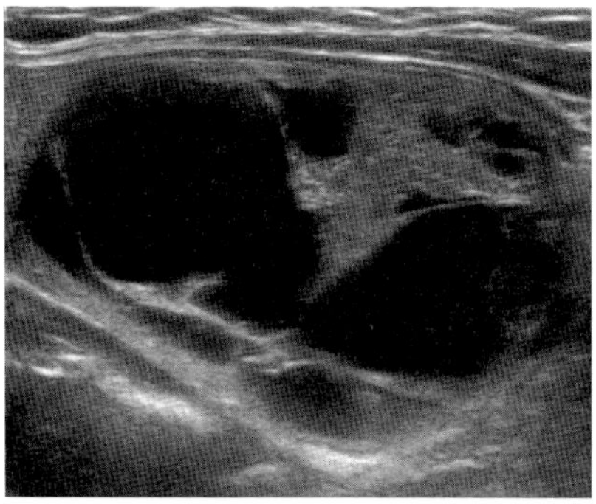

(가)

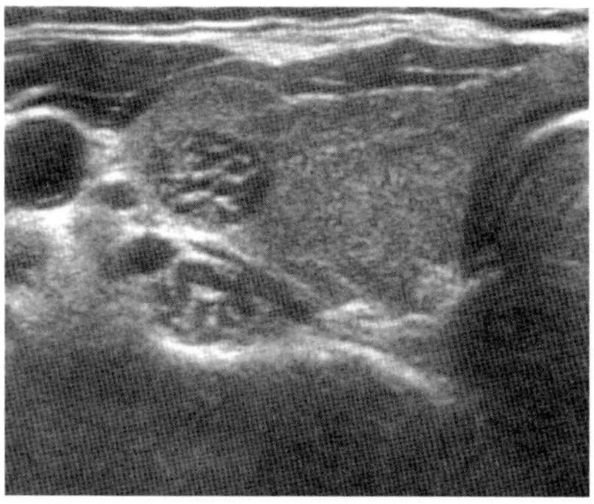

(나)

그림 6–5. 과증식성 결절의 초음파소견

(가) 난원형의 결절 내부에 여러 낭성변화들과 동일 에코의 고형성분이 혼합되어 있다.
(나) 등에코의 해면결절이며 작은 크기의 낭종들로 주로 구성되어 스폰지처럼 보인다.

(3) 여포선종(Follicular adenoma)

여포선종은 양성이지만, 미세침흡인생검술이나 중심부바늘생검으로 여포암종과의 구분이 불가능하기에, 두 질환을 통칭하여 여포종양(follicular neoplasm)이라고 한다. 초음파에서 여포선종은 보통 1–4cm 정도 크기의 낮거나 동일한 에코의 고형덩어리로 나타난다. 두꺼운 낮은 에코의 테두리가 보일 수 있으며, 드물게 일부 낭성변화나 석회화를 동반하기도 한다(그림 6–6)[26]. 색도플

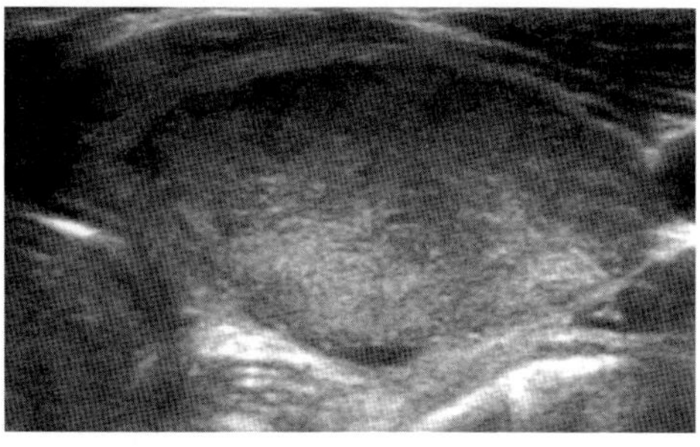

그림 6–6. 여포선종의 초음파소견

경계가 명확한 난원형, 동일 에코의 고형덩어리로 낮은 에코의 테두리가 부분적으로 보인다.

러상에서는 가장자리에서 가운데로 모이는 마차바퀴모양(spoke wheel)의 혈관분포가 특징적이라고 알려져 있다[27]. 허들 (Hurthle)세포선종의 경우에는 여포선종과 초음파 소견은 유사하다[7].

3) 악성결절

(1) 유두암((Papillary carcinoma)

유두암은 전체 갑상선암의 75% 정도를 차지하여 초음파에서 악성결절의 소견인 현저히 낮은 에코의 고형성분, 앞뒤가 긴 모양, 침상경계, 석회화 등이 모두 유두암에 특징적인 소견들이다[7]. 13–26%에서는 낭성변화를 동반하고 20%에서 다발성으로 발생한다(그림6–7 가–다)[28].

여포변형유두암(follicular variant papillary carcinoma)은 가장 흔한 유두암종의 아형으로 육안적으로 여포종양과 비슷하고, 초음파에서 난원이나 원형, 부드러운 경계, 동일 혹은 낮은 에코 등 여포종양과 전반적으로 비슷하게 보이고, 보통의 유두암에서 보이는 악성결절의 소견은 드물기 때문에 진단에 유의하여야 한다(그림 6–8)[29].

미만성 경화유두암종(sclerosing variant papillary carcinoma) 등에서는 종양의 경계가 뚜렷하지 않은 석회화 형태로만 나타날 수 있기 때문에 이러한 경우 적극적인 초음파 유도미세침흡인생검술을 시행하여 진단하여야 한다[30, 31].

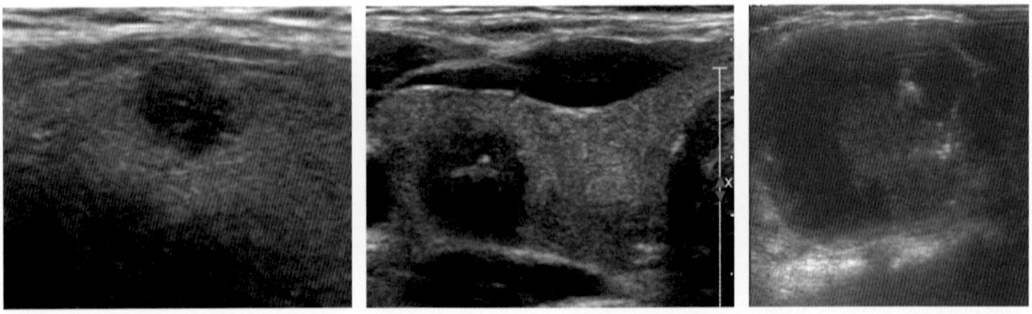

(가) (나) (다)

그림 6–7. 유두암의 특징적인 초음파소견

(가) 현저히 낮은 에코, 앞뒤가 긴 모양, 침상경계의 소견을 보이는 고형 결절의 유두암.
(나) 내부에 석회화를 동반한 고형결절의 유두암.
(다) 낭성변화를 동반한 유두암

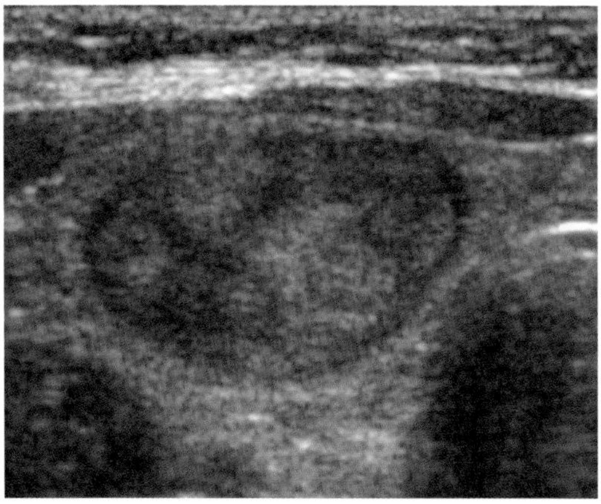

그림 6-8. 소포변형유두암의 초음파소견

난원형의 경계가 좋은 고형결절로 내부는 동일 혹은 낮은 에코가 혼합된 양상이고 낮은 에코의 테두리가 보임.

(2) 여포암((Follicular carcinoma)

초음파상 여포암은 여포선종처럼 주로 고형이고 동일 혹은 낮은 에코로 보인다. 두껍고 불규칙한 피막, 종양주위와 종양내의 구불구불한 혈관들, 종양이 갑상선피막을 침범하여 갑상선 밖으로 자라난 경우 등이 악성을 시사하는 소견이지만, 초음파에서 여포선종과의 구분이 힘든 경우가 대부분이다[7]. 여포선종에 비해 상대적으로 크고 석회화가 더 흔한 경향이 있다(그림 6-9)[26].

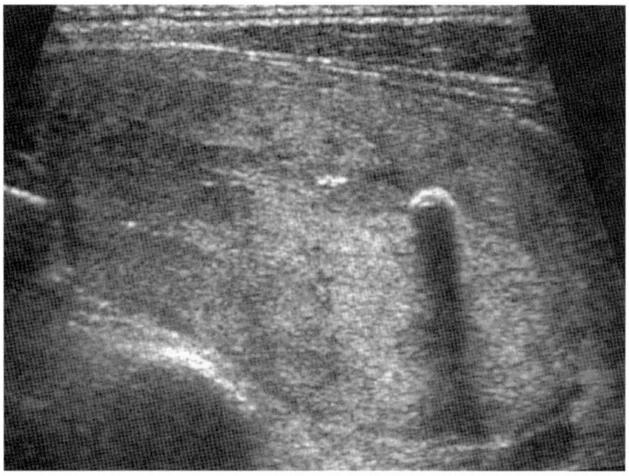

그림 6-9. 여포암의 초음파소견

커다란 크기의 동일 에코의 고형결절로 내부에 석회화를 동반하고 있다.

(3) 수질암((Medullary carcinoma)

수질암의 초음파소견에 대한 연구는 드물지만, 최근의 한 연구에서는 기존의 갑상선 암의 초음파소견과 크게 다르지 않다고 보고하였다(그림 6-10)[32].

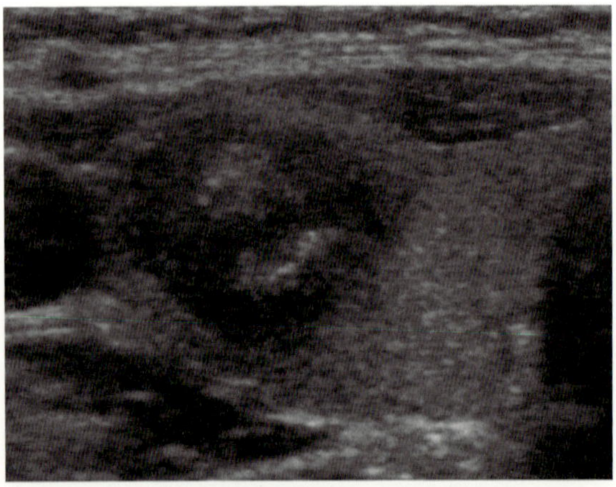

그림 6-10. 수질암의 초음파소견

내부에 거대 석회화를 동반한 낮은 에코의 고형 결절이 보인다.

(4) 미분화갑상선암(Anaplastic carcinoma)

초음파에서는 비균질적인 매우 낮은 에코와 거친 석회화를 보이고, 주변 조직으로의 침윤이 흔하다[1]. 진단 당시 원격전이는 30-50%에서 나타나고, 폐, 뼈, 뇌 순으로 흔하여 이에 대한 평가도 필요하다[9].

(5) 기타

임파종과 전이암은 모두 결절성 혹은 미만성으로 보일 수 있다[7]. 임파종은 하시모토 갑상선염에서 발생하는 경향이 있고 에코는 낮으며 후방에코증강이 특징적이다[2, 33].

3 비결절성 갑상선 질환의 영상소견

미만성 갑상선질환은 국소 결절과 달리 갑상선 전체를 침범하는 질환으로 그레이브스 병과 하시모토갑상선염 등이 대표적이다. 초음파에서 이들 질환들의 감별은 용이하지 않은 경우가 많으며, 치료전후의 갑상선 크기, 실질 에코와 혈관분포정도의 변화나 결절의 유무를 판정하는 의미가 있다.

1) 그레이브스병(Graves' disease)

그레이브스병은 갑상선기능 항진증의 가장 흔한 원인으로 갑상선 동위원소스캔에서 전반적으로 증가된 섭취율을 보인다. 초음파에서 전반적으로 갑상선이 커져 있으면서 임파구의 침윤에 의해 미만성의 낮은 에코를 보이거나 비균질적으로 동일 에코와 낮은 에코가 혼합되어 보이기도 한다. 색도플러검사에서 혈류가 증가된 소견을 보인다(그림 6-11)[1,7]. 그레이브스병에서 갑상선결절과 갑상선암이 더 많이 발생하는 것으로 알려져 있다[34].

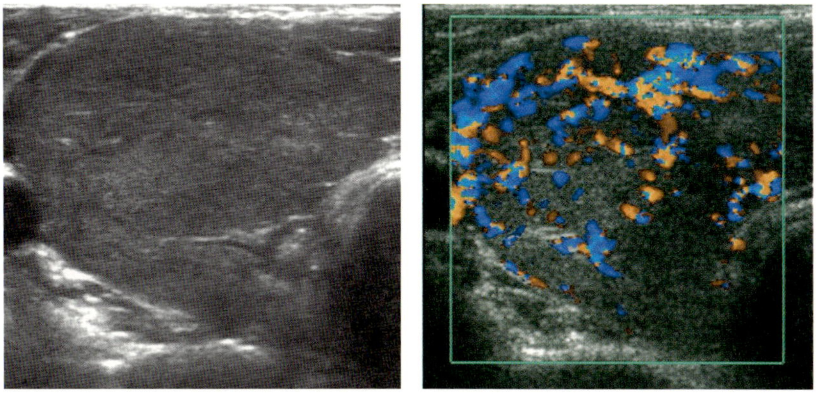

(가) (나)

그림 6-11. 그레이브스병의 초음파소견

(가) 전반적으로 갑상선이 커져 있으면서 미만성의 낮은 에코를 보이고,
(나) 색도플러검사에서 혈류가 증가된 소견이 보인다.

2) 하시모토갑상선염(Hashimoto's thyroiditis)

초음파에서 비균질적인 낮은 에코 부위 혹은 결절이 미만성으로 존재하고, 에코가 높은 섬유성 격막에 의해 소엽성 경계를 보이는 것이 일반적이다(그림 6-12)[1,7,35]. 초기에는 갑상선이 커지지만, 말기에는 크기가 현저히 감소되고 섬유화로 대치되는 소견을 보인다. 하시모토갑상선염에서 불규칙하거나 불분명한 경계의 석회화가 있을 때

유두암이 동반되었을 가능성을 고려해야 하고, 드물게 일차성 림프종도 생길 수 있다 [36, 37].

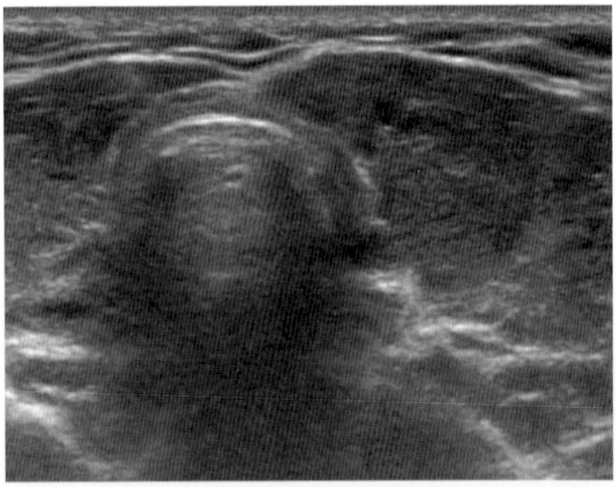

그림 6-12. 하시모토갑상선염의 초음파소견

전반적으로 비균질적으로 에코가 낮으면서 작은 결절들이 미만성으로 보이고 있다.

3) 급성 화농성갑상선염(Acute suppurative thyroiditis)

입인두와 갑상선 사이의 4번째 branchial cleft remnant 인 pyriform sinus fistula가 가장 흔한 원인으로 주로 왼쪽 편에 생긴다. CT에서 pyriform sinus에서부터 갑상선까지 염증성 침윤이나 농양이 관찰된다(그림 6-13)[38].

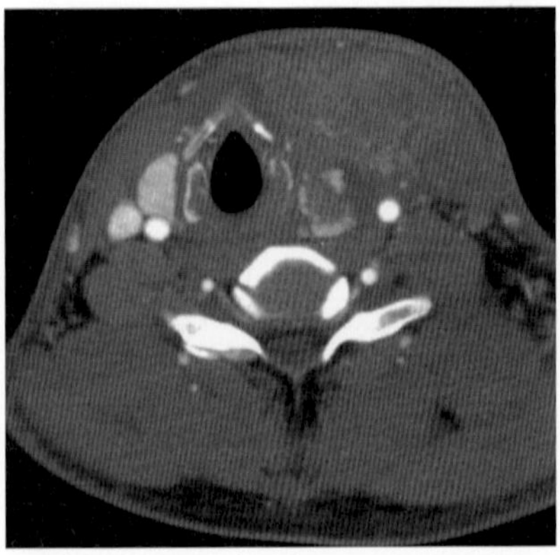

(가)

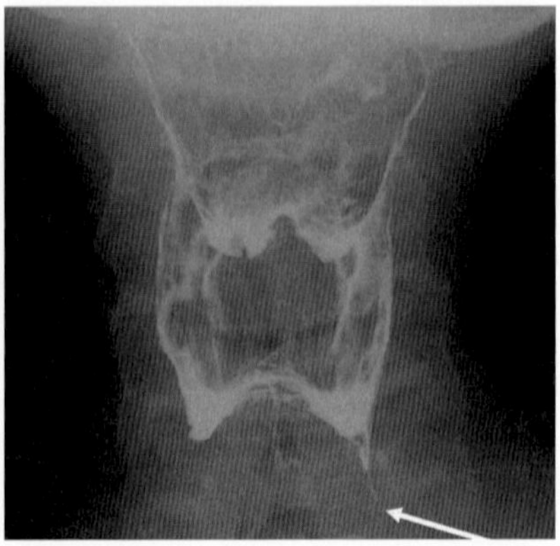

(나)

그림 6-13. 급성 화농 갑상선염의 영상소견

(가) CT에서 왼쪽 갑상선과 경부에 비균질한 농양과 염증 소견이 있다.
(나) 바륨조영술에서 왼쪽 pyriform sinus에 갑상선으로 이어지는 fistula(화살표)가 보인다.

4) 기타 갑상선염

그 외 갑상선에 생길 수 있는 염증성질환으로 아급성 갑상선염(subacute thyroiditis), 무통성 갑상선염(painless thyroiditis)이 있으며 초음파에서 이들은 대개는 국소적인 경계가 불분명한 낮은 에코로 보이지만 비특이적이어서 임상적 진단이 중요하다. 리델 갑상선염(Riedel's thyroiditis)은 드문 갑상선염으로 갑상선과 주위 조직의 광범위한 섬유화를 특징으로 하며 초음파에서 양측성의 균질한 낮은 에코를 보인다[39].

4 갑상선암의 수술전과 수술후 평가

1) 수술전평가

갑상선암의 대부분인 분화갑상선암의 적절한 수술적 치료를 위해 종양의 국소침범 범위와 림프절전이에 대한 정확한 수술전평가는 대단히 중요하다. 이러한 병기결정을 위한 분류법으로는 International Union Against Cancer(UICC)와 American Joint Committee on Cancer(AJCC)가 협의해서 결정한 'TNM 체계'가 활용되고 있다(표 6-3)[7, 9, 40].

표 6-3. 갑상선 암의 병기[40]

Primary Tumor(T)	
TX	Primary tumor cannot be assessed
T0	No evidence of primary tumor
T1	Tumor 2 cm or less in greatest dimension limited to the thyroid
T1a	Tumor 1 cm or less, limited to the thyroid
T1b	Tumor more than 1 cm but not more than 2 cm in greatest dimension, limited to the thyroid
T2	Tumor more than 2cm but not more than 4 cm in greatest dimension limited to the thyroid
T3	Tumor more than 4 cm in greatest dimension limited to the thyroid or any tumor with minimal extrathyroid extension((e.g., extension to sternothyroid muscle or perithyroid soft tissues)
T4a	Tumor of any size extending beyond the thyroid capsule to invade subcutaneous soft tissues, larynx, trachea, esophagus, or recurrent laryngeal nerve
T4b	Tumor invades prevertebral fascia or encases carotid artery or mediastinal vessels

All anaplastic carcinomas are considered T4 tumors.
T4a Intrathyroidal anaplastic carcinoma - surgically resectable
T4b Extrathyroidal anaplastic carcinoma - surgically unresectable

Regional Lymph Nodes(N)	
Regional lymph nodes are the central compartment, lateral cervical, and upper mediastinal lymph nodes.	
NX	Regional lymph nodes cannot be assessed
N0	No regional lymph node metastasis
N1	Regional lymph node metastasis
N1a	Metastasis to Level VI(pretracheal, paratracheal,and prelaryngeal/ Delphian lymph nodes)
N1b	Metastasis to unilateral, bilateral, or contralateral cervical(level I, II, III, IV, V) or retropharyngeal or superior mediastinal lymph nodes

Distant Metastasis(M)	
MX	Distant metastasis cannot be assessed
M0	No distant metastasis
M1	Distant metastasis

Anatomic stage/prognostic groups

Papillary or follicular(differentiated)			
Under 45 years			
Stage I	Any T	Any N	M0
Stage II	Any T	Any N	M1
45 years and older			
Stage I	T1	N0	M0
Stage II	T2	N0	M0
Stage III	T3	N0	M0
	T1	N1a	M0
	T2	N1a	M0
	T3	N1a	M0
Stage IVA	T4a	N0	M0
	T4a	N1a	M0
	T1	N1b	M0
	T2	N1b	M0
	T3	N1b	M0
	T4	N1b	M0
Stage IVB	T4a	Any N	M0
Stage IVC	Any T	Any N	M1
Medullary carcinoma(all age groups)			
Stage I	T1	N0	M0
Stage II	T2	N0	M0
	T3	N0	M0
Stage III	T1	N1a	M0
	T2	N1a	M0
	T3	N1a	M0
Stage IVA	T4a	N0	M0
	T4a	N1a	M0
	T1	N1b	M0
	T2	N1b	M0
	T3	N1b	M0
	T4	N1b	M0
Stage IVB	T4a	Any N	M0
Stage IVC	Any T	Any N	M1
Anaplastic carcinoma			
All anaplastic carcinomas are considered stage IV			
Stage IVA	T4a	Any N	M0
Stage IVB	T4b	Any N	M0
Stage IVC	Any T	Any N	M1

(1) 종양의 국소침범 범위평가

초음파는 해상도가 높고 접근성이 용이해서 갑상선암에 대한 일차적 검사로 활용되지만, 초음파 투과의 제한성으로 인하여 기관이나 후두의 뒷면, 식도, 종격동 혹은 석회화가 심한 종양의 후방부에 대한 평가가 어렵고, 종양의 기관내강으로의 침범시 공기와 종양 사이에서 발생하는 인공물로 인해 정확한 침범 범위에 대한 평가가 용이하지 않은 단점이 있다[7]. 초음파에서 종양이 갑상선피막 밖으로 튀어 나오면서 주변조직의 정상적 움직임이 소실되는 소견을 보이면 갑상선외 종양 침범을 진단할 수 있지만, 단지 불룩하게 팽창되는 소견만으로는 위양성이 높다[41]. 초음파에서 기관침범에 대한 평가는 음성 예측도는 높지만 위양성율이 높으며, 식도침범 역시 평가할 수 있는 부위에 제한이 있다[7, 42].

CT와 MR에서 종양의 기관침범은 연골의 경화나 미란 소견이 있거나 연골의 MR 신호강도의 변화, 기관과 갑상선 사이의 경계면소실, 기관내강 내 덩어리, 180도 이상 종양의 기관포위 소견이 있을 때 의심하거나 진단할 수 있다[43]. 갑상선암의 식도침범은, 국소적인 식도벽의 두꺼워짐, 식도와 종양사이의 지방층의 소실, 국소적 T2강조영상에서의 신호강도의 변화, 식도 주위로 270도 이상의 종양침범 소견 등이 있는 경우 종양침범 가능성이 높다[7, 44]. 되돌이후두신경이 주행하는 기관식도고랑의 지방층이 종양침범에 의해 완전히 소실되는 경우 종양의 신경침범 가능성이 높다[45].

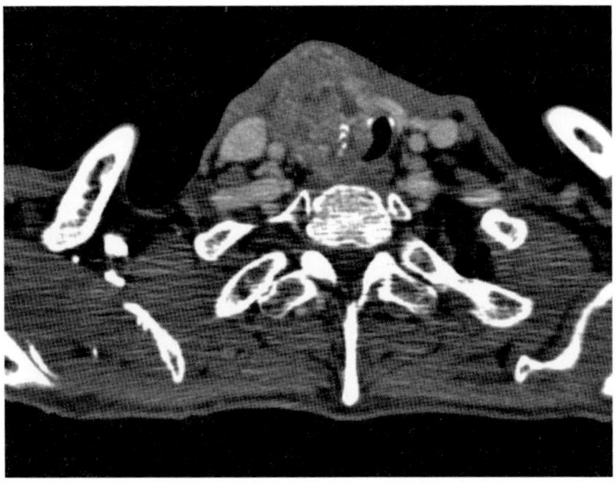

그림 6-14. 갑상선미분화갑상선암의 갑상선조직외 침범

우측 갑상선에 석회화를 동반한 비균질적인 종양이 앞쪽으로 띠근육을 침범하고 있고, 기관내로 돌출하며, 뒤쪽으로는 기관식도고랑을 침범하고 있다. 앞척추근육과의 경계도 불분명하여 침범의 가능성이 있다.

(2) 전이림프절의 영상진단

가장 보편적으로 사용하는 경부 림프절의 임상적 분류법은 'AJCC level system(2009, 7th edition)'[40]이며, 이를 바탕으로 CT에서는 'imaging-based level nodal classification(표 6-4)'[2, 46]을 사용하여 림프절의 위치를 기술하도록 제안되고 있다.

표 6-4. 영상에 의거한 경부 림프절 분류[2]

Level Ⅰ	• The submental and submandibular nodes. They lie above the hyoid bone, below the mylohyoid muscle and anterior to the back of the submandibular gland.
Level Ⅰ A	• The submental nodes. They lie between the mendial margins of the anterior bellies of the digastic muscles.
Level Ⅰ B	• The submandibular nodes. On each side, they lie lateral to the level IA nodes and anterior to the back of each submandibular gland.
Level Ⅱ	• The upper internal jugular nodes. The extend from the skull base to the level of the bottom of the ody of the hyoid bone. They are posterior to the back of the submandibular gland and anterior to the back of the sternocleidomastoid muscle.
Level Ⅱ A	• A level Ⅱ node that lies either anterior, medial, lateral, or the internal jugular vein. If posterior to the vein, the node is inseparable from the vein.
Level Ⅱ B	• A level Ⅱ node that lies posterior to the internal jugular vein and has a fat plane separating it from the vein.
Level Ⅲ	• The midjugular nodes. They extend from the level of the bottom of the body of the hyoid bone to the level of the bottom of the cricoid arch. They lie anterior to the back of the sternocleidomastoid muscle.
Level Ⅳ	• The low jugular nodes. They extend from the level of the bottom of the cricoid arch to the level of clavicle. They lie anteriol to a line connecting the back of the sternocleidomastoid muscle and the posterior-lateral margin of the anterior scalene muscle. They are also lateral to the carotid arteries.
Level Ⅴ	• The node in the posterior triangle. They lie posterior to the back of the sternocleidomastoid muscle from the skull base to the level of the bottom of the cricoid arch and posterior to a line connecting the back of the sternocleidomastoid muscle and the posterior-lateral margin of the anterior scalene muscle from the level of the bottom of the cricoid arch to the level of the clavicle. They also lie anterior to the anterior edge of the trapezius muscle.
Level Ⅴ A	• Upper level V nodes. They extend from the skull base to the level of the bottom of the cricoid arch.
Level Ⅴ B	• Lower level V nodes. They extend from the level of the bottom of the cricoid arch to the level of the clavicle as seen on each axial scan.
Level Ⅵ	• The upper visceral nodes. They lie between the carotid arteries from the level of the bottom of the body of the hyoid bone to the level of the top of the manubrium.
Level Ⅶ	• The superior mediastinal nodes. They lie between the carotid arteries below the level of the top of the manubrium and above the level of the innominate vein.
Supaclavicul Nodes	• They lie at or caudal to the level of the clavicle and lateral to the carotid artery • on each side of the neck as seen on each axial scan.

Note: The parotid nodes and other superficial nodes are referred to by their anatomic names.

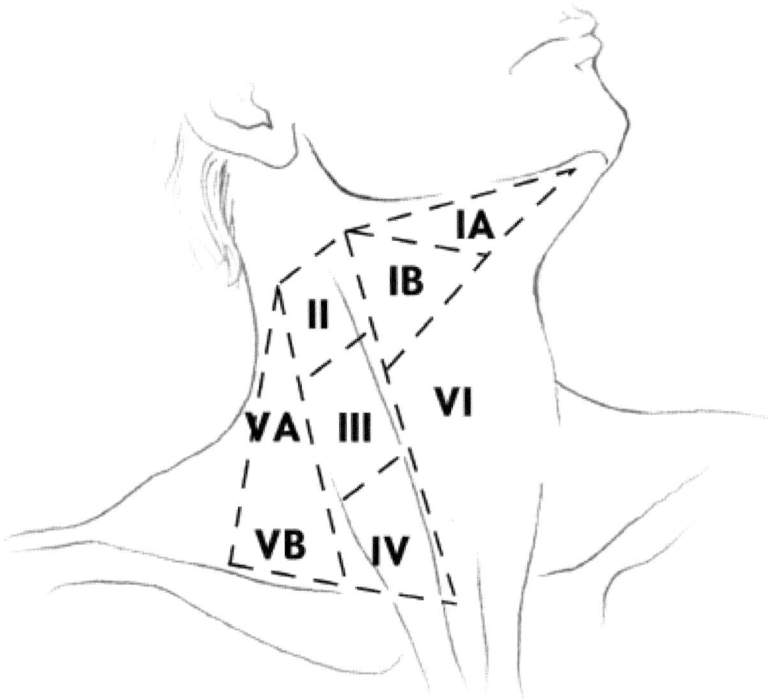

그림 6-15. 경부림프절곽청술의 분류

갑상선암림프절전이의 영상진단기준은 두경부 악성종양중 가장 흔한 편평세포암(squamous cell carcinoma)에서의 연구결과를 바탕으로 두고 있다. 초음파에서 단경(6mm 이상, level II에서 7mm 이상), 모양(L/T비, longitudinal diameter/ transverse diameter ratio가 1.5 혹은 2.0 이하), 높은 에코의 림프절문(hilum)의 소실 등은 정상에서도 흔하게 보일 수 있는 비특이적 기준이지만, 갑상선유두암에서 비교적 빈도가 높은 림프절의 높은 에코, 낭성변화, 석회화는 특이도가 높은 기준이다(그림 6-16가, 나)[7]. 림프절전이진단에 있어 초음파는 level VII과 인두뒤(retropharyngeal) 림프절을 평가할 수 없고, 하방 level VI와 상부 level II 림프절이 잘 보이지 않을 수 있으며, 검사자의 숙련도와 주관적 평가 요인에 따라 차이가 많다는 단점이 있다. 그러므로, 광범위한 림프절전이가 의심되는 경우 선택적으로 CT이나 MR이 유용할 수 있다[7]. 갑상선유두암의 림프절전이에서 두경부 편평세포암과는 다른 CT소견은 ① 낭성 변화 ② 다양한 크기의 석회화 ③ 강한 조영증강 ④ 조영증강전 CT에서 국소적 고음영부위로 보고되어 있다(그림 6-16 다)[47]. 림프절의 미세침흡입생검은 전이림프절진단에 유용한데 최근 연구들에 의하면 분화갑상선암의 경우 갑상선글로불린을 림프절세침흡입 후 측정하는 경우 갑상선글로불린측정법은 미세침흡입생검보다 예민도가 유의하게 높으며, 거의 100%의 특이도를 보이기 때문에 세포검사 단독보다 예민도, 특이도, 정확도를 높일 수 있다[48-53].

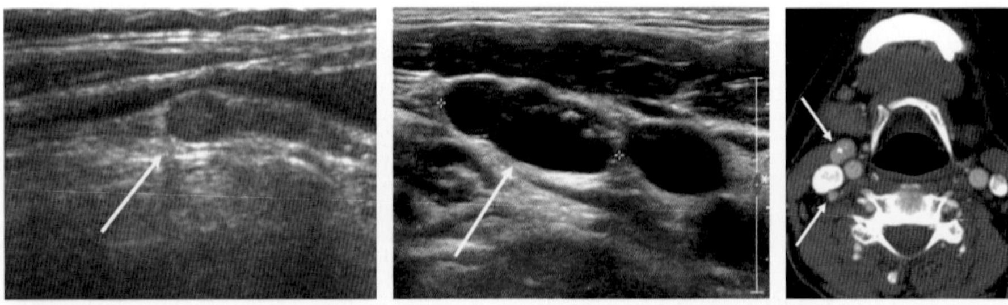

(가) (나) (다)

그림 6-16. 유두암전이림프절의 영상소견

(가) 초음파에서 에코가 정상 림프절보다 높으며 내부에 정상적인 고에코의 림프절문이 보이지 않는다.
(나) 초음파에서 림프절내부에 낭성변화와 석회화를 동반하고 있다.
(다) CT에서 내경정맥 앞뒤의 림프절이 강하게 조영증강되며 앞쪽의 림프절은 석회화를 동반하고 있다.

2) 수술후평가

이(Lee) 등은[54] 중심구획에서 발생하는 국소 재발암의 초음파소견은 가장자리가 불규칙하거나 미세석회화가 동반된 낮은 고형성 병변, 좌우길이보다 앞뒤길이가 더 긴 모양 등으로 보고하였으며, 이러한 소견은 수술전 갑상선암의 초음파소견과 유사하다(그림 6-17).

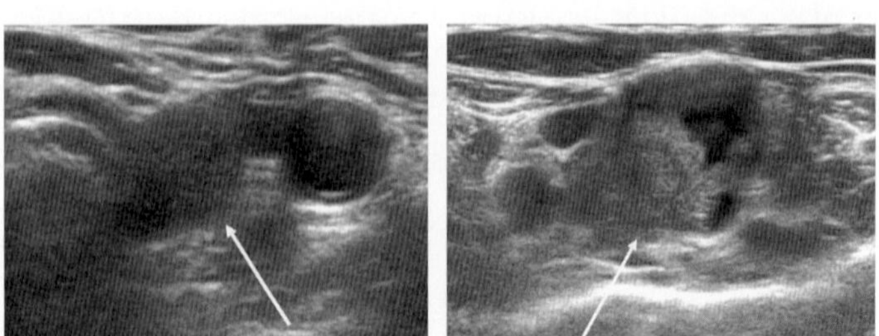

(가) (나)

그림 6-17. '수술후 재발암'과 림프절전이의 초음파소견

(가) 좌측 갑상선의 절제부위에 낮은 에코의 고형 결절이 보이는 '수술후 재발암'.
(나) 좌측 level IV에 높은 에코의 고형결절 내무에 일부 낭성변화를 동반한 림프절전이.

수술후 림프절전이의 초음파진단 역시 수술전 시기 결정에서와 동일한 기준이 적용된다[7]. 수술후 초음파검사에서 국소 재발과 림프절전이와 구분이 어려운 경우로 봉합육아종(suture granuloma)과 외상신경종(traumatic neuroma)이 있다. 봉합육아종은 수술시 사용한 비흡수성봉합사 주변에서 발생하여, 경계가 불분명한 낮은 에코의 결절 가운데에 높은 에코의 봉합재료를 보인다(그림 6−18)[55]. 외상 신경종은 근치목수술을 시행할 때 손상된 신경의 말단부위에서 신경줄기 방향을 따라 일어나는 일종의 재생과정에 의해 발생하는 것으로 알려져 있다. 초음파상에서 전이성림프절에 비하여 L/T비가 크고 단경이 짧고, 내부에 불균질한 높은 에코를 포함하는 경향이 있지만, 미세침흡인을 위하여 바늘이 결절을 천자하는 순간 환자가 갑작스러운 극심한 통증을 느껴 검사진행이 불가능한 경우가 많다[56].

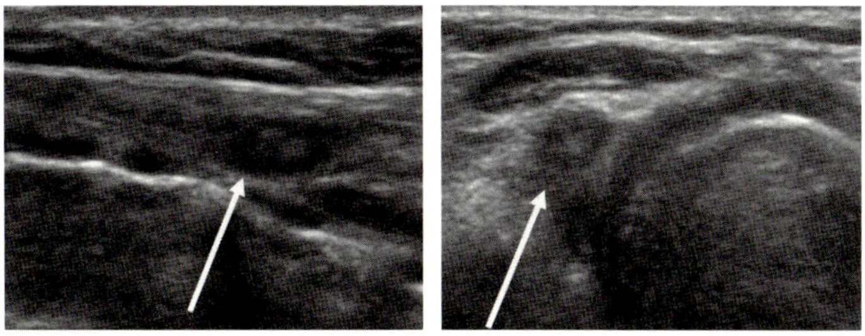

(가) (나)

그림 6−18. 봉합육아종의 초음파소견

(가) 종축과
(나) 횡축영상에서 가운데는 높은 에코의 난원형 결절이 보이며, 주변부는 낮은 에코의 난원형 결절이 보인다.

참고문헌

1. Gritzmann N, Koischwitz D, Rettenbacher T. Sonography of the thyroid and parathyroid glands. Radiol Clin North Am. 2000;38:1131-45.

2. Som PM, Curtin HD. Head and neck imaging. 4th ed. ST. Louis: Mosby, 2003.

3. Harach HR, Franssila KO, Wasenius VM. Occult papillary carcinoma of the thyroid. A "normal" finding in Finland. A systematic autopsy study. Cancer 1985;55:531-538.

4. Brander A, Viikinkoski P, Nickels J, Kivisaari L. Thyroid gland: US screening in a random adult population. Radiology 1991;181:683-687.

5. Tan GH, Gharib H. Thyroid incidentalomas: management approaches to nonpalpable nodules discovered incidentally on thyroid imaging. Ann Intern Med 1997; 126:226-231.

6. Related Articles, Links Frates MC, Benson CB, Charboneau JW, Cibas ES, Clark OH, Coleman BG, Cronan JJ, Doubilet PM, Evans DB, Goellner JR, Hay ID, Hertzberg BS, Intenzo CM, Jeffrey RB, Langer JE, Larsen PR, Mandel SJ, Middleton WD, Reading CC, Sherman SI, Tessler FN; Society of Radiologists in Ultrasound. Management of thyroid nodules detected at US: Society of Radiologists in Ultrasound consensus conference statement. Radiology 2005; 237:794-800.

7. 대한신경두경부영상의학회 갑상선연구회. 갑상선 영상진단과 중재시술. 일조각, 2008.

8. Mortensen JD, Woolner LB, Bennett WA. Gross and microscopic findings in clinically normal thyroid glands. J Clin Endocrinol Metab 1955;15:1270-1280.

9. 조보연. 임상 갑상선학. 제2판. 고려의학, 2005.

10. Kim N, Lavertu: Evaluation of a thyroid nodule. Otolaryngol Clin North Am. 2003;36:17-33.

11. Nam-Goong IS, Kim HY, Gong G, Lee HK, Hong SJ, Kim WB, Shong YK. Ultrasonographyguided fine-needle aspiration of thyroid incidentaloma: correlation with pathological findings. Clin Endocrinol(Oxf) 2004;60:21-28.

12. American Association of Clinical Endocrinologists and Associazione Medici Endocrinologi medical guidelines for clinical practice for the diagnosis and management of thyroid nodules. Endocr Pract 2006;12:63-102.

13. Papini E, Guglielmi R, Bianchini A, Crescenzi A, Taccogna S, Nardi F, et al. Risk of malignancy in nonpalpable thyroid nodules: predictive value of ultrasound and color-Doppler features. J Clin Endocrinol Metab 2002;87:1941-46.

14. Iannuccilli JD, Cronan JJ, Monchik JM. Risk for malignancy of thyroid nodules as assessed by sonographic criteria: the need for biopsy. J Ultrasound Med 2004;23:1455-64.

15. Kim EK, Park CS, Chung WY, et al. New sonographic criteria for recommending fineneedle aspiration biopsy of nonpalpable solid nodules of the thyroid. AJR Am J Roentgenol 2002;178:687-91.

16. Khoo ML, Asa SL, Witterick IJ, Freeman JL. Thyroid calcification and its association with thyroid carcinoma. Head Neck 2002;24:651-5.

17. Peccin S, de Castsro JA, Furlanetto TW, Furtado AP, Brasil BA, Czepielewski MA. Ultrasonography: is it useful in the diagnosis of cancer in thyroid nodules? J Endocrinol

Invest 2002;25:39-43.

18. Frates MC, Benson CB, Doubilet PM, Cibas ES, Marqusee E. Can color Doppler sonography aid in the prediction of malignancy of thyroid nodules? J Ultrasound Med 2003;22:127-131:132-154.

19. Kim SJ, Kim EK, Park CS, Chung WY, Oh KK, Yoo HS. Ultrasound-guidedfine-needle aspiration biopsy in nonpalpable thyroid nodules: is it useful in infracentimetric nodules? Yonsei Med J 2003;44:635-40.

20. Wienke JR, Chong WK, Fielding JR, Zou KH, Mittelstaedt CA. Sonographic features of benign thyroid nodules: interobserver reliability and overlap with malignancy. J Ultrasound Med 2003;22:1027-31.

21. Alexander EK, Marqusee E, Orcutt J, et al. Thyroid nodule shape and prediction of malignancy. Thyroid 2004;14:953-8.

22. Moon W-J, Jung SL, Lee JH, et al. Ultrasonographic Differentiation of Benign and Malignant Thyroid Nodules: A Multicenter Retrospective Study. Radiology 2008;247:762-70.

23. Shetty SK, Maher MM, Hahn PF, et al. Significance of incidental thyroid lesions detected on CT: correlation among CT, sonography, and pathology. AJR Am J Roentgenol 2006;187(5):1349-56.

24. Razek AA, Sadek AG, Kombar OR, Elmahdy TE, Nada N. Role of apparent diffusion coefficient values in differentiation between malignant and benign solitary thyroid nodules. AJNR Am J Neuroradiol. 2008;29:563-8.

25. Ahuja A, Chick W, King W, Metreweli C, Clinical significance of the comet-tail artifact in thyroid ultrasound. J Clin Ultrasound. 1996;24:129-33.

26. Seo HS, Na DG, Lee DH, Park SH, Min HS. Ultrasonographic Features of Thyroid Follicular Neoplasm: Comparison of Follicular Adenoma and Follicular Carcinoma, in submission.

27. Solbiati L, Ierace T, Cova L, Dellanoce M, Marelli: Percutaneous ethanol injection of autonomously functioning thyroid nodule. Rays 1999;24:348-357.

28. Hoang JK, Lee WK, Lee M, Johnson D, Farrell S. US Features of thyroid malignancy: pearls and pitfalls. Radiographics. 2007;27:847-60.

29. Kim DS, Kim JH, Na DG. Park SH, Kim E, Chang KH, Sohn CH, Choi YH. Sonographic features of follicular variant papillary thyroid carcinomas in comparison with conventional papillary thyroid carcinomas. J Ultrasound Med. 2009;28:1685-92.

30. Lee JY, Shin JH, Han BK, Ko EY, Kang SS, Kim JY, Oh YL, Chung JH. Diffuse sclerosing variant of papillary carcinoma of the thyroid: imaging and cytologic findings. Thyroid

2007;17:567-73.

31. Kwak JY, Kim EK, Hong SW, Oh KK, Kim MJ, Park CS, Cheong WY. Diffuse sclerosing variant of papillary carcinoma of the thyroid: ultrasound features with histopathological correlation. Clin Radiol 2007;62:382-6.

32. Kim SH, Kim BS, Jung SL, Lee JW, Yang PS, Kang BJ, et al. Ultrasonographic findings of medullary thyroid carcinoma: a comparison with papillary thyroid carcinoma. Korean J Radiol. 2009;10:101-5.

33. Ota H, Ito Y, Matsuzuka F, et al. Usefulness of ultrasonography for diagnosis of malignant lymphoma of the thyroid. Thyroid 2006;16:983-7.

34. Belfiore A, Russo D, Vigneri R, Filetti S. Graves' disease, thyroid nodules and thyroid cancer. Clin Endocrinol(Oxf) 2001;55:711-8.

35. Yeh HC, Futterweit W, Gilbert: Micronodulation: ultrasonographic sign of Hashimoto Thyroiditis. J Ultrasound Med 1996;15:813-9.

36. Ohmori N, Miyakawa M, Ohmori K, Takano K. Ultrasonographic findings of papillary thyroid carcinoma with Hashimoto's thyroiditis. Intern Med. 2007;46:547-50.

37. Ruggiero FP, Frauenhoffer E, Stack Jr BC Thyroid lymphoma: a single institution's experience. Otolaryngol Head Neck Surg 2005;133:888–96.

38. Park SW, Han MH, Sung MH, Kim IO, Kim KH, Chang KH, Han MC. Neck infection associated with pyriform sinus fistula: imaging findings. AJNR Am J Neuroradiol 2000;21:817-22.

39. Perez Fontan FJ, Cordido Carballido F, Pombo Felipe F, Mosquera Oses J, Villalba Martin C. Riedel thyroiditis: US, CT, and MR evaluation. J Comput Assist Tomogr 1993;17:324-5.

40. Greene FL, Page DL, Fleming ID, et al. American joint committee on cancer. AJCC cancer staging manual. 7th ed. Chicago: Springer, 2009.

41. (Park JS, Son KR, Na DG, Kim E, Kim S. Performance of preoperative sonographic staging of papillary thyroid carcinoma based on the sixth edition of the AJCC/UICC TNM classification system. AJR Am J Roentgenol 2009;192:66-72.

42. Tomoda C, Uruno T, Takamura Y, et al. Ultrasonography as a method of screening for tracheal invasion by papillary thyroid cancer. Surg Today 2005;35:819-22.

43. Wang JC, Takashima S, Takayama F, Kawakami S, Saito A, Matsushita T, et al. Tracheal invasion by thyroid carcinoma: prediction using MR imaging. AJR Am J Roentgenol. 2001;177:929-36.

44. Roychowdhury S, Loevner LA, Yousem DM, Chalian A, Montone KT. MR imaging for predicting neoplastic invasion of the cervical esophagus. AJNR Am J Neuroradiol

2000;21:1681-7.

45. Takashima S, Takayama F, Wang J, Kobayashi S, Kadoya M. Using MR imaging to predict invasion of the recurrent laryngeal nerve by thyroid carcinoma. AJR Am J Roentgenol 2003;180(3):837-42.

46. Som PM, Curtin HD, Mancuso AA. Imaging-based nodal classification for evaluation of neck metastatic adenopathy. AJR Am J Roentgenol 2000;174(3):837-44.

47. Som PM, Brandwein M, Lidov M, Lawson W, Biller HF. The varied presentations of papillary thyroid carcinoma cervical nodal disease: CT and MR findings. AJNR Am J Neuroradiol 1994;15:1123-8.

48. Lind P, Kohlfurst S. Respective roles of thyroglobulin, radioiodine imaging, and positron emission tomography in the assessment of thyroid cancer. Semin Nucl Med 2006;36:194-205.

49. Cignarelli M, Ambrosi A, Marino A, Lamacchia O, Campo M, Picca G, et al. Diagnostic utility of thyroglobulin detection in fine-needle aspiration of cervical cystic metastatic lymph nodes from papillary thyroid cancer with negative cytology. Thyroid 2003;13:1163-7.

50. Uruno T, Miyauchi A, Shimizu K, Tomoda C, Takamura Y, Ito Y, et al. Usefulness of thyroglobulin measurement in fineneedle aspiration biopsyspecimens for diagnosing cervical lymph node metastasis in patients withpapillary thyroid cancer. World J Surg 2005;29:483-5.

51. Baskin HJ. Detection of recurrent papillary thyroid carcinoma by thyroglobulin assessmentin the needle washout after fine-needle aspiration of suspicious lymph nodes. Thyroid 2004;14:959-63.

52. Boi F, Baghino G, Atzeni F, Lai ML, Faa G, Mariotti S. The diagnostic value for differentiated thyroid carcinoma metastases of thyroglobulin(Tg) measurement in washout fluid from fine-needle aspirationbiopsy of neck lymph nodes is maintained in the presence of circulating anti-Tgantibodies.J Clin Endocrinol Metab 2006;91:1364-9.

53. Sigstad E, Heilo A, Paus E, Holgersen K, Grøholt KK, et al. The usefulness of detecting thyroglobulin in fine-needle aspirates from patients with neck lesions using a sensitive thyroglobulin assay. Diagn Cytopathol 2007;35:761-7.

54. Lee JH, Lee HK, Lee DH, et al. Ultrasonographic findings of a newly detected nodule on the thyroid bed in postoperative patients for thyroid carcinoma: correlation with the results of ultrasonography-guided fine-needle aspiration biopsy. Clin Imaging 2007;31:109-13.

55. Langer JE, Luster E, Horii SC, Mandel SJ, Baloch ZW, Coleman BG. Chronic granulomatous lesions after thyroidectomy: imaging findings. AJR Am J Roentgenol 2005;185:1350-4.

56. Yabuuchi H, Kuroiwa T, Fukuya T, et al. Traumatic neuroma and recurrent lymphadenopathy after neck dissection: comparison of radiologic features. Radiology 2004;233:523-9.

7 갑상선의 병리

갑상선의 질병은 크게 갑상선항진증을 유발하는 질병과 갑상선저하증을 유발하는 질병, 그리고 갑상선결절로 나눌 수 있다. 갑상선결절은 드물게 항진증을 유발할 수 있으나 대부분 무기능성이다.

항진증을 유발하는 경우는 그레이브스병과 연관된 미만성 갑상선증식증(diffuse hyperplasia of the thyroid), 그레이브스병과 연관없이 발생하는 다결절갑상선종(multinodular goiter), 그리고 갑상선 선종이 대부분이다. 저하증을 유발하는 경우는 갑상선발생장애(thyroidal dysgenesis), 자가면역 갑상선저하증(하시모토갑상선염), 수술이나 방사성요오드 등으로 갑상선이 절제된 경우, 갑상선의 선천 대사장애와 요오드결핍증, 각종 약물에 의한 저하증 등으로 나눌 수 있다.

이제 이러한 갑상선호르몬장애를 유발하는 원인 중 주요 질환인 염증성병변, 그레이브스병, 미만성 다결절갑상선종의 병리와, 흔히 외과적 문제를 야기하는 갑상선결절의 병리를 알아보도록 한다.

1 갑상선의 염증성병변

갑상선의 염증성병변(thyroiditis)은 임상증상에 따라 심한 통증을 동반하는 급성 질환에 속하는 감염성 갑상선염, 아급성 육아종갑상선염(subacute granulomatous thyroiditis)과, 비교적 적은 염증을 동반하여 서서히 갑상선을 파괴, 저하증을 유발시키는 아급성 림프성갑상선염과 섬유성갑상선염(Riedel's thyroiditis)으로 나누어 볼 수 있다. 여기서는 만성 림프성갑상선염(하시모토갑상선염), 아급성 육아종갑상선염(subacute granulomatous thyroiditis), 아급성 림프성갑상선염(subacute lymphocytic thyroiditis)과 섬유성갑상선염 혹은 리델갑상선염(Riedel's thyroiditis)에 대해 간단히 서술하겠다.

1) 만성 림프성갑상선염(하시모토갑상선염)

하시모토갑상선염은 중년 여성에서 잘 발생하는 자가면역성질환으로 다양한 갑상선의 항원에 자가항체가 형성되어, 조직 내 갑상선 상피세포가 파괴되고 점차 림프구침윤과 섬유화로 대치되는 것이 특징이다. CD4(+) T림프구와 CD8(+) T림프구에 의한 세포사와 자가항체의존세포매개(antibody-dependent cell-mediated cytotoxicity)에 의한 세포사가 모두 가능하다.

갑상선은 전반적으로 커지고 단단하며 단면상 창백하거나 노란색이고 다결절성으로 보이기도 한다. 현미경 소견상 단핵구성 소림프구과 형질세포의 침윤이 잘 발달된 배아중심과 함께 관찰되며, 갑상선여포들은 매우 위축되고 여포세포들은 손상을 받아 세포질이 풍부해지고 호산성 혹은 과립성을 띤다. 아직 갑상선종양과의 직접적인 연관성은 확립된 바가 없으나, 여러 보고에서 유두암종과의 연관성이 제시된 바 있다.

2) 아급성 육아종갑상선염(subacute granulomatous thyroiditis)

'드퀘르벵(De Quervain) 갑상선염'으로도 불리며 30-50대의 여성에서 호발하고 2-8주간의 염증 후 완전히 회복된다. 그 원인으로는 바이러스감염과 관련이 있을 것으로 추측되며 정확한 병리기전은 알려져 있지 않다. 조직학적 특징은 질병의 진행 시기에 따라 다양하나, 후기에 나타나는 전형적인 소견은 손상된 갑상선여포 주변에 림프구, 형질세포, 조직구와 함께 다핵성 거대세포가 육아종을 형성하는 것이다.

3) 아급성 림프성갑상선염(subacute lymphocytic thyroiditis)

무통성 갑상선염으로 불리거나 여성에서 산후에 발생하므로 산후갑상선염(postpartum

thyroiditis)으로 불리며 갑상선항진증을 유발한다. 아직 그 원인과 병리기전이 밝혀지지 않았으며 자가면역성일 것으로 추측된다. 때로는 만성 자가면역성 갑상선염(하시모토갑상선염)으로 진행하기도 한다. 조직학적으로 림프구침윤과 배아중심의 발달이 특징이나 하시모토갑상선염에서 보이는 섬유화나 갑상선여포세포의 호산성 변화는 잘 관찰되지 않는다.

4) 섬유성갑상선염(Riedel's thyroiditis)

원인이 밝혀지지 않은 드문 형태의 갑상선염으로 갑상선과 주변조직까지 광범위한 섬유화를 초래하는 질환이다. 종종 암종과의 감별이 필요할 정도로 갑상선이 단단하고 주변조직에 유착된 소견을 보인다.

2 그레이브스병(Graves' disease)

그레이브스병은 내인성 갑상선항진증의 가장 흔한 원인으로 갑상선항진증, 침윤성 눈병증, 침윤성 피부병증의 세가지 특징적 임상증상을 초래하는 질환이다. 20-40대 여성에서 호발하며 유전인자가 매우 중요한 자가면역질병에 속한다. 환자의 혈청 내에는 갑상선자극호르몬수용체(TSH receptor), 갑상선과산화소체(thyroid peroxisome), 갑상선글로불린(thyroglobulin) 등에 대한 다양한 자가항체가 존재하며 이중에서도 갑상선자극호르몬수용체항체가 발병에 중심적인 역할을 담당한다. 조직소견상 갑상선은 양쪽 엽이 대칭성으로 커지고 갑상선여포가 비대 증식된다. 여포세포의 세포밀도가 매우 높아지고 키가 커지면서 여포의 내강안으로 세포들이 자라게 되어, 작은 유두상 성장을 하거나 여포내강을 완전히 채우기도 한다. 간질에는 주로 T림프구의 침윤과 배아중심의 발달이 흔히 관찰된다.

3 미만성 다결절성갑상선종

갑상선 비대, 즉 갑상선종(goiter)은 갑상선 질환에서 가장 흔히 나타나는 임상증상이며 갑상선호르몬의 합성장애, 특히 식이 요오드의 결핍에 의해 흔히 유발된다. 미만성 갑상선종은 결절의 형성 없이 전체 갑상선여포가 확장되어 내부에 콜로이드를 다량 함유하게 된다. 이는 요오드결핍 지역을 중심으로 나타나는 풍토성 갑상선종(endemic goiter)과 산발성 갑상선종(sporadic goiter)으로 나눌 수 있다. 조직소견상 갑상선은 미만성 대칭성으로 커지고 그레이브스병의 소견과 닮은 여포세포의 비대와 증식이 관찰된다. 여포의 확장은 균일하지 않을 수 있으며 퇴화기에는 여포세포가 납작해지고 콜로이드가 여포 내 가득 찬 소견이 관찰된다.

이러한 갑상선의 비대와 퇴화가 반복되면서 갑상선은 이차적인 변화를 거치게 되고, 결국 불균일하게 커지며 다결절성갑상선종으로 발전하게 된다. 다결절성갑상선종은 갑상선 내부에 아주 큰 결절들을 형성할 수 있으며 이러한 결절들은 종양성병변과 감별해 주어야 한다. 조직소견상 갑상선은 비대칭성 비대 소견을 보이며 갈색의 콜로이드를 포함하고 있는 다양한 크기의 결절들이 관찰된다. 오래된 병변일수록 출혈, 석회화, 섬유화 등의 소견이 관찰될 수 있으며 현미경 소견상에서는 콜로이드가 꽉 찬 여포들과 함께 여포세포의 비대나 위축이 모두 보일 수 있다.

4 갑상선의 종양성병변

1) 갑상선의 양성종양

(1) 여포선종(follicular adenoma)

갑상선여포선종은 무통성의 섬유성 피막으로 둘러싸인 경계가 좋은 단일성 종괴로 나타나며, 갑상선의 여포세포에서 유래한 종양세포가 다양한 크기의 여포를 만들며 자란다. 이 때 주변 정상 갑상선실질의 여포와는 구별되는 종양성 여포를 형성하고, 둘러싸고 있는 섬유성 피막을 뚫지 않고 그 내부에서 종양성 여포들을 형성하는 것이 두 가지 주요 조직학적 특징이다. 생성하는 여포의 크기에 따라 대여포선종(macrofollicular adenoma)과 소여포선종(microfollicular adenoma)이나 혼합 선종으로 나눌 수 있다. 여포선종의 진단시 갑상선증식증과 여포암종과의 감별이 매우 중요하며, 이는 반드시 종괴를 모두 떼어낸 수술검체에서만 가능하다. 여포선종에서 여포암종으로의 악성 전환은 증명되어 있지 않다.

(2) 기타 양성종양

피부모양 물혹(dermoid cyst), 지방종, 혈관종, 기형종 등이 발생할 수 있다.

2) 갑상선의 악성종양

갑상선 악성종양은 상피성 암종(carcinoma)이 대부분을 차지하며, 아주 드물게는 육종이나 림프종도 발생할 수 있다. 갑상선에 정상적으로 분포하는 세포는 크게 여포세포와 부여포 세포(C세포)로 나누어지며, 이러한 세포들에서 주로 암이 발생한다. 상피성 암종은 유두암종, 여포암종, 수질암종, 미분화암종, 미분화갑상선암과 기타로 나눌 수 있으며, 그 유래된 세포에 따라 표 7-1과 같이 나누어진다. 또한 갑상선암의 예후는 조직소견과 잘 일치하므로, 유두암종과 여포암종으로 진단된 경우 갑상선분화암이라고 한다.

갑상선암의 한국인에서의 빈도는 표 7-2와 같다.

표 7-1. 기원세포에 따른 갑상선암의 분류

기원세포	분류
여포세포	유두암종
	여포암종
	저분화암종
	미분화갑상선암종
C 세포	수질암종

(병리학 제 5판, 강대영 외, 대한병리학회, 2003).

표 7-2. 한국인에서 갑상선암의 유형별 빈도

분류	빈도(%)
유두암종	79.5
여포암종	15.7
수질암종	1.2
미분화갑상선암종	1.7
기타 악성종양	1.8

(1) 유두암종(papillary carcinoma)

여포세포로의 분화를 보이는 암종으로 핵의 형태가 아주 특징적인 종양이다. 갑상선 암의 대부분을 차지하며. 20-50대의 여성에서 호발하며 드물지만 소아에서도 발생한다. 통증 없이 발견되는 경우가 많고 경부림프절의 전이가 흔하나 예후는 매우 좋은 편이다. 조직 소견상 손가락모양의 유두상 성장을 하며, 독특한 핵의 형태(투명염색질(pale chromatin), 핵의 가성봉입(pseudoinclusion)과 고랑(groove)을 포함하는 불규칙한 핵막, 핵의 겹침(overlapping) 등)를 갖추고 있어 미세침흡인세포검사만으로도 비교적 수술전진단이 용이하다. 모래종성 석회화(psammomatous calcification)가 암종의 간질에서 흔히 동반된다. 첫 종양 발견 시에 40%에서는 종양이 갑상선피막 밖으로 침투하거나 림프절로의 전이가 있다. 알려진 유전학적 변화로 RET/PTC 유전자재배열, RAS와 BRAF 유전자의 돌연변이 등이 있다. BRAF돌연변이와 RET/PTC 유전자재배열은 각각 유두암종의 40%와 30% 내외에서 발견되며 RAS유전자 돌연변이는 주로 여포형 유두암종(follicular variant papillary carcinoma)에서 발견된다.

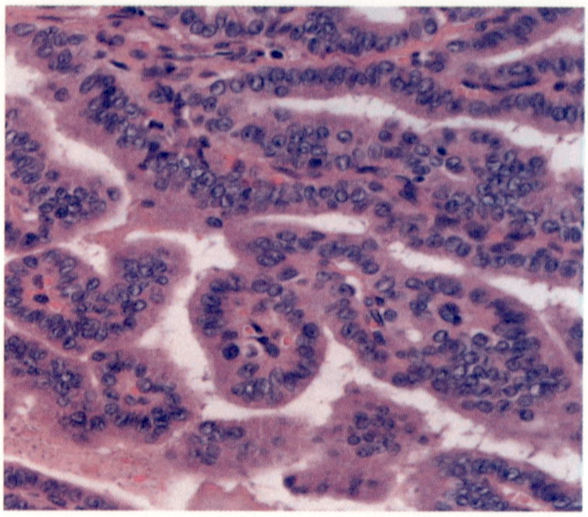

그림 7-1. 갑상선유두암종

(2) 여포암종(follicular carcinoma)

유두암종과 마찬가지로 여포세포로의 분화를 보이는 암종이나 유두암종에서 특징적으로 보이는 핵의 형태가 관찰되지 않는다. 갑상선 암의 10-20%를 차지하며, 40-50대의 중년여성에 많다. 역시 무통성으로 서서히 자라는 경우가 대부분이며 림프절로 전이하기보다는 혈류를 통해 다른 장기로 전이하는 경우가 많아, 유두암종에 비해 예후가 좋지 않다. 조직학적 소견은 갑상선의 정상 여포를 닮은 종양성 여포들을 다량 만드는 것이 특징이다. 이 때 둘러싸고 있는 섬유성 피막을 뚫고 자라거나 혈관 내로의 침습소견이 있는 점이 여포선종과의 주요 감별점이다. 이러한 진단기준상 바늘생검(needle biopsy)이나 세포흡인검사보다는 여포선종과 마찬가지로 전체 종양을 잘라내야 진단이 가능하다. 알려진 유전학적 변화로는 PPARγ유전자재배열과 RAS유전자의 돌연변이 등이 있다.

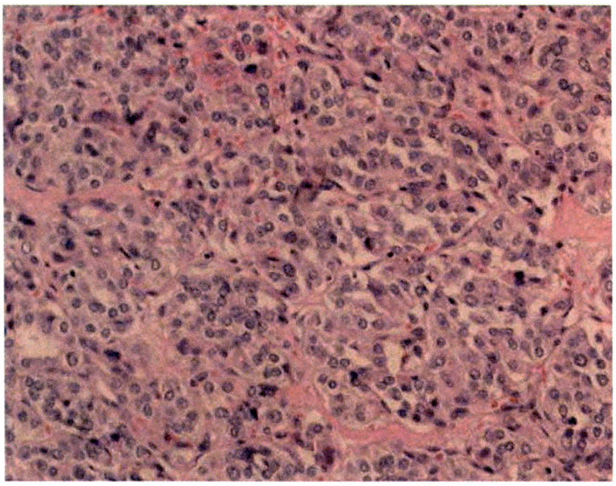

그림 7-2. 갑상선여포암종

(3) 수질암종(medullary carcinoma)

C세포로의 분화를 보이는 암종으로 갑상선 암의 5-10%를 차지하며, 신경내분비 종양에 속한다. 신경내분비 종양의 특징은 폴리펩타이드를 만들어 혈액내로 분비하는 것인데, 수질암종은 80-90%에서 칼시토닌을 혈액내로 분비한다. 수질암종의 ~25%는 상염색체 우성으로 유전 가능하며 RET유전자의 돌연변이(germline mutation)로 인해 발생한다. 이는 MEN(multiple endocrine neoplasia) type 2A와 2B 그리고 가족성 수질암종(familial medullary thyroid carcinoma)을 유발하게 되며 MEN 2B의 경우 영아기나 이른 소아기에, MEN 2A는 청소년기나 젊은 성인에서 수질암종이 발생하는 경우가 많다. 유전성이 아닌 경우는 50대 가량에 발생한다. 조직학적으로 매우 다양한 소견을 보이며, 둥글거나 타원형의 규칙적인 모양의 핵과 거친 염색질을 가진 종양세포가

기둥형(trabeculae)이나 둥지형(nests), 판형(sheets) 성장을 한다. 종양세포의 세포질은 매우 풍부하고 과립형이며, 염색상은 호산성에서 양염색성을 띤다. 종종 암종의 간질에 아밀로이드의 침윤이 관찰된다. 비교적 이른 시기에 갑상선 주변림프절과 간, 폐, 뼈, 뇌 등의 다른 장기로 전이하며, 암종이 촉지되는 경우의 20% 가량에서 원격 전이가 발견된다.

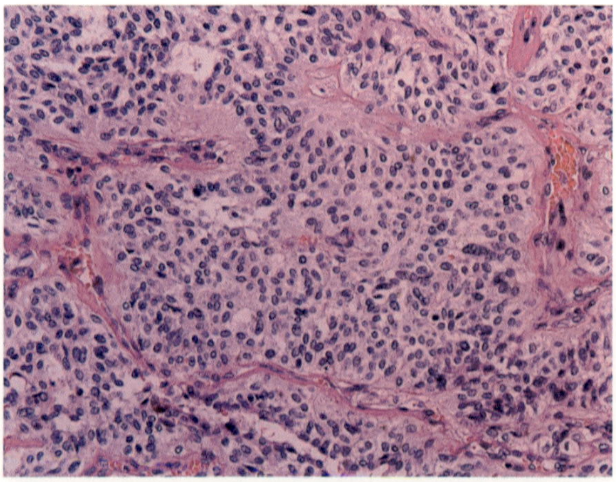

그림 7-3. 갑상선수질암종

(4) 저분화암종(poorly differentiated carcinoma)

유두암종이나 여포암종과 같은 분화암과, 미분화갑상선암과 같이 악성도가 매우 높은 암의 중간에 해당하는 여포세포 유래 암종이다. 조직 소견이나 암의 예후가 모두 중간 정도의 악성도를 보인다. 드물지만 50대 이상의 여성에서 주로 발생하며, 다양한 조직학적 소견을 보인다. De novo로 발생할 수 있으나 분화암종에서 진행하여 이차성으로 발생하기도 한다. 전이를 잘 하는 편이며 평균적인 5년 생존율이 50% 가량으로 보고되고 있다.

(5) 미분화갑상선암(undifferentiated/anaplastic carcinoma)

아주 드물게 발생하는 종양으로 60-70대 이상의 고령에서 주로 발생한다. 악성도가 아주 높아 발견되었을 때 이미 림프절의 광범위한 전이와 함께 갑상선과 그 주변조직으로 침투하고 있는 경우가 대부분이다. 조직소견이 아주 다양하여 때로는 진단이 쉽지 않은 경우도 있으며, 방추형 세포, 다형 거대세포(pleomorphic giant cell), 혹은 상피성 세포 등 여러 가지 모양을 보이는 종양세포들이 관찰될 수 있다. 광범위한 괴사가 흔하며 암종이나 육종을 닮은 종양세포의 군집이 관찰되기도 한다. 역시 de novo로 발생할 수 있으나 분화암종 혹은 저분화암종에서 진행하여 이차성으로 발생할 수 있다. 예후가 매우 나빠 5년 생존률이 0–14%, 평균 생존률(median survival)이 6개월 가량으로 보고되고 있다.

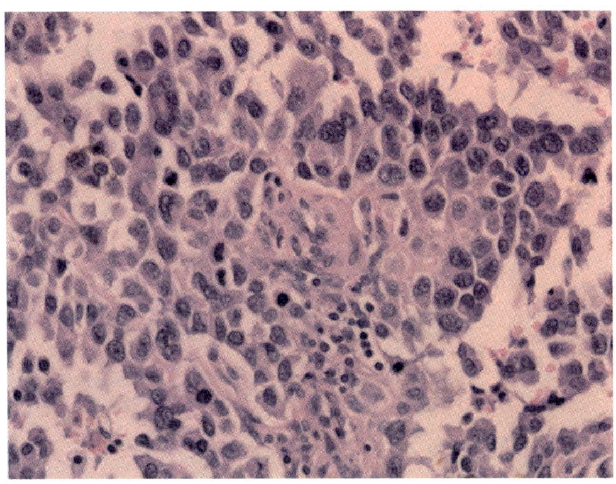

그림 7-4. 미분화갑상선암

(6) 기타 악성종양

이외에도 매우 드물지만 다른 종류의 암종이나 림프종, 육종, 전이성 종양 등의 악성 종양이 발생할 수 있다.

5 갑상선암의 수술전진단

1) 미세침흡인세포검사

갑상선암의 진단에 있어서 수술 전 가장 중요한 검사는 미세침흡인세포검사다. 갑상선 미세침흡인세포검사는 근육주사나 채혈 시 사용하는 일반 주사기로 갑상선결절에서 세포를 흡인하여 슬라이드에 도말해 현미경으로 검사하는 방법이며, 잘 만져지지 않은 작은 결절인 경우 초음파검사를 이용하여 세포를 흡인하게 된다. 가는 주사침을 사용하므로 마취가 필요 없고, 생검과 달리 매우 안전하나 드물게 검사 후 출혈, 말초신경이나 기관지 등 주변 조직의 손상 등이 부작용으로 나타날 수 있다. 그러나 간혹 미세침흡인세포검사시 결절이 석회화 등으로 매우 단단하거나 세포밀도가 매우 낮은 경우, 내용물이 거의 없이 낭성변화만으로 이루어진 경우 등에서는 세포흡인이 잘 되지 않아 진단이 어려운 경우가 있다. 또한 조직생검이 아닌 세포검사이므로, 유두암종을 제외한 다른 암종, 특히 여포암종이나 여포선종의 경우 진단이 용이하지 않아 미세침흡인세포검사를 시행한 다음에도 일정기간 후 재검사를 하거나 조직생검을 해야 하는 경우가 있다. 미세침흡인세포검사 결과 양성 혹은 악성으로 나온 경우 모두 95% 이상 신뢰할 만하며, 간혹 여포선종의 경우 위양성으로 해석될 여지가 있으므로 주의해야 한다.

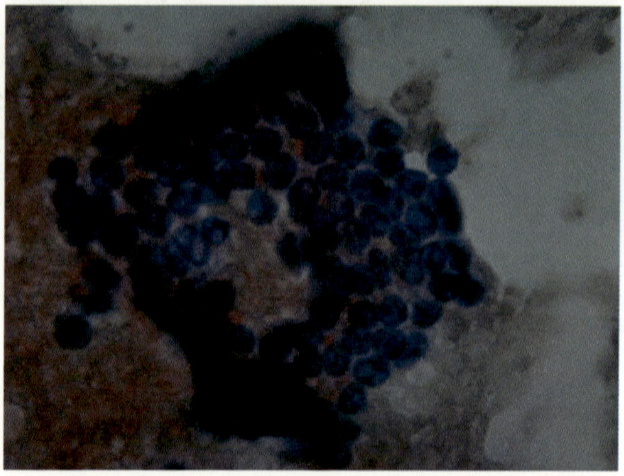

그림 7-5. 갑상선암의 미세침흡인세포검사 소견(유두암종)

참고문헌

1. DeLellis RA, Lloyd RV, Heitz PU, Eng C. World Health Organization Classification of Tumours. Toumors of Endocrine organs. Lyon: IARC press; 2004: 49-122.
2. Fletcher CD. Diagnostic Pathology of Tumors. 2nd ed. Toronto Churchill: Livingstone; 2000: 959-1056.

3. Kumar V, Abbas A, Fausto N. Pathologic basis of disease. Philadelphia: Elsevier Saunders; 2005:1155-226.

4. Nikiforov YE. Diagnostic pathology and molecular genetics of the thyroid. Philadelphia: Lippincott Williams and Wilkins; 2009.

III

갑상선암

8 갑상선암의 분자발병 기전

1 서론

암의 발생원인으로는 다양한 분자생물학적 기작이 제시되고 있다. 그 가운데 하나는 유전자이상에 의해 암이 발생한다는 것인데, 생명의 유전정보를 담고 있는 DNA에 이상이 생겨 비정상적인 단백질이 만들어지고, 이들 비정상단백질의 활동에 의해 세포이상이 생겨 암으로 진행한다는 개념이다(oncogene). 또는 비정상세포를 억제하는 단백질이 발현되지 못하여 암으로 진행하기도 한다(tumor suppressor gene). 유전자에 이상이 생기는 원인은 크게 유전적 이상(genetic alteration)과 후성학적 이상(epigenetic alteration)으로 구분할 수 있다. 유전적 이상에는 하나의 DNA염기서열이 바뀌는 점돌연변이(point mutation)와 유전자의 일부나 전부가 뒤바뀌는 염색체재조합(chromosome rearrangement)이 있다. 후성학적 이상에는 유전자의 프로모터(promoter) 부분에 메틸(−CH3)기가 붙어 발현이 억제되는 유전자 메틸화(gene methylation)와 DNA를 감싸고 있는 히스톤단백질이 DNA와 분리되지 못하여 결과적으로 유전자발현이 억제되는 히스톤단백질변화(histone modification) 등이 있다.

갑상선은 내부의 여포(follicle)구조를 형성하는 여포세포와 주변부의 부여포세포(paraparafollicular C cell)로 구성된다. 갑상선수질암(medullary thyroid carcinoma)을 제외한 대부분의 갑상선암은 여포세포에서 유래하는데, 분화도에 따라 분화암(유두암, 여포암), 저분화암, 미분화갑상선암으로 구분할 수 있다. 분화암은 여포구조가 어느 정도 보존되어 있고 갑상선글로불린(thyroglobulin)을 분비하며 저분화암이나 미분화 갑상선암에 비하여 예후가 좋다. 미분화갑상선암은 갑상선의 기능을 거의 하지 못하며 성장속도가 빠르고 전이가 잘 되어 예후가 나쁘다. 저분화암은 분화암과는 다른 형태적 특성을 보이지만 약간의 여포구조가 남아있고 갑상선글로불린을 일부 분비하는 암을 지칭한다[1].

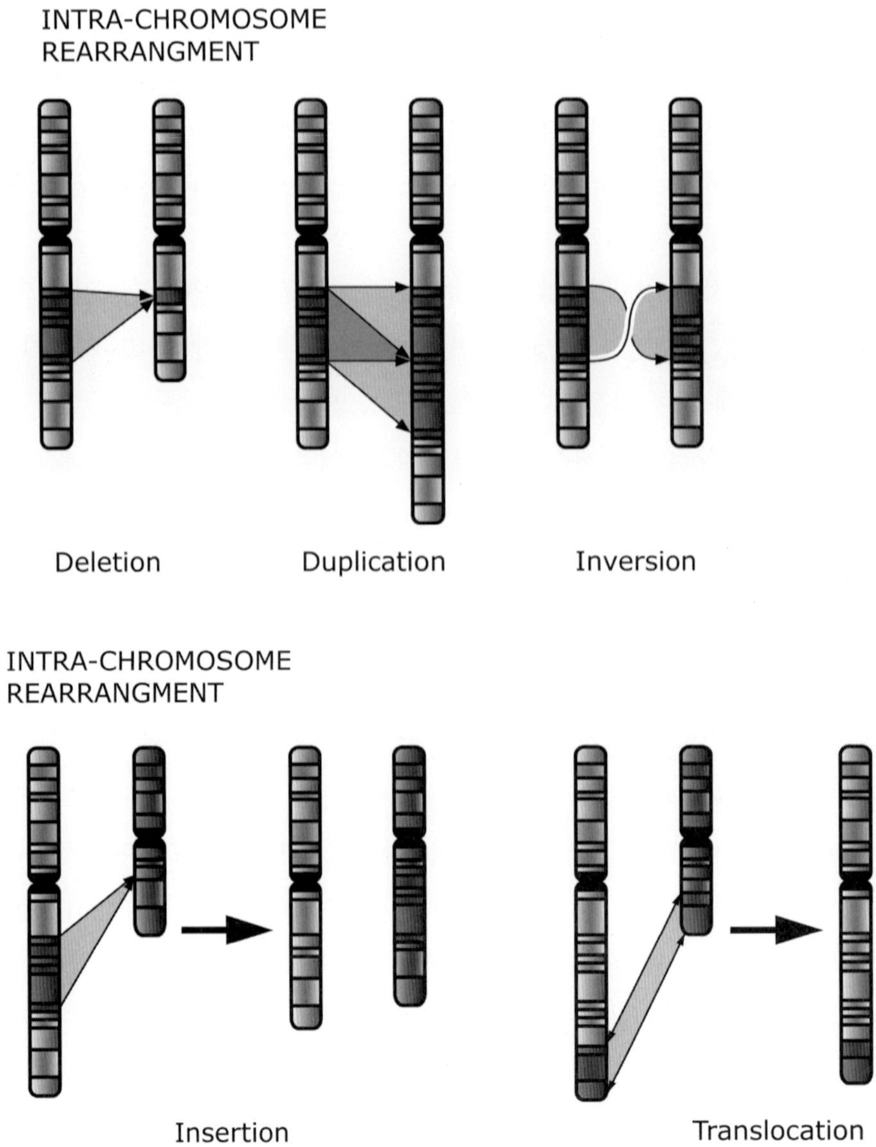

그림 8-1. 염색체이상의 종류

갑상선유두암(papillary thyroid cancer)에 관여하는 유전자이상으로는 BRAF돌연변이, RET/PTC 재조합, NTRK1재조합, AKAP9-BRAF 재조합, RAS돌연변이 등이 알려져 있다. 이들은 모두 MAPK신호전달체계상의 유전자이상이며 따라서 MAPK신호전달체계가 갑상선유두암의 발생에 중요한 역할을 한다고 생각된다[2]. 이들 유전자이상은 하나의 종양 내에 공존하는 일이 없어 각각이 유두암을 유발하는 '별도의 분자생물학적 기전(distinct molecular pathway)'인 것으로 생각되고 있으며, 이를 상호배제성(mutual exclusivity)이라고 부른다[2]. 갑상선유두암은 발암유전자의 체세포 점돌연변이로 발생 하는 것(BRAF, RAS 등)과 방사선노출에 이은 염색체재조합으로 발생(RET/PTC, NTRK1, AKAP9-BRAF 등)하는 것의 두 종류로 나눌 수 있다[3].

갑상선여포암(follicular thyroid cancer)에 관여하는 유전자이상은 RAS돌연변이, PAX8-PPARγ 재조합, PTEN돌연변이와 메틸화, PIK3CA돌연변이 등이 알려져 있다. 유두암과 마찬가지로 이들 유전자이상 간에는 상호배제성(mutual exclusivity)이 있다. 여포암(60−75%)은[4-8] 유두암(40−50%)에[9-11] 비해 결실(deletion), 역위(inversion), 전위(translocation), 중복(duplication) 등 염색체이상의 비율이 높다(그림 8−1).

저분화암(poorly differentiated thyroid cancer)과 미분화갑상선암(anaplastic thyroid carcinoma)은 유두암과 여포암이 진행하여 발생하는 것으로 알려져 있다. 분화암(유두암, 여포암)에서 저분화암으로, 저분화암에서 미분화갑상선암으로 진행하면서 분화암의 특징이 점차적으로 사라지고 미분화갑상선암의 특징인 세포분열(mitosis), 세포괴사(necrosis), 핵의 다형성(nuclear pleomorphism)이 점점 증가한다는 사실에서 이를 확인할 수 있다. 또한 미분화갑상선암 병변에 유두암이나 여포암의 일부가 동반된다. 유두암이나 여포암이 재발을 거듭할수록 미분화갑상선암의 특징을 보이는 점도 이를 지지한다[3]. 미분화갑상선암은 유두암(40−50%), 여포암(60−75%) 보다 높은 빈도(85−100%)의 염색체이상을 보인다[9, 12-15]. 특히 3p13-14 또는 11q13의 추가, 5q11-31의 소실은 미분화갑상선암에서만 특징적으로 나타나는 현상이며, 미분화갑상선암으로 진행하는 과정에 필수적이라 생각된다[16, 17]. 미분화갑상선암은 p53, β-catenin 등의 유전자이상과 관계 있음이 알려져 있다[3]. BRAF, RAS, PIK3CA, PTEN 등의 유전자이상은 미분화갑상선암에서도 발견되지만 RET/PTC재조합, PAX8-PPARγ재조합은 발견되지 않는다(그림 8−2)[18].

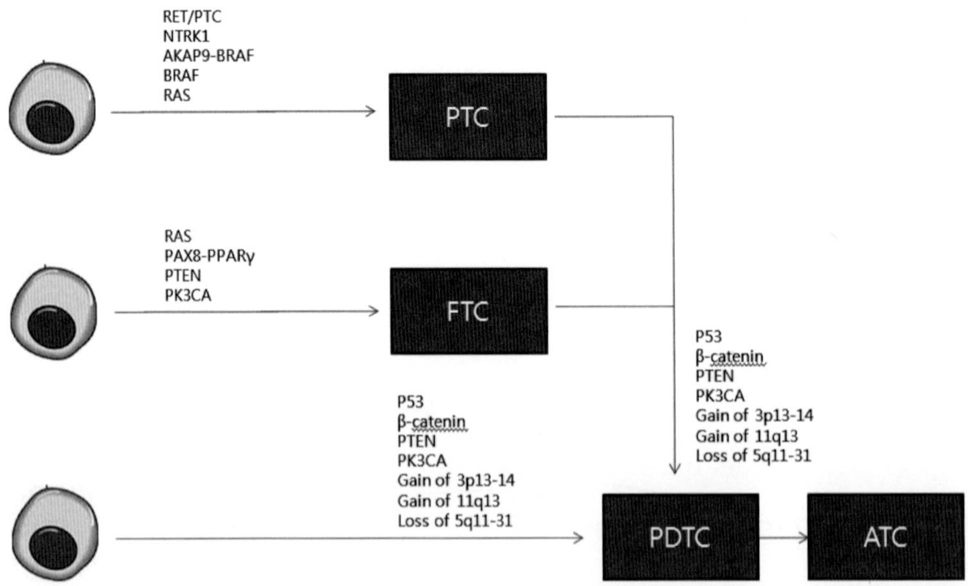

그림 8-2. 갑상선암의 진행모델

갑상선암은 다른 고형암에 비해 염색체재조합이 빈번하게 나타난다. 원래 백혈병(leukemia)이나 육종(sarcoma)에서는 염색체재조합이 흔하게 일어나지만, 갑상선암과 침샘암 외의 다른 상피세포 유래암(carcinoma)에서는 염색체재조합이 일어나는 빈도가 낮다[19]. 갑상선암에서 염색체재조합이 빈번하게 일어나는 이유는 갑상선세포가 방사선 등으로 인해 손상을 입었을 때 다른 장기와는 다르게 세포사멸(apoptosis)보다는 DNA말단복구효소(DNA end-joining enzyme)의 활성화로 문제를 해결하려고 하기 때문인 것으로 여겨진다[20]. 염색체재조합이 일어나기 위해서는 절단된 DNA가 일정 거리 이하로 근접해 있어야 한다는 사실도 중요하게 작용하는 듯하다. RET/PTC1은 방사선 노출에 의해 발생하는 갑상선 유두암의 대표적인 염색체재조합인데, 이들 두 개의 유전자는 염색체 상에서는 30 Mb 정도로 멀리 떨어져 있다. 하지만 실제 핵 내부의 3차원 DNA구조에서는 두 유전자가 근접하여 존재하며, 이는 갑상선세포에서만 특징적으로 그러하다고 밝혀졌다[21].

갑상선암과 가장 연관성 있는 신호전달체계는 RAS-RAF-MEK-ERK로 이어지는 MAPK(mitogen-activated protein kinase)신호전달체계이다. RAS는 RAF를, RAF는

MEK를, MEK는 ERK를 인산화시키는 일련의 과정을 통해 신호가 증폭되어 세포에 영향을 미치게 된다. RET이 과발현되거나 재조합이 일어난 경우도 RAS이하 MAPK/ERK신호전달체계가 활성화된다. 최근들어 PI3K(Phosphoinositide 3-kinase)신호전달체계도 조명을 받고 있다. 본문에서는 MAPK신호전달체계 상의 유전자를 중심으로 갑상선 유두암, 여포암, 저분화암, 미분화갑상선암 등 여포세포에서 유래한 악성종양의 유전자이상에 대해 주로 언급하기로 한다(그림 8-3).

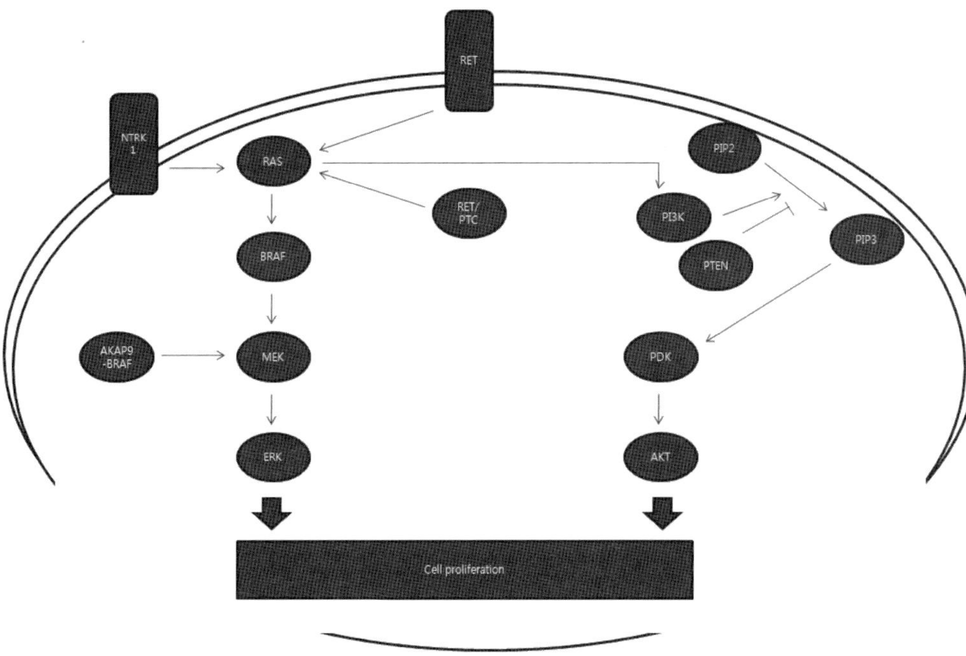

그림 8-3. 갑상선암과 관련한 주요 신호전달체계

2 갑상선분화암에서 발생하는 유전자이상

1) BRAF돌연변이

BRAF는 아미노산 가운데 세린과 트레오닌을 선택적으로 인산화시키는 효소이다. RAF family 유전자는 1983년 마우스에서 섬유육종(fibrosarcoma)를 일으키는 retrovirus에서 처음 발견되어 RAF(rapidly accelerated fibrosarcoma)라는 이름을 얻었다. 이후 마우스 유전체(genome, 게놈)에서도 동일한 염기서열(cellular homologue)이 발견되었으며 A, B, C형의 아형(isoform)이 존재한다고 알려져 있다[22]. CRAF는 또한 RAF-1으로도 불리는데, 모든 세포에 존재한다[23]. BRAF는 주로 혈액세포, 신경세포, 고환세포에서 많이 발현하며 다양한 종류의 종양에서 돌연변이 형태로 존재함이 발견되어 주목을 받게 되었다[24]. ARAF와 CRAF는 RAS와 SRC에 의해서 인산화(활성화)되어 MAPK신호전달체계를 활성화하는 반면에 BRAF는 SRC 없이도 동일하게 작용할 수 있다. 뿐만 아니라 BRAF는 ARAF나 CRAF에 비하여 MEK에 강하게 결합하며 신호를 전달한다[25].

BRAF돌연변이는 Sanger Institute의 Cancer Genome Project를 통하여 발견되었다. 이 프로젝트는 Human Genome Project를 통해 밝혀진 DNA서열을 이용하여 대규모 스크리닝을 수행, 종양에서 특이적으로 일어나는 서열변화를 확인하는 방식으로 진행되었다[26]. 대부분의 돌연변이는 BRAF 유전자의 1799번째 핵산에 발생하는데, 이 경우 BRAF단백질은 600번째의 발린(valine, V)이 글루탐산(glutamate, E)으로 치환된 비정상단백질이 되며 이를 V600E로 표기한다. 초기에는 잘못된 핵산 서열(NM_004333)을 바탕으로 1796번째 핵산(V599E)에 돌연변이가 있는 것으로 알려졌으나 이후 정확한 핵산 서열(NT_007914)이 밝혀지면서 1799번째 핵산의 돌연변이(V600E)로 정정되었다[27].

비정상 BRAF단백질은 항상 인산화되어 하위 신호전달체계를 활성화시킨다[21]. 비정상 BRAF단백질이 항상 인산화되는 기작은 2004년 완(Wan) 등의 연구를 통해 밝혀졌다. 활성화되지 않는 BRAF단백질은 인산화 도메인에 ATP결합 도메인이 항상 붙어있는 상태로 유지되는데 BRAF V600E돌연변이가 발생하면 이 결합이 흐트러져 항상 인산화되도록 작용한다[28].

BRAF의 점돌연변이는 흑색종(melanoma)과 갑상선암(thyroid cancer)에서 높은 빈도로 발견된다. 이 외에도 대장암, 난소암 등에서도 보고된 바 있다[26]. 갑상선암은 여러 타입으로 세분화 할 수 있는데 BRAF돌연변이는 특히 유두암과 유두암 유래 미분화갑상선암에서만 발견된다는 특징이 있다[29]. 갑상선 유두암의 약 45%에서 발견되는데 지역에 따라 편차를 보인다[30]. 한국에서는 다른 국가에 비해 높아 유두암의 63–83%에서 발견된다[31, 32]. 갑상선유두암 가운데 예후가 나쁜 키큰세포변이형(tall cell variant) 유두암에서 높은 비율로 발견되며[29], 유두암 유래 미분화갑상선암에서도 높은 빈도로 발견되지만 여포암에서 유래한 미분화갑상선암에서는 발견되지 않는다[33]. 갑상선암의 악성도를 예측하는 예후인자는 갑상선 외 침윤(extrathhyroidal extension), 암병기(tumor stage), 림프절전이(lymph node metastasis)가 대표적인데 BRAF돌연변이는 이들 인자와 상관관계가 있음이 밝혀져 있다[34]. 특히 종양 단계가 1기나 2기인 초기의 암에서도 BRAF돌연변이가 존재하면 재발율이 높아진다는 보고가 있으며[34, 35], BRAF돌연변이가 존재하는 갑상선암은 요오드수송에 관여하는 NIS(sodium-iodine symporter)의 발현이 감소되어 방사능요오드치료가 어려운 경우가 많다고 알려져 있다[36].

BRAF돌연변이는 RAS돌연변이나 RET/PTC 염색체재조합과 마찬가지로 종양발생(tumor initiation)에 관여한다고 생각된다. 그 증거로 전암성 색소세포성모반(premalignant melanocytic nevi)(85%)과 갑상선미세유두암(17–52%)에서 높은 빈도로 발견되는 것을 들 수 있다[37-39]. 세포주실험에서 밝혀진 바에 따르면 BRAF돌연변이는 DNA합성을 촉진시키지만 동시에 세포사멸(apoptosis)를 유발하여 세포성장을 촉진하는 효과는 거의 없다. 실질적으로는 BRAF돌연변이로 인해 생기는 유전적 불안정성(genetic instability)이나 후성학적 변화(epigenetic change)를 통해서 예후에 영향을 주는 것으로 생각된다[40]. BRAF돌연변이는 TSH수용체의 발현을 감소시킨다는 점에서는 RET/PTC와 유사하지만, RET/PTC와는 다르게 cAMP 발현을 억제하거나 cAMP활성을 감소시키지 못한다. 그리고 BRAF V600E를 마우스에 주입하면 사람의 유두암과 유사한 종양이 발생한다고 알려져 있다[21].

BRAF V600E돌연변이의 발생이 환경적 요인의 영향을 받는지 여부에 대한 역학조사

결과는 BRAF돌연변이에 대한 깊이있는 연구의 필요성을 제시해준다. 자외선노출은 흑색종의 유발인자인데, 자외선 노출의 정도와 BRAF V600E돌연변이의 발생율은 상관관계가 없는 것으로 알려져 있다[41]. 반면 이탈리아에서는 화산지형 지역의 갑상선유두암 환자가 타 지역에 비하여 BRAF V600E돌연변이의 빈도가 높다는 결과를 보고하여 아직 알려지지 않은 유발인자의 존재 가능성에 대해 언급하였다[42]. 최근 요오드 섭취가 BRAF V600E돌연변이의 발생을 유발하는 인자일 가능성도 제시되었다[43].

2). RET/PTC재조합

RET는 원래 신경세포 표면에 존재하는 수용체결합티로신인산화효소(receptor tyrosine kinase)이다. 현재까지 neurotropic factor, neurturin, persephin, artemin 등 4종의 ligand가 존재한다고 알려져 있다[44]. 림프종 환자의 DNA를 세포주에 삽입(transfection)하는 실험을 통해 처음 발견되었다. 세포주를 암화시킨 RET는 재조합이 일어난 상태로 존재한다는 것이 밝혀졌고, 자연스럽게 RET(rearranged during transfection)이라는 이름을 얻었다[45]. 원래 갑상선여포세포(follicular cell)에서는 발현하지 않고 부여포세포를 포함한 신경내분비(neuroendocrine) 세포에서만 발현한다[21]. RET의 염색체재조합은 주로 갑상선유두암(papillary thyroid cancer)의 발생에 관여하기 때문에 재조합이 일어난 RET를 RET/PTC라고 부른다[46]. RET/PTC는 RET유전자의 3′ 부분이 다른 유전자의 5′ 부분과 결합하는 형태로 일어나며 결합하는 유전자에 따라 현재 11종류의 RET/PTC가 알려져 있다(표 8-1). 방사선노출로 인해 발생하는 갑상선유두암의 80%는 RET/PTC 1형(RET/PTC1) 또는 3형(RET/PTC3)이며 일반적으로 RET/PTC라고 하면 이들을 지칭한다[47, 48].

정상적인 RET수용체는 자극이 왔을 때 두 개의 수용체가 모여 이형체(dimer)를 이룬다. 이와 동시에 서로의 티로신인산화효소(tyrosine kinase) 부위를 자가인산화(autophosphorylation) 시킨 후 하위의 단백질로 신호를 전달하여 MAPK와 PI3K신호전달체계를 자극한다[40, 49, 50]. 재조합이 일어나서 RET/PTC 형태가 되면 항상 이형체 상태로 세포질에 위치하며, 따라서 티로신인산화효소 부위가 항상 인산화되어 하위 신호전달체계를 활성화하게 된다[51].

표 8-1. 갑상선유두암에서 발견되는 재조합의 종류

Gene	Oncogene	Fusion gene	Original function	Location
RET	RET/PTC1	H4	unknown	10q21
	RET/PTC2	PRKAR1A	cAMP-dependent protein kinase regulatory subunit RIalpha	17q23-24
	RET/PTC3	ELE1	androgen receptor coactivator	10q11.2
	RET/PTC4	ELE1	androgen receptor coactivator	10q11.2
	RET/PTC5	RFG5	golgi autoantigen	14q
	RET/PTC6	HTIF1	thought to associate with chromatin and heterochromatin-associated factors	7q32-34
	RET/PTC7	RFG7	thought to be a transcriptional corepressor	1p13
	RET/PTC8	KTN1	microtubule-associated protein	14q22.1
	RET/PTC8?	RFG8	unknown	18q21-22
NTRK1	TRK	TPM3	tropomyosin family of actin-binding proteins	1q21.2
	TRK/T1	TPR	forms intranuclear filaments attached to the inner surface of nuclear pore complexes	1q25
	TRK/T2	TPR	forms intranuclear filaments attached to the inner surface of nuclear pore complexes	1q25
	TRK/T3	TFG	TRK-fused gene	3q12.2
	TRK/T4	TPR	forms intranuclear filaments attached to the inner surface of nuclear pore complexes	1q25

방사선에 노출된 경우 발생빈도가 높아지는데 체르노빌사건으로 방사능에 노출된 아이들에게 유두암이 발병한 경우 80%가 RET/PTC로 인한 유두암이었다[52, 53]. 하지만 유두암 외에도 여포선종과 갑상선종[54], 하시모토갑상선염[55-57], 그리고 방사선노출과 관련없는 유두암[58] 등에서도 발견된다. 그리고 현재까지 알려진 바에 의하면 방사선노출 경력이 없는 유두암에서 RET/PTC가 발견되는 경우는 대부분이 소아 환자이다[46, 59]. 갑상선미세유두암(papillary microcarcinoma)에서도 높은 빈도로 발견되지만 저분화암이나 미분화갑상선암에서는 발견되지 않는다[2]. RET/PTC가 존재하는 유두암의 경우 림프절전이 확률이 증가하지만 예후는 오히려 좋은 편이다[60]. RET/PTC는 갑상선유두암의 3–77% 정도에서 발견된다고 알려져 있는데 검사방법과 연구기관이 속한 지역에 따라 편차가 크다. 또한 갑상선암 자체가 다양한(heterogeneous) 세포의 모임이어서 검사부위에 따라서 편차가 나타나는 것으로 생각되고 있다[61]. 알려지

지 않은 방사선노출이 있었거나 방사선노출 외의 다른 유두암 유발인자가 존재할 가능성도 배재할 수 없다. 한국인을 대상으로 조사해보니 갑상선유두암 환자의 약 10%에서 RET/PTC1이나 RET/PTC3가 발견되었다[62, 63].

체외에서 배양한 갑상선세포에 RET/PTC1이나 RET/PTC3 유전자를 넣어주면 세포가 암화되지만 그 효과가 미미하다. 또한 TSH신호전달체계에 변화를 가져오긴 하지만 완전히 TSH에 무관한 성장을 유발하지는 못하며, 유전자불안정성(genetic instability)도 일으키지 못한다[2]. 하지만 갑상선특이적 유전자의 발현이 감소하고 MAPK신호전달체계가 활성화된다고 보고되었다[64]. RET/PTC를 발현시킨 형질전환 마우스는 성장과정에서 갑상선유두암이 발생하지만 종양의 성장속도가 느리고 전이를 하지 않는다[48]. RET/PTC가 존재하는 유두암과 존재하지 않는 유두암의 유전자발현을 비교한 실험에서 염증(inflammation), 면역(immune response), 세포성장(proliferation), 세포부착(adhesion), 세포사멸(apoptosis) 등 여러 현상을 조절하는 유전자의 발현양상 차이가 보고되었다. 그런데 이는 RET/PTC가 다양한 pathway에 관여하며 이에 대한 추가연구가 필요하다는 사실을 알려준다[65-68].

방사선노출로 인해 발병하는 갑상선유두암에서는 NTRK1염색체재조합, AKAP9-BRAF염색체재조합 등이 발견되는 경우도 있다. NTRK1은 1번 염색체의 장완(1q21)에 위치하는 신경세포 성장인자(nerve growth factor) 수용체로서 원래 신경세포의 성장을 조절한다[69]. 염색체재조합을 통해 활성화되는 기작은 RET/PTC와 유사하며 재조합 대상 유전자에 따라 여러 종류가 있다[70-73]. 방사선노출로 인해 발생하는 갑상선유두암의 10%를 차지한다[9, 70]. RET/PTC와 마찬가지로 MAPK와 PI3K신호전달체계를 활성화시킨다[74]. AKAP9-BRAF재조합은 주로 방사선노출 후 초기에 발생(short latency)한다[75]. 방사선노출로 인해 발병하는 유두암의 11%에서 발견되며 방사능노출이 없는 유두암에서는 발견되지 않는다[3]. AKAP9(A-kinase anchor protein)은 원래 PKA에 결합하여 활성화 상태를 조절하는 단백질이다. 현재까지 APAK9의 발현양 변화와 암의 발생률 사이에 상관관계가 있다는 보고는 존재하지 않으며, AKAP9-BRAF 단백질의 AKAP9 부분이 암화에 미치는 영향 또한 아직 밝혀지지 않았다[76]. AKAP9-BRAF단백질은 BRAF 부위의 조절 도메인이 삭제되어 있어 항상 활성화 상태로 존재하게 된다. 또한 RAS와의 결합에 필요한 CR1부위도 삭제되어 RAS에 결합하지 않아도 활성화 상태가 유지된다[75].

3) RAS돌연변이

RAS유전자는 rat에서 육종을 일으키는 바이러스에서 처음 분리되었기에 RAS(rat sarcoma)라는 이름으로 불린다[77, 78]. H-RAS, K-RAS, N-RAS의 세 종류가 있는데 갑상선암에서는 세 가지 모두 발견된다[2]. 다양한 종류의 성장인자수용체에서, 특히 수용체결합티로신인산화효소로부터 신호를 전달받아 세포 내로 연결하는 역할을 한다. RAS단백질은 비활성화 상태일 때는 GDP(guanosine diphosphaste)와 결합하고 있다가 활성화신호를 받으면 GTP(guanosine triphosphate)와 결합하면서 활성화되어 MAPK와 PI3K신호전달체계로 신호를 전달한다. RAS에 돌연변이가 생기면 GTP를 GDP로 되돌리는 GTPase 부위가 제 역할을 못하게 되거나(61번 코돈의 점 돌연변이) GTP와의 결합력이 강화되어(12번 또는 13번 코돈의 점돌연변이) 항상 활성화 상태가 된다[21].

RAS돌연변이는 다양한 종류의 암에 존재하며 전체 악성종양의 약 30% 정도에서 발견된다[2]. 유두암(7−15%)과 여포암(11−45%), 저분화암(24−55%), 미분화갑상선암(52−55%)으로 갈수록 RAS돌연변이의 빈도가 증가한다[79, 80]. 유두암에서는 대부분 여포성(follicular variant) 유두암에서 RAS돌연변이가 확인된다[21]. 미세유두암에서도 발견되어 갑상선암 발생의 초기단계에 관여하는 것으로 여겨지고 있다[81, 82]. 예후가 나쁜 암에서 더 높은 빈도로 발견된다[79]. RAS돌연변이는 PAX8-PPARγ와 같이 존재하는 경우가 없어 상호간에 상호배제성이 있는 것으로 생각된다[3].

RAS돌연변이가 존재하는 갑상선암은 유두암의 특징적인 핵형(nuclear feature)이 없으며, 피막이형성되어 있는 경우가 흔하며, 림프절전이의 확률이 낮다. 반면 원격전이(distant metastasis)의 확률이 높고, 암세포의 분화도가 낮아 갑상선 특이적 단백질의 발현이 적다. 또한 좋지 않은 예후와 연관되는 것으로 알려져 있다. 특히 세포주 실험에서 염색체불안정성(chromosomal instability)을 촉진시키는 것으로 밝혀졌는데, 미분화갑상선암에서 RAS돌연변이가 높은 빈도로 발견되는 것은 이에 기인하는 것으로 생각된다[21]. 다만 양성인 여포선종(follicular adenoma)에서도 비록 비율은 약간 낮지만(30%) RAS돌연변이가 발견되기에 양성 선종(adenoma)과 악성종양(carcinoma)를 구분

짓는 분자생물학적 마커로 사용하기에는 한계가 있다[21]. 갑상선에서 N-RAS가 과발현하도록 만든 조작한 마우스에서는 주로 여포암이 발생하였으며 시간이 경과하면서 저분화암으로 진행하였다[83].

4) PAX8-PPARγ재조합

PAX8(paired box gene 8)은 갑상선세포의 성장에 중요한 역할을 하는 전사인자(transcription factor)이며 갑상선 이외의 세포에서는 발현하지 않는다[21]. PPARγ(peroxisome proliferator-activated receptor gamma)는 세포성장과 세포사멸을 조절하여 종양억제단백질(tumor suppressor) 역할을 하는 nuclear hormone receptor 이다[84]. 염색체재조합에 의해 이들 두 유전자가 결합된 형태로 발현하는 것을 PAX8-PPARγ라고 부르며 이 경우 PPARγ 기능이 억제된다. 이는 만들어진 단백질이 정상단백질의 기능을 방해하는(dominant negative) 역할을 하기 때문으로 생각된다[85]. PPARγ의 기능억제나 발현감소가 정상세포를 암세포로 변화시키는 정확한 기작은 아직 밝혀지지 않았다[3].

PAX8-PPARγ는 여포선종의 4−33%, 여포암의 36−45%, 여포성 유두암의 37.5%에서 발견된다[85-88]. 반면 여포암의 변종인 허틀세포암(Hurthle cell carcinoma)에서는 거의 발견되지 않는다[21]. PAX8-PPARγ재조합으로 인해 발병하는 갑상선암은 환자의 나이가 어리고, 종양의 크기가 작고, 혈관침윤의 빈도가 높다는 특징이 있다[2].

세포주 실험과 동물실험과 사람을 대상으로 하는 임상실험을 통해 PPARγ가 종양억제단백질의 역할을 하는 것이 증명되었다[89-91]. PAX8-PPARγ가 존재하는 여포암과 존재하지 않는 여포암을 비교한 결과 유전자발현양상에 큰 차이를 보였으며, 이는 PAX8-PPARγ가 다양한 신호전달체계에 관여하기 때문인 것으로 생각된다[92]. 그리고 PAX8-PPARγ가 존재하지 않는 여포암에서도 PPARγ의 발현이 감소한 경우가 많아, 이를 조절하는 다른 유전적인 변화가 있을 것으로 추측된다[86].

5) PI3K신호전달체계상의 유전자이상

갑상선암 특히 여포암은 PI3K신호전달체계가 활성화된 경우가 많이 있다. EGF, IGF-I 등 성장인자의 신호를 받으면 세포표면의 수용체(특히 수용체결합티로신인산화효소)가 이들을 감지하고 PI3K가 세포막 내부의 PIP3로 신호를 전달, AKT를 활성화시켜 다양한 유전자의 발현을 조절한다[93]. PI3K신호전달체계는 세포성장에 중요한 역할을 하며 갑상선암을 포함하여 흑색종, 대장암, 자궁내막암 등 다양한 종류의 종양에서 PI3K신호전달체계의 이상이 발견된다[94-97]. PI3K신호전달체계에 이상이 생기는 것은 크게 PTEN의 기능이 감소된 경우, PIK3CA의 기능이 강화된 경우, 그리고 AKT의 기능이 강화된 경우로 나눌 수 있다[2, 98].

PTEN은 PI3K가 PIP3를 활성화시키는 것을 억제하여 PI3K신호전달체계를 조절하는 종양억제단백질(tumor suppressor)이다. PTEN이 제 기능을 못하는 원인은 PTEN 유전자의 삭제(deletion), PTEN 돌연변이, PTEN유전자 메틸화 등이 있다[2]. PI3K는 효소부위(p110 catalytic subunit)와 조절부위(p85 regulatory subunit)로 이루어지며 효소부위는 A형이나 B형이 있다. PIK3CA는 A형의 효소부위를 만드는 유전자이다[99]. PIK3CA의 유전자수증가(copy number gain) 또는 활성화돌연변이가 일어나면 PI3K의 기능이 강화되어 PI3K신호전달체계가 활성화된다[99]. AKT는 PI3K신호전달체계에서 세포사멸을 억제하는 역할을 하는 단백질이며 종양에서 과발현되는 경우가 많다. 갑상선암에서는 확인되지 않았지만, AKT 자체에도 돌연변이가 존재한다고 알려져 있다[98, 100].

PTEN에 선천적인 돌연변이가 있어 정상기능을 못하게 되는 경우 PI3K신호전달체계가 활성화되어 코우덴증후군(Cowden syndrome)이 발생한다. 이들에게 갑상선여포암의 발생확률이 높다는 사실에서 PI3K신호전달체계가 여포암 발생에 중요한 역할을 함을 알 수 있다[101]. 유전적 돌연변이 외에도 체세포 돌연변이도 여포암의 발생확률을 높이는 것으로 보고되었는데 비유전성 여포암의 20–30%에서 돌연변이 등의 이유로 PTEN이 제 기능을 하고 있지 못함이 알려져 있다[102, 103]. 여포선종의 경우에도 이보다 낮은 빈도이긴 하지만 PTEN의 불활성화가 보고되었다[104]. 미분화갑상선암의 50% 이상에서 PTEN이 정상적으로 작용하지 못한다는 사실에서 갑상선암이 진행할수록 PI3K신호전달체계가 중요하게 작용함을 알 수 있다[93, 105]. 물론 PIK3CA의 돌연변이나 과발현이 원인이 되는 여포암도 많다[106, 107]. PTEN발현을 없앤 형질전환 마우스에서 갑상선종과 여포선종만 발생하고 여포암이 발생하지 않는다는 사실에서 PIK3CA 또한 중요한 역할을 한다고 유추할 수 있다[108]. PI3KCA돌연변이는 PTEN

유전자이상과 비슷한 빈도를 보이는데 여포암의 8–29%, 미분화갑상선암의 23%에서 발견된다[109].

3 갑상선저분화암과 미분화갑상선암에서 발생하는 유전자이상

P53은 DNA의 손상을 방지하고 세포주기를 조절하여 세포의 암화방지 역할을 하는 중요한 종양억제단백질(tumor suppressor)이다[110]. 세포에 이상이 감지되면 p53이 작동하여 세포성장을 정지시킨 후 손상된 DNA를 복구하게 되며 복구가 어려운 경우 세포사멸(apoptosis)을 유도한다[111]. P53에 돌연변이가 일어나면 DNA에 결합하지 못하여 DNA손상 복구의 역할을 할 수 없게 된다[3]. MDM2는 p53가 과발현되지 않도록 조절하는 역할을 하는데, MDM2가 어떠한 원인에 의해 과발현되면 세포 내 p53의 양을 감소시켜 유사한 효과를 내기도 한다[112]. 또는 MDM2가 과발현되지 않도록 조절하는 p14ARF단백질의 발현양이 감소하여 결과적으로 p53이 제 기능을 하지 못하는 경우도 있다[113, 114].

P53돌연변이는 인체종양의 50% 정도와 관련있는 것으로 생각되고 있다[115]. 유두암과 여포암에서는 거의 발견되지 않고 저분화암(50%)과 미분화갑상선암(80%)에서 높은 비율로 p53돌연변이가 발견된다[116]. 이 때 발견되는 돌연변이는 대부분 72번 코돈의 돌연변이이다[117]. MDM2는 유두암과 여포암에서 저분화암, 미분화갑상선암으로 진행할수록 발현이 오히려 감소하는데 이는 돌연변이 상태의 p53이 정상 상태와는 달리 MDM2의 발현을 촉진시키지 못하기 때문(lack of feedback loop)으로 생각된다[118]. 실제 MDM2는 종양의 종류에 따라 악성도에 비례하기도 하고 반비례하기도 하여 종양의 바이오마커로 사용하기에는 무리가 있다[119].

갑상선세포에 돌연변이p53을 넣어준 실험에서 p53돌연변이 만으로는 한천(soft agar)에 군집(colony)을 형성하지 못함이 밝혀졌으며 또한 누드마우스에 주입 시 종양을 발생시키지 못하였다. 따라서 p53돌연변이는 다른 발암유전자가 이미 존재하는 상황에서만 세포성장 촉진과 역분화(dedifferentiation)에 관련된 역할을 하리라 생각된다. 앞에서 언급하였지만 RET/PTC형질전환 마우스에서는 전이하지 못하는 유두암이 발생하는데, p53이 없는 마우스와 교잡시키면 저분화와 미분화갑상선암이 발생한다. 이를 통해 p53 기능상실은 갑상선암 진행과정 후기에 역할을 하리라 생각할 수 있다[120].

b-catenin은 Wnt신호전달체계에 관여하는 단백질이다[121]. 정상 상태의 세포에서는 세포질에 위치하며 APC-axin 복합체에 의해 분해되기 때문에 소량 존재한다[122]. 하지만 APC-axin 복합체에 이상이 있거나 b-catenin 자체에 이상이 발생하는 경우 분해되지 않고 고농도로 존재하게 된다. 핵으로 이동하여 핵 내부에 고농도로 존재하는 경우도 있다.

유두암과 여포암(0%), 저분화암(21–25%), 미분화갑상선암(48–66%)으로 갈수록 세포 내 핵에 존재하는 b-catenin의 비율이 높아짐이 보고되었다[123, 124]. 또한 b-catenin 돌연변이는 유두암이나 여포암에서는 발견되지 않고 저분화암(32%)이나 미분화갑상선암(61%)으로 갈수록 발생 확률이 높아진다고 알려져 있다[123, 124]. 미분화갑상선암에서 Axin과 APC유전자의 돌연변이는 82%(Axin)와 9%(APC)에서 발견되었다[125].

4 결론

다양한 종류의 유전자이상이 갑상선암의 발생과 진행에 관여한다. 갑상선암은 분화암(유두암, 여포암)과 저분화암, 그리고 미분화갑상선암으로 진행하면서 더욱 치명적인 유전자이상에 노출되는 것으로 여겨지며, 따라서 종양의 진행과정을 연구하기에 좋은 모델이 된다. 또한 염색체재조합으로 인해 갑상선암이 발생하는 경우도 많아 이에 대한 추가 연구도 필요하다. 종양에 관한 지식을 축적하기 위해서는 다양한 연구방법이 있으며 분자생물학적인 접근은 그 가운데 하나에 불과하다. 그리고 아직까지도 많은 부분이 밝혀지지 않고 있다. 유전자의 이상이 생겨 만들어지는 단백질을 선택적으로 억제하는 약물을 개발할 수 있다면 종양의 발생과 진행을 억제할 수 있다. 갑상선암에서 발생하는 유전자이상에 대해 연구하는 것은 궁극적으로 갑상선암의 치료를 위한 기반이 된다는 사실에 그 의의가 있다.

참고문헌

1. Burman KD, Ringel MD, Wartofsky L. Unusual types of thyroid neoplasms. Endocrinol Metab Clin North Am 1996;25:49-68.
2. Riesco-Eizaguirre G, Santisteban P. New insights in thyroid follicular cell biology and its impact in thyroid cancer therapy. Endocr Relat Cancer 2007;14:957-77.
3. Wreesmann V, Singh B. Clinical impact of molecular analysis on thyroid cancer management. Surgical Oncology Clinics of North America 2008;17:1-35.
4. El-Shabrawi Y, Mangge H, Hermann J. Anti-tumour necrosis factor alpha treatment in chronic recurrent inflammation of the anterior segment of the eye in patients resistant to standard immunomodulatory treatment. Ann Rheum Dis 2003;62:1243-4.
5. Roque L, et al. Chromosome imbalances in thyroid follicular neoplasms: a comparison between follicular adenomas and carcinomas. Genes Chromosomes Cancer 2003;36:292-302.
6. Kitamura Y, et al. Allelotyping of follicular thyroid carcinoma: frequent allelic losses in chromosome arms 7q, 11p, and 22q. J Clin Endocrinol Metab 2001;86:4268-72.
7. Castro P, et al. Adenomas and follicular carcinomas of the thyroid display two major patterns of chromosomal changes. J Pathol 2005;206:305-11.
8. Wreesmann VB, et al. Follicular variant of papillary thyroid carcinoma: genome-wide appraisal of a controversial entity. Genes Chromosomes Cancer 2004;40:355-64.
9. Roque L, et al. Karyotypic characterization of papillary thyroid carcinomas. Cancer 2001;92:2529-38.
10. Singh B, et al. Screening for genetic aberrations in papillary thyroid cancer by using comparative genomic hybridization. Surgery 2000;128:888-93;discussion 93-4.
11. Kjellman P, et al. Gain of 1q and loss of 9q21.3-q32 are associated with a less favorable prognosis in papillary thyroid carcinoma. Genes Chromosomes Cancer 2001;32:43-9.
12. Roque L, Soares J, Castedo S. Cytogenetic and fluorescence in situ hybridization studies in a case of anaplastic thyroid carcinoma. Cancer Genet Cytogenet 1998;103:7-10.
13. Mark J, et al. Cytogenetical observations in five human anaplastic thyroid carcinomas. Hereditas 1987;107:163-74.
14. Jenkins RB, et al. Frequent occurrence of cytogenetic abnormalities in sporadic nonmedullary thyroid carcinoma. Cancer 1990;66:1213-20.
15. Rodrigues RF, et al. Poorly differentiated and anaplastic thyroid carcinomas: chromosomal and oligo-array profile of five new cell lines. Br J Cancer 2007;96:1237-45.

16. Rodrigues RF, et al. Chromosomal imbalances associated with anaplastic transformation of follicular thyroid carcinomas. Br J Cancer 2004;90:492-6.

17. Wreesmann VB, et al. Genome-wide appraisal of thyroid cancer progression. Am J Pathol 2002;161:1549-56.

18. Smallridge RC, Marlow LA, Copland JA. Anaplastic thyroid cancer: molecular pathogenesis and emerging therapies. Endocr Relat Cancer 2009;16:17-44.

19. Aman P. Fusion genes in solid tumors. Semin Cancer Biol 1999;9:303-18.

20. Yang T, et al. p53 induced by ionizing radiation mediates DNA end-jointing activity, but not apoptosis of thyroid cells. Oncogene 1997;14:1511-9.

21. Nikiforova MN, et al. Proximity of chromosomal loci that participate in radiationinduced rearrangements in human cells. Science 2000;290:138-41.

22. Rapp UR, et al. Structure and biological activity of v-raf, a unique oncogene transduced by a retrovirus. Proc Natl Acad Sci U S A 1983;80:4218-22.

23. Nucera C, et al. Role of B-Raf(V600E) in differentiated thyroid cancer and preclinical validation of compounds against B-Raf(V600E). Biochim Biophys Acta 2009;1795:152-61.

24. Leicht DT, et al. Raf kinases: function, regulation and role in human cancer. Biochim Biophys Acta 2007;1773:1196-212.

25. Emuss V, et al. Mutations of C-RAF are rare in human cancer because C-RAF has a low basal kinase activity compared with B-RAF. Cancer Res 2005;65:9719-26.

26. Davies H, et al. Mutations of the BRAF gene in human cancer. Nature 2002;417:949-54.

27. Kumar R, et al. BRAF mutations in metastatic melanoma: a possible association with clinical outcome. Clin Cancer Res 2003;9:3362-8.

28. Wan PT, Garnett MJ, Roe SM. Mechanism of activation of the RAF-ERK signaling pathway by oncogenic mutations of B-RAF. Cell 2004;116:855-67.

29. Nikiforova MN, et al. BRAF mutations in thyroid tumors are restricted to papillary carcinomas and anaplastic or poorly differentiated carcinomas arising from papillary carcinomas. J Clin Endocrinol Metab 2003;88:5399-404.

30. Xing M. BRAF mutation in thyroid cancer. Endocr Relat Cancer 2005;12:245-62.

31. Chung K.W. et al. Detection of BRAFV600E mutation on fine needle aspiration specimens of thyroid nodule refines cyto-pathology diagnosis, especially in BRAF600E mutation-prevalent area. Clin Endocrinol(Oxf) 2006;65:660-6.

32. Jo YS, et al. Influence of the BRAF V600E mutation on expression of vascular endothelial growth factor in papillary thyroid cancer. J Clin Endocrinol Metab 2006;91:3667-70.

33. Xing M, et al. BRAF T1796A transversion mutation in various thyroid neoplasms. J Clin Endocrinol Metab 2004;89:1365-8.
34. Xing M, et al. BRAF mutation predicts a poorer clinical prognosis for papillary thyroid cancer. J Clin Endocrinol Metab 2005;90:6373-9.
35. Kim TY, et al. The BRAF mutation is useful for prediction of clinical recurrence in low-risk patients with conventional papillary thyroid carcinoma. Clin Endocrinol(Oxf) 2006;65:364-8.
36. Riesco-Eizaguirre G. et al. The oncogene BRAF V600E is associated with a high risk of recurrence and less differentiated papillary thyroid carcinoma due to the impairment of Na+/I- targeting to the membrane. Endocr Relat Cancer 2006;13:257-69.
37. Fecher LA, et al. Toward a molecular classification of melanoma. J Clin Oncol 2007;25:1606-20.
38. Ugolini C, et al. Presence of BRAF V600E in very early stages of papillary thyroid carcinoma. Thyroid 2007;17:381-8.
39. Kim TY, et al. The BRAF mutation is not associated with poor prognostic factors in Korean patients with conventional papillary thyroid microcarcinoma. Clin Endocrinol(Oxf) 2005;63:588-93.
40. Mitsutake N, et al. BRAF mediates RET/PTC-induced mitogen-activated protein kinase activation in thyroid cells: functional support for requirement of the RET/PTC-RAS-BRAF pathway in papillary thyroid carcinogenesis. Endocrinology 2006;147:1014-9.
41. Curtin JA, et al. Distinct sets of genetic alterations in melanoma. N Engl J Med 2005;353:2135-47.
42. Frasca F, et al. BRAF(V600E) mutation and the biology of papillary thyroid cancer. Endocr Relat Cancer 2008;15:191-205.
43. Guan H, et al. Association of High Iodine Intake with the T1799A BRAF Mutation in Papillary Thyroid Cancer. J Clin Endocrinol Metab 2009;94:1612-17.
44. Suarez HG. Molecular basis of epithelial thyroid tumorigenesis. C R Acad Sci III 2000;323:519-28.
45. Takahashi M, Ritz J, Cooper GM. Activation of a novel human transforming gene, ret, by DNA rearrangement. Cell 1985;42:581-8.
46. Fusco A, et al. A new oncogene in human thyroid papillary carcinomas and their lymph-nodal metastases. Nature 1987;328:170-2.
47. Grieco M, et al. PTC is a novel rearranged form of the ret proto-oncogene and is frequently detected in vivo in human thyroid papillary carcinomas. Cell 1990;60:557-63.

48. Santoro M, et al. Molecular characterization of RET/PTC3; a novel rearranged version of the RETproto-oncogene in a human thyroid papillary carcinoma. Oncogene 1994;9:509-16.

49. Miyagi E, et al. Chronic expression of RET/PTC 3 enhances basal and insulin-stimulated PI3 kinase/AKT signaling and increases IRS-2 expression in FRTL-5 thyroid cells. Mol Carcinog 2004;41:98-107.

50. Ouyang B, et al. Inhibitors of Raf kinase activity block growth of thyroid cancer cells with RET/PTC or BRAF mutations in vitro and in vivo. Clin Cancer Res 2006;12:1785-93.

51. Nikiforov YE. RET/PTC rearrangement in thyroid tumors. Endocr Pathol 2002;13:3-16.

52. Nikiforov YE. Radiation-induced thyroid cancer: what we have learned from chernobyl. Endocr Pathol 2006;17:307-17.

53. Thomas GA, et al. High prevalence of RET/PTC rearrangements in Ukrainian and Belarussian post-Chernobyl thyroid papillary carcinomas: a strong correlation between RET/PTC3 and the solid-follicular variant. J Clin Endocrinol Metab 1999;84:4232-8.

54. Ishizaka Y, et al. Detection of retTPC/PTC transcripts in thyroid adenomas and adenomatous goiter by an RT-PCR method. Oncogene 1991;6:1667-72.

55. Nikiforova MN, et al. Prevalence of RET/PTC rearrangements in Hashimoto's thyroiditis and papillary thyroid carcinomas. Int J Surg Pathol 2002;10:15-22.

56. Wirtschafter A, et al. Expression of the RET/PTC fusion gene as a marker for papillary carcinoma in Hashimoto's thyroiditis. Laryngoscope 1997;107:95-100.

57. Sheils OM, et al. ret/PTC-1 Activation in Hashimoto Thyroiditis. Int J Surg Pathol 2000;8:185-89.

58. Elisei R, et al. RET/PTC rearrangements in thyroid nodules: studies in irradiated and not irradiated, malignant and benign thyroid lesions in children and adults. J Clin Endocrinol Metab 2001;86:3211-6.

59. Fenton C.L. et al. The ret/PTC mutations are common in sporadic papillary thyroid carcinoma of children and young adults. J Clin Endocrinol Metab 2000;85:1170-5.

60. Adeniran AJ, et al. Correlation between genetic alterations and microscopic features, clinical manifestations, and prognostic characteristics of thyroid papillary carcinomas. Am J Surg Pathol 2006;30:216-22.

61. Zhu Z, et al. Prevalence of RET/PTC rearrangements in thyroid papillary carcinomas: effects of the detection methods and genetic heterogeneity. J Clin Endocrinol Metab 2006;91:3603-10.

62. Chung KW, et al. RET oncogene expression of papillary thyroid carcinoma in Korea.

Surg Today 2004;34:485-92.
63. Chung JH, et al. Detection of RET/PTC oncogene rearrangements in Korean papillary thyroid carcinomas. Thyroid 1999;9:1237-43.
64. Knauf JA, et al. RET/PTC-induced dedifferentiation of thyroid cells is mediated through Y1062 signaling through SHC-RAS-MAP kinase. Oncogene 2003;22:4406-12.
65. Borrello MG, et al. Induction of a proinflammatory program in normal human thyrocytes by the RET/PTC1 oncogene. Proc Natl Acad Sci U S A 2005;102:14825-30.
66. Cahill S, et al. Effect of ret/PTC 1 rearrangement on transcription and posttranscriptional regulation in a papillary thyroid carcinoma model. Mol Cancer 2006;5:70.
67. Puxeddu E, et al. RET/PTC-induced gene expression in thyroid PCCL3 cells reveals early activation of genes involved in regulation of the immune response. Endocr Relat Cancer 2005;12:319-34.
68. Giordano TJ, et al. Molecular classification of papillary thyroid carcinoma: distinct BRAF, RAS, and RET/PTC mutation-specific gene expression profiles discovered by DNA microarray analysis. Oncogene 2005;24:6646-56.
69. Lamballe F, Klein R, Barbacid M. The trk family of oncogenes and neurotrophin receptors. Princess Takamatsu Symp 1991;22:153-70.
70. Pierotti MA, et al. Cytogenetics and molecular genetics of carcinomas arising from thyroid epithelial follicular cells. Genes Chromosomes Cancer 1996;16:1-14.
71. Greco A, et al. Chromosome 1 rearrangements involving the genes TPR and NTRK1 produce structurally different thyroid-specific TRK oncogenes. Genes Chromosomes Cancer 1997;19:112-23.
72. Mencinger M, et al. Characterization and chromosomal mapping of the human TFG gene involved in thyroid carcinoma. Genomics 1997;41:327-31.
73. Lamant L, et al. A new fusion gene TPM3-ALK in anaplastic large cell lymphoma created by a(1;2)(q25;p23) translocation. Blood 1999;93:3088-95.
74. Alberti L, et al. RET and NTRK1 proto-oncogenes in human diseases. J Cell Physiol 2003;195:168-86.
75. Fusco A. A new mechanism of BRAF activation in human thyroid papillary carcinomas. The Journal of Clinical Investigation 2005;115:20-23.
76. Ciampi R, et al. Oncogenic AKAP9-BRAF fusion is a novel mechanism of MAPK pathway activation in thyroid cancer. J Clin Invest 2005;115:94-101.
77. Harvey JJ. An Unidentified Virus Which Causes the Rapid Production of Tumours in Mice. Nature 1964;204:1104-5.

78. Kirsten WH, Mayer LA. Morphologic responses to a murine erythroblastosis virus. J Natl Cancer Inst 1967;39:311-35.
79. Garcia-Rostan G, et al. ras mutations are associated with aggressive tumor phenotypes and poor prognosis in thyroid cancer. J Clin Oncol 2003;21:3226-35.
80. Nikiforov YE. Genetic alterations involved in the transition from well-differentiated to poorly differentiated and anaplastic thyroid carcinomas. Endocr Pathol 2004;15:319-27.
81. Lemoine NR, et al. Activated ras oncogenes in human thyroid cancers. Cancer Res 1988;48:4459-63.
82. Namba H, Rubin SA, Fagin JA. Point mutations of ras oncogenes are an early event in thyroid tumorigenesis. Mol Endocrinol 1990;4:1474-9.
83. Vitagliano D, et al. Thyroid targeting of the N-ras(Gln61Lys) oncogene in transgenic mice results in follicular tumors that progress to poorly differentiated carcinomas. Oncogene 2006;25:5467-74.
84. Hihi AK, Michalik L, Wahli W. PPARs: transcriptional effectors of fatty acids and their derivatives. Cell Mol Life Sci 2002;59:790-8.
85. Kroll TG, et al. PAX8-PPARgamma1 fusion oncogene in human thyroid carcinoma [corrected]. Science 2000;289:1357-60.
86. Marques AR, et al. Underexpression of peroxisome proliferator-activated receptor(PPAR) gamma in PAX8/PPARgamma-negative thyroid tumours. Br J Cancer 2004;91:732-8.
87. French CA, et al. Genetic and biological subgroups of low-stage follicular thyroid cancer. Am J Pathol 2003;162:1053-60.
88. Nikiforova MN, et al. RAS point mutations and PAX8-PPAR gamma rearrangement in thyroid tumors: evidence for distinct molecular pathways in thyroid follicular carcinoma. J Clin Endocrinol Metab 2003;88:2318-26.
89. Kim KY, Ahn JH, Cheon HG. Apoptotic action of peroxisome proliferatoractivated receptor-gamma activation in human non small-cell lung cancer is mediated via proline oxidase-induced reactive oxygen species formation. Mol Pharmacol 2007;72:674-85.
90. Govindarajan R, et al. Thiazolidinediones and the risk of lung, prostate, and colon cancer in patients with diabetes. J Clin Oncol 2007;25:1476-81.
91. Martelli ML, et al. Inhibitory effects of peroxisome poliferator-activated receptor gamma on thyroid carcinoma cell growth. J Clin Endocrinol Metab 2002;87:4728-35.
92. Giordano TJ, et al. Delineation, functional validation, and bioinformatic evaluation of gene expression in thyroid follicular carcinomas with the PAX8-PPARG translocation.

Clin Cancer Res 2006;12:1983-93.

93. Garcia-Rostan G, et al. Mutation of the PIK3CA gene in anaplastic thyroid cancer. Cancer Res 2005;65:10199-207.

94. Singh B, et al. p53 regulates cell survival by inhibiting PIK3CA in squamous cell carcinomas. Genes Dev 2002;16:984-93.

95. Robertson GP. Functional and therapeutic significance of Akt deregulation in malignant melanoma. Cancer Metastasis Rev 2005;24:273-85.

96. Kada F, Saji M, Ringel MD. Akt: a potential target for thyroid cancer therapy. Curr Drug Targets Immune Endocr Metabol Disord 2004;4:181-5.

97. Ollikainen M, et al. Patterns of PIK3CA alterations in familial colorectal and endometrial carcinoma. Int J Cancer 2007;121:915-20.

98. Davies MA, et al. A novel AKT3 mutation in melanoma tumours and cell lines. Br J Cancer 2008;99:1265-8.

99. Liu Z, et al. Highly prevalent genetic alterations in receptor tyrosine kinases and phosphatidylinositol 3-kinase/akt and mitogen-activated protein kinase pathways in anaplastic and follicular thyroid cancers. J Clin Endocrinol Metab 2008;93:3106-16.

100. Carpten JD, et al. A transforming mutation in the pleckstrin homology domain of AKT1 in cancer. Nature 2007;448:439-44.

101. Liaw D, et al. Germline mutations of the PTEN gene in Cowden disease, an inherited breast and thyroid cancer syndrome. Nat Genet 1997;16:64-7.

102. Alvarez-Nunez F, et al. PTEN promoter methylation in sporadic thyroid carcinomas. Thyroid 2006;16:17-23.

103. Hou P, et al. Genetic alterations and their relationship in the phosphatidylinositol 3-kinase/Akt pathway in thyroid cancer. Clin Cancer Res 2007;13:1161-70.

104. Halachmi N, et al. Somatic mutations of the PTEN tumor suppressor gene in sporadic follicular thyroid tumors. Genes Chromosomes Cancer 1998;23:239-43.

105. Wu G, et al. Uncommon mutation, but common amplifications, of the PIK3CA gene in thyroid tumors. J Clin Endocrinol Metab 2005;90:4688-93.

106. Ringel MD, et al. Overexpression and overactivation of Akt in thyroid carcinoma. Cancer Res 2001;61:6105-11.

107. Vasko V, et al. Akt activation and localisation correlate with tumour invasion and oncogene expression in thyroid cancer. J Med Genet 2004;41:161-70.

108. Yeager N, et al. Pten loss in the mouse thyroid causes goiter and follicular adenomas: insights into thyroid function and Cowden disease pathogenesis. Cancer Res

2007;67:959-66.

109. Wang Y, et al. High prevalence and mutual exclusivity of genetic alterations in the phosphatidylinositol-3-kinase/akt pathway in thyroid tumors. J Clin Endocrinol Metab 2007;92:2387-90.

110. Hollstein M, et al. p53 mutations in human cancers. Science 1991;253:49-53.

111. Vogelstein B, Kinzler KW. p53 function and dysfunction. Cell 1992;70:523-6.

112. Freedman DA, Wu L, Levine AJ. Functions of the MDM2 oncoprotein. Cell Mol Life Sci 1999;55:96-107.

113. Jin S, Levine AJ. The p53 functional circuit. J Cell Sci 2001;114:4139-40.

114. Tao W, Levine AJ. P19(ARF) stabilizes p53 by blocking nucleo-cytoplasmic shuttling of Mdm2. Proc Natl Acad Sci U S A 1999;96:6937-41.

115. Vogelstein B, Kinzler KW. Cancer genes and the pathways they control. Nat Med 2004;10:789-99.

116. Donghi R, et al. Gene p53 mutations are restricted to poorly differentiated and undifferentiated carcinomas of the thyroid gland. J Clin Invest 993;91:1753-60.

117. Boltze C, et al. Homozygous proline at codon 72 of p53 as a potential risk factor favoring the development of undifferentiated thyroid carcinoma. Int J Oncol 2002;21:1151-4.

118. Saltman B, et al. Patterns of expression of cell cycle/apoptosis genes along the spectrum of thyroid carcinoma progression. Surgery 2006;140:899-905; discussion05-6.

119. Onel K, Cordon-Cardo C. MDM2 and prognosis. Mol Cancer Res 2004;2:1-8.

120. La Perle KM, Jhiang SM, Capen CC. Loss of p53 promotes anaplasia and local invasion in ret/PTC1-induced thyroid carcinomas. Am J Pathol 2000;157:671-7.

121. Mulholland DJ, et al. Interaction of nuclear receptors with the Wnt/beta-catenin/Tcf signaling axis: Wnt you like to know? Endocr Rev 2005;26:898-915.

122. Van Aken E, et al. Defective E-cadherin/catenin complexes in human cancer. Virchows Arch 2001;439:725-51.

123. Garcia-Rostan G, et al. Beta-catenin dysregulation in thyroid neoplasms: downregulation, aberrant nuclear expression, and CTNNB1 exon 3 mutations are markers for aggressive tumor phenotypes and poor prognosis. Am J Pathol 2001;158:987-96.

124. Garcia-Rostan G, et al. Frequent mutation and nuclear localization of beta-catenin in anaplastic thyroid carcinoma. Cancer Res 1999;59:1811-5.

125. Kurihara T, et al. Immunohistochemical and sequencing analyses of the Wnt signaling components in Japanese anaplastic thyroid cancers. Thyroid 2004;14:1020-9.

9 갑상선유두암

1 서론

대부분의 갑상선암은 갑상선여포세포에서 기원하며 그중에서도 가장 흔한 암이 갑상선유두암이다. 갑상선유두암은 생물학적으로 온순한 성질을 가지고 있기 때문에 가장 예후가 좋은 암으로 알려져 있다. 이러한 갑상선유두암 성질은 환자에게는 축복이라고 할 수 있으나 갑상선유두암을 연구하는 의학자에게는 오히려 장애가 되는 모순을 초래한다. 근거중심의 현대의학에서는 검증된 치료방침으로 인정받기 위해서는 대규모의 전향적 무작위연구가 필수적이다. 하지만 갑상선유두암의 생물학적 성질상 이러한 대규모의 전향적 무작위연구는 불가능하다. 예를 들면 갑상선유두암에서 갑상선전절제술과 일엽절제술 중 어느 술식이 우월한가 하는 질문에 대답하기 위하여 의미가 있는 생존율의 차이를 얻기 위해 각 치료군당 10000명 정도의 환자를 모집하여야 하고 20년 이상의 장기적인 추적기간이 필요하다. 이러한 연구가 현실적으로 불가능하다고 볼 때 아직도 갑상선유두암에 대한 많은 질문이 대답되지 않은 상태로 남아 있는 것이다. 그럼에도 불구하고 실제 환자를 접하는 임상현장에서는 가능한 최선의 진료를 환자에게 제공할 의무가 의사에게 있다. 이에 대해 현대의학은 경험의 축적과 다수의 후향적 연구를 통해 갑상선유두암의 이상적인 치료란 무엇인가 하는 질문에 대한 대답을 제시하고 있고 특히 최근의 분자생물학의 발달은 갑상선유두암의 생물학적인 특성에 대한 새로운 지식을 제공함으로써 갑상선유두암의 치료에 대한 새로운 패러다

임을 제공하고 있다.

이 장에서는 실제 임상에서 갑상선유두암을 다루는데 있어 꼭 생각해야 할 점들을 중심으로 최근의 지식들을 살펴보고자 한다.

2 갑상선유두암 역학과 위험인자

갑상선암은 미국의 경우 SEER database에 의하면 한 해에 33500명에서 발생하는 것으로 알려져 있고 연령보정 갑상선암 조발생율은 10만명당 8.7명에 해당한다. 유두암은 그 중의 88%로 가장 많은 부분을 차지한다[1, 2]. 한국의 갑상선암 발생양상은 미국이나 다른 서구국가와는 다른 특징을 보이는데, 가장 특기할만한 양상은 갑상선유두암이 전체 갑상선암 중에서 차지하는 비중이 더 높다는 점이다. 2009년 국립암센터에서 발표한 중앙암등록 사업 보고서에 의하면 한 해에 4817명의 갑상선암 환자가 발생하였으며 이는 전체 발생한 암의 4.9%였다[3]. 이중 갑상선유두암은 4232명으로 전체 암중 92.1%이다. 이는 일본의 경우 유두암이 전체 갑상선암중 85.7%를 차지한 것과 비교해도 더 높은 비율이다[4]. 우리나라에서 갑상선암의 발생은 빠르게 증가하고 있는데, 2008년 국립암센터 보고에 의하면 연간 증가율은 24.8%이다. 1999년의 전체 표준화 발생비 10만 명당 7.2명에 비하여 2005년에는 10만 명당 23.8명으로 세계 최고 수준인데 이러한 증가는 대부분이 유두암의 증가에 의한 것으로 여포암이나 수질암, 미분화암의 발생은 늘지 않았다[4]. 하지만 이런 유두암의 발생증가는 실제로 유두암이 증가해서라기보다는 암조기검진이 활발해 지면서 임상적으로 발견되지 않던 촉지되지 않는 작은 유두암이 발견되는 것이 주된 원인으로 생각된다. 실제로 미국에서도 증가되는 암의 대부분은 크기가 1cm 이하의 미세유두암이다[2]. 이러한 미세유두암의 증가는 실제 임상에서 현재의 진단과 치료 방침이 미세유두암에도 동일하게 적용되어야 하는가라는 의문을 남기고 있다.

갑상선유두암의 발병원인은 아직 알려져 있지 않다. 다만 전 세계적으로 발병이 증가하고 있는 것은 공통적으로 보고되는 현상이며, 이러한 현상을 설명하기 위하여 다양한 위험인자들이 보고되고 있다.

유년기의 방사선조사는 가장 잘 알려진 갑상선유두암 위험인자이다. 역사적으로 갑상선유두암과 방사선조사의 관련성이 처음 알려진 것은 2차 세계대전 중 원폭피해자에 대한 일본에서의 역학조사[6]와 수소폭탄 실험장에서의 방사능 낙진에 의한 태평양 지역 주민들에대한 조사[8]에서 보고된 갑상선유두암 발생율 증가이다. 또 1960년대까지 미국에서 광범위하게 실시된 양성 두경부질환에 대한 방사선치료도 갑상선유두암 발생율을 증가시키는 것으로 확인 되었다[7]. 하지만 현재 상황에서는 양성질환에 대한 방사선치료가 대부분 없어졌기 때문에 별다른 영향은 없을 것으로 보인다. 게다가 현재 방사선노출로 인한 갑상선유두암은 전체 발생의 10% 미만일 것으로 추정된다[8]. 하지만 사고로 인한 피폭의 가능성은 항상 존재하며 가장 좋은 예는 체르노빌의 원자로폭발 사고 후의 갑상선유두암 증가로 니키포로프(Nikiforov) 등의 보고에 의하면 갑상선암의 발생이 62배 증가하였고 대부분 갑상선유두암이며 이러한 유두암의 발생 증가는 어린이와 청소년에서만 나타났다[9].

진단적인 방사선검사 시 피폭되는 양은 일반적으로 영향이 없는 것으로 생각되나 도어슨(Dawson) 등은 조영제를 사용하는 컴퓨터단층촬영(Computed Tomography, CT) 검사에서 갑상선에 전리방사선이 증가한다고 보고하였다[10]. 갑상선유두암 발생에서 옥소섭취의 역할은 가장 논란이 많이 되고 있는 주제이다. 일반적으로 옥소섭취가 많은 국가에서 갑상선유두암 발생이 흔한 경향을 보이는 것으로 알려져 있지만 정확한 인과관계는 알려져 있지 않다[11]. 그 밖에 유두암과 관련 있는 인자로는 여성호르몬과 체질량지수(body mass index, BMI), 음주 등이 제시되고 있으나 역시 명확한 상관관계를 보이는 인자는 없다[12]. 갑상선유두암은 수질암과는 달리 유전적인 영향이 뚜렷하지 않으나 전체 유두암의 약 10% 정도가 유전성 유두암으로 추측된다[13]. 연관분석을 통하여 4개 정도의 로커스(locus)가 유전성 유두암과 관련이 있을 것으로 생각되고 있지만 아직 관련 유전자가 특정되어 있지 않다[14].

최근의 분자생물학적인 발전은 갑상선유두암 발생기전에 대한 새로운 정보를 제공하고 있다. 표 9-1에 갑상선암의 발생에 관여하는 유전자를 요약하여 놓았고 각각의 유전자에 대한 자세한 설명은 다른 장에서 다루어질 것이다. 이 유전자 중 갑상선유두암에서 가장 흔하게 발견되는 유전자돌연변이는 BRAF유전자의 돌연변이로 갑상선유두암에서만 나타나는 특징이 있고 특히 한국인에서 발현빈도가 높아 임상적으로 이용될 가능성이 높다[15]. RET/PTC rearrangement는 방사선피폭 후 나타나는 소아청소년기의 갑상선유두암 발생과 밀접한 관련이 있다[16].

표 9-1. 갑상선암에서 흔히 발견되는 돌연변이

Genes	Prevalence	Main function	Phenotypical characteristics
Ras	20-50% [69-71]	Intracellular signaling	FA, FTC, Follicular variant PTC
BRAF	30-80% [15, 72, 73]	Intracellular signaling	Classical PTC, tall cell variant PTC.
RET/PTC rearrangement	5-35% [73-75] 55-85%*, [16, 76, 77]	Receptor tyrosine kinase	PTC, radiation induced PTC
NTRK rearrangement	5-10% [77-79]	Receptor tyrosine kinase	PTC
PAX8/PPARg	26-63% [80-82]	Transcription factor	FTC
P53	22-83% [83-85]	Tumor suppressor gene	Anaplastic thyroid carcinoma
PTEN	6-8%¶ [86, 87]	Tumor suppressor gene	Cowden's disease, FTC, ATC, PTC
RET§	100%	Receptor tyrosine kinase	Familial MTC, MEN2

Abbreviations: FTC = follicular thyroid carcinoma, PTC = papillary thyroid carcinoma, MTC = medullary thyroid carcinoma, MEN = multiple endocrine neoplasia, FA = follicular adenoma.
* = prevalence in radiation induced PTC. ¶ = prevalence in sporadic tumor. In Cowden's disease, germ line mutation present in about 80% of the patients[88]. § = germ line mutation

3 갑상선유두암 임상양상

갑상선유두암은 여자에서 흔히 발병하는 것으로 알려져 있으며 남녀비는 미국에서는 1:3 정도로 보고되나[2, 17] 우리나라와 일본의 경우는 1:6 정도를 보인다[3, 18]. 호발연령은 40대에서 50대이며 이는 서양과 동양에 큰 차이가 없다[2, 3, 18]. 특징적인 갑상선유두암 증상은 무통성의 경부 종괴이나 최근에는 갑상선초음파로 발견된 촉지되지 않는 갑상선유두암이 많은 부분을 차지한다. 실제로 국립암센터에서 수술한 갑상선유두암 환자중 70%가 촉지되지 않는 환자이며 2002년 SEER database에 의한 미국의 통계도 49%의 갑상선암이 1cm 이하의 촉지되지 않는 종괴였다[2]. 촉지되는 종괴의 대부분은 암이 아닌 양성 종괴이나 약 1%정도에서 악성으로 나타나며 쉰 목소리, 연하곤란, 피 묻은 객담, 사래 들림 등은 악성종양을 시사하는 중요한 소견이다. 촉진되는 경부림프절도 갑상선유두암에서 발견되는 중요한 임상증상이다. 갑상선유두암은 림

프절전이를 잘하는 것으로 알려져 있고 전체 환자의 1/3에서 임상적으로 명확한 림프절비대가 초진 당시 발견된다고 보고한 문헌도 있다[19]. 하지만 현재는 진단되는 갑상선유두암 대부분이 미세유두암이므로 실제로 경부림프절이 촉진되는 비율은 이보다 적으며 국립암센터의 경우 2008년 1년간 진단된 갑상선유두암 환자 중 림프절이 촉지되는 경우는 5%였다. 단 15세 미만의 소아의 경우 경부림프절전이가 보다 흔하므로 주의를 요한다[20]. 촉진되는 경부림프절이 있을 경우 세침검사 등으로 림프절전이 유무를 확인하는 것이 수술방법을 결정하는데 있어 매우 중요하다.

4 갑상선유두암 진단

2007년 발표된 갑상선결절과 암 진료 권고안[21]에 의하면 갑상선 결절이 발견될 경우 가장 먼저 해야 할 검사로는 갑상선기능검사와 갑상선초음파를 제시하고 있다. 갑상선기능이 정상일 경우 갑상선스캔검사는 권고되지 않는다. 결절의 성상을 확인하기 위한 기본적인 검사는 갑상선초음파검사이다. 갑상선초음파는 다른 검사에 비하여 외래에서 결절의 성상을 실시간으로 확인 가능하며 민감도가 다른 검사에 비하여 높고 초음파유도하의 술기가 가능하다는 장점이 있다. 악성이 의심되는 결절에서는 진단적인 검사로 세침흡인세포검사를 시행하여 수술을 결정하게 된다. 세침흡인세포검사는 술기를 간단하게 익힐 수 있으며 합병증이 적고 저렴한 검사이다. 진단적인 검사로서의 세침흡인세포검사의 한계는 3-5%에 달하는 비교적 높은 위음성률[22]과 중간형의 존재 그리고 10-20%에 달하는 비진단적인 표본이다[23]. 이러한 문제는 대부분 부적절한 샘플 채취에서 비롯되므로 한 결절에서 다수의 샘플을 채취하거나 초음파유도하에 세침흡인세포검사를 시행함으로써 극복이 가능하다[24, 25]. 특히 촉진되는 결절이라 하더라도 초음파유도하에 세침흡인세포검사를 시행함으로써 민감도와 특이도를 향상시킬 수 있다[24].

림프절의 전이 유무는 수술범위를 결정하는데 있어 가장 중요한 요소이다. 림프절의 전이 유무를 파악하기 위한 검사로는 CT와 초음파검사가 있다. 초음파는 민감도가 뛰어나나 흉부내의 림프절전이를 파악할 수 없고 주위조직의 침윤을 평가하기 어렵다는 단점이 있다. 반면 CT는 흉부내 전이의 파악이 가능하고 객관적인 검사이므로 외과의가 직관적으로 해부학적 구조를 파악할 수 있는 장점이 있다. 또 주위 구조물의 직접적인 침윤여부를 평가하기에 좋다. 하지만 CT에 사용되는 조영제가 방사성요오드의 흡수를 방해하므로 방사성요오드치료(radioiodine ablation)가 예정되어 있는 경우에는 검사의 사용에 신중을 기해야 한다. 식도와 기관등의 연부조직의 국소적인 침윤을 평가하기 위해서는 MRI도 유용한 검사이며 국소적인 침윤이 의심될 때에는 기관지내시경이나 식도내시경도 침범부위를 정확히 평가하는데 도움이 된다[26]. 비록 쉰 목소리가 없더라도 회귀후두신경의 마비가 있을 수 있기 때문에 수술전 성대검사는 가능한 한 모든 환자에서 시행하는 것이 좋다[27].

진단적 검사로서 PET/CT의 사용에 대해서는 아직 이견이 있다. PET/CT는 세침흡인세포결과가 결정적이지 않을 경우 결절의 진단에 도움을 줄 수 있다. Lioe-Fee de Geus-Oei 등은 세침흡인세포검사 결과가 결정적이지 않은 44명의 환자에서 PET/CT가 100%의 음성 예측율을 보임을 보고하였다[28]. 하지만 PET/CT의 양성 예측율은 75%에 불과하다[29], 그 밖에 비용효과적인 문제가 있을 수 있다. 이론적으로 PET/CT는 임상적으로 명백한 전이가 없는 환자에서 림프절전이 유무를 판단할 수 있는 가장 유용한 검사이나 수술전 병기결정과 림프절전이 유무를 진단하는데 사용하는 것에 대한 결정적인 보고는 아직 없다.

수술전 림프절전이 유무를 진단하는데 가장 유용한 검사는 의심되는 림프절에 대한 세침흡인세포검사이다. 만약 세포검사결과가 진단적이 않을 경우 흡인침의 세척 갑상선글로불린치 측정이 유용한 대안이 될 수 있다. Washout thyroglobulin치 측정은 흡인검사 후 세포를 도말하고 남은 바늘을 생리식염수로 통과 시킨 후 생리식염수에서 갑상선글로불린(thyroglobulin)치를 측정하는 것인데 스노젝(Snozek) 등은 19개의 비진단적인 림프절흡인 표본의 흡인침 washout thyroglobulin치를 측정하여 94.7%에서 정확하게 전이 유무를 진단하였다(그림 9-1)[30].

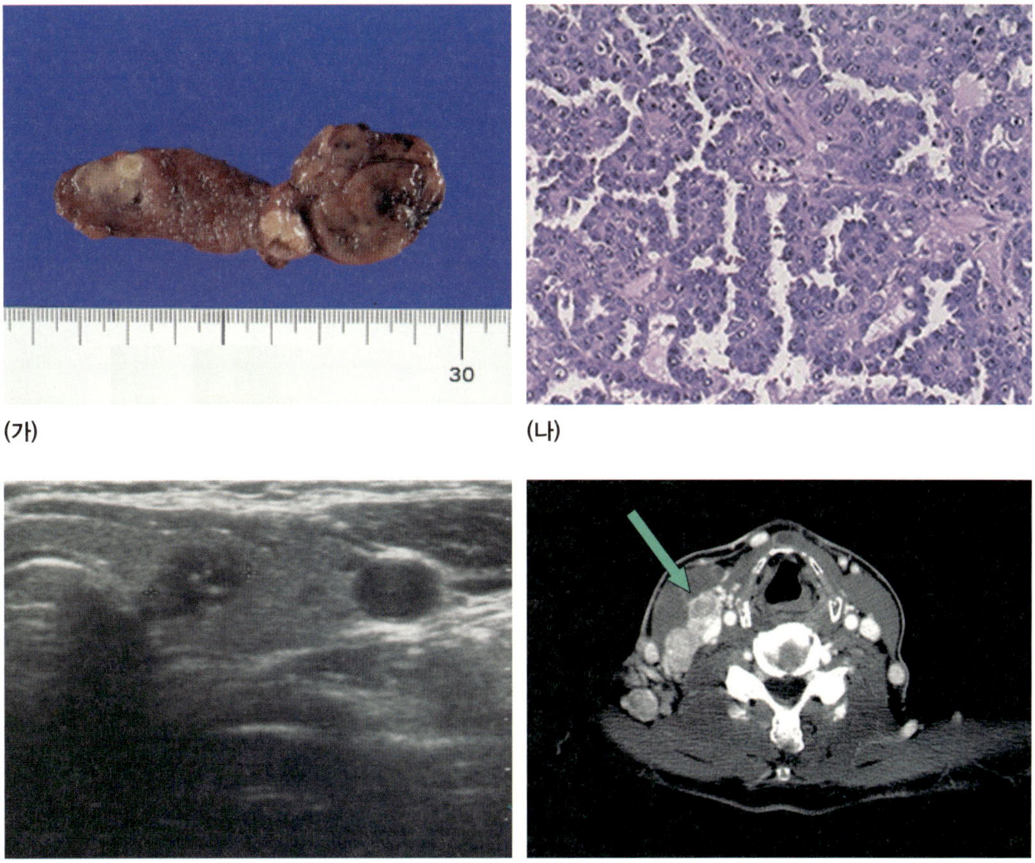

(가) (나) (다) (라)

그림 9-1. 갑상선유두암의 육안소견과 병리소견, 영상 소견

(가) multifocal papillary thyroid carcinoma

(나) microscopic view of papillae(x100)

(다) ultrasound view of papillary thyroid carcinoma. The mass has irregular border and microcalcification and is located in left lobe of thyroid gland.

(라) CT scan of patient with lateral neck lymph node metastasis(green arrow) of papillary thyroid carcinoma.

5 갑상선유두암 수술

갑상선유두암의 수술에서 적절한 수술의 범위는 가장 오래된 논쟁거리 중의 하나이다. 갑상선유두암에 사용되고 있는 술식은 협부를 포함한 일엽절제술, 육안적으로 보이는 모든갑상선을 제거하는 갑상선전절제술, 그리고 회귀후두신경이 성대로 들어가는 부위의 건측 정상갑상선조직을 약 3–5g 정도 남기는 갑상선근전절제술이 있다[31]. 갑상선아전절제술은 수술후 방사성요오드 치료의 효과를 현저하게 떨어뜨리는 경향이 있어 갑상선암의 수술로는 추천되지 않는다. 종괴만 제거하는 종괴절제술 역시 재발 등으로 재수술시 수술시야의 유착을 유발할 수 있기 때문에 특별한 이유가 없는 한 최소한 일엽절제술이 권고된다[21].

이 등은 2008년에 우리나라와 일본 그리고 IAES(International Association of Endocrine Surgeons)회원들의 갑상선 분화암의 수술 방식을 설문 조사를 통하여 비교, 보고하였다[32]. 이 보고에 의하면 같은 위험군에 속하는 환자들에서도 나라에 따라 각각 다른 수술방식이 적용되는 것을 알 수 있는데 특히 종양의 크기가 1cm에서 2cm 사이의 비교적 크기가 큰 갑상선유두암 경우에도 미국과 유럽의 10%내외 그리고 일본은 94%에서 갑상선일엽절제술을 수술방식으로 선택한다고 회신하였고 1cm 보다 크기가 작은 미세유두암에서는 미국과 유럽에서는 50%정도만이 갑상선전절제술을 선택하였고 일본에서는 2%내지 3%에서만 전절제술을 선택하였고 반면 우리나라에서는 65%에서 전절제술을 선택하였다. 이러한 결과에서 알 수 있는 것은 아직도 갑상선유두암 수술방식에 대한 결정적인 전문가들의 의견일치가 없다는 것이다. 이는 갑상선유두암의 생물학적인 특징, 즉 다른 암에 비해 암에 의한 사망률이 매우 낮고 그로 인하여 전향적 무작위 비교연구가 불가능하다는 사실에 기인한다.

갑상선유두암 수술에 있어서, 갑상선전절제술이나 갑상선근전절제술의 장점은 뚜렷하다.

- 수술후 방사성요오드치료의 효과를 극대화 할 수 있다[33].
- 수술후 추적검사에 사용되는 갑상선글로불린 검사의 민감도를 향상시킨다.
- 약 50%까지 보고되는 다발성 병변을 제거할 수 있다[34].

한편 갑상선유두암에서 일엽절제술을 주장하는 근거는 후향적인 연구에 기반한 것이기는 하지만 저위험군에서 갑상선전절제술과 일엽절제술간에 사망률과 재발율의 차이가 없고[35, 36] 갑상선전절제술시 수술에 따르는 합병증의 발생이 높아진다는 점이다[19, 37]. 또한 남겨진 갑상선에 존재하는 잠재적인 병소는 임상적으로 의의를 가지지 않는다고 주장하고 있다. 또 최근 초기 진단검사로 사용되는 초음파검사의 결절 발견에 대한 민감도가 높으므로 잠재적인 병변을 수술전 발견할 수 있어 남겨진 다른 엽의 재발을 방지할 수 있다고 주장한다[38].

결론적으로 이야기하면 고위험군에서 갑상선전절제술이 갑상선일엽절제술보다 좋은 성적을 보인다는 것에 대해서는 이견이 없는 듯하다. NCCN(National Comprehensive Cancer Network)진료권고안이나[39] 미국 ATA(American Thyroid Association)의 진료권고안[40]을 포함한 많은 권고안들이 1-1.5cm 이상의 갑상선유두암에 대해서 갑상선전절제술을 권고하고 있다. 다만 문제는 이 장의 후반부에서도 다루겠지만 현재 사용되는 대부분의 예후 예측 시스템들이 병리적인 소견을 기준으로 하고 있기 때문에 수술전 수술 범위를 결정하는데 사용할 수 있는 기준은 나이와 종양의 크기뿐 이라는 점이다. 물론 초음파 등의 영상소견에서 갑상선외 침윤을 어느 정도 예측할 수 있지만 육안적인 소견이나 현미경적인 소견과는 차이가 있다. 즉 갑상선전절제술로 환자가 이익을 얻을 수 있는 고위험군을 수술전에 확실히 분류하기에는 아직 어려운 점이 있다.

그럼에도 불구하고 갑상선유두암 수술의 원칙은 갑상선전절제술이다. 빌리모리아(Bilimoria) 등은 미국의 National Cancer Data Base를 이용한 52173명을 대상으로 한 cohort연구에서 1cm 이상의 갑상선유두암에서는 갑상선전절제술이 갑상선 일엽절제술에 비해 사망률과 재발율을 모두 의미있게 낮춘다고 보고하고 있다[41]. 이 연구는 갑상선자극호르몬 억제치료의 효과나 방사성요오드치료의 효과가 치료성적에 미치는 영향을 분석하지 못하였다는 한계점이 있다. 그러나 이 연구는 우델스만(Udelsman) 등이 제시한 기준, 즉 갑상선유두암에서 갑상선전절제술과 일엽절제술의 사망률과 재발율을 비교하기 위해서는 3100명에서 10400명의 환자를 최소한 6년 이상 추적해야 한다는 기준[42]을 만족하는 가장 큰 규모의 연구로써 1-2cm의 비교적 작은 갑상선암에서도 갑상선전절제술이 행하여져야 한다는 합리적인 근거를 제시하고 있다. 다만 위의 연구에서는 수술범위를 결정하는데 있어 가장 큰 논란거리가 되는 갑상선수술

후 합병증 발생에 대한 분석이 빠져 있으므로 수술자의 경험이나 개인적인 수술후 합병증의 발생빈도가 수술범위를 결정하는데 있어 중요한 고려 요소가 되어야 한다[43]. 실제로 이 연구에서 제시한 두 수술군 간의 10년 생존률과 10년 재발율의 차이는 각각 98.4% 대 97.1%, 그리고 7.7% 대 9.8%로 1−2%의 이익에 불과 하므로 1cm 기준의 기계적인 적용으로 갑상선수술의 합병증, 특히 부갑상선기능저하증의 발생이 의미 있게 증가한다면 환자에게 과한 치료가 될 수 있다는 점을 명심해야 한다.

1cm 이하의 소위 갑상선 미세유두암의 수술범위에 대해서는 아직 논란이 많다. 미세유두암에서도 림프절의 전이가 흔하고 BRAF돌연변이의 발생빈도 등의 생물학적인 성질이 1cm 이상의 유두암과 비교하여 크게 다르지 않으므로 적극적으로 갑상선전절제술을 고려해야 한다는 의견[44]과 미세유두암은 예후가 일반적인 갑상선암에 비해 매우 좋으므로 일엽절제술로 충분하다는 의견이 대립하고 있다.

갑상선유두암은 생물학적으로 공격적이지 않은 암임에도 불구하고 주변 경부림프절로의 전이가 흔하다. 수술후의 병리보고에 의하면 중심부림프절의 경우 30%−80%, 측경부의 경우 10%−30%까지 림프절전이가 보고되고 있다[45, 46]. 그러므로 갑상선유두암에서 경부림프절의 수술범위에 대해서는 많은 논란이 있다. 일단 경부림프절의 수술에 대해 이야기하려면 Memeorial Sloan Kettering Cancer Center의 분류(16장 참조)에 의한 1, 6, 7구역을 포함하는 중심부림프절과 2, 3, 4, 5 구역을 포함하는 측경부림프절로 나누어 생각하는 것이 편하다. 또 유두암의 전이가 임상적으로 확실한 경우에 행하는 치료적인 경부림프절곽청술과 전이의 증거가 없을 때 시행하는 예방적인 경부림프절곽청술로 나누어 생각할 수 있다.

측경부림프절의 수술적응증에 대해서는 거의 이견이 없는 것으로 되어 있다. 예방적인 측경부림프절곽청술은 권장되지 않으며 임상적으로 전이가 명백할 경우에만 치료적인 측경부림프절곽청술을 행한다. 커진 림프절만 제거하는 berry picking은 재발률이 너무 높으므로 권고되지 않으며 2,3,4 구역의 연부조직을 모두 제거하는 선택적인 림프절곽청술이 주종을 이룬다[47]. 5구역의 경우는 전이가 흔치 않으므로 항상 제거할 필요는 없으며 전이된 림프절이 주변 조직을 직접적으로 침범하지 않는 한 척수부신경(spinal accessory nerve), 내경정맥(Internal jugular vein), 흉쇄유돌근(sternocleidomastoid muscle) 등의 기능적인 구조물들은 보존하는 것을 원칙으로 한다.

중심부림프절의 경우는 치료적인 수술과 예방적인 수술이 약간 다르다. 임상적으로 전이가 명백한 경우, 즉 촉지되는 림프절종대가 있거나 수술전 영상검사상 림프절 전이가 의심되는 소견이 있을 경우는 치료적인 중심부림프절곽청술을 시행하며 이 경우 원발종양이 있는 환측을 포함하여 원발종양이 없는 건측의 중심부림프절까지 같이 제거하는 것이 원칙이다. 1구역과 7구역은 보통의 경우 제거할 필요가 없으며 수술전검사에서 전이가 의심되는 경우에만 제거한다[48].

논란이 되는 경우는 예방적인 중심부림프절 절제술이다. 예방적인 중심부림프절 절제술을 주장하는 근거는 무엇보다도 중심부림프절로의 빈번한 전이 빈도이다. 또한 경부에는 미세한 구조물들이 많으므로 재수술시 합병증의 빈도가 높아지므로 재수술의 원인이 되는 림프절재발을 경부림프절곽청술을 통하여 예방해야 한다고 주장한다[49]. 일부의 후향적인 연구에서는 예방적 경부림프절곽청술을 행한 군에서 그렇지 않은 군에 비해 재발과 사망이 감소함을 보고하기도 한다[50, 51].

예방적인 중심부림프절을 반대하는 근거는 임상적으로 현재 문제가 되지 않는 림프절 전이는 장래에도 임상적으로 의미 있는 재발을 일으킬 가능성이 적으며 예방적인 수술을 시행한 군과 아닌 군 사이에 사망율의 차이가 없고[52] 경부림프절곽청술 자체가 합병증의 발생을 의미있게 증가시킨다는 점이다[48].

다른 논의와 마찬가지로 대규모의 전향적인 무작위연구가 이루어지기 불가능한 상황에서 결정적인 연구결과가 나오기는 어렵지만 예방적인 중심부림프절곽청술은 일정 정도 재발율을 감소시키는 효과가 있을 것으로 보인다[53]. ATA나 우리나라의 권고안에서도 우선적으로 예방적인 중심부림프절곽청술을 고려할 것을 권고하고 있다. 하지만 모든 갑상선유두암에서 일상적으로 중심부림프절곽청술을 무차별적으로 적용하는 것은 신중해야 할 필요가 있다. 앞서 언급한 것과 같이 많은 보고에서 중심부림프절곽청술로 얻을 수 있는 재발율의 감소가 최소한이므로 중심부림프절곽청술로 인해 증가되는 합병증의 빈도와의 비교가 반드시 필요할 것이다. 다시 한번 앞에서 인용한 이 등[32]의 보고로 돌아가면 우리나라의 갑상선 내분비외과 의사들이 미국이나 일본에 비하여 예방적인 중심부림프절곽청술을 1cm 이하의 미세유두암에도 광범위하게 적용하고 있는 것을 알 수 있다. 그렇다면 우리나라의 갑상선유두암 재발율이 미국이나 일본에 비하여 의미있게 낮으냐 하는 문제에 답하자면 현재로서는 그렇지 않다고 대답

할 수 밖에 없다. 그러므로 많은 전문가들이 절충안으로써 주병변이 있는 쪽의 중심부림프절만 제거하는 술식을 권고하고 있으며[54] 이 등은 2cm 이하의 작은 갑상선유두암에서 양측 중심부림프절곽청술을 시행한 군과 일측 만 시행한 군을 비교하여 전자에서 합병증 발생비율은 높지만 수술후 남아 있을 수 있는 잠재병소의 지표인 수술후 혈청갑상선글로불린 수치에는 차이가 없음을 보고한 바 있다[55]. 특히 일측 중심부림프절곽청술 후 부갑상선의 보존 여부가 의심스러운 경우는 가급적 반대쪽 림프절은 접근하지 않는 것이 좋을 것이다.

결론적으로 중심부림프절에는 많은 경우 수술전에 이미 전이가 있지만 임상적으로 의미가 없는 경우도 존재하며 반대로 예방적인 중심부림프절곽청술을 통하여 이익을 얻을 수 있는 환자군이 분명히 존재할 것으로 생각된다. 그러므로 다양한 분자 표지자 등의 연구나 보다 대규모의 전향적인 연구를 통하여 근거에 바탕한 중심부림프절곽청술의 적용이 가능할 것이다.

6 갑상선유두암 예후와 예후측정시스템

앞서 언급한 바와 같이 갑상선유두암 예후를 정확히 판별하는 것은 갑상선유두암 치료방침을 결정 하는데 매우 중요한 역할을 한다. 이상적인 예후예측시스템이나 병기시스템은 수술전에 결정되어 초기치료부터 치료방침을 결정하는데 도움을 줄 수 있어야 하지만 현실적으로 병리소견 없이 갑상선암의 예후를 정확히 예측하는 것은 불가능하며 모든 예후측정시스템은 임상소견과 수술소견, 병리소견을 조합하여 이루어져 있다.

갑상선유두암 예후측정에 이용되는 예후측정시스템들 중 대표적으로 사용되는 것들은 TNM 병기(표 9-2)[56], EORTC(표 9-3)[57], AGES(표 9-4)[35], AMES(표 9-5)[58], MACIS(표 9-6) 등이며 그밖에 시카고대학(University of Chicago)[59], 오하이오주립대학(Ohio State University)[60], NTCTCS(National Thyroid Cancer Treatment Cooperative Study)[61] 등에서 발표한 시스템들이 있지만 앞쪽에 열거된 시스템들이 갑상선유두암에 의한 사망이나 재발을 더 잘 예측하는 것으로 인정되고 있어 흔하게 사용되지 않는다[61, 62]. TNM 병기에 의한 15년 생존율은 I병기 99%, II병기 95%, III병기 84%, IV병기 40% 정도로 갑상선유두암의 양호한 치료 성적을 잘 보여주고 있다[63].

각 시스템에 사용된 임상병리학적 소견을 표 9-7에 비교하였다. 공통적으로 사용되고 있는 요소는 환자의 나이와 종양의 크기, 갑상선외 침윤, 그리고 원격전이 유무이며 림프절전이를 중요한 요소를 생각하고 있는 것은 TNM 병기뿐이며 AGES 시스템은 종양의 분화도를, MACIS 시스템은 수술시 완전절제 유무를 중요시하는 특성이 있다.

위에 열거한 병기시스템들은 모두 환자의 갑상선암으로 인한 사망을 비교적 정확하게 예측할 수 있으나 현재 가장 많이 사용되고 있는 시스템은 TNM 병기이다. TNM병기는 비교적 단순하고 쉽게 적용할 수 있으며 다른 암에도 많이 사용되기 때문에 다른 암과 비교하기 쉽다는 장점이 있어 가장 많이 사용된다. TNM 병기의 한계점은 림프절전이 유무를 중요한 요소로 생각하기 때문에 임상적인 중요성이 불확실한 현미경적인 전이 역시 중요한 요소로 생각된다는 점이다. 예를 들면 T1N1과 T3N0는 같은 III병기에 해당되지만 30년 생존율은 92%와 80%로 차이를 보인다[47]. 또 예방적인 림프절 절제술을 시행치 않는 Nx 환자에 대해서는 병기 결정이 곤란해 진다. 그럼에도 불구하고 서로 다른 기관의 치료성적을 비교하는 경우 TNM 병기는 다른 시스템과 비교하여 가장 안정적으로 생존율을 산출할 수 있기 때문에 의학자간의 의사소통을 위하여는 가장 합리적인 예후측정시스템이라고 할 수 있다[64]. 랑(Lang) 등은 홍콩의 2개 기관의 갑상선유두암 환자를 추적관찰하여 TNM병기가 보다 안정적으로 환자의 생존을 예측하는 것을 보고하였다. 이 연구에서 다른 시스템들은 같은 병기의 환자들에서도 두 기관간에 서로 다른 갑상선유두암에 의한 사망율을 보인 반면 TNM병기에 의한 분류는 두 기관간에 사망률의 차이를 보이지 않았다[63].

이러한 결과는 다른 시스템들이 지나치게 복잡하거나(MACIS, EORTC, AGES) 반대로 지나치게 단순하기 때문에(AMES) 생기는 것으로 생각할 수 있다. 앞에서 거론한 바와 같이 여러 시스템간의 생존율 예측의 차이는 거의 없으므로 어떤 시스템을 사용할 것인가는 현재로서는 각 임상가의 재량이다. 다만 실제로 환자에게 적용시 각 시스템의 한계를 잘 이해할 필요가 있고 어떤 시스템도 완벽한 시스템은 없다는 사실을 숙지하고 있어야 할 것이다.

이러한 한계를 보완하기 위해서는 실제로 임상에서 가장 큰 문제가 되는 환자의 국소

재발을 정확하게 예측하는 시스템이 필요하고 분자생물학적인 표지자를 예후측정시스템에 적용하는 연구가 진행되어야 할 것이다.

표 9-2. 갑상선유두암의 TNM 병기

(가) 갑상선유두암의 TNM 시스템

T stage	
T1a	≤ 1 cm
T1b	1 cm < T ≤ 2 cm
T2	2 cm < T ≤ 4 cm
T3	> 4 cm or microscopic extrathyroidal extension
T4a	tracheal, laryngeal, esophageal, recurrent laryngeal nerve invasion
T4b	prevertebral fascia invasion
TX	Not assessed
N stage	
N0	LN metastasis not present
N1a	Central LN metastasis present
N1b	Lateral LN or mediastinal LN metastasis present
NX	Not assessed
M stage	
M0	Distant metastasis not present
M1	Distant metastasis present
MX	Not assessed

(나) 갑상선유두암의 병기

	< 45세			**≥45세**		
I	any T	any N	M0	T1	N0	M0
II	any T	any N	M1	T2	N0	M0
III				T3 T1-3	N0 N1a	M0 M0
IVa				T4a T1-T4a	N0, N1a N1b	M0 M0
IVb				T4b	any N	M0
IVc				any T	any N	M1

표 9-3. 갑상선유두암의 EORTC 병기

+12 if male,
+10 if the cell type is follicular, less differentiated
+10 if T-category is T3(meaning that T is the extent of the primary tumor and T3 = tumors extending beyond the thyroid gland with fixation or infiltration of adjacent structures),
+ 15 if there is one distant metastasis,
+ 15 in addition if there are more than one distant metastases.

표 9-4. 갑상선유두암의 AGES 병기

0.05 × age in years(if ages is 40 years or older) or +0 (if the age is younger than 40 years),
+1(if Grade 2) or +3(if Grade 3 or 4),
+1(if extrathyroidal invasion),
+3(if distant spread),
+0.2 × tumor size(maximum diameter in cm).

표 9-5. 갑상선유두암의 AMES 시스템

LOW RISK	HIGH RISK
a) all younger patients without distant metastases (men < 41 years, women < 51 years) b) all older patients with: 1. minor tumor capsular involvement or only angioinvasion 2. tumor size < 5 cm, and 3. no distant metastases	a) all patients with distant metastases b) all older patients with: 1. major capsular involvement or destroyed capsule, and 2. tumor size ≥ 5 cm

표 9-6. 갑상선유두암의 MACIS 시스템

3.1(if aged 39 years), or 0.08 X age(if age < 40 years),
+ 0.3 X tumor size in cm,
+1(if incompletely resected),
+1(if locally invasive),
+3(if distant metastases).

표 9-7. 갑상선유두암의 병기시스템 비교

Variables	TNM	EORTC	AGES	AMES	MACIS
Patient factor					
Age	O	O	O	O	O
Sex		O		O	
Pathologic factor					
Size	O		O	O	O
Histologic grade		O	O		
Extrathyroidal invasion	O	O	O	O	O
Nodal metastasis	O				
Distant metastasis	O	O	O	O	O
Operative factor					
Complete resection					O

7 갑상선유두암의 수술후치료와 추적관찰

갑상선유두암의 수술후치료와 추적관찰에 대해서는 다른 장에서 상세하게 다루어지고 있으므로 이 장에서는 중요한 치료와 추적관찰 수단을 요약만 하도록 하겠다. 갑상선유두암의 수술후치료 중 가장 중요한 것은 방사성요오드치료이다. 혼용되어 쓰이고 있지만 radioiodine ablation과 radioiodine treatment는 구분되어 쓰여야 할 개념이다. 용어적으로는 ablation이란 추적관찰에 사용되는 가장 중요한 수단인 혈청갑상선글로불린 측정의 민감도를 높이기 위하여 수술시 남을 수 있는 잔존 갑상선 조직을 없애는 것을 의미하며 treatment는 잠재적인 미세병소나 원격전이된 병소를 목표로 하는 치료이다. 헤이(Hay) 등이 방사성요오드치료가 고위험군에서 생존율과 재발율을 개선하는 효과가 있음을 보고한 후[65] 갑상선유두암 수술후의 표준 치료가 되었으며 논란의 여지는 있으나 TNM 병기상 II 병기 이상에서는 적응증이 된다[21].

갑상선분화암의 성장에는 갑상선자극호르몬의 역할이 필수적이며 그러므로 수술후 생리적 용량 이상의 고용량의 갑상선호르몬제를 투여하여 갑상선암의 재발율을 감소시킨다[66]. 저위험군에서 TSH억제요법의 효과에 대해서는 논란의 여지가 있다.

혈청갑상선글로불린(thyroglobulin, Tg)의 측정은 갑상선전절제술 또는 근전절제술을 시행한 후에 방사성요오드치료를 시행한 환자에서 잔여갑상선암 또는 재발을 발견하는 가장 민감도와 특이도가 높은 검사이다. 특히 갑상선호르몬 투여 중지 후 또는 재조합TSH 투여 후 TSH가 높아진 상태에서 측정한 Tg수치는 특히 진단적인 가치가 높다. 또한 수술 직후 방사성요오드치료하기 전 TSH가 증가된 상태에서 측정한 혈청 Tg 농도가 예후 측정의 좋은 표지자라는 보고도 있다[67].

일반적으로 재발의 증거가 없는 환자의 추적에서 진단적 전신 방사성요오드 스캔검사는 권고되지 않는다[40].

경부초음파 검사는 갑상선유두암 경부전이를 발견하는데 매우 예민한 검사이며 혈청 Tg 가 음성인 환자에서도 경부전이를 발견할 수 있다.

PET/CT는 방사성요오드 스캔상에서는 병소가 나타나지 않으나 지속적으로 혈청 Tg가 상승되어 있을 경우 진단적인 가치가 있으며 98%의 민감도와 81%의 특이도가 보고되었다[68].

8 결론

갑상선유두암은 예후가 매우 좋은 암으로 이러한 좋은 예후는 갑상선암을 치료하는 의사와 환자 모두에게 축복이지만 역설적으로 통일된 진료지침을 결정하는 데 어려움을 준다. 그러므로 갑상선암의 치료는 매우 다양하며 특히 가장 근간이 되는 수술방법에 있어서도 다양한 치료방식이 존재하며 저마다 당위성을 주장하고 있다. 갑상선유두암 치료에 있어서 가장 중요한 점은 당연히 종양학적으로 완전히 암을 제거하는 것이겠지만 진행된 갑상선유두암 경우라도 잔존 수명이 길기 때문에 그에 못지 않게 환자의 삶의 질에 대한 고려도 중요하다. 공격적인 치료는 환자의 삶의 질에 영향을 끼칠 가능성이 더 높으며 그러므로 질병의 자연적인 경과가 양호할 것으로 예상되는 경우 과한 치료가 될 수 있다. 다른 측면에서 생각해보면 일부의 갑상선유두암은 매우 공격적인 성향을 보이며 완치될 기회는 처음 수술할 때 밖에는 없는 경우도 있다. 이런 경우, 보다 공격적인 치료가 어느 정도 삶의 질을 희생하는 것보다 중요할 것이다.

현재로서는 이러한 분류를 수술전에 하는 것이 불가능하지만 앞으로의 연구를 통하여 개개인에 맞는 맞춤 치료를 하려는 노력이 필요하다. 이를 위해서는 분자생물학적인 지식의 축적과 함께 예후측정시스템의 개발, 대규모 임상실험의 실시 등이 과제로 남아 있다.

참고문헌

1. Mitchell I, Livingston EH, Chang AY, Holt S, Snyder Iii WH, Lingvay I, et al. Trends in thyroid cancer demographics and surgical therapy in the United States. Surgery 2007;142:823-8.
2. Davies L, Welch HG. Increasing incidence of thyroid cancer in the United States, 1973-2002. JAMA 2006;295:2164-7.
3. National Cancer Center. KOREA. Annual report of the Korea Central Cancer Registry; 2003.
4. National Cancer Center. KOREA. Annual report of the Korea Central Cancer Registry; 2008.
5. Prentice RL, Kato H, Yoshimoto K, Mason M. Radiation exposure and thyroid cancer incidence among Hiroshima and Nagasaki residents. Natl Cancer Inst Monogr 1982;62:207-12.
6. Hamilton TE, van Belle G, LoGerfo JP. Thyroid neoplasia in Marshall Islanders exposed to nuclear fallout. JAMA 1987;258:629-35.
7. Razack MS, Sako K, Shimaoka K, Getaz EP, Rao U, Parthasarathy KL. Radiation-associated thyroid carcinoma. J Surg Oncol 1980;14:287-91.
8. McConahey WM, Hay ID, Woolner LB, van Heerden JA, Taylor WF. Papillary thyroid cancer treated at the Mayo Clinic, 1946 through 1970: initial manifestations, pathologic findings, therapy, and outcome. Mayo Clin Proc 1986;61:978-96.
9. Nikiforov Y, Gnepp DR, Fagin JA. Thyroid lesions in children and adolescents after the Chernobyl disaster: implications for the study of radiation tumorigenesis. J Clin Endocrinol Metab 1996;81:9-14.
10. Dawson P, Punwani S. The thyroid dose burden in medical imaging A re-examination. Eur J Radiol 2007;E publication.
11. Bosetti C, Kolonel L, Negri E, Ron E, Franceschi S, Dal Maso L, et al. A pooled analysis of case-control studies of thyroid cancer. VI. Fish and shellfish consumption. Cancer

Causes Control 2001;12:375-82.
12. Preston-Martin S, Franceschi S, Ron E, Negri E. Thyroid cancer pooled analysis from 14 case-control studies: what have we learned? Cancer Causes Control 2003;14:787-9.
13. Hemminki K, Eng C, Chen B. Familial risks for nonmedullary thyroid cancer. J Clin Endocrinol Metab 2005;90:5747-63.
14. Kebebew E. Hereditary Non-medullary Thyroid Cancer. World J Surg 2007;Epub ahead of print.
15. Chung KW, Yang SK, Lee GK, Kim EY, Kwon S, Lee SH, et al. Detection of BRAFV600E mutation on fine needle aspiration specimens of thyroid nodule refines cyto-pathology diagnosis, especially in BRAF600E mutation-prevalent area. Clin Endocrinol(Oxf) 2006;65:660-6.
16. Elisei R, Romei C, Vorontsova T, Cosci B, Veremeychik V, Kuchinskaya E, et al. RET/PTC rearrangements in thyroid nodules: studies in irradiated and not irradiated, malignant and benign thyroid lesions in children and adults. J Clin Endocrinol Metab 2001;86:3211-6.
17. Hay ID. Papillary thyroid carcinoma. Endocrinol Metab Clin North Am 1990;19:545-76.
18. Kitagawa W, Shimizu K, Akasu H, Tanaka S. Endocrine surgery. The ninth report: the latest data on and clinical characteristics of the epidemiology of thyroid carcinoma. J Nippon Med Sch 2003;70:57-61.
19. Grebe SK, Hay ID. Follicular cell-derived thyroid carcinomas. Cancer Treat Res 1997;89:91-140.
20. Thompson GB, Hay ID. Current strategies for surgical management and adjuvant treatment of childhood papillary thyroid carcinoma. World J Surg 2004;28:1187-98.
21. Kim WB, Kim TY, Kwon HS, Moon WJ, Lee JB, Choi YS, et al. Management Guidelines for Patients with Thyroid Nodules and Thyroid Cancer. J Korean Soc Endocrinol 2007;22:157-87.
22. Ylagan LR, Farkas T, Dehner LP. Fine needle aspiration of the thyroid: a cytohistologic correlation and study of discrepant cases. Thyroid 2004;14:35-41.
23. Gharib H. Fine-needle aspiration biopsy of thyroid nodules: advantages, limitations, and effect. Mayo Clin Proc 1994;69:44-9.
24. Danese D, Sciacchitano S, Farsetti A, Andreoli M, Pontecorvi A. Diagnostic accuracy of conventional versus sonography-guided fine-needle aspiration biopsy of thyroid nodules. Thyroid 1998;8:15-21.
25. Gharib H, Goellner JR, Johnson DA. Fine-needle aspiration cytology of the thyroid. A 12-

year experience with 11,000 biopsies. Clin Lab Med 1993;13:699-709.

26. Wakamatsu T, Tsushima K, Yasuo M, Yamazaki Y, Yoshikawa S, Koide N, et al. Usefulness of preoperative endobronchial ultrasound for airway invasion around the trachea: esophageal cancer and thyroid cancer. Respiration 2006;73:651-7.

27. Randolph GW, Kamani D. The importance of preoperative laryngoscopy in patients undergoing thyroidectomy: voice, vocal cord function, and the preoperative detection of invasive thyroid malignancy. Surgery 2006;139:357-62.

28. de Geus-Oei LF, Pieters GF, Bonenkamp JJ, Mudde AH, Bleeker-Rovers CP, Corstens FH, et al. 18F-FDG PET reduces unnecessary hemithyroidectomies for thyroid nodules with inconclusive cytologic results. J Nucl Med 2006;47:770-5.

29. Mitchell JC, Grant F, Evenson AR, Parker JA, Hasselgren PO, Parangi S. Preoperative evaluation of thyroid nodules with 18FDG-PET/CT. Surgery 2005;138:1166-74; discussion 74-5.

30. Snozek CL, Chambers EP, Reading CC, Sebo TJ, Sistrunk JW, Singh RJ, et al. Serum thyroglobulin, high-resolution ultrasound, and lymph node thyroglobulin in diagnosis of differentiated thyroid carcinoma nodal metastases. J Clin Endocrinol Metab 2007;92:4278-81.

31. Dackiw AP, Clark OH. Bilateral Thyroidectomy: Indications and technique. In: Randolph GW, ed. Surgery of the thyroid gland and parathyroid glands. 1st ed. Philladelphia: Saunders; 2003:284-91.

32. Lee YS, Nam KH, Chung WY, Chang HS, Shigematsu N, Takami H, et al. Practical Management of Well Differentiated Thyroid Carcinoma in Korea. Endocr J 2008.

33. Leung SF, Law MW, Ho SK. Efficacy of low-dose iodine-131 ablation of post-operative thyroid remnants: a study of 69 cases. Br J Radiol 1992;65:905-9.

34. Kebebew E, Duh QY, Clark OH. Total thyroidectomy or thyroid lobectomy in patients with low-risk differentiated thyroid cancer: surgical decision analysis of a controversy using a mathematical model. World J Surg 2000;24:1295-302.

35. Hay ID, Grant CS, Taylor WF, McConahey WM. Ipsilateral lobectomy versus bilateral lobar resection in papillary thyroid carcinoma: a retrospective analysis of surgical outcome using a novel prognostic scoring system. Surgery 1987;102:1088-95.

36. Shaha AR, Shah JP, Loree TR. Low-risk differentiated thyroid cancer: the need for selective treatment. Ann Surg Oncol 1997;4:328-33.

37. Grebe SK, Hay ID. The role of surgery in the management of differentiated thyroid cancer. J Endocrinol Invest 1997;20:32-5.

38. Fujimoto Y, Obara T, Okamoto T. Papillary thyroid carcinoma: Rational for hemithyroidectomy. In: Clark OH, Duh QY, Kebebew E, eds. Textbook of Endocrine Surgery. 2nd ed. Philladelphia: Elsevir-Saunders; 2005:102-9.
39. Sherman SI, Ball DW, Byrd D, Clark OH, Daniels GH, Dilawal RA, et al. National Comprehensive Cancer Network clinical practice guidelines in oncology: Thyroid Carcinoma v1. 2008. In; 2008.
40. Cooper DS, Doherty GM, Haugen BR, Kloos RT, Lee SL, Mandel SJ, et al. Management guidelines for patients with thyroid nodules and differentiated thyroid cancer. Thyroid 2006;16:109-42.
41. Bilimoria KY, Bentrem DJ, Ko CY, Stewart AK, Winchester DP, Talamonti MS, et al. Extent of surgery affects survival for papillary thyroid cancer. Ann Surg 2007;246:375-81; discussion 81-4.
42. Udelsman R, Lakatos E, Ladenson P. Optimal surgery for papillary thyroid carcinoma. World J Surg 1996;20:88-93.
43. Sosa JA, Bowman HM, Tielsch JM, Powe NR, Gordon TA, Udelsman R. The importance of surgeon experience for clinical and economic outcomes from thyroidectomy. Ann Surg 1998;228:320-30.
44. Ugolini C, Giannini R, Lupi C, Salvatore G, Miccoli P, Proietti A, et al. Presence of BRAF V600E in very early stages of papillary thyroid carcinoma. Thyroid 2007;17:381-8.
45. Moley JF, Wells SA. Compartment-mediated dissection for papillary thyroid cancer. Langenbecks Arch Surg 1999;384:9-15.
46. Mirallie E, Sagan C, Hamy A, Paineau J, Kahn X, Le Neel JC, et al. Predictive factors for node involvement in papillary thyroid carcinoma. Univariate and multivariate analyses. Eur J Cancer 1999;35:420-3.
47. Hay ID, Bergstralh EJ, Grant CS, McIver B, Thompson GB, van Heerden JA, et al. Impact of primary surgery on outcome in 300 patients with pathologic tumor-node-metastasis stage III papillary thyroid carcinoma treated at one institution from 1940 through 1989. Surgery 1999;126:1173-81; discussion 81-2.
48. Henry JF, Gramatica L, Denizot A, Kvachenyuk A, Puccini M, Defechereux T. Morbidity of prophylactic lymph node dissection in the central neck area in patients with papillary thyroid carcinoma. Langenbecks Arch Surg 1998;383:167-9.
49. Simon D, Goretzki PE, Witte J, Roher HD. Incidence of regional recurrence guiding radicality in differentiated thyroid carcinoma. World J Surg 1996;20:860-6; discussion 6.
50. Tisell LE, Nilsson B, Molne J, Hansson G, Fjalling M, Jansson S, et al. Improved survival

of patients with papillary thyroid cancer after surgical microdissection. World J Surg 1996;20:854-9.

51. Scheumann GF, Gimm O, Wegener G, Hundeshagen H, Dralle H. Prognostic significance and surgical management of locoregional lymph node metastases in papillary thyroid cancer. World J Surg 1994;18:559-67; discussion 67-8.

52. Grebe SK, Hay ID. Thyroid cancer nodal metastases: biologic significance and therapeutic considerations. Surg Oncol Clin N Am 1996;5:43-63.

53. White ML, Gauger PG, Doherty GM. Central lymph node dissection in differentiated thyroid cancer. World J Surg 2007;31:895-904.

54. Grodski S, Cornford L, Sywak M, Sidhu S, Delbridge L. Routine level VI lymph node dissection for papillary thyroid cancer: surgical technique. ANZ J Surg 2007;77:203-8.

55. Lee YS, Kim SW, Kim SW, Kim SK, Kang HS, Lee ES, et al. Extent of routine central lymph node dissection with small papillary thyroid carcinoma. World J Surg 2007;31:1954-9.

56. Greene FL, Page DL, Fleming ID. AJCC Cancer Staging Handbook. 6th ed. New York: Springer-Verlag; 2002.

57. Byar DP, Green SB, Dor P, Williams ED, Colon J, van Gilse HA, et al. A prognostic index for thyroid carcinoma. A study of the E.O.R.T.C. Thyroid Cancer Cooperative Group. Eur J Cancer 1979;15:1033-41.

58. Cady B, Rossi R. An expanded view of risk-group definition in differentiated thyroid carcinoma. Surgery 1988;104:947-53.

59. DeGroot LJ, Kaplan EL, McCormick M, Straus FH. Natural history, treatment, and course of papillary thyroid carcinoma. J Clin Endocrinol Metab 1990;71:414-24.

60. Mazzaferri EL, Jhiang SM. Long-term impact of initial surgical and medical therapy on papillary and follicular thyroid cancer. Am J Med 1994;97:418-28.

61. Sherman SI, Brierley JD, Sperling M, Ain KB, Bigos ST, Cooper DS, et al. Prospective multicenter study of thyroid carcinoma treatment: initial analysis of staging and outcome. National Thyroid Cancer Treatment Cooperative Study Registry Group. Cancer 1998;83:1012-21.

62. Brierley JD, Panzarella T, Tsang RW, Gospodarowicz MK, O'Sullivan B. A comparison of different staging systems predictability of patient outcome. Thyroid carcinoma as an example. Cancer 1997;79:2414-23.

63. Lang BH, Lo CY, Chan WF, Lam KY, Wan KY. Staging systems for papillary thyroid carcinoma: a review and comparison. Ann Surg 2007;245:366-78.

64. Wada N, Nakayama H, Suganuma N, Masudo Y, Rino Y, Masuda M, et al. Prognostic value of the sixth edition AJCC/UICC TNM classification for differentiated thyroid carcinoma with extrathyroid extension. J Clin Endocrinol Metab 2007;92:215-8.

65. Hay ID, Bergstralh EJ, Goellner JR, Ebersold JR, Grant CS. Predicting outcome in papillary thyroid carcinoma: development of a reliable prognostic scoring system in a cohort of 1779 patients surgically treated at one institution during 1940 through 1989. Surgery 1993;114:1050-7; discussion 7-8.

66. McGriff NJ, Csako G, Gourgiotis L, Lori CG, Pucino F, Sarlis NJ. Effects of thyroid hormone suppression therapy on adverse clinical outcomes in thyroid cancer. Ann Med 2002;34:554-64.

67. Kim TY, Kim WB, Kim ES, Ryu JS, Yeo JS, Kim SC, et al. Serum thyroglobulin levels at the time of ^{131}I remnant ablation just after thyroidectomy are useful for early prediction of clinical recurrence in low-risk patients with differentiated thyroid carcinoma. J Clin Endocrinol Metab 2005;90:1440-5.

68. Finkelstein SE, Grigsby PW, Siegel BA, Dehdashti F, Moley JF, Hall BL. Combined [18F] Fluorodeoxyglucose positron emission tomography and computed tomography(FDGPET/CT) for detection of recurrent, ^{131}I-negative thyroid cancer. Ann Surg Oncol 2008;15:286-92.

69. Suarez HG, du Villard JA, Severino M, Caillou B, Schlumberger M, Tubiana M, et al. Presence of mutations in all three ras genes in human thyroid tumors. Oncogene 1990;5:565-70.

70. Lemoine NR, Mayall ES, Wyllie FS, Williams ED, Goyns M, Stringer B, et al. High frequency of ras oncogene activation in all stages of human thyroid tumorigenesis. Oncogene 1989;4:159-64.

71. Karga H, Lee JK, Vickery AL, Thor A, Gaz RD, Jameson JL. Ras oncogene mutations in benign and malignant thyroid neoplasms. J Clin Endocrinol Metab 1991;73:832-6.

72. Namba H, Nakashima M, Hayashi T, Hayashida N, Maeda S, Rogounovitch TI, et al. Clinical implication of hot spot BRAF mutation, V599E, in papillary thyroid cancers. J Clin Endocrinol Metab 2003;88:4393-7.

73. Nikiforova MN, Kimura ET, Gandhi M, Biddinger PW, Knauf JA, Basolo F, et al. BRAF mutations in thyroid tumors are restricted to papillary carcinomas and anaplastic or poorly differentiated carcinomas arising from papillary carcinomas. J Clin Endocrinol Metab 2003;88:5399-404.

74. Santoro M, Carlomagno F, Hay ID, Herrmann MA, Grieco M, Melillo R, et al. Ret oncogene activation in human thyroid neoplasms is restricted to the papillary cancer subtype. J Clin Invest 1992;89:1517-22.

75. Tallini G, Santoro M, Helie M, Carlomagno F, Salvatore G, Chiappetta G, et al. RET/PTC oncogene activation defines a subset of papillary thyroid carcinomas lacking evidence of progression to poorly differentiated or undifferentiated tumor phenotypes. Clin Cancer Res 1998;4:287-94.

76. Fugazzola L, Pilotti S, Pinchera A, Vorontsova TV, Mondellini P, Bongarzone I, et al. Oncogenic rearrangements of the RET proto-oncogene in papillary thyroid carcinomas from children exposed to the Chernobyl nuclear accident. Cancer Res 1995;55:5617-20.

77. Rabes HM, Demidchik EP, Sidorow JD, Lengfelder E, Beimfohr C, Hoelzel D, et al. Pattern of radiation-induced RET and NTRK1 rearrangements in 191 post-chernobyl papillary thyroid carcinomas: biological, phenotypic, and clinical implications. Clin Cancer Res 2000;6:1093-103.

78. Bongarzone I, Fugazzola L, Vigneri P, Mariani L, Mondellini P, Pacini F, et al. Age-related activation of the tyrosine kinase receptor protooncogenes RET and NTRK1 in papillary thyroid carcinoma. J Clin Endocrinol Metab 1996;81:2006-9.

79. Bounacer A, Wicker R, Caillou B, Cailleux AF, Sarasin A, Schlumberger M, et al. High prevalence of activating ret proto-oncogene rearrangements, in thyroid tumors from patients who had received external radiation. Oncogene 1997;15:1263-73.

80. Kroll TG, Sarraf P, Pecciarini L, Chen CJ, Mueller E, Spiegelman BM, et al. PAX8-PPARgamma1 fusion oncogene in human thyroid carcinoma. Science 2000;289:1357-60.

81. Nikiforova MN, Biddinger PW, Caudill CM, Kroll TG, Nikiforov YE. PAX8-PPARgamma rearrangement in thyroid tumors: RT-PCR and immunohistochemical analyses. Am J Surg Pathol 2002;26:1016-23.

82. Marques AR, Espadinha C, Catarino AL, Moniz S, Pereira T, Sobrinho LG, et al. Expression of PAX8-PPAR gamma 1 rearrangements in both follicular thyroid carcinomas and adenomas. J Clin Endocrinol Metab 2002;87:3947-52.

83. Donghi R, Longoni A, Pilotti S, Michieli P, Della Porta G, Pierotti MA. Gene p53 mutations are restricted to poorly differentiated and undifferentiated carcinomas of the thyroid gland. J Clin Invest 1993 Apr;91(4):1753-60 1993;91:1753-60.

84. Fagin JA, Matsuo K, Karmakar A, Chen DL, Tang SH, Koeffler HP. High prevalence of mutations of the p53 gene in poorly differentiated human thyroid carcinomas. J Clin Invest 1993;91:179-84.

85. Ito T, Seyama T, Mizuno T, Tsuyama N, Hayashi T, Hayashi Y, et al. Unique association of p53 mutations with undifferentiated but not with differentiated carcinomas of the thyroid gland. Cancer Res 1992;52:1369-71.

86. Wang Y, Hou P, Yu H WW, Ji M, Zhao S, Yan S, et al. High prevalence and mutual exclusivity of genetic alterations in the phosphatidylinositol-3-kinase/akt pathway in thyroid tumors. J Clin Endocrinol Metab 2007 Jun;92(6):2387-90 2007;2387-2390.

87. Halachmi N, Halachmi S, Evron E, Cairns P, Okami K, Saji M, et al. Somatic mutations of the PTEN tumor suppressor gene in sporadic follicular thyroid tumors. Genes Chromosomes Cancer 1998;23:239-43.

88. Liaw D, Marsh DJ, Li J, Dahia PL, Wang SI, Zheng Z, et al. Germline mutations of the PTEN gene in Cowden disease, an inherited breast and thyroid cancer syndrome. Nat Genet 1997;16:64-7.

10 갑상선여포암과 허들세포암

1 서론

우리나라의 갑상선암 빈도는 2009년 중앙암등록본부에서 발표한 암통계 자료에 의하면 2006년에서 2007년 사이의 갑상선암의 발생율은 7위를 차지하였고, 여성에서는 1위를 차지하였다. 조발생율은 남성에서는 인구 10만 명당 12.8명, 여성에서는 73.5명이었다. 또한 15세에서 64세에서 제일 많이 발생하는 암이고, 여자에서 급증하는 암으로 연평균 26.0%의 증가율을 보인다. 갑상선암의 생존율은 꾸준히 증가하는 추세이며, 2003년도에서 2007년의 5년 생존율은 98.8%이었다. 2007년의 암유병율은 2위로 15.1%을 차지하고 있고, 조유병율은 10만 명당 167.7명이었다. 미국의 2001년부터 2005년까지의 SEER(Surveillance, Epidemiology, and End Results) 자료의 갑상선암 빈도를 살펴보면, 남자의 경우 인구 10만 명 당 4.6명, 여자의 경우 인구 10만 명 당 13.4명이었다. 한편 2005년 1월 기준으로 미국 내 갑상선암 인구는 388,386명으로 이 중 남자가 86,920명, 여자가 301,466명이었다. 갑상선암은 2005년 이후 우리나라 여성암 1위를 차지하고 있으며, 이는 건강검진 등을 통한 고해상도 초음파와 초음파유도하 미세침흡인세포검사의 전국적 보급에 힘입은 바 크다 할 것이다. 갑상선여포암과 허들세포암은 갑상선암 중 유두암과 함께 분화갑상선암의 범주에 속하며, 그 빈도는 유두암에 비해 현저히 낮다. 그러나 병리학적으로 수술전 미세침흡인술로 악성여부를 진단하기 어렵고 유두암에 비해 원격전이의 위험이 상대적으로 높으므로 갑상선암을 다루는 임상의사의 각별한 관심과 주의가 필요하다 할 것이다. 현재 세계보건기구(WHO)에서 허들세포암을 여포암의 변종으로 분류하고 있으므로 이 장에서는 두 암종을 함께 다루고자 한다.

2 역학

미국의 SEER(Surveillance, Epidemiology, and End Results) 자료를 살펴보면 2001년에서 2005년 사이 미국의 갑상선암 환자 33,737 명 중 갑상선유두암이 85%, 여포암이 6.7%, 허들세포암이 3.4%, 수질암이 1.6%, 미분화갑상선암이 1.1% 였다. 한편 우리나라의 경우 보건복지부의 1999년에서 2001년 자료를 살펴보면 갑상선암 환자 10,496 명 중 갑상선유두암이 83.8%, 여포암이 7.3%, 수질암이 1.3%, 미분화갑상선암이 1.2% 였다.
여포암은 요오드결핍 지역에서 호발하는 것으로 알려져 있다. 요오드결핍 지역에서의 높은 갑상선암 빈도는 갑상선자극호르몬(TSH) 상승에 의한 것으로 생각되고 있다[1-4]. 방사선피폭도 관련이 있는 것으로 생각되는데, 실제로 체르노빌원전 사고 후 갑상선유두암 외에도 갑상선여포암의 빈도 상승이 보고되었다. 가드너증후군(Gardner's syndrome)과 코우덴증후군(Cowden's syndrome)에서도 여포성 종양의 빈도가 상승하는 것으로 보고되었다[5]. 여포암의 가족성 발병성향은 분명치 않지만, HLA, DR1, DRW6, DR7과 같은 특정 HLA(Human Leukocyte Antigen) type에서 호발하는 경향이 있다.

3 병리소견

여포성 종양은 여포선종에서부터 저분화 여포암까지 광범위한 병리적 소견을 보인다. 크게 최소침습성 여포암(minimally invasive follicular carcinoma)과 광범위침습성 여포암(widely invasive follicular carcinoma)의 두 군으로 분류하게 되는데, 최소침습성 여포암은 양성 여포선종에 가까운 임상경과를 보인다. 종양의 크기가 커질수록 피막 침습

가능성이 높아지는데, 3cm 보다 큰 여포성 종양 중 30% 가량이 여포암이다. 종양의 크기가 클수록 여포암의 가능성이 높아진다. 악성여부는 주로 피막침습을 기준으로 결정되므로 피막 전영역에 걸친 광범위한 병리학적 평가가 필요하다. 따라서 세침흡인검사를 통해서는 저분화암의 경우를 제외하고는 악성여부를 판단하기 어렵다. 세침흡인검사상 특징은 일반적으로 콜로이드가 적거나 없고, 많은 수의 여포세포 덩어리가 납작한 여포상 구조를 보이며 일정한 모양의 핵염색질이 관찰된다(그림10-1). 한편 허들세포종양은 전체적인 특징은 여포성 종양과 유사하지만 호산성의 세포질을 가지는 이른바 허들세포를 관찰할 수 있다(그림10-2). 갑상선여포암과 허들세포암은 대부분 단일 병소이며, 다발성인 경우 유두암의 여포변종과 감별해야 한다.

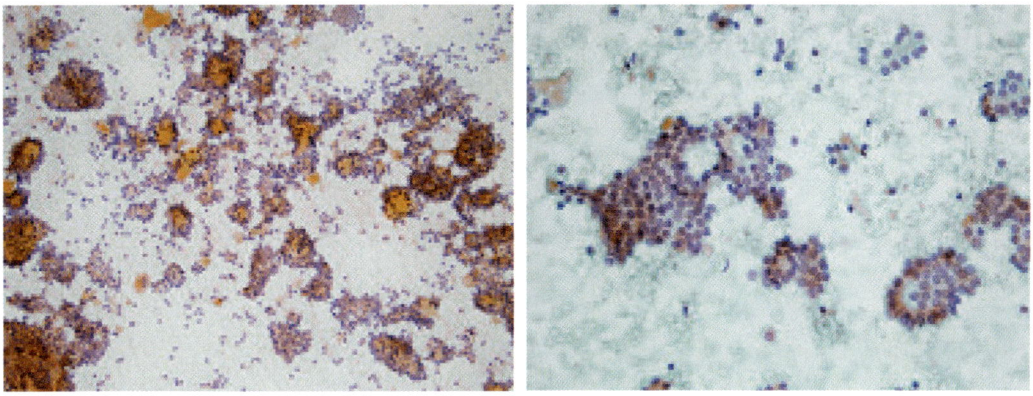

그림 10-1. 갑상선 여포성 종양의 세침흡인 병리사진(저배율, 고배율)

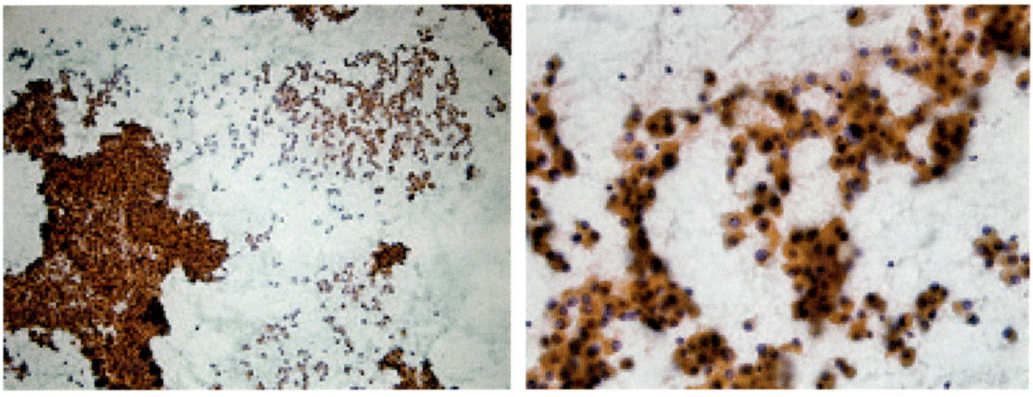

그림 10-2. 허들세포종양의 세침흡인 병리사진(저배율, 고배율)

4 분자생물학적 특징

최근의 몇몇 연구에서 갑상선여포암의 분자생물학적 발생기전이 제시되었다. 대부분의 여포성 종양은 '단세포군 기원'으로 추정된다. 주요 유전자돌연변이로는 갑상선유두암에서는 RET돌연변이가 있고, 여포암에서는 RAS돌연변이가 있다. 최근 갑상선여포암에서 PAX-8/PPARγ1재배열이 여포암 발생기전으로 제시되었는데, 샤힌(Sahin) 등은 여포선종의 13%, 여포암의 47%에서 PAX-8/PPARγ1재배열이 검출되었다고 보고하였다[6]. 그러나 이 재배열된 유전자의 기능이나 암발생의 정확한 기전은 아직까지 밝혀져 있지 않다.

5 임상양상

대부분의 갑상선여포종과 허들세포종은 단일 결절이다. 이학적 검사상 원형이나 타원형의 단단한 고무처럼 촉지되는 경우가 대부분이다. 최근에는 고해상도 초음파의 전국적 보급으로 건강검진 중 우연히 발견되는 촉지되지 않는 작은 결절로 세침흡인검사를 시행하여 진단되는 경우가 많아지고 있다. 여포암의 경우 림프절전이는 15-20% 정도에서 관찰되고, 허들세포암은 여포암의 경우보다 림프절전이가 약간 더 드물고 원격전이는 약간 더 흔하다. 여포암의 원격전이는 주로 폐전이나 두개골, 척추 등의 골전이가 대부분이다. 갑상선기능검사는 대부분 정상이고 갑상선글로불린수치가 높을 수 있다. 초음파검사상 여포성 종양은 콜로이드가 드물고 피막이 잘 발달되어 있으며, 비교적 균일한 내부 에코를 보이고 변연부에 저에코 음영부위(halo)를 동반하는 경우가 많다[7]. 그러나 단일결절의 증식성 결절과 감별이 되지 않아서 세침흡인검사 시에는 여포성 종양

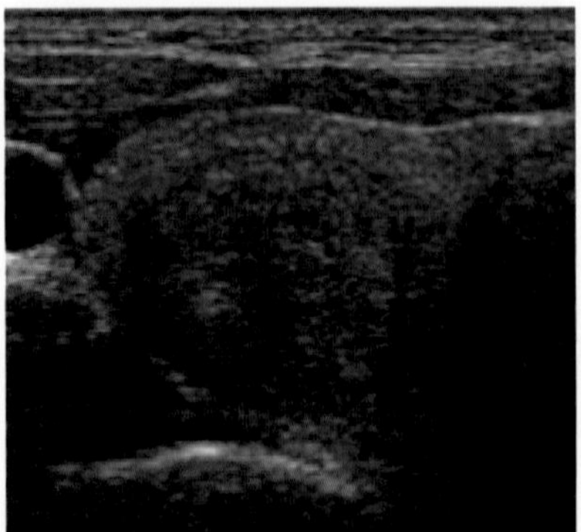

그림 10-3. 여포성 종양의 초음파소견

(follicular neoplasm)이나 허들세포종양(Hurthle cell neoplasm) 으로 결과보고가 되고 악성여부는 판단할 수 없는 한계가 있다.

6 수술전검사

이학적 검사시 종괴의 크기와 경도, 주위 조직과의 유착 여부, 성대마비 여부 등을 주의깊게 살펴야 한다. 특히 환자가 최근 목소리 변화를 호소하는 경우 후두내시경 등을 이용한 성대관찰이 필요하다. 여포성 종양이 갑상선기능이상을 동반하지는 않으나 수술전검사로 갑상선기능검사가 필요하다. 여포성 종양이나 허들세포종양에서 유두암에 비해 림프절전이는 적다. 하지만 15~20%에서 림프절전이가 있으므로 수술전 초음파검사를 다시 시행하여 병변의 위치와 추가병변, 림프절 등을 면밀히 살피는 것이 필요하다. 흉부 엑스선촬영은 수술전 기본검사 중 하나이기도 하지만 원격전이에 대한 기본적인 선별검사 역할도 기대할 수 있다. 뼈스캔은 환자가 골격의 통증을 호소하는 경우에 시행할 수 있다.

7 치료

갑상선여포암의 치료는 수술적 치료가 가장 중요하다는데 이견이 있을 수 없다. 그러나 갑상선여포암이나 허들세포암의 특성상 수술전검사로 악성여부를 평가하기 어렵기 때문에 수술전검사에 기초한 초기 치료방법의 결정에는 이견이 있을 수 있다. 미국갑상선학회(american thyroid association, ATA)의 갑상선결절과 암 권고안에서는 세침흡인검사의 결과 여포병변이나 여포종양으로 보고된 경우 갑상선스캔 결과 결절과 일치하는 기능성 결절이 관찰되지 않는다면 엽절제술이나 갑상선전절제술을 권고하였다[16]. 그리고 허들세포종양이 의심되는 경우에는 갑상선스캔 없이 바로 엽절제술이나 전절제술을 시행할 것을 권고하였다. 엽절제술은 여포성 종양이나 허들세포종양이 의심되는 단일결절이 있고 크기가 4cm 미만인 경우 시행하는 것을 권고하였다. 엽절제술만을 시행한 경우 수술후 병리결과에 따라 잔여갑상선 여부를 결정하여야 한다. 병리결과가 침습성(invasive) 여포암으로 보고되었다면 잔여갑상선절제술 시행한다. 크기가 작고 갑상선에 국한 되어 있으며 젊은 환자인, 좋은 예후를 보이는 환자군에서는 엽절제술만을 시행하자는 주장도 있으나[17,18], 이와는 다르게 캐디(Cady B)와 드용(De Jong SA), 에머릭(Emerick GT) 등은 갑상선전절제술을 권유했다[18-20]. 갑상선전절제술을 권유하는 이유로는 첫째로 비록 좋은 예후를 보일 것으로 예상되는 환자군에서도 좋지 않은 예후를 보이는 경우가 있으며, 둘째로 전절제술을 시행할 경우 방사선요오드치료를 용이하게 하여 더 좋은 치료성적을 보인다. 방사선요오드치료후 전신스캔 시 좋은 영상을 얻을 수 있다. 셋째로 갑상선글로불린을 항암표지자로 사용할 수 있다. 또한 모든 분화암에서는 T4억제요법을 시행하기 때문에 남아있는 갑상선의 기능적 생리학적 의미가 없기 때문에 갑상선을 모두 절제할 것을 권한다[21]. 침습성(invasive) 여포암인 경우 잔여갑상선절제술 시행 후 방사성동위원소 요오드요법을 시행한다. 허들세포암의 경우 방사성요오드 섭취율이 저조한 것으로 알려져 있으나, 방사성요오드치료가 재발율을 낮추는 것으로 보고되고 있어 다른 분화갑상선암과 마찬가지로 수술후 요오드치료를 권장한다[22]. 갑상선호르몬 요법이나 추적관찰 방법은 분화갑상선암의 일반적 진료권고와 동일하다.

8 예후

몇몇 후향적 연구를 통해 여포암의 예후와 관련된 주요인자들이 제시되었다[8, 10-15]. 여포암의 치료에 있어서 예후인자들의 분석과 이에 따른 저위험군과 고위험군의 분류는 매우 중요하다. 저위험군의 경우 병변 쪽 갑상선엽절제술로 충분하지만, 고위험군의 경우 갑상선전절제술 후 방사성요오드치료가 추천된다. 샤하(Shaha) 등은 1930년부터 1985년 사이 228명의 여포암 환자를 후향적으로 연구하였다. 이 들의 분석을 통해 갑상선여포암의 예후인자로서 환자의 나이, 종양의 크기, 원격전이 여부, 주위조직 침윤, 조직학적 유형(여포암 vs. 허들세포암) 등을 제시하였다. 이러한 예후인자를 토대로 샤하 등은 여포암 환자군을 저위험(low-risk), 중간위험(intermediate-risk), 고위험군(high-risk)으로 분류하였다(표10-2, 10-3)[11].

표 10-2. 여포암

Factor	Low risk	Intermediate risk	Intermediate risk	High risk
Age(yr)	< 45	< 45	≥ 45	≥ 45
T stage	T1/T2	T3/T4 &/or	T1/T2	T3/T4 &/or
Distant metastasis	M0	M1 &/or	M0	M1 &/or
Histologic type	Non-Hurthle	Hurthle &/or	Non-Hurthle	Hurthle &/or
Grade	Low	High	Low	High

표 10-3. 여포암의 예후인자

Factor	n	%	P Value
Age > 45yr	138	61	< 0.001
Distant metastasis	26	11	< 0.001
Extracapsular extention	17	7	< 0.001
Size > 4 cm	57	25	< 0.001
Histologic type(Hurthle)	59	26	< 0.05
Solitary	205	89	NS
Male	70	31	NS
Node metastasis	41	18	NS

이 연구에 의하면 전체 갑상선여포암 환자의 5년, 10년, 20년 생존률은 각각 85%, 80%, 76% 였다. 저위험, 중간위험, 고위험군으로 나누어 보았을 때, 10년 생존률이 각각 98%, 88%, 56% 였고, 20년 생존률은 각각 97%, 87%, 49% 였다. 환자의 성별이나 종양의 개수, 림프절전이 등은 생존률에 영향이 없었다.

심슨(Simpson) 등은 504명의 갑상선여포암 환자를 분석하였는데, 다변량분석 결과 주변조직 침윤, 원격전이, 종양의 크기, 진단 당시 나이 등이 중요한 예후인자로 보고하였다[12]. 영(Young) 등의 논문에서는 진단 당시 원격전이가 있을 경우 평균 생존기간은 3.1 년이었다[16]. 한편 라헤이클리닉(Lahey clinic)의 샌더스(Sanders) 등은 1940년부터 1997년 사이 240명의 여포암과 허들세포암 환자를 분석하였는데, 80명의 최소침습성 여포암 환자와 12명의 최소침습성 허들세포암 환자는 재발이나 사망률이 0%였고. 또한 재발과 사망가능성을 예측할 수 있는 AMES prognostic criteria를 제시하였다(표 10-4) .

표 10-4. AMES의 예후

저위험군	고위험군
원격전이가 없는 50세 이하의 여성과 40세 이하의 남성	원격전이가 있는 환자
종양의 크기가 5cm 이하이고 유두암시에는 갑상선피막 침윤이 없고, 여포암시에는 주요 갑상선피막 침윤(major capsular invasion)이 없는 고령의 환자	종양의 크기가 5cm 이상이거나, 유두암시에는 갑상선피막 침윤이 있고, 여포암시에는 주요 갑상선피막 침윤(major capsular invasion)이 있는 51세 이상의 여자나 41세이상의 남자

9 요약

갑상선 여포종양과 허들세포종양은 세침흡인검사를 포함한 수술전검사로는 악성과 양성을 감별진단할 수 없으며, 수술후 피막이나 혈관 침습을 평가하여 암으로 진단하게 된다. 매우 양호한 예후를 보이는 저위험군에서 엽절제술을 시행할 수 있으나, 병리 결과상 침습성 여포암이나 허들세포암이 진단되면 잔여갑상선절제술을 시행하여야 하며, 크기가 4cm 이상이며, 조직검사상 현저한 비정형성(atypia), 유두암이 의심되거나, 갑상선암의 가족력이 있거나 방사선에 노출된 기왕력이 있으며, 주변조직 침윤이나 원격전이가 있는 경우 처음부터 갑상선전절제술을 시행하는 것이 바람직하다. 그리고 보조요법으로 T4억제 요법과 방사선요오드치료가 있다.

참고문헌

1. Williams ED, Doniach I, Bjarnason O, Michie W. Thyroid cancer in an iodide rich area: a histopathological study. Cancer 1977;39(1):215-22.
2. Cuello C, Correa P, Eisenberg H. Geographic pathology of thyroid carcinoma, Cancer 1969;23:230.

3. Franssila KO, Ackerman LV. Follicular carcinoma, Semin Diagn Pathol2 1985: 101.
4. Franceschi S. Iodine intake and thyroid carcinoma: a potential risk factor, Exp Clin Endocrinol Diabetes 1998;106:S38.
5. Bell B, Mazzaferri EL. Thyroid cancer in familial polyopsis coli: case report and literature review, Dig Dis Sci 1993;38:185.
6. Sahin M, Allard BL, Yates M, Powell JG, Wang XL, Hay ID, et al. PPARγ Staining as a Surrogate for PAX8/PPARγ Fusion Oncogene Expression in Follicular Neoplasms: Clinicopathological Correlation and Histopathological Diagnostic Value, J Clin Endocrinol Metab 2005;90:463-468.
7. 최영식. 갑상선의 초음파 진단. J Clinical Otolaryngol 2007;18:144-151.
8. Shah JP, et al. Prognostic factors in differentiated carcinoma of the thyroid gland, Am J Surg 1992;164:658.
9. Hay ID, Grant CS, Taylor WF, McConahey WM. Ipsilateral lobectomy versus bilateral lobar resection in papillary thyroid carcinoma: a retrospective analysis of surgical outcome using a novel prognostic scoring system, Surgery 1987;102:1088.
10. Cady B, Ross R. An expanded view of risk group definition in differentiated thyroid carcinoma, Surgery 1988;104:947.
11. Shaha AR, Loree TR, Shah JP. Intermediate risk group for differentiated carcinoma of the thyroid, Surgery 1994;116:1036.
12. Simpson WJ, et al. Papillary and follicular thyroid cancer: prognostic factors in 1,578 patients, Am J Med 1987;83: 479.
13. Tubiana M, et al. Long term results and prognostic factors in patients with differentiated thyroid carcinoma, Cancer 1985;55:794.
14. Hay, et al. Predicting outcome in papillary thyroid carcinoma: development of reliable prognostic scoring system in a cohort of 1779 patients surgically treated at one institution during 1940 through 1989, Surgery 1993;114:1050.
15. Shaha A, Lorree TR, Shah JP. Prognostic factors and risk group analysis in follicular carcinoma of the thyroid, Surgery 1995;118:1131.
16. David S. Cooper, Gerard M. Doherty, Bryan R. Haugen, Richard T. Kloos, Stephanie L. Lee, Susan J. Mandel. Revised American thyroid association management guidelines for patients with thyroid nodules and differentiated thyroid cancer. Thyroid 2009;19:1167~214.
17. Cady B, Rossi R, Silverman M, Wool M. Further evidence of the validity of risk group definition in differentiated thyroid carcinoma. Surgery 1985;98:1171.

18. Cady B, Sedgwick CE, Meissner WA, et al. Risk factor ananlysis in differentiated thyroid cancer. Cancer 1979;43:810.
19. De Jong SA, Demeter JG, Lawrence AM, Paloyan E. Necessity and safety of completion thyroidectomy for differentiated thyroid carcinoma. Surgery 1992;112:734.
20. Emerick GT, Duh Q-Y, Siperstein AE, et al. Diagnosis, treatment, and outcome of follicular thyroid carcinoma. Cancer 1993;72:3287.
21. Young RL, Mazzaferri EL, Rahe AJ, et al. Pure follicular thyroid carcinoma: Impact of therapy in 214 patients. J Nucl Med 1980;21:735.
22. Young RL, Mazzaferri EL, Rahe AJ, Dorfman SG: Pure follicular thyroid carcinoma: impact of therapy in 214 patients, J Nucl Med 1980;21:733.

갑상선수질암 11

Medullary Thyroid Cancer

1 서론

갑상선수질암은 여포상 형태가 없고 림프절전이를 하는 경향이 있는 갑상선암의 한 종류로 1959년 해저드(Hazard) 등에 의해 새롭게 인지되었다. 이후 연구자들은 부여포세포(parafollicular C cell)와 거기서 분비되는 호르몬인 칼시토닌을 밝혔다. 시플(Sipple)은 처음으로 갑상선수질암과 갈색세포종과 원발성 부갑상선항진증 간의 연관성을 밝혔다. 이는 후에 다발성내분비종양 2형(MEN-2)로 명명되었다. 1993년 ret 암유전자가 밝혀졌다.

갑상선수질암은 전체 갑상선암의 3-12%에 해당한다. 이중 산발갑상선수질암이 60-70%를 차지한다. 30-40%의 갑상선수질암은 유전성암인데, MEN-2A와 MEN-2B와 가족갑상선수질암(FMTC)로 나뉜다.

2 진단

1) 임상양상

임상양상은 환자에 따라 매우 다양하다. 산발갑상선수질암환자는 갑상선의 단일결절이 있으며 진단 당시 경부림프절로의 전이가 빈번하다. 매우 드물게 국소침습을 통한 증상인 쉰목소리, 연하곤란, 기침이 나타난다. 1/3의 환자에서 물설사를 호소한다.

2) 칼시토닌

기저와 자극 칼시토닌수치가 진단에 중요한 마커이다. 모든 갑상선수질암에서 칼시토닌이 비정상적으로 높게 생성되며 자극검사에서 칼시토닌이 비정상적으로 분비된다. 칼시토닌의 정상치는 검사실에 따라 다르지만 대개 10pg/ml 이하이다. 자극검사는 글루코산칼슘(calcium gluconate) 2mg/kg/min이나 펜타가스트린(pentagastrin) 0.5μg/kg, 또는 이 둘을 조합하여 주사하기 전과 주사한 후 1, 2, 3, 5, 10분 후에 칼시토닌수치를 측정하게 된다. 100pg/ml 이상일 경우에는 갑상선수질암으로 진단이 가능하다. 최고치가 30–100pg/ml일 경우에는 경계이며, 정기적으로 재검사를 하여야 한다. 경계치를 가지는 가족 구성원일 경우 3–6개월마다 재검사를 하여야 한다.

3 다발성내분비종양 2형(MEN-2)과 가족갑상선수질암(FMTC)

다발성내분비종양 2형(MEN-2)는 incomplete penetrance를 하는 상염색체 우성유전질환으로 30%의 환자는 70세까지도 증상이 나타나지 않는다.

① MEN-2A: 전체 MEN-2 환자의 90%를 차지하며, 갑상선수질암과 갈색세포종(환자의 50%)과 원발성 부갑상선항진증(환자의 15%)이 나타난다.
② MEN-2B: 전체 MEN-2 환자의 5% 정도를 차지하며, 갑상선수질암과 갈색세포종이 나타난다. 원발성 부갑상선항진증은 대개 나타나지 않는다. 특징적으로 'marfanoid 체형'을 가지고, 점막신경종과 창자신경절신경종증(intestinal ganglioneuromatosis)이 나타난다.
③ FMTC: 유전성 갑상선수질암이면서 다른 내분비질환을 가지지 않는다.

1) 원인

MEN-2는 염색체 10번의 돌연변이에 의한 가족성암증후군이다. Ret 암유전자의

germline 점돌연변이에 따라 MEN-2와 FMTC의 질환표현형이 달라진다. Ret 암유전자는 염색체 10q11.2에 위치하며 신경능선세포 기원에서 표현되는 수용체티로신인산화효소(receptor tyrosine kinase)와 연관된 세포막당단백을 암호화(encode)한다. 이 당단백은 세 개의 기능적인 영역으로 구성되어 있으며, 돌연변이가 발생하는 영역에 따라서 갑상선수질암의 표현형이 달라진다. Ret세포 외 영역의 점돌연변이(엑손 10의 코돈 609, 611, 618, 620과 엑손 11의 코돈 634)는 MEN-2A 환자의 97%과 FMTC 환자의 96%에서 발견된다. 수용체티로신인산화효소 영역의 촉매핵심부위의 점돌연변이는 MEN-2B환자의 거의 대부분에서 발견되며 거의 대부분 엑손 16에서 Met918Thr 치환이 일어난다. 세포내 영역의 점돌연변이(엑손 13에서 Glu768Asp와 엑손 14의 Leu804Val)는 가족갑상선수질암 환자에서 확인되었다.

MEN-2와 히르슈슈프룽병(Hirschsprung's disease)간에 흥미있는 유전자메커니즘이 존재한다. MEN2-A와 히르슈슈프룽병이 함께 존재하는 두 가계에서 ret유전자의 점돌연변이(Cys618Ser)가 발견되었다. 코돈 618과 620의 시스테인의 돌연변이는 MEN-2A이나 FMTC 뿐만 아니라 히르슈슈프룽병과도 관련이 있다고 할 수 있다.

2) MEN-2A

(1) 갑상선수질암

갑상선수질암은 MEN-2A의 가장 흔하고 특징적인 임상양상이다. 보인자의 95%에서 발현되며 치명적일 수 있다. 대개 20대에 가장 많이 발생하며 산발갑상선수질암이나 갈색세포종에 비해서 이른 나이이다. 대개 만져지는 갑상선결절로 진단 당시 절반에서 경부림프절전이가 있다. 하지만, 폐와 간, 뼈와 같은 다른 장기로의 전이는 질환의 진행 후기에 발생한다.

MEN-2A 환자의 가족은 ret돌연변이의 존재에 대해서 선별검사를 받아야 하며, 만약 germline 돌연변이가 발견되면 임상적이나 생화학적 진단이 가능하기 전에 예방갑상선절제(prophylactic thyroidectomy)를 받아야 한다.

(2) 갈색세포종

갈색세포종의 증상은 경미하며 대개 간헐적인 두통, 심계항진과 신경과민 등으로 발작성 고혈압은 흔하지 않다. 하지만 시플이 기술한 MEN-2A 첫 환자에서도 그렇듯이 갈색세포종은 MEN-2A 환자에서 사망원인 중 하나이다. 갈색세포종은 흔히 양측성이며 단측성이라도 반대측 부신의 미만성 또는 결절성 증식이 보통 존재한다. 악성 갈색세포종은 드물다.

비록 갈색세포종은 갑상선수질암에 비해 대개 늦게 발현되지만, ret돌연변이를 가진 환자에서 수술전에 갈색세포종을 감별진단하는 것은 필요하다.

(3) 부갑상선기능항진증

MEN-2A 환자의 10−25%에서 고칼슘혈증과 부갑상선호르몬 수치증가가 나타난다. 진단 연령은 평균 38세이며 대부분의 환자가 증상이 없다. 증상이 나타나면 산발성 부갑상선기능항진증 환자의 증상과 차이가 없다. 비대칭적인 부갑상선 증식이 가장 흔한 병리이다.

3) MEN−2B

MEN-2B 환자의 특징적인 임상적인 양상은 어린 나이에 나타난다. Marfanoid 체형은 환자의 90%에서 나타나며, 마르고 큰 키에 구개가 높게 아치를 그리며 팔다리가 길다. 거미손발가락증(arachnodactyly)과 관절이완(joint laxity), pes cavus, slipped femoral capital epiphysis, 척주후만증(kyphosis), 척주측만증(scoliosis), 척주전만증(ithylordosis) 등의 골격계 이상은 드물다. 소수의 환자에서는 말초신경병증과 눈마름증(xerophthalmia), 구강건조증(xerostomia), 얼굴다한증(facial hyperhidrosis), 치아이상이 나타난다. 진성 말판증후군과는 달리 MEN-2B환자는 수정체편위(ectopia lentis)와 심장대동맥 이상은 나타나지 않는다.

신경절신경종증이 흔히 나타난다. 혀의 앞 1/3의 신경종이 가장 특징적이며 이외에 입술과 볼점막, 결막, 눈꺼풀에서도 나타날 수 있다. 틈새등검사에서 안구내의 신경종을 발견할 수 있으며, 이외에 각막신경의 비대, 눈꺼풀의 비대, 결막하 신경종등이 보일 수 있다.

위장관 증상이 흔히 나타난다. 위장관 전체에서 신경세포의 비대와 신경종세포의 증식으로 결장운동장애가 나타난다. 심한 만성 변비와 설사, 복부팽만, 경련성 복부통증 등이 어린 나이에 나타나 내분비질환의 진단에 앞선다. 거대결장증과 심한 결장게실증이 보고되었다. 비록 MEN-2B에서의 결장의 병리(신경종신경세포종증)와 히르슈슈프룽병의 병리(신경절없음증)는 다르지만, 흥미롭게도 두 질병은 ret 암유전자의 세포내 tyrosine kinase 영역의 유전자이상과 연관이 있다.

MEN-2B 환자에서 갑상선수질암은 매우 어린 나이, 빠른 경우 생후 일년 이내에 발생한다. 진단연령은 평균 16세이다. MEN-2B에서의 갑상선수질암은 광범위하며 전이가 일어날 가능성이 많고 수술적인 치료가 쉽지 않다. 갑상선수질암은 MEN-2B 환자의 가장 흔한 사망 원인이다.

갈색세포종은 갑상선수질암에 비해 늦게 발생한다. 25세를 넘은 MEN-2B환자의 50%에서 갈색세포종이 진단된다. 부갑상선기능항진증은 MEN-2A에 비해서 드물다.

4) MEN-2A와 MEN-2B 선별검사와 예방갑상선절제(prophylactic thyroidectomy)

유전자 표현형의 발현율이 낮고 갑상선수질암이나 갈색세포종에서 가족력이 없는 것이 유전성질환의 진단을 제외하지 못하기 때문에 선별검사가 필요하다. 적어도 10%의 산별갑상선수질암환자는 유전성증후군이다. 만약 충분히 관심을 가진다면 MEN-2A 가족은 정기적으로 발견된다. 사망률의 증가, 신경학적인 문제로 인한 발기부전, 불임증과 낮은 결혼확률로 인하여 MEN-2B 환자의 생식 가능성은 낮다. 그러므로 대부분의 MEN-2B 환자는 새로운 돌연변이에 의해서 발생한다.

(1) 유전자검사

최근의 유전자 검사법의 발달로 인하여 ret 유전자의 돌연변이보인자를 100%에 가깝게 확인할 수 있다. 돌연변이를 가지지 않는 가족은 더 이상 정기적인 생화학적 선별검사를 할 필요가 없다. 또한 생화학적인 선별검사에서 이상소견이 발견되기 이전에 돌연변이보인자를 찾아냄으로써 4세 이전의 소아에서 예방갑상선절제를 시행할 수 있게 해준다.

유전자검사를 위해서는 적어도 한 명의 MEN 환자와 가족에서 채취한 혈액내 림프구에서 DNA를 추출한다. Ret유전자의 특정 부위(예를 들어 엑손 10, 11, 13, 16)를 중합효소연쇄반응(PCR)을 이용하여 증폭시킨다. 이후 direct sequencing이나 restriction site analysis를 이용하여 돌연변이를 검출한다. 매우 드물지만 유전자검사에도 오류가 있을 수 있다. 때문에 환자의 처치를 위해서는 유전자검사를 중복하여 시행할 수 있다. MEN-2A 환자의 97%에서 MEN-2B 환자의 93%에서 돌연변이가 검출된다.

(2) 생화학적 검사

DNA유전자검사가 이용되기 전에는 MEN2 환자의 모든 직계가족은 갑상선수질암과 갈색세포종, 부갑상선항진증에 대해서 6세부터 35세까지 매년 생화학적 검사를 시행하였다. 자극 칼시토닌검사, 24시간 요중 카테콜아민 검사와 혈중 칼슘, 부갑상선호르몬 검사가 시행되었다.

갑상선수질암의 무증상시기(암전구 C세포 증식이나 미세암)에는 기저 칼시토닌수치는 증가되어있지 않으나, 칼슘과 펜타가스트린 자극검사에서 증가된 수치를 나타낸다. 35세까지 대부분의 보인자가 양성 결과를 나타내므로 이후에는 검사를 하지 않는다.

조기에 진단하는 것이 매우 중요하다. 만약 자극 칼시토닌검사 수치가 25–100pg/ml이라면 갑상선전절제술로 생화학적 완치를 95%에서 기대할 수 있다. 만약 수술 전 자극검사 수치가 1000–5000pg/ml라면 완치율은 90%이다. 반면에 수술 전 수치가 10,000pg/ml 이상이라면 완치율이 40%로 떨어진다.

소변 카테콜아민과 메타네프린 검사는 높은 민감도와 특이도를 가진 검사이다. 자극검사는 위험하기 때문에 사용되지 않는다. 영상의학적 검사의 역할은 아직 확립되지 않았다. 부갑상선항진증을 선별하기 위해서는 매년 혈청 칼슘검사로 충분하다.

(3) 예방갑상선절제

유전자선별검사후 예방갑상선절제를 하는 것은 갑상선수질암을 완치할 수 있고, 후유증이 거의 없으며, 장기적으로 삶의 질에 영향을 미치지 않는 좋은 방법이다. 비용–효과면에서도 유전자선별검사가 매년 생화학적 자극검사를 하는 것에 비해서 탁월하다.

유전자검사에서 진단된 환자에서 치료방법은 크게 두가지로 나뉜다. 첫째는 매년 자극 칼시토닌검사를 시행하여 결과가 양성으로 바뀔 때 수술을 시행하는 것이다. 하지만 이 경우 절제된 갑상선에서 절반 정도에서 이미 미세갑상선수질암이 발견된다. 최적의 방법은 출생 시 유전자선별검사를 시행하고, 모든 ret 돌연변이유전자를 가진 환아에서 예방적전절제술을 시행하는 것이다. MEN-2A 환자에서는 5세이전에, MEN-2B 환자에서는 생후 1년이내에 수술을 시행하는 것이 이상적이다.

5) 가족갑상선수질암(Familial medullary thyroid cancer)

다른 내분비질환 또는 특이적인 임상양상없이 갑상선수질암이 가족력을 가질 때, 가족갑상선수질암라고 한다. MEN-2A 환자와 비교하였을 때, 진단시의 자극 칼시토닌 수치나 국소 림프절전이가 더 높지 않았다. 하지만, 평균 진단연령은 MEN-2A 환자에 비해서 많아 갑상선수질암이 더 늦게 발생하던가 아니면 더 천천히 성장함을 시사한다.

4 치료

1) 수술

수술적 절제만이 유일한 치료법이다. 대부분의 경우 갑상선전절제술과 중심부림프절 절제술이 표준치료이다. 림프절전이의 발생은 진단 당시의 종양의 크기와 상관이 있다. 크기가 1cm 미만일 경우 11%의 환자에서 림프절전이가 발생하는 반면, 크기가 2cm 이상일 경우 60%의 환자에서 림프절전이가 발생한다. 이러한 이유로 일부에서는 2cm 이상의 종양에서 동측 측경부림프절 절제술과 반대측 중심부림프절 절제술을 시행하여야 한다고 주장한다.

만져지는 수질암을 수술한 73례를 분석한 최근의 연구결과를 보면 다음과 같다. 한쪽에 만져지는 수질암이 있을 경우 81%에서 중심부림프절에 전이가 되며, 81%에서 동측 측경부림프절에 전이가 되고, 44%에서 반대측 측경부림프절에 전이가 된다. 양측에 만져지는 수질암이 있을 경우 78%에서 중심부림프절에 전이가 되며, 71%에서 동측 측경부림프절에 전이가 되고, 49%에서 반대측 측경부림프절에 전이가 된다. 이때 외과의사가 수술장에서 림프절전이를 예측할 경우 민감도가 64%이고, 특이도가 71%가 되었다. 그러므로 만져지는 수질암이 있는 경우 기본적으로 중심부림프절 절제술과 양측 측경부림프절 절제술을 시행하는 것을 고려하여야 한다.

2) 비수술적 치료

수질암에서 방사선치료와 화학요법은 좋은 효과를 내지 못한다. 고농도의 방사선조사는 상당한 부작용이 있음에도 불구하고 실질적인 재발율의 감소를 나타내지 못한다. 하지만 현미경적 잔류암과 갑상선외 침습이나 림프절전이와 같이 국소재발의 위험도가 높은 40명의 환자에서 수술후 방사선조사를 시행하였을 때, 국소와 부위 재발율이 감소함을 보여주는 연구결과도 있다. 5-fluorouracil, streptozocin 과 dacarbazine 병합 화학용법에서 15%의 환자에서만 효과가 있었고, 독소루비신(doxorubicin) 단일요법은 20−30%의 환자에서 효과가 있었다.

최근에는 몇가지 다른 치료방법이 진행된 수질암에서 개발되고 있다. 태아성암항원(CEA)에 대한 단클론항체가 평균 55%의 암표지자 감소를 보여주는 제1,2상 임상연구가 있다. 8명의 환자에서 유전자재조합 인터페론 알파2b(interferon alfa-2b)과 옥트레오타이드(octreotide)를 사용하였을 때 칼시토닌과 태아성암항원 수치가 감소되는 연구결과가 있다.

육안적 병소를 모두 절제한 이후에 지속적으로 기저나 자극 칼시토닌수치가 높은 환자들에 대한 치료는 논쟁의 여지가 있다. 잠재 수질암을 가진 환자에서 적극적으로 남은 병변의 위치를 확인하여 절제하는 것이 환자의 예후에 영향을 미치는 지 여부는 밝혀지지 않았다.

5 예후

1970년대 5년과 10년 생존율이 각각 48%와 12%에서 최근의 연구에서는 5년과 10년 생존율이 90%와 80%에 달한다. 가족갑상선수질암와 MEN-2A의 경우 산발갑상선수질암과 MEN-2B에 비해서 예후가 좋다. 양호한 예후인자로는 젊은 나이, 여성, 가족력이 있는 경우, 갑상선에 국한된 병소 등이다. 산발갑상선수질암환자가 더 예후가 안 좋은 이유는 진단시 나이가 많고 병소가 진행되었기 때문이다. French Calcitonin Tumor Study Group에서 1952년에서 1996년까지 899명의 수질암환자를 대상으로 예후를 분석한 결과, 다변량분석에서 나이와 병기가 독립적으로 예후에 영향을 미치는 인자로 밝혀졌다.

생화학적인 완치를 달성하였을 때, 10년 생존율은 97.7%에 달한다. 생화학적인 완치를 달성하지 못하였더라도 5년과 10년 생존율은 80%와 70%에 달한다.

참고문헌

1. Mihai R, Farndon JR. Medullary Carcinoma of the Thyroid. In: Randolph GE, editor. Surgery of the Thyroid and Parathyroid Glands. Philadelphia: Elsevier Science; 2003:232-43.

2. Moley JF, Shervin N. Medullary Thyroid Carcinoma. In: Clark OH, Duh QY, Kebebew E, editors. Textbook of Endocrine Surgery. 2nd Ed. Philadelphia: Elsevier Science; 2005:129-41.

3. Gimm O. Surgery for Medullary Thyroid Cancer. In: Oertli D, Udelsman R, editors. Surgery of the Thyroid and Parathyroid Glands. Heidelberg: Springer-Verlag; 2007:147-59.

12 미분화갑상선암과 기타 갑상선 악성종양

1 미분화갑상선암(Anaplastic thyroid cancer)

갑상선암은 양극단의 경과를 보이는데, 분화된 암의 경우 진행이 매우 느리고 가장 예후가 좋은 암이지만, 미분화갑상선암은 진단 후 수개월 내에 사망하는 예후가 가장 불량한 암이다. 예전 문헌에서 방추세포암종이나 거대세포암종(spindle or giant cell carcinoma), 육종양암종(sarcomatoid carcinoma), 다형태암종(pleomorphic carcinoma), 역분화암(dedifferentiated carcinoma), 화생암종(metaplastic carcinoma), 암육종(carcinosarcoma) 등으로 다양하게 불려졌다. 발생률이 매우 낮아 표준화된 치료방법이 정립되기 어렵지만, 그 치료에 있어서 방사선치료, 항암요법과 수술적 치료가 적절히 조화된 접근이 필요하다.

1) 역학

미분화갑상선암은 매우 드문 질환으로 일년에 백만 명당 한두 명꼴로 발생한다[1]. 발생빈도는 지역에 따라 차이를 보이지만, 우리나라에서는 전체 갑상선암중에서 1-2% 정도를 차지한다[2, 3]. 발생빈도가 일정한지 감소 추세인지 상반되는 보고들이 있다. 감소하는 이유는 과거에 미분화갑상선암으로 잘못 여겨졌던 갑상선림프종, 수질암, 미분화도암종(poorly differentiated insular carcinoma) 등이 정확히 감별진단되며, 건강검진의 증가로 작은 분화갑상선암이 미리 수술로 제거되어 미분화갑상선암으로의 변이를 막기 때문으로 생각된다[4-6]. 이러한 감소 추세는 풍토병갑상선종(endemic goiter)이 흔한 지역이었던 개발도상국들에서 요오드를 식이에 보충하는 노력으로 갑상선종이 줄어 들면서 더욱 뚜렷하다[7, 8]. 그렇지만 요오드 공급과 미분화갑상선암의 발생과의 관계에 대하여 상반되는 관찰들이 있다. 스웨덴에서는 요오드 보충으로도 미분화갑상선암의 발생빈도를 낮추지 못하였지만, 인도와 같은 요오드결핍 지역에서는 분명히 미분화갑상선암의 발생빈도가 높다[9, 10]. 결국 요오드 보충과 미분화갑상선암의 발생률 감소와의 인과관계는 명확히 입증되지 못하였다. 또한 지난 수십 년간 미국 내에서 발생률이 거의 일정하다는 보고도 있다[5, 11].

2) 병인

미분화갑상선암의 발생원인에 대하여 여러 이론이 있지만, 특정 원인인자는 아직까지 밝혀지지 않았다. 분화갑상선암에서 미분화갑상선암이 기원한다는 임상적, 병리학적 증거가 있다. 미분화갑상선암이 오랜 기간 갑상선에 병변이 있었던 환자나, 분화갑상선암으로 수술 받은 병력이 있는 환자에서 호발하고, 분화갑상선암으로 수술 후 병리조직에서 국소적인 미분화갑상선암의 포커스가 있는 경우가 있다[12, 13]. 갑상선유두암의 예후가 불량한 아형인 키큰세포 변이형(tall cell variant)이나 도암종(insular carcinoma) 등이 미분화갑상선암과 연관된 경우가 많아서, 이 아형들이 미분화갑상선암으로 변이의 중간형이라는 가설도 있다[10, 12-14]. 이러한 사실로 미루어 미분화갑상선암으로 변이되기 전에 갑상선암을 조기에 수술하는 것이 좋다는 제안도 있다. 반면에 미분화갑상선암의 병리조직에서 분화갑상선암과 관련 포커스를 대부분에서는 찾을 수 없으므로, 미분화갑상선암이 새로이 발생하는지, 갑상선 종양의 변이로부터 발생하는지는 분명하지 않다는 보고도 있다[5, 13].

분자생물학적 견지에서 보면 p53과 같은 종양억제유전자가 미분화갑상선암의 발생에 중요한 역할을 한다. p53 단백의 결핍이나 돌연변이가 있으면 악성 전환에 높은 감수성을 보이며, 미분화갑상선암에서 p53의 변이나 과발현이 종종 발견된다[15-18]. 미분화갑상선암으로 변이에 영향을 미칠 것으로 여겨지는 다른 종양유전자로는 bcl-2, cyclin D1, β-catenin, Met, c-myc, Nm23, ras 등이 있다[13].

3) 병리

대부분 갑상선을 거의 다 차지할 정도로 크고, 육안적으로 황색을 띤 백색의, 살과 같은(flesh) 종괴 내부에 괴사나 출혈소견을 보인다. 약 90%에서 주변조직으로 침습소견을 보인다. 대개 주변 지방조직이나 근육에 침범되지만, 인두, 후두, 기관, 식도, 내경정맥, 내경동맥 등까지 침습된 경우도 있다[4, 19, 20].

조직학적으로 방추세포(spindle cell)형, 거대세포(giant cell)형, 편평형(squamoid)이나 혼합(mixed)형의 세가지 변형이 있다.

진단적 이유로 아형을 분류하지만, 예후나 질환 경과, 치료전략에는 별 영향이 없다. 이런 의미에서는 갑상선림프종, 수질암과의 감별진단이 훨씬 중요하다. 수질암은 칼시토닌, CEA, chromogranin A 등에 대한 면역화학 염색으로 감별될 수 있고, 림프종은 백혈구공통항원(LCA, leukocyte common antigen), CD 79a, CD3 등에 대한 면역화학 염색으로 구별할 수 있다[19].

미분화갑상선암 조직은 케라틴(keratin)과 비멘틴(vimentin)에 염색되고, p53, CD68, CEA등의 종양 표지자도 확인된다[16, 21]. 중간엽표지자(mesenchymal marker)인 비메틴과 상피 표지자(epithelial marker)인 CAM 5.2가 동시 발현되는 것으로 미분화갑상선암의 면역조직화학적인 진단이 가능하다[19]. 미분화갑상선암 세포는 대개 갑상선글로불린(TG, thyroglobulin)을 발현하지 않고, 나트륨-요오드공동운반체(sodium-iodide symporter, NIS), 갑상선과산화효소(TPO, thyroperoxidase)의 기능적 발현도 없으므로 방사성요오드를 농축하지 못한다[22].

AJCC 7 판에서 모든 미분화갑상선암은 병리학적으로 T4로 분류되며(T4a: ATC within the thyroid gland; T4b: ATC infiltrating beyond the thyroid gland), 임상병기는 모두 4기에 해당된다(stage IVA: T4a, any N, M0; stage IVB: T4b, any N, M0; stage IVC: every T, N0 or N1, M1).

4) 임상양상

미분화갑상선암은 미국에서 임상적으로 발견되는 갑상선암의 5% 미만이지만, 연간 1,200명이 이 병으로 사망한다. 대개 고령에서 발생하며 25%에서만 60세 이하에서 발병한다. 남녀 비는 1:1.5로 여자에서 조금 더 흔하다. 몇몇 환자는 갑상선절제수술 후 우연히 병리조직에서 발견되어 진단되지만, 대부분의 환자들은 급격히 자라는 경부 종괴를 주소로 내원한다(그림 12-1)[5]. 종괴의 압력으로 경부의 압박감과 주변 침범으로 쉰 목소리, 연하곤란, 호흡곤란, 인후통, 기침 등의 증상을 보인다. 약 30% 환자에서 편측의 성대 마비가 동반된다[4]. 심한 경우 상대정맥의 폐쇄를 유발하기도 한다. 이러한 증상들은 대개 1-3개월의 짧은 기간에 발현된다. 종괴는 딱딱하고, 주변구조물 침습으로 고정되어 있으며, 평균 크기는 6cm 정도이다. 경부림프절전이의 소견이 약 40%에서 보이고, 절반 가량의 환자는 진단 당시에 이미 원격전이가 발견된다. 질환의 경과 중에 약 70%에서 결국 원격전이가 발생한다[1, 4, 5, 23]. 어느 장기로든지 전이될 수 있지만, 가장 흔한 부위는 폐(40-80%), 골(6-15%), 뇌(5-13%) 순이다[4-6, 20, 24, 25].

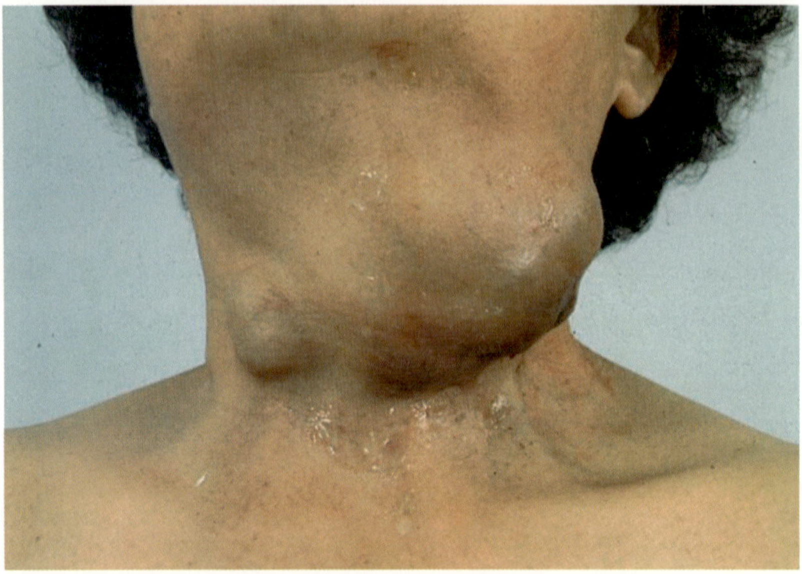

그림 12-1. 급격하게 커지는 경부 종괴를 주소로 내원한 68세 여자 환자. 세침흡인검사후 미분화갑상선암으로 진단되었다.

5) 진단

병리학적 진단은 세침흡인세포검사(fine needle aspiration cytology)로 이루어 지며, 진단의 근간이 된다. 약 90%에서 정확한 진단이 가능하지만[1, 4, 26], 정확도가 30%로 낮게 보고되기도 한다[12]. 만약 세침흡인검사로 진단이 불확실한 경우 절개생검(open biopsy)을 고려할 수 있지만, 상처가 낫지 않아 치료를 지연시킬 수 있으므로 최후의 방법으로 남겨두어야 한다[27].

세침흡인 슬라이드에서 특징적으로 세포가 많고, 그 세포들은 단독이나 군집을 지으며, 뚜렷한 핵의 다형성을 보여 이상한 형태를 띠고, 여러 개의 핵이 보일 수도 있다. 무수한 유사분열이 특징적이고, 때때로 파골세포양 거대세포(osteoclast-like giant cell)가 보이는 경우도 있다. 도말 슬라이드의 배경에는 다형핵백혈구와 괴사된 조직의 부스러기들이 보일 때도 있는데, 다형핵 백혈구가 있는 경우에는 급성 갑상선염과의 감별진단에 주의를 요한다.

경부 컴퓨터단층촬영(CT)을 하여 종양의 크기, 주변조직 침범 정도를 확인할 수 있고, 특히 뼈, 혈관의 침습 확인에 자기공명영상(MRI)이 도움이 된다. 원격전이 발견을 위한 검사로 흉부CT, 뼈스캔이 필요하다.

양전자방출단층촬영(PET) 검사의 유용성은 좀 더 연구가 필요하다. 미분화갑상선암세포는 요오드를 농축시키지 못하므로 갑상선스캔은 의미가 없다.

6) 치료

수술 혹은 방사선치료 모두 단독으로는 질환의 재발이나 생존율에 영향을 미치지 못한다. 또한 원격전이에 효과적인 전신 항암제도 마땅한 것이 없는 실정이다. 역형성함에서 국소적으로 종양제어를 한다는 것은 질식사와 같은 비참한 사인을 막을 수 있다는 점에서 중요한 의미를 가진다. 각 치료법에 기준이나 적절한 프로토콜, 각 요법의 적절한 시간적 순서 등이 정립된 바는 없으나 수술, 방사선치료와 항암화학요법의 병합요법이 표준치료로 여겨 진다. 각 치료간의 최적의 선후 관계에 대해서는 아직 논쟁중이다. 방사선-항암요법 후에 수술을 시행하는 치료방식을 택하면, 기도확보가 지연된다든지, 다른 치료의 독성으로 수술을 받아볼 기회를 놓칠 수도 있는 단점이 있다 [28]. 어떤 치료를 택할 것인지, 어떤 순서로 할 것인지 최종 결정은 환자와 종양의 각각 상태에 맞게 이뤄져야 한다.

(1) 수술

1960년대에는 확진을 위한 절개생검 후 방사선치료를 하는 것이 주된 치료법이었다. 1970년대에는 수술이 병합요법에 포함되어 모든 환자들이 수술을 우선 시행하고 이후 방사선치료를 하였다. 최근에는 항암화학요법과 방사선치료 병합요법에 반응을 보이는 환자에게 국소제어를 시도하려는 목적으로 수술이 시행되고 있다[28]. 이렇듯 수술의 역할에 변화는 있었지만, 장기간의 생존했던 거의 모든 환자들은 치료과정 중에 수술이 포함되어 있었다. 121명의 미분화갑상선암 환자들을 대상으로 한 연구에서 평균 생존기간은 7.2개월이었는데, 2년 이상 생존한 12명 중에 10명은 육안적으로 종양 절제술(갑상선전절제술, 아전갑상선전제술)을 받은 후 부가차료를 받았었다[25]. 수술의 범위보다는 환자의 나이와 질환의 범위가 예후에 유의한 차이를 나타내었고, 수술이 없이 방사선치료나 화학요법만으로 치료한 경우에는 장기간 생존한 환자가 없었다. 이와 비슷하게 방사선치료와 항암요법 병행치료후에 종양감축수술(debulking surgery)을 시행 받은 환자에서 국소 종양제어도 더 수월하였고, 10%에서는 2년 이상 생존하였다는 보고도 있다[29]. 또한 수술후 방사선, 항암화학요법을 받은 환자 중에서도 근치적 수술을 받은 환자군(평균생존기간: 43개월)에서 고식적 수술을 받은 환자군(3개월)보다 더 나은 예후를 보였다[30]. 이러한 자료들은 수술이 미분화갑상선암의 병합요법(multimodality therapy)에서 필수적 역할을 하며, 어떤 환자들에게 장기간 생존의 기회를 제공할 수 있다는 것을 제시한다.

하지만 불행하게도 진단 당시 대부분은 광범위 국소침범 때문에, 일부 환자만이 거시적으로나마 종양을 제거할 수 있는 기회를 가진다. 따라서 수술 전에 방사선/항암요법으로 종양을 국소적으로 제어하여 절제가능성을 높이려는 다양한 neoadjuvant multimodality protocol이 시도되고 있다. 텐벨(Tennvall) 등은 방사선/항암요법을 먼저 시행하여 55명의 환자 중에 40명이 수술을 받을 수 있었다. 그 중 33명(83%)은 거시적으로 종양이 남지 않는 절제수술을 받았으며, 156개월의 무병 생존기간을 보이는 환자도 있다고 보고하였다[31]. 종양 반응률이 높은 병합요법 프로토콜이 개발되면서 절제수술 비율이 1973−1975년에는 22%에 불과하였으나, 1975−1993년에는 55%로, 1994−1997년에는 92%로 상승 추세이다[29]. 국소제어에 효과적인 수술이란 거시적으로나마 완전히 종양을 제거한 수술을 가리킨다. 그 수술은 거시적으로라도 종양이 완전히 제거되는 수술이어야 국소제어에 고무적인 향상을 보인다.

종양의 완전절제는 우연히 발견되는 미분화갑상선암에서나 가능한 경우가 많고, 그렇지 않은 경우에는 상당한 합병증과 후유증을 수반한다. 높은 합병증과 의문시 되는 생존율 기여도를 고려해 보면 식도, 기도, 인두 등을 함께 절제하는 광범위 수술은 매우 예외적인 경우를 제외하고는 바람직하지 않다. 앞서 말한 예외적인 경우란 젊고 건강한 환자가 원격전이 없이, 제한적인 국소침습 소견만 존재할 때를 말한다. 만약 육안적으로나마 남김 없이 절제가 가능하다면, 침범된 경부근육 정도는 절제하고, 기관을 보존하기 위해 인두, 기관, 식도 벽에 수상절제(sleeve resection)를 시행하는, 다소 제한적이지만 근치적인 수술에 대해서는 대다수의 전문가들이 찬성하는 입장이다[19, 30]. 최근 발표자료에 의하면 미분화갑상선암에서 갑상선전절제는 경부와 종격동의 병소가 최소의 후유증으로 함께 제거가 가능한 경우에만 그 시행이 권장되고 있다[6].

분화갑상선암에서 변이에 의한 분화성 상실로 미분화갑상선암이 발생하는 걸로 여겨지는데, 분화갑상선암의 수술후 절제된 갑상선에서 우연히 발견되는 작은 미분화갑상선암 병소에 대해서 어떻게 다뤄야 할 지 아직 의견이 분분하다[24]. 예후는 임상적으로 자명한 미분화갑상선암보다 좋아서, 스기노(Sugino) 등은 46%의 2년 생존율을 보고하였다. 하지만 그 예후가 분화갑상선보다는 훨씬 나쁘다. 반면에 일반 미분화갑상선암은 치료적 절제수술이 가능했던 경우에 20%, 수술이 불가능한 경우에는 0%였다[24]. 보통의 미분화갑상선암보다 예후가 좋은 이유에 대해서는 근치적인 절제수술이 시행되었기 때문인지, 조기발견으로 인한 단순 조기발견기간편견(lead time bias)영향인지는 알 수 없다.

다중치료(multimodality therapy)의 발전에도 불구하고, 대다수의 환자들은 불량한 전신상태, 전신전이, 수술전 방사선/항암요법에 불량한 반응 등의 이유로 수술을 받지 못한다. 과거에는 이렇게 불행한 환자에게 기도폐쇄를 예방하거나 완화시키는 차원으로 기관절개술과 같은 수술이 시행되었었다. 기관의 스텐트 삽입으로 기도의 확보가 가능하게 되어 기관절개술(tracheostomy)은 이제 별로 사용되지 않는다[32, 33]. 놉펜(Noppen) 등은 13명의 갑상선암 환자(미분화갑상선암 환자 6명 포함)를 대상으로 한 연구에서, 3명에서는 레이저절제술, 스텐트위치 교정 등의 추가시술이 필요하였지만, 즉각적이고 오랜 기간의 호흡곤란 호전효과가 기관지내시경적 처치로 92%에서 나타났다고 보고하였다[32].

(2) 방사선치료

방사선치료는 종양의 국소제어에 중요한 역할을 해 왔다. 최소 30 Gy 이상의 방사선량이 필요하며, 45 Gy 이상의 총 용량을 받은 환자가 그보다 적게 받은 환자보다 결과가 더 좋았다는 보고가 있다[34, 35]. 미분화갑상선암은 매우 빠르게 분열하므로 종양세포의 회복 기회를 최소화하고, 방사선치료의 합병증은 줄이면서 방사선 총 조사량을 높이기 위한 다분할방식(hyperfractionated RT)이 개발되어 매우 효과적으로 적용되고 있다[36]. 한편으로 방사선치료는 고식적 요법에서 방사선증감제(radiosensitizer)로써의 항암제와 병용하는 방식으로도 발전되어 왔다. 텐벨 등은 다분할 방사선치료와 독소루비신(doxorubicin) 병합요법을 수술전 · 후에 시행하면서, 방사선 총 조사량은 같지만, 각 회마다 조사량을 점점 증가시켜 치료 기간을 줄이면(accelerated dose) 종양의 국소제어율이 더욱 향상되었다고 보고하였다[31]. 미첼(Mitchell) 등은 제2상 임상실험 연구에서 고용량 다분할 방식의 방사선치료만으로 59%의 반응률과 76%의 국소 제어율(사망시)을 보고하였다[37]. 김(Kim) 등은 방사선증감제로서 독소루비신을 사용하여 68%의 훌륭한 2년 국소 제어율을 보고하였다[36]. 방사선증감제의 사용으로 총 방사능 용량을 낮출 수 있어, 고용량 방사선치료로 인한 피부발적, 식도염, 연하곤란 등의 합병증을 감소시킬 수 있다[31]. 하지만 이러한 방사선항암제 복합요법에 관한 여러 연구들이 향상된 국소제어율을 보고하고 있지만, 생존기간이 연장되는지에 대해서는 의문이다[36, 38].

(3) 항암화학요법

진단 시 원격전이가 있는 경우가 많으므로 전신항암제가 생존율 향상에 매우 중요하겠지만, 불행히 아직까지 뚜렷하게 효과적인 항암제는 없는 실정이다[6, 31, 35]. 항암제만으로는 단독요법이든 혼합요법이든지 생존율을 향상시키지 못하였으며, 약제부작용이 주요 제한요인이 되었다[39, 40].

항암제가 전신적 종양제어보다는 오히려 방사선치료에 부가되어 국소제어에 한 몫을 담당하고 있다. 방사선증감제로서의 독소루비신, 시스플라틴, 5-프루로우라실(5-fluorouracil) 등이 성공적으로 사용되고 있다[31, 35].

최근에 파클리탁셀(paclitaxel)을 이용한 고무적인 결과들이 보고 되고 있으며, manumycin을 병용함으로써 미분화갑상선암에 대한 세포독성 효과 증대와 세포주에서 세포사멸(apoptosis)의 증가를 보였다[41]. 동물실험에서도 이 두 가지 약제의 병용으로 부작용을 줄일 뿐만 아니라, 혈관생성 등을 억제하는 등의 상승효과를 보였다[42]. 캘거리대학(University of Calgary)에서 도세탁셀(docetaxel), 독소루비신, 시클로포스파미드(cyclophosphamide) 복합항암요법후에 다분할 방사선치료를 독소루비신과 병용한 임상시도를 하였으며, 5명의 진행된 미분화갑상선암 환자 중 4명에서 부분반응을 보였으며, 그 중에 한 명은 수술후 최종 병리조직에서 살아있는 암세포가 없는 완전 관해를 달성하였다[43]. 새로운 탁센(taxane) 계열의 항암제는 암세포주에서 세포 주기 정지와 세포사멸을 유발한다. 미분화갑상선암에서 파클리탁셀은 약물농도에 따라 작용기전이 변하는 독특한 특성을 지닌다. 저농도에서는 미세소관(microtubule)의 역학을 변화시키고, G2/M 세포주기의 정지를 유발하는 반면에, 고농도에서는 대량의 미세소관의 손상과 미토콘드리아의 잠재능력의 손실을 유도한다[44]. 추가 임상실험이 필요하겠지만, 탁센 계열의 항암제들이 미분화갑상선암의 치료에 큰 기여를 할 것으로 기대된다.

7) 예후

다양한 치료방법을 모색했음에도 여러 조사에서 평균생존기간을 6개월로 보고하고 있다[1, 4, 23, 45]. 젊은 환자에서 원격전이가 없고, 수술로 완전히 종양이 제거가 되었으며 부가치료에 잘 반응한 경우에 극히 드물지만 장기간 생존 내지는 완치된 경우도 있다. 이렇게 비관적인 예후를 보이지만, 각 개인에게 적절한 치료를 제공하기 위해 예후인자를 찾기 위한 노력이 있어 왔다. 516명의 데이터를 후향적으로 분석한 보고에서 60세 이하, 종양의 범위, 수술, 방사선치료 병합요법의 시행여부 등이 독립된 예후인자로 간주 되었다[23]. 또 다른 연구에서는 환자의 나이, 수행능력 상태, 종양 성장속도, 종양의 범위, 원격전이여부를 독립된 예후인자로 보고하였다. 나이가 70세 보다 많은 환자는 70세 이하보다 상대위험도(RR, relative risk)가 1.54였다. 각각의 상대위험도를 살펴 보면 원격전이 RR=2.12, 갑상선피막 외 침습 RR=1.95, 3개월 내의 종양성장 RR=1.74, 불량한 수행능력 상태 RR=2.40으로 나타났다[46].

여러 연구에서 일관되게 예후양호인자로 젊은 연령, 5cm 미만의 크기, 완전한 수술적 절제, 분화갑상선암에 일부 미분화갑상선암 변이가 관찰되는 경우(occult anaplastic cancer) 등이 거론되지만, 마지막 항목에 대해서는 분화갑상선암의 존재유무와 공격성이 차이가 없다는 보고도 있다[19, 25, 30]. 수기타니(Sugitani) 등은 다변량분석으로부터 유의한 예후인자로 밝혀진 다음 4가지 요인들로 예후지수를 개발하였다. 1개월 이내 급성 증상발현, 종양 크기가 5cm 이상, 백혈구 수치가 10,000/㎕ 이상, 진단 시 원격전이가 있는 경우에 각 항목당 1점씩 부여하여 환자들을 P0부터 P4까지 다섯 가지 군으로 분류하였으며, 각 군간의 생존율은 통계학적으로 유의한 차이를 보였다. 그래서 낮은 예후지수를 보인 환자에게는 수술, 방사선, 항암제 등을 병합한 적극적인 치료를, 높은 예후지수를 보인 환자에게는 고식적인 치료만 하는 것이 타당하다고 제안하였다[47].

여러 노력에도 불구하고 일반적인 미분화갑상선암의 예후는 절망적이다. 하지만 삶의 질은 향상될 수 있다. 종양의 국소제어에 실패하여 질식사하는 것보다는 원격전이로 인한 사망이 덜 고통스럽다. 그러므로 각각의 환자 상태에 맞는 최선의 치료를 의료진은 제공해야 한다.

2 림프종(Thyroid Lymphoma)

갑상선의 원발성 림프종은 전체 갑상선암의 1−5%를 차지하고, 림프절외 림프종의 2% 미만을 차지하는 드문 암이다[48, 49]. 한국에서는 전체 갑상선암중 0.1−0.7%를 차지한다[50]. 갑상선림프종의 치료전략이 다른 갑상선의 종양과 완전히 다르므로, 비록 드물지만 갑상선결이나 미만성 종대를 주소로 내원한 환자에서 림프종을 감별진단으로 항상 고려해야 한다[51]. 갑상선림프종은 치료와 예후의 관점에서 diffuse large B-cell 림프종과 mucosa-associated lymphoid tissue(MALT) 림프종, 두 가지로 양분된다.

1) 병리

육안적으로 핏기 없는 회색의 살과 같은 성상을 지닌다(그림12−3). 대부분은 B-cell 형이지만 T-cell 림프종도 드물게 보고 되고 있으며, 이는 HTLV-1-associated adult T-cell leukemia/lymphoma가 유행인 지역에서 종종 호발한다[52]. 가장 흔한 갑상선의 B-cell 림프종은 diffuse large cell 림프종으로 50−70%를 차지한다[51, 53]. Derringer 등은 108 증례를 4가지 아형으로 나누어 38%의 diffuse large B-cell lymphomas without marginal zone B-cell lymphoma, 33%의 diffuse large B-cell lymphomaswith marginal zone B-cell lymphoma(mixed), 28%의marginal zone B-cell lymphoma of MALT, 1% 미만의 follicular lymphoma로 빈도와 함께 기술 분류하였다. 기타 드문 B-cell 아형으로 호지킨병(Hodgkin's disease), 소림프구 림프종(small lymphocytic lymphoma), 버키드 림프종(Burkitt's lymphoma) 등이 있다.

순수한 MALT 림프종은 갑상선림프종의 23−30%를 차지한다[53, 54]. 안셀(Ansell) 등은 갑상선, 위장관의 림프종과 림프구의 연관성을 호밍(homing)가설로 설명하였는데, MALT 림프종은 구개인두편도(Waldeyer's ring), 갑상선, 위장관 어디든 비슷한 내배엽에서 기원하며, 특이 항원의 만성적 자극으로부터 유래한 림프계 조직에서 발생한다는 것이다. Helicobacter pylori가 gastric MALT 림프종 발생에서 자극인자의 역할을 하는 것처럼 하시모토갑상선염이 갑상선의 MALT림프종 발생에 비슷한 역할을 할 것이라고 생각된다. Diffuse large cell 림프종과 MALT림프종이 조직학적으로 혼재되어 있다는 것은 시간이 지나면서 MALT 림프종에서 diffuse large cell 림프종으로 이행됨을 뒷받침한다[48, 51, 53].

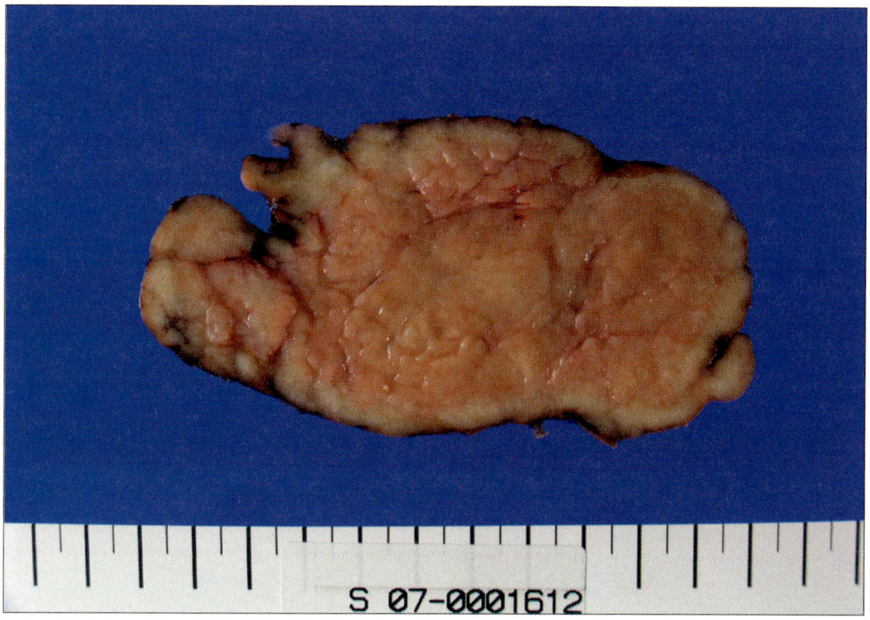

그림 12-3. 갑상선림프종의 절단면.

2) 임상양상

여자에게 3–4배 더 많이 발생하고, 호발연령은 50–80세이지만 드물게 40세 이전에도 발병할 수 있다[48, 49, 53]. 70%정도로 가장 흔한 주소는 갑작스럽게 커지는 경부 종괴이다(그림12–2). 약 30%의 환자에서 압박으로 인한 연하곤란, 애성, 협착음(stridor), 경부압박감 등을 호소한다. B-cell 림프종 환자의 10%에서는 발열, 야간 발한, 체중감소를 보이는 B 증상이 나타난다. 약 10%에서는 갑상선기능저하증이 있지만, 대부분의 환자의 갑상선기능은 정상이다[51, 53].

하시모토갑상선염이 갑상선림프종의 유일한 위험인자로 알려져 있지만, 상관관계는 명확하지는 않다. 하시모토갑상선염이 있는 환자는 갑상선염이 없는 환자에 비해 갑상선림프종의 발생 위험성이 60배나 높고, 전세계적으로 갑상선염의 유병률이 높은 지역에서 갑상선림프종의 발생률이 더 높다. 90% 이상의 갑상선림프종에서 조직학적으로 하시모토갑상선염이 존재한다[53, 55]. 이 둘 사이의 관계를 설명하게 위해 두 가지 가설이 있다. 첫째는 만성 갑상선염에 림프구가 존재함으로써 림프종이 발병할 수 있는 세포가 공급될 수 있다는 것이다. 둘째는 갑상선염에서의 만성적, 지속적 자극이 림프구의 악성 전환을 유도한다는 것이다[56].

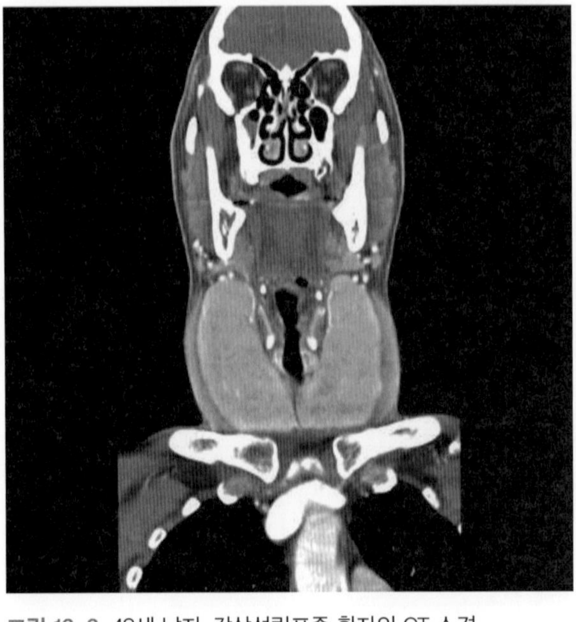

그림 12–2. 48세 남자, 갑상선림프종 환자의 CT 소견.
갑상선내 뚜렷한 종괴 소견이 없이 양측 미만성 갑상선종대 소견을 보인다.

3) 진단

역사적으로 갑상선림프종과 미분화갑상선암을 세침흡인으로 감별진단하기 어려운 점이 있었지만, flow cytometry와 immunoperoxidase 기법의 발달로 세침흡인만으로 88%의 갑상선림프종을 진단할 수 있게 되었다[57]. 세포의 표면항원을 특이적으로 인식하는 단일클론항체 기술을 이용한 유세포분석기기(flow cytometry)에서 미만성 거대 B세포(diffuse large B cell) 림프종은 CD5, CD10, CD23, CD43, CD30, BCL-2 oncogene과 관련되어 있고, MALT림프종은 CD5, CD10, CD23과 관련되어 있다[58]. MALT림프종과 하시모토갑상선염과의 감별진단도 중요한데, 타카노(Takano) 등은 immunoglobulin heavy chain(IgG) 유전자의 단일 클론성이 하시모토갑상선염에서는 나타나지 않는다는 점을 착안하여, 이를 PCR을 통하여 감별진단할 수 있다고 보고하였다[59]. 미분화갑상선암과의 감별진단이 곤란한 경우에는 절제생검이 필요한 경우도 있다.

갑상선림프종임이 확진되면 AJCC 분류에 맞게끔 적절한 병기결정이 이루어져야 한다(표 12-1). 진단 시 약50%의 환자는 Stage IE, 45%는 Stage IIE, 나머지 5%정도는 Stage IIIE나 IVE이다. 병기결정하는 방법으로 흉부 CT, 골반을 포함하는 복부 CT 등이 포함되어야 하고, 골수조직검사도 고려해야 한다.

표 12-1. 갑상선림프종의 병기

Stage IE	Disease localized within the thyroid
Stage IIE	Disease localized to the thyroid and regional lymph node basins
Stage IIIE	Disease involvement on both sides of the diaphragm
Stage IVE	Disseminated disease

4) 예후

종양의 크기가 클수록, 병기가 높을수록, 압박 증상이 있는 경우, 종격동침범 소견이 있는 경우, 종양 성장 속도가 빠른 경우에 예후가 나쁘다[56]. 병기에 따른 5년 생존율은 Stage IE에서는 80%, IIE는 50%, IIIE와 VIE에서는 36% 미만이다[43]. 조직학적 아형에 따라서도 임상양상과 예후가 달라지는데, large cell 림프종보다 MALT 림프종이 좀더 이른 병기에 진단이 되고, 병의 진행이 느리며, 좀더 예후가 좋다[53, 54]. 108명의 갑상선림프종 환자 보고에서, 79%의 전체 생존율을 보이는 중에 사망한 20명은 모두 mixed 혹은 diffuse large cell 림프종 환자인 반면에, 30명의 MALT 림프종 환자들은 모두 5년 생존율이 100%였다. Mixed large B-cell 림프종과 pure diffuse large B-cell 림프종은 각각 78%와 71%의 비슷한 5년 생존율을 보였다.

5) 치료

갑상선림프종은 방사선과 항암요법에 잘 반응하는 편이다. 세부적인 치료는 조직학적 아형에 따라 달라진다.

혼합(Mixed) 혹은 미만성 대세포(diffuse large cell) 림프종은 외부 방사선조사와 더불어 CHOP(cyclophosphamide, doxorubicin, vincristine, prednisone)으로 구성되는 복합 항암요법을 적용한다. 12개의 연구를 후향적으로 분석해 보니 211명의 Stage IE와 IIE 환자에서 multimodality 치료법의 효과가 입증되었다. 전체 재발율은 multimodality(방사선/항암) 요법이 7.7%로 방사선치료만 한 경우 37.1%, 항암 치료만 한경우 43%에 비하여 가장 낮게 나타났다(p=0.0004). 게다가 국소 재발율 또한 각각 2.6%, 12.6%, 23%로 나타났다(p=0.083)[60]. 이 연구에서 후향적 연구의 한계점이 내재되어 있어서, 각 연구간에 병기결정방법론이나 방사선치료의 차이점 등이 존재한다. 하지만 갑상선림프종이 드물게 발병하므로 어떤 치료법에 대한 전향적 무작위대조군 연구는 어려울 것으로 생각된다. 그렇지만 림프절외 림프종에 대하여 시행되었던 무작위 임상시험을 참조해 갑상선림프종에 대해서 추론해볼 수 있겠다. 림프절외 림프종의 다수의 무작위대조군 연구에서 multimodality 요법이 항암요법만 시행한 경우보다 우월한 생존율을 나타내었다[61, 62].

MALT 림프종의 치료는 약간 달라서, 서서히 진행하므로 한가지 치료법으로 다룰 수도 있다. 대부분 갑상선에만 국한되어 조기에 발견되므로 방사선이나 갑상선절제술만으로 훌륭한 치료성적을 보고하고 있다[54, 63, 64]. 13명의 갑상선 MALT 림프종을 방사선치료만 시행하여 관찰 기간 4년 동안 재발이 없었다는 보고와, Stage IE 혹은 IIE 갑상선 MALT 림프종 환자 5명을 수술하여 5년간의 무병 생존율을 보였다는 보고 들이 있다. 하지만 단일요법만으로 충분한지에 대해서는 연구 대상수가 너무 적고, 각 연구마다 병기결정 프로토콜이 달라서 논란의 여지가 있다. 기술적 견지에서 보면, 수술만으로 제거가 곤란할 정도로 원발종양이 큰 경우가 있다. 또한 국소범위의 종양으로 여겨졌던 경우였지만 방사선치료 후 약 30%에서 원격 재발하는 경우도 있으므로 전신 병합요법이 필요하다는 보고도 있다[60]. 이 연구는 갑상선림프종을 조직학적 아형에 따라 분류하지 않았으며, Stage IE MALT 림프종은 여전히 국소요법만으로 치료가 가능하다고 보고 있다. MALT 림프종에서 Stage II E 이상의 병기이거나, 종양이 매우 크거나, 조직형이 diffuse large cell과 혼합형인 경우 등은 국소 단독치료의 금기사항으로 여겨진다[53]. 드물게 갑상선절제술을 하고 나서야 갑상선 MALT 림프종임이 진단되는 경우에 현재로서는 제한된 데이터로 인하여 적절한 지침이 없으므로 부가적인 외부 방사선조사 요법이 권해지고 있다.

빠르고 순조롭게 방사선/항암요법에 반응하므로 갑상선림프종에서 수술의 역할은 축소되고 있다. 과거에는 수술이 주된 치료법이었으나 성적은 좋지 못하였다. 예전의 메이요클리닉(Mayo clinic)의 보고를 보면, 완전 관해율이 조직검사 후에 부가치료를 한 군에서 88%, 용적축소수술을 시행 후 부가치료를 한 군에서는 85%로서 stage IE 혹은 IIE 환자에서 종양 용적 축소술은 전혀 이득이 없었다[65]. 반면에 갑상선림프종에서 수술의 역할을 부각시키는 보고도 있는데, 증상완화 목적의 고식적 수술이 적은 합병증으로 기도 폐색을 경감시킬 수 있다는 것이다[66]. 하지만 27명의 환자 중에서 한 명이 수술 후 10일째 심근경색으로 사망하였고, 5명에서는 기관절개술(tracheostomy)이 필요하였다. 수술이 압박증상을 빠르게 경감시킬 수 있지만, 방사선/항암 병합요법으로도 충분한 효과를 가져올 수 있다. 게다가 미분화갑상선암의 경우처럼 기관 스텐트로 방사선/항암요법의 효과가 발휘될 때까지 기도 폐색을 훌륭히 방지할 수 있다[32, 33].

단클론 항체를 이용한 새로운 치료법이 시도되고 있다. B세포 특이 항원인 CD20에 대한 단클론 항체인 rituximab의 임상적 효과가 여포성 림프종에서 처음 증명되었다[67]. CD20은 모든 MALT 림프종의 표면에 표현되는 항원이므로 rituximab을 그 치료에 적용하기 위한 많은 연구들이 진행 중이다. 35명의 림프절외 MALT 림프종(15 gastric, 20 extra gastric) 을 대상으로 한 제2상 임상연구에서 73%의 반응율(15예의 완전 관해와 10예의 부분 관해)과 함께 10.5개월의 median response duration을 보였다. 물론 특별히 갑상선림프종에 적용시킨 연구는 아니었지만 이러한 성적은 추후 갑상선 MALT 림프종의 치료에 적용하는데 있어서 고무적이다.

3 다른 장기 암의 갑상선으로의 전이

갑상선은 혈액공급이 풍부한 장기임에도 상대적으로 다른 장기기원의 악성 종양의 전이가 임상적으로 발견되는 경우는 매우 드물다. 반면에 원발암이나 전이성 암으로 사망한 환자들의 부검 예에서 많게는 24.2%까지 갑상선으로의 전이가 보고 되고 있다[68, 69]. 이러한 부검결과에는 파종성 또는 매우 작은 크기의 전이성 암 등 임상적 의미가 없는 경우들이 포함되어 있다. 갑상선의 결절로 발현되어 세침흡인검사법을 통해 발견되는 전이성 갑상선암은 전체 갑상선암의 1%에서 7.5%로 보고되고 있다[70-73]. 맥케이브(McCabe) 등은 부검에서 우연히 발견되는 갑상선전이성 종양의 원발장기는 유방(25.4%), 폐(23.5%), 흑색종(9.9%), 신장(9.5%) 순이고, 임상적으로 발견된 경우에는 신장(57%), 유방(12%), 폐(10%)로서 두 군 간에 차이가 있음을 보고하였다[74]. 다른 보고들에서도 임상적으로 발현되는 전이성 갑상선암의 가장 흔한 원발암은 신세포암이었다[72, 75]. 그 외의 원발암으로 식도, 위, 췌장, 대장, 직장, 자궁, 후두암과 흑색종 등이 있다. 국내의 경우, 서울대학교병원에서 1986년부터 2003년까지 갑상선의 악성 종양을 진단받은 2,400명 중에서 11명(0.46%)만이 갑상선 이외의 장기로부터 갑상선으로 전이된 암이었으며, 원발암은 폐암이 3예, 유방암이 2예였다[76].

1) 임상양상

드물게 호흡곤란이나 천명 등과 같은 종괴의 기도압박증상이 있는 경우도 있지만, 대부분 증상이 없이 검진에서 우연히 발견되거나 무통성의 경부 종괴로 발견된다[72, 77]. 호발연령은 50-60대이고, 갑상선기능은 대부분 정상범위이다[78]. 초음파나 CT 등의 영상검사로 종괴 유무를 알 수 있지만, 갑상선원발성 종양인지 전이성 암인지의 감별은 쉽지 않다. 미세침흡인세포검사가 감별진단에 필수적이지만[1], 다른 원발암의 병력이 있는지 세심한 병력청취가 더욱 중요하다. 전이암인 경우에 미세침흡인세포검사로 악성이라는 것은 거의 100%알 수 있지만, 갑상선의 원발암인지 전이성 암인지 구별하는 정확도는 50% 정도로 낮다[69, 70, 73, 78, 79]. 드물게 갑상선으로의 전이소견으로 원발암이 진단되는 경우도 있지만, 원발암의 진단 후 갑상선으로 전이는 매우 오랜 시간 후에도 생길 수 있다[80]. 메이요클리닉에서 43례의 갑상선으로 전이암을 보고하였는데, 이 중 신세포암으로 부터 전이된 환자는 14명(33%)이었고, 시간간격은 평균 106개월(범위: 1개월–26년)이었다. 유방암과 자궁암의 평균 시간간격은 더욱 길어서 각각 131개월, 132개월이었다. 원발암 진단 후 10년 이후에 갑상선전이를 진단받는 경우가 43례 중에서 12례나 되었다[79].

2) 치료

갑상선절제술의 역할과 적절한 범위에 대해서는 아직 정립되지 않았다. 미세침흡인세포검사로 진단이 불명확한 경우에 절개생검을 위한 수술이 시행될 수 있겠으나, 갑상선전이가 다발성 장기전이 중 하나로 발현된 경우에는 갑상선절제수술은 치료적 의미가 없다.

수술을 시행한 보고들을 고찰해 보면 43예의 갑상선으로 전이된 암환자 중 23명에서 갑상선절제술을 시행한 보고에서, 수술로 인한 합병증이나 사망사례는 없이 수술을 시행 받은 환자들의 평균 생존 기간은 34개월로 수술을 받지 않은 환자들의 25개월보다 길었다[79]. 또 다른 보고에서는 17예의 갑상선에 전이된 악성종양 환자 중 10예에서 갑상선절제술을 시행하였고, 가장 흔한 원발암 장소는 두경부의 편평세포암이었으며 평균생존기간은 12개월이었고, 장기 생존자는 없었다[74].

갑상선의 절제범위에 대해서 대부분의 외과의사들은 병변이 있는 쪽의 엽절제술과 협부 절제술이 적절하다고 본다. 갑상선 양측에 전이가 되어 있거나, 종괴가 큰 경우에 갑상선전절제술도 시행하지만, 수술범위와 예후 간의 관련성은 증명되지 않았다.

결론적으로 갑상선에만 전이소견이 있는 경우에는 수술을 시행하여 생존율 향상과 국소제어에 도움이 있겠지만, 이러한 경우가 드물어서 수술의 당위성을 뒷받침할 자료가 없는 실정이다.

참고문헌

1. Ain KB. Anaplastic thyroid carcinoma: a therapeutic challenge. Semin Surg Oncol 1999;16:64-9.
2. EK H, JD L. A national study on biopsy-confirmed thyroid diseases among Koreans: an analysis of 7758 cases. J Korean Med Sci 1990 5:1-12.
3. JS J, WB K, HK C, et al. Analysis of Prognostic Factors Determining the Recurrences in Patients with Papillary Thyroid Cancer After Surgical Treatment. J Korean Soc Endocrinol 1997;12:421-32.
4. Ain KB. Anaplastic thyroid carcinoma: behavior, biology, and therapeutic approaches. Thyroid 1998;8:715-26.
5. McIver B, Hay ID, Giuffrida DF, et al. Anaplastic thyroid carcinoma: a 50-year experience at a single institution. Surgery 2001;130:1028-34.
6. Pasieka JL. Anaplastic thyroid cancer. Curr Opin Oncol 2003;15:78-83.
7. Bakiri F, Djemli FK, Mokrane LA, Djidel FK. The relative roles of endemic goiter and socioeconomic development status in the prognosis of thyroid carcinoma. Cancer 1998;82:1146-53.
8. Bacher-Stier C, Riccabona G, Totsch M, Kemmler G, Oberaigner W, Moncayo R. Incidence and clinical characteristics of thyroid carcinoma after iodine prophylaxis in an endemic goiter country. Thyroid 1997;7:733-41.
9. Pettersson B, Coleman MP, Ron E, Adami HO. Iodine supplementation in Sweden and regional trends in thyroid cancer incidence by histopathologic type. Int J Cancer 1996;65:13-9.
10. Franceschi S, Boyle P, Maisonneuve P, et al. The epidemiology of thyroid carcinoma. Crit Rev Oncog 1993;4:25-52.
11. Davies L, Welch HG. Increasing incidence of thyroid cancer in the United States, 1973-2002. JAMA 2006;295:2164-7.
12. Rodriguez JM, Pinero A, Ortiz S, et al. Clinical and histological differences in anaplastic thyroid carcinoma. Eur J Surg 2000;166:34-8.
13. Wiseman SM, Loree TR, Rigual NR, et al. Anaplastic transformation of thyroid cancer: review of clinical, pathologic, and molecular evidence provides new insights into disease biology and future therapy. Head Neck 2003;25:662-70.
14. Saunders CA, Nayar R. Anaplastic spindle-cell squamous carcinoma arising in association with tall-cell papillary cancer of the thyroid: A potential pitfall. Diagn

Cytopathol 1999;21:413-8.

15. Donghi R, Longoni A, Pilotti S, Michieli P, Della Porta G, Pierotti MA. Gene p53mutations are restricted to poorly differentiated and undifferentiated carcinomas of the thyroid gland. J Clin Invest 1993;91:1753-60.

16. Fagin JA, Matsuo K, Karmakar A, Chen DL, Tang SH, Koeffler HP. High prevalence of mutations of the p53 gene in poorly differentiated human thyroid carcinomas. J Clin Invest 1993;91:179-84.

17. Ito T, Seyama T, Mizuno T, et al. Unique association of p53 mutations with undifferentiated but not with differentiated carcinomas of the thyroid gland. Cancer Res 1992;52:1369-71.

18. Lam KY, Lo CY, Chan KW, Wan KY. Insular and anaplastic carcinoma of the thyroid: a 45-year comparative study at a single institution and a review of the significance of p53 and p21. Ann Surg 2000;231:329-38.

19. Passler C, Scheuba C, Prager G, et al.Anaplastic(undifferentiated) thyroid carcinoma(ATC). A retrospective analysis. Langenbecks Arch Surg 1999;384:284-93.

20. Tan RK, Finley RK, 3rd, Driscoll D, Bakamjian V, Hicks WL, Jr. Shedd DP. Anaplastic carcinoma of the thyroid: a 24-year experience. Head Neck 1995;17:41-7; discussion 7-8.

21. Farid NR. P53 mutations in thyroid carcinoma: tidings from an old foe. J Endocrinol Invest 2001;24:536-45.

22. Furuya F, Shimura H, Suzuki H, et al. Histone deacetylase inhibitors restore radioiodide uptake andretention in poorly differentiated and anaplastic thyroid cancer cells by expression of the sodium/iodide symporter thyroperoxidase and thyroglobulin. Endocrinology 2004;145:2865-75.

23. Kebebew E, Greenspan FS, Clark OH, Woeber KA, McMillan A. Anaplastic thyroid carcinoma. Treatment outcome and prognostic factors. Cancer 2005;103:1330-5.

24. Sugino K, Ito K, Mimura T, et al. The important role of operations in the management of anaplastic thyroid carcinoma. Surgery 2002;131:245-8.

25. Venkatesh YS, Ordonez NG, Schultz PN, Hickey RC, Goepfert H, Samaan NA. Anaplastic carcinoma of the thyroid. A clinicopathologic study of 121 cases. Cancer 1990;66:321-30.

26. Us-Krasovec M, Golouh R, Auersperg M, Besic N, Ruparcic-Oblak L. Anaplastic thyroid carcinoma in fine needle aspirates. Acta Cytol 1996;40:953-8.

27. Besic N. The role of initial debulking surgery in the management of anaplastic thyroid carcinoma. Surgery 2003;133:453-4; author reply 4-5.

28. Veness MJ, Porter GS, Morgan GJ. Anaplastic thyroid carcinoma: dismal outcome despite current treatment approach. ANZ J Surg 2004;74:559-62.
29. Nilsson O, Lindeberg J, Zedenius J, et al. Anaplastic giant cell carcinoma of the thyroid gland: treatment and survival over a 25-year period. World J Surg 1998;22:725-30.
30. Haigh PI, Ituarte PH, Wu HS, et al. Completely resected anaplastic thyroid carcinoma combined with adjuvant chemotherapy and irradiation is associated with prolonged survival. Cancer 2001;91:2335-42.
31. Tennvall J, Lundell G, Wahlberg P, et al. Anaplastic thyroid carcinoma: three protocols combining doxorubicin, hyperfractionated radiotherapy and surgery. Br J Cancer 2002;86:1848-53.
32. Noppen M, Poppe K, D'Haese J, Meysman M, Velkeniers B, Vincken W. Interventional bronchoscopy for treatment of tracheal obstruction secondary to benign or malignant thyroid disease. Chest 2004;125:723-30.
33. Hopkins C, Stearns M, Watkinson AF. Palliative tracheal stenting in invasive papillary thyroid carcinoma. J Laryngol Otol 2001;115:935-7.
34. Levendag PC, De Porre PM, van Putten WL. Anaplastic carcinoma of the thyroid gland treated by radiation therapy. Int J Radiat Oncol Biol Phys 1993;26:125-8.
35. Pierie JP, Muzikansky A, Gaz RD, Faquin WC, Ott MJ. The effect of surgery and radiotherapy on outcome of anaplastic thyroid carcinoma. Ann Surg Oncol 2002;9:57-64.
36. Kim JH, Leeper RD. Treatment of locally advanced thyroid carcinoma with combination doxorubicin and radiation therapy. Cancer 1987;60:2372-5.
37. Mitchell G, Huddart R, Harmer C. Phase II evaluation of high dose accelerated radiotherapy for anaplastic thyroid carcinoma. Radiother Oncol 1999;50:33-8.
38. Schlumberger M, Parmentier C, Delisle MJ, Couette JE, Droz JP, Sarrazin D. Combination therapy for anaplastic giant cell thyroid carcinoma. Cancer 1991;67:564-6.
39. Shimaoka K, Schoenfeld DA, DeWys WD, Creech RH, DeConti R. A randomized trial of doxorubicin versus doxorubicin plus cisplatin in patients with advanced thyroid carcinoma. Cancer 1985;56:2155-60.
40. De Besi P, Busnardo B, Toso S, et al. Combined chemotherapy with bleomycin, adriamycin, and platinum in advanced thyroid cancer. J Endocrinol Invest 1991;14:475-80.
41. Yeung SC, Xu G, Pan J, Christgen M, Bamiagis A. Manumycin enhances the cytotoxic effect of paclitaxel on anaplastic thyroid carcinoma cells. Cancer Res 2000;60:650-6.

42. Xu G, Pan J, Martin C, Yeung SC. Angiogenesis inhibition in the in vivo antineoplastic effect of manumycin and paclitaxel against anaplastic thyroid carcinoma. J Clin Endocrinol Metab 2001;86:1769-77.

43. Green LD, Mack L, Pasieka JL. Anaplastic thyroid cancer and primary thyroid lymphoma: a review of these rare thyroid malignancies. J Surg Oncol 2006;94:725-36.

44. Pushkarev VM, Starenki DV, Saenko VA, et al. Molecular mechanisms of the effects of low concentrations of taxol in anaplastic thyroid cancer cells. Endocrinology 2004;145:3143-52.

45. Demidchik Iu E, Fridman MV, Pisarenko AM. [Anaplastic thyroid carcinoma: diagnosis, treatment and prognosis]. Vopr Onkol 2007;53:37-45.

46. Besic N, Hocevar M, Zgajnar J, Pogacnik A, Grazio-Frkovic S, Auersperg M. Prognostic factors in anaplastic carcinoma of the thyroid-a multivariate survival analysis of 188 patients. Langenbecks Arch Surg 2005;390:203-8.

47. Sugitani I, Kasai N, Fujimoto Y, Yanagisawa A. Prognostic factors and therapeutic strategy for anaplastic carcinoma of the thyroid. World J Surg 2001;25:617-22.

48. Ansell SM, Grant CS, Habermann TM. Primary thyroid lymphoma. Semin Oncol 1999;26:316-23.

49. Honing ML, Seldenrijk CA, de Maat CE. Primary thyroid lymphoma. Neth J Med 1998;52:75-8.

50. Cho B, ed. Thyroid cancer. 2 ed. Seoul: Korea Medical Book Publisher Co; 2005.

51. Ruggiero FP, Frauenhoffer E, Stack BC, Jr. Thyroid lymphoma: a single institution's experience. Otolaryngol Head Neck Surg 2005;133:888-96.

52. Ohsawa M, Noguchi S, Aozasa K. Immunologic type of thyroid lymphoma in an adult T-cell leukemia endemic area in Japan. Leuk Lymphoma 1995;17:341-4.

53. Derringer GA, Thompson LD, Frommelt RA, Bijwaard KE, Heffess CS, Abbondanzo SL. Malignant lymphoma of the thyroid gland: a clinicopathologic study of 108 cases. Am J Surg Pathol 2000;24:623-39.

54. Kossev P, Livolsi V. Lymphoid lesions of the thyroid: review in light of the revised European-American lymphoma classification and upcoming World Health Organization classification. Thyroid 1999;9:1273-80.

55. Pedersen RK, Pedersen NT. Primary non-Hodgkin's lymphoma of the thyroid gland: a population based study. Histopathology 1996;28:25-32.

56. Pasieka JL. Hashimoto's disease and thyroid lymphoma: role of the surgeon. World J Surg 2000;24:966-70.

57. Cha C, Chen H, Westra WH, Udelsman R. Primary thyroid lymphoma: can the diagnosis be made solely by fine-needle aspiration? Ann Surg Oncol 2002;9:298-302.
58. RW T, MK G, eds. Non-Hodgkin's lymphoma. Philadelphia: Churchill Livingstone; 2000.
59. Takano T, Miyauchi A, Matsuzuka F, et al. Detection of monoclonality of the immunoglobulin heavy chain gene in thyroid malignant lymphoma by vectorette polymerase chain reaction. J Clin Endocrinol Metab 2005;90:720-3.
60. Doria R, Jekel JF, Cooper DL. Thyroid lymphoma. The case for combined modality therapy. Cancer 1994;73:200-6.
61. Horning SJ, Weller E, Kim K, et al. Chemotherapy with or without radiotherapy in limited-stage diffuse aggressive non-Hodgkin's lymphoma: Eastern Cooperative Oncology Group study 1484. J Clin Oncol 2004;22:3032-8.
62. Miller TP, Dahlberg S, Cassady JR, et al. Chemotherapy alone compared with chemotherapy plus radiotherapy for localized intermediate- and high-grade non-Hodgkin's lymphoma. N Engl J Med 1998;339:21-6.
63. Tsang RW, Gospodarowicz MK, Pintilie M, et al. Localized mucosa-associated lymphoidtissue lymphoma treated with radiation therapy has excellent clinical outcome. J Clin Oncol 2003;21:4157-64.
64. Thieblemont C, Mayer A, Dumontet C, et al. Primary thyroid lymphoma is a heterogeneous disease. J Clin Endocrinol Metab 2002;87:105-11.
65. Pyke CM, Grant CS, Habermann TM, et al. Non-Hodgkin's lymphoma of the thyroid: is more than biopsy necessary? World J Surg 1992;16:604-9; discussion 9-10.
66. Sippel RS, Gauger PG, Angelos P, Thompson NW, Mack E, Chen H. Palliative thyroidectomy for malignant lymphoma of the thyroid. Ann Surg Oncol 2002;9:907-11.
67. McLaughlin P, Grillo-Lopez AJ, Link BK, et al. Rituximab chimeric anti-CD20 monoclonal antibody therapy for relapsed indolent lymphoma: half of patients respond to a fourdose treatment program. J Clin Oncol 1998;16:2825-33.
68. Watanabe S, Kodama T, Shimosato Y, et al. Multiple primary cancers in 5,456 autopsy cases in the National Cancer Center of Japan. J Natl Cancer Inst 1984;72:1021-7.
69. Rosen IB, Walfish PG, Bain J, Bedard YC. Secondary malignancy of the thyroid gland and its management. Ann Surg Oncol 1995;2:252-6.
70. Watts NB. Carcinoma metastatic to the thyroid: prevalence and diagnosis by fineneedle aspiration cytology. Am J Med Sci 1987;293:13-7.
71. Michelow PM, Leiman G. Metastases to the thyroid gland: diagnosis by aspiration cytology. Diagn Cytopathol 1995;13:209-13.

72. Chen H, Nicol TL, Udelsman R. Clinically significant, isolated metastatic disease to the thyroid gland. World J Surg 1999;23:177-80; discussion 81.

73. Lin JD, Weng HF, Ho YS. Clinical and pathological characteristics of secondary thyroid cancer. Thyroid 1998;8:149-53.

74. McCabe DP, Farrar WB, Petkov TM, Finkelmeier W, O'Dwyer P, James A. Clinical and pathologic correlations in disease metastatic to the thyroid gland. Am J Surg 1985;150:519-23.

75. Wood K, Vini L, Harmer C. Metastases to the thyroid gland: the Royal Marsden experience. Eur J Surg Oncol 2004;30:583-8.

76. Hwang K-T, Kim SW, Han W, et al. A Clinical Analysis of Metastatic Tumors to the Thyroid Gland J Korean surgical society 2004;066:367-71.

77. Ericsson M, Biorklund A, Cederquist E, Ingemansson S, Akerman M. Surgical treatment of metastatic disease in the thyroid gland. J Surg Oncol 1981;17:15-23.

78. Lam KY, Lo CY. Metastatic tumors of the thyroid gland: a study of 79 cases in Chinese patients. Arch Pathol Lab Med 1998;122:37-41.

79. Nakhjavani MK, Gharib H, Goellner JR, van Heerden JA. Metastasis to the thyroid gland. A report of 43 cases. Cancer 1997;79:574-8.

80. Kihara M, Yokomise H, Yamauchi A. Metastasis of renal cell carcinoma to the thyroid gland 19 years after nephrectomy: a case report. Auris Nasus Larynx 2004;31:95-100.

Ⅳ

갑상선수술

13 갑상선종의 수술

1 갑상선종

1) 비중독성 갑상선종의 정의

갑상선종을 뜻하는 단어인 '고이터(goiter)'는 인후(throat)를 의미하는 'gutter'라는 라틴어에서 유래되었다고 한다. 그러나 현재 갑상선종은 미만성이든 결절성이든 갑상선이 커져있는 상태를 의미하는 용어로 쓰인다. 중독성(toxic)은 갑상선기능항진상태를, 비중독성(nontoxic)은 정상갑상선기능상태를 뜻한다. 비중독성 갑상선종이란 갑상선기능장애가 없이 갑상선이 커져있는 상태를 일컫는다. '갑상선이 얼마나 커져야 갑상선종인가'에 대해서는 연구자에 따라 주관적이며, 다양한 크기와 무게로 정의 내리고 있다. 1960년에 페레즈(Perez) 등과 1994년에 맥헨리(McHenry) 등은 모두 무게가 80g 이상일 때를 갑상선종이라고 정의하였다[1]. 비중독성 갑상선종의 방사성요오드치료 연구들에서는 주로 100g 이상일 때를 갑상선종이라 정의한다. 클락(Clark)은 갑상선종 수술의 어려움과 높은 되돌이후두신경 손상의 위험을 보고하며 분기점을 200g으로 제안하였다[2]. 1994년에 세계보건기구에서 제시한 갑상선종 등급체계에서는 촉진과 시진에서 이상이 없는 경우에 등급(Grade) 0, 갑상선이 촉지될 만큼 커져있으나 경부의 중립자세에서 시진 상에는 이상이 없는 경우에는 등급(Grade) 1, 시진 상에서 확연한 갑상선종은 등급(Grade) 2로 분류하고 있다[3].

2) 흉곽내 갑상선종(substernal goiter)의 정의

흉곽내 갑상선종은 흔히 흉골하(substernal)갑상선종이라고 불리고 흉골후(retrosternal) 또는 종격동(mediastinal) 갑상선종 등의 이름으로 불리기도 한다. 흉곽내 갑상선종의 대부분은 앞쪽에 위치하여 흉골하(substernal) 위치에 있지만, 드물게 종격동 뒤쪽에 위치할 수도 있으므로 흉곽내 갑상선종이 좀 더 정확한 명칭이라 할 수 있다. 흉곽내 갑상선종은 흔히 갑상선의 최저점이 흉곽출구(thoracic outlet) 아래에 있는 경우로 정의된다. 그러나 연구자에 따라 정의가 다양하여, 갑상선종의 박리를 위해 종격동으로의 접근이 필요한 경우[4]나 갑상선종의 50%이상이 흉곽입구(thoracic inlet)이하에 있는 경우[5, 6] 등으로 정의 내린다.

2 발병기전

어느 지역에서 거주하는 인구 중, 6세에서 12세까지의 소아에서 갑상선종의 유병률이 10%보다 높을 때 '풍토병(endemic)' 갑상선종이라고 하고, 10%이하의 지역에서 생기는 갑상선종을 '산발성(sporadic)' 갑상선종이라고 부른다. 이러한 풍토병과 산발성 갑상선종을 일으키는 원인으로 환경요인과 유전요인이 모두 관여한다. 전세계적으로 갑상선종을 일으키는 가장 중요한 환경요인은 요오드부족이다. 갑상선내에 요오드를 5-10mg를 저장하고 있으며, 교체율이 하루에 1% 정도이므로, 하루에 필요한 요오드의 최소요구량은 100μg 정도이다. 그 이하로 요오드를 섭취하면 갑상선호르몬의 생산이 감소하여 되먹임기전에 의해 갑상선자극호르몬이 증가하고, 지속적으로 갑상선 여포세포를 자극하여 증식하게 된다[7]. 요오드부족 지역에서 카사바(cassava)나 양배추 등의 특정 식물에 포함되어 있는 갑상선종 유발성분이 갑상선종을 더욱 유발시킬 수 있지만, 요오드가 부족하지 않은 지역에서는 갑상선종을 유발한다는 증거는 없다[8]. 갑상선종의 다른 위험인자로는 흡연과 리튬이나 아미노글루테티미드(aminoglutethimide)와 같은 갑상선종 유발약제이다[8, 9]. 여성이 남성보다 갑상선종의 빈도가 5-10배 높으며, 다양한 갑상선의 효소장애로 인해 가족성 갑상선종이 있을 수 있다. 비중독성 갑상선종의 유행지역과 상관없이 일란성 쌍생아에서 이란성 쌍생아보다 갑상선종의 일치도가 높은 것은 갑상선종의 발생에 유전요인도 관여한다는 증거가 된다.

비중독성 갑상선종의 발생초기에는 미만성으로 시작된다. 요오드섭취가 부족한 지역에서는 청소년기 이전의 어린이에서 미만성 비중독성 갑상선종이 흔히 발견되며, 일부는 청소년기에 줄어들기도 한다. 갑상선종의 유병율이 낮은 지역에서는 갑상선종은 좀더 늦은 나이에 시작된다. 미만성 비중독성 갑상선종은 시간이 지남에 따라 점점 크기가 자랄 뿐 아니라, 각각의 여포세포가 자극에 대해 서로 다른 반응을 보이면서 증식 능력이 큰 세포들이 결절을 형성하는 경향이 있다. 동시에 TSH의 자극과 상관없이 독립적으로 갑상선호르몬을 분비하는 자율성(autonomy)을 가지게 되므로 환자는 정상갑상선기능(euthyroid) 상태에서 점점 무증상 갑상선기능항진증(subclinical hyperthyroidism)을 거쳐 확연한 갑상선기능항진증(hyperthyroidism)으로 발전하게 된다. 보고된 연구들에 따르면 정상갑상선기능 상태의 결절성 갑상선종 환자들을 7−12년간 추적하였을 때 약 10%가 확연한 갑상선기능항진증으로 진행하였으며[10, 11], 더 오랫동안 추적검사를 시행한 연구들에서는 확연한 갑상선기능항진증이 20−30%까지 보고되고 있다[12]. 요약하면, 비중독성 갑상선종은 시간이 지남에 따라 갑상선종의 크기가 커지고, 결절을 형성하며, 기능적으로 자율성을 가지게 되어 갑상선기능항진상태로 진행된다고 할 수 있다.

갑상선종은 크기가 증가함에 따라 띠근육, 척추, 기도 등에 의해 공간이 제한되어 있는 경부를 벗어난다. 또한 중력과 종격동 내의 음압, 연하작용 등에 의해 근막을 따라 아래로 연장되어 흉곽내 갑상선종을 일으킬 수 있는데, 또레(Torre) 등은 경부갑상선종이 발견된 후 10년이 지나면 흉곽내 갑상선종으로 발전할 수 있다고 보고하였다. 흉곽내 갑상선종은 갑상선종이 커지면서 흉곽내로 연장되는 경우가 대부분이지만, 매우 드문 경우 흉곽내의 이소성갑상선조직이 커져서 생길 수 있으며, 이러한 경우 경부의 혈관이 아닌 종격동내의 혈관으로부터 혈액공급을 받을 수 있으므로 수술 시에 주의하여야 한다[6, 13].

3 수술전평가

1) 빈도 및 임상상

비중독성 갑상선종의 빈도는 요오드섭취에 따라 다양하게 나타난다. 다결절성 갑상선종의 빈도는 미국에서 4%, 영국에서 10%까지 보고되었고[14], 우리나라에서의 빈도는 자료가 부족한 실정이다. 흉곽내 갑상선종의 빈도는 수술이 필요한 갑상선종의 4-20%로 다양하게 보고되며, 결핵의 선별검사로 시행된 흉부단순촬영을 분석한 연구에서 미국 인구의 0.02%에서 흉곽내 갑상선종이 발견되었다고 보고하였다[15].

대개의 비중독성 갑상선종환자는 갑상선종이 천천히 자라므로 증상이 없다. 하지만 갑상선종이 오래되면 점차 커지고, 단단해지고 흉곽내로 연장되기도 하여 주위조직을 압박하여 증상을 일으킬 수 있다. 갑상선종이 기도를 압박하면 경부 압박감, 호흡곤란, 기도협착음(stridor) 등을 일으킬 수 있으며 식도는 기도보다 뒤에 위치하므로 연하곤란과 같은 압박증상은 상대적으로 드물다. 갑상선종에 의해 되돌이후두신경의 압박, 허혈 혹은 신장(streching)을 초래하면 쉰 목소리(hoarseness)이나 호흡곤란이 생길 수 있다. 양성 갑상선종에 의해 성대마비가 초래된 경우에는 수술 후에 약 절반 이상에서 성대의 기능이 회복되는데, 대개는 4-6개월 내에 회복되나 드물게는 1년 이상 걸리기도 한다[16-19]. 매우 드물게 횡격막신경을 압박하거나 경부 교감신경사슬을 압박하여 호너증후군(Horner syndrome)을 유발하기도 한다. 특히 경정맥이나 상대정맥이 압박되거나 혈전이 형성되면 경부의 정맥들이 팽창하고, 곁정맥(collateral veins)들이 발달하는데 이러한 폐쇄증상은 환자의 양 팔을 1분간 수직으로 드는 펨버튼수기를 취하면 더욱 악화되어 안면과 경부의 충혈, 청색증이 나타난다. 다결절성 갑상선종은 시간이 지날수록 자율성을 가지며 갑상선기능항진증으로 진행하는 경향이 있으며, 특히 갑상선종의 병력이 오래된 노인에서 더 흔하다. 이러한 노인 환자에서는 일반적인 갑상선기능항진증의 증상이 불명확하며 울혈성 심부전, 부정맥, 허혈성 심질환의 악화 등 치명적인 심장 합병증을 초래할 수 있으므로 주의가 필요하다. 하시모토갑상선염, 요오드결핍성 갑상선종 등의 경우에는 저하증을 나타내므로 그에 따른 임상증상들을 나타낼 수 있다.

2) 영상검사

갑상선종 환자의 선별검사로 흉부 X-선검사가 기도편위(deviation), 흉곽내 갑상선종의 확인 등에 유용하게 이용될 수 있다. 기도의 전방편위가 있는 경우 기도삽관 시에 매우 주의를 요하는데, 측면 흉부 X-선검사로 이를 쉽게 확인할 수 있다. 컴퓨터단층촬영(computed tomography, CT)은 경부의 거대갑상선종이나 흉곽내 갑상선종환자의 평가에 가장 유용한 검사이다. 압박증상이 있거나 신체검진시 갑상선의 아래경계를 확인 할 수 없거나, 흉부 X-선검사에서 기도편위가 심하거나 비정상적인 종격동 음영을 보이는 등의 경우에는 CT촬영을 반드시 시행해야 한다. CT는 수술전 외과의사에게 중요한 정보들을 제공하는데 첫째, 갑상선종의 위치, 경계, 흉곽내 확장 정도에 대한 정확한 정보를 제공함으로써 수술범위 결정에 도움을 준다. 특히 흉골절개술(sternotomy)을 통한 흉부수술을 시행할 지 여부를 CT촬영을 통해 수술전에 예측하고 준비할 수 있다. 둘째, 갑상선종과 주변 경부나 흉부 구조물들의 해부학적 관계를 파악할 수 있다. 갑상선이 커짐에 따라 주변구조물과의 상대적인 관계도 왜곡될 수 있다. 예를 들면 갑상선종이 기도후면이나 종격동 후면으로 연장된 경우에는 되돌이후두신경이 앞쪽으로 전위되어 있는데, 수술전에 이러한 관계를 파악한다면 손상을 예방할 수 있다. 셋째, 기도압박의 정도를 명확히 평가할 수 있다. 기도압박의 정도가 흉부 X-선검사에서는 과소평가될 수 있고, 특히 갑상선 양쪽 엽이 모두 커져서 기도둘레를 압박하는 경우에는 흉부 X-선검사로 잘 보이지 않을 수 있다. 넷째, 갑상선종내의 석회화, 낭성변화, 이질성 등을 알 수 있다. CT촬영시 사용되는 조영제는 갑상선기능항진증을 악화시킬 수 있으므로, 검사전에 갑상선기능을 평가한 후에 사용여부를 결정해야 한다. MRI는 연부조직을 구분하는데 있어서 CT보다 우수하여 흉곽내 갑상선종과 종격동의 주요 혈관들과의 관계를 파악하는데 이점이 있다. 그리고 MRI는 과거 CT에서 얻을 수 없었던 시상면(sagittal plane)과 관상면(coronal plane)을 볼 수 있다는 장점이 있었으나, 최근에는 나선식(spiral) CT를 이용하면 이러한 영상을 모두 얻을 수 있다.

초음파검사는 외래에서 쉽게 검사할 수 있고, 초음파를 이용하면 미세침흡인세포검사시에 고형부분에서 정확히 검사할 수 있다는 장점이 있다. 또 양성 낭성병변이 있는 경우 수술 전 초음파유도하에 흡인하여 전체적인 갑상선종의 부피를 감소시켜 수술을 용이하게 하는데 이용할 수 있다. 갑상선스캔은 일반적으로 미만성 갑상선종환자의 수술전검사에 잘 이용되지는 않는다. 경부갑상선종과 연결이 없는 종격동 종양이 갑상선종으로 의심되는 경우, 중독성 다결절성갑상선종 환자에서 갑상선전절제술보다 작은 범위의 수술을 계획하고 있는 경우 등에서 제한적으로 이용될 수 있다.

3) 미세침흡인세포검사

다결절성갑상선종과 단일 결절에서의 갑상선암 위험도는 5–10% 이내로 차이가 없는 것으로 알려져 있다[5, 15, 20, 21]. 일반적으로 다결절성갑상선종에서의 미세침흡인세포검사는 가장 크기가 큰 결절이나 최근에 크기가 커진 결절을 선택적으로 시행하는 것이 권장된다.

4) 갑상선기능검사

전술된 바와 같이 다결절성갑상선종 환자들은 시간이 지남에 따라 무증상 갑상선기능항진상태를 거쳐 완연한 갑상선기능항진증으로 진행되는 경향이 있다. 또 하시모토갑상선염의 일부에서는 섬유화된 단단한 갑상선종을 일으킴과 동시에 갑상선기능저하증을 보이기도 한다. 모든 갑상선종 환자에서 갑상선기능검사를 반드시 시행하여, 중독성 다결절성갑상선종(Plummer's disease), 그레이브스병, 하시모토갑상선염 등으로 인한 갑상선기능의 이상의 유무를 평가해야 한다. 특히 노인들에서는 갑상선기능이상으로 인한 증상들이 잘 나타나지 않을 수 있으므로 갑상선기능검사가 더욱 유용하다. 갑상선기능검사에서 갑상선기능의 이상이 발견된 경우에는 반드시 수술전에 치료하여 정상갑상선기능 상태에서 수술해야 하며, 그렇지 못한 경우에는 수술과 관련된 심각한 대사 이상을 초래할 수도 있다.

5) 기타 검사

호흡곤란 등 기도압박 증상을 보이는 갑상선종 환자에서는 기도압박을 평가해야 한다. 청색증 동반여부, 운동수행 정도 등의 증상과 호흡 시 협착음(stridor) 동반 여부를 통해 기도압박의 정도를 어느 정도 예측할 수 있다. 협착음은 흡기 시에 들릴 때에는 상기도에서, 호기 시에 들릴 때에는 흉곽내 기도의 협착을 의미하므로 기도협착의 위치를 예측하는 데에도 도움을 준다. 폐기능검사와 동맥혈액가스분석은 기도압박의 정도를 기능적으로 평가하는데 도움이 되며, CT나 MRI 촬영을 통해 기도압박의 정도를 해부학적으로 평가할 수 있다.

후두경검사를 통해 갑상선종 환자의 수술전 성대기능을 평가하는 것은 중요하다. 일측성 되돌이후두신경의 마비가 있는 환자의 약 30-40%정도의 환자에서는 증상이 없는 것으로 알려져 있으며[22-24], 이는 되돌이후두신경의 마비는 오랜 기간 동안 서서히 생기므로, 반대편 성대가 기능적으로 보상하기 때문인 것으로 생각된다. 또한 되돌이후두신경의 마비 외에 쉰 목소리를 초래하는 다양한 원인들이 있을 수 있다. 수술전 성대마비가 확인된 환자에서도 전술한 바와 같이 양성종양으로 인한 되돌이후두신경의 마비는 수술후에 회복될 수 있다. 그러므로 수술중에 확인 후 보존을 시도해야 하며, 성대마비가 확인된 반대편 되돌이후두신경이 손상되면 양측성 성대마비를 초래하므로 수술 시에 매우 주의를 기울여야 한다.

4 비수술적 치료

1) T4억제요법

비중독성 갑상선종 환자에서의 T4억제요법의 효과에 대한 보고는 매우 다양하다. 비중독성 갑상선종 환자에게 하루 0.2mg을 투여하여 TSH를 0.1mU/L 이하로 억제한 연구에서 갑상선종의 부피가 감소한 환자는 약 30%였고[25], 다른 연구에서는 효과가 있었던 환자에서 평균 크기가 25% 감소하였으나 호르몬투여를 중단하면 수 개월 만에 치료전의 수치로 되돌아간다고 보고하였다[26]. 일반적으로 결절성 갑상선종에서보다 미만성 갑상선종이 억제요법에 더 잘 반응하며[27] 3개월 이상 치료해야 효과를 기대할 수 있으며, 2-3cm 보다 큰 결절은 잘 반응하지 않는다[28]. 치료전 TSH가 이미 저하된 환자에서는 효과가 없으며, 60세 이상의 노인 환자에서는 심방세동의 위험을 높일 수 있다. T4억제요법은 근본적인 치료방법이 될 수 없고, 여러 부작용을 일으킬 수 있으므로 일반적으로 추천되지 않는다.

2) 방사성요오드치료

131I을 사용하며 비중독성 갑상선종은 그레이브스병에 비해 흡수율이 낮고, 부피는 더 큰 경우가 많으므로 고용량을 투여한다. 일반적으로 다결절성 갑상선종이 미만성 갑상선종에 비해 흡수율이 더 낮다. 고용량의 방사성요오드치료로 80% 이상의 환자에서 의미 있는 갑상선종 부피의 감소와 증상의 호전을 기대할 수 있다. 그러나 20% 정도의 환자에서 한 번 이상의 치료가 필요하며 치료 후 5년 이상 추적하였을 때 60%정도의 환자에서 갑상선기능저하증이 생기며, 5−10%의 환자에서 방사선 유발 그레이브스병을 일으킬 수 있다[29, 30]. 기도압박 증상이 있는 갑상선종 환자에 있어서 방사성요오드치료의 적용은 몇 가지 문제점이 있는데, 큰 갑상선종은 방사성요오드에 반응이 상대적으로 떨어지며, 약 7%의 환자에서 치료후 방사선유발갑상선염으로 인해 일시적으로 갑상선종의 크기가 의미 있게 증가한다[31]. 한 연구에서는 방사성요오드치료 1주일 후에 기도의 단면적이 평균 9.2%, 최고 33%까지 감소한다고 보고하였다[32]. 그러므로 기도 압박의 위험이 있는 큰 갑상선종 환자, 특히 흉곽내 갑상선종 환자에게 방사성요오드 치료의 적용은 적합하지 않으며, 수술적 치료가 권장된다.

5 수술적 치료

1) 적응증

비중독성 갑상선종 환자의 수술적 치료는 여러 장점을 가지고 있다. 압박증상을 조속히 해결할 수 있으며, 병리조직검사가 가능하므로 정확한 진단이 가능하다. 또 오래된 다결절성 갑상선종 환자에서 종종 동반될 수 있는 무증상이나 확연한 갑상선기능항진증을 치료할 수 있으며, 적은 합병증으로 안전하게 치료할 수 있다.

기도와 식도, 되돌이후두신경, 경부와 종격동 내 혈관 등에 대한 압박증상이 있을 때, 그리고 미용상의 문제가 있을 때 수술적 치료의 좋은 적응증이 된다. 그러나 갑상선종의 크기가 큰 경우에는 오랜 기간 동안 압박 증상이 없던 환자에서도 갑자기 기도압박 증상을 나타낼 수 있다. 기도압박은 오랜 기간 동안 서서히 일어나기도 하지만, 외상 등으로 인한 결절내의 출혈, 낭성 변화, 악성화, 상기도 감염, 기도삽관 등으로 인한 후두부종으로 인해 갑자기 진행되어 급성 기도폐색을 일으키기도 한다. 실제로 증상이 없는 갑상선종 환자에서도 크기가 큰 경우에는 폐기능검사에서 상기도 폐색의 패턴을 흔히 보이고[14], 급성 기도폐색의 증상은 기도의 내강이 75% 이상 좁아지기 전에는 나타나지 않으며, 워렌(Warren)은 갑상선종에 의해 급성 기도폐색을 일으킨 고령의 환자 모두가 급성 호흡부전을 일으키기 48시간 전 까지는 기도압박 증상이 없었다고 보고하였다[33]. 그러므로 압박증상이 없다고 하더라도, 갑상선종이 5cm 이상으로 크거나, 영상검사에서 기도의 압박, 편위(deviation)를 보이는 경우에는 급성 기도폐색의 위험이 있을 수 있으므로 수술을 적극적으로 고려해야 한다. 흉곽내 갑상선종은 급성 기도폐색의 위험뿐 아니라, 상대정맥 등 대혈관, 식도, 횡격막신경, 교감신경절 등 흉곽내의 여러 구조물들을 압박할 가능성이 높으므로 증상과 상관없이 모든 환자에서 수술이 권장된다. 악성이 의심되는 경우, 무증상 갑상선기능항진증이 동반된 경우에도 수술을 고려해야 한다.

2) 갑상선종 환자의 기도삽관

일부 갑상선종 환자에서는 기도삽관이 매우 어려울 수 있고, 기도를 덮고 있는 갑상선종으로 인해 응급상황에서의 기관절개술이 적용될 수 없으므로 갑상선종 환자에서 마취의 유도와 기도삽관은 매우 중요한 문제이다. 수술전 마취과 의뢰를 통해 후두경 소견과 성대마비 여부, 그리고 CT에서 보이는 기도의 협착, 편위 소견을 알리고 충분히 상의하여야 한다. 대개의 경우 마취유도후 경구 기도삽관을 시도하지만, 기도압박이 심한 경우에는 각성상태에서 앉은 자세로 광섬유 경비삽관(fiberoptic transnasal intubation)을 시도할 수 있다. 기도압박이 최대인 곳은 주로 흉곽입구(thoracic inlet)이며 더 원위부일 수도 있다. 양성 갑상선종에 의한 기도압박의 경우에는 적당한 내경의 기관내 튜브를 사용하는데 무리가 없으나, 악성종양으로 인한 기도 침습으로 인한 경우에는 기관지내시경을 통해 기관내 병변을 제거한 후에 경구 기관지내시경 기도삽관을 시행한다.

양측성의 큰 갑상선종 환자는 후두부의 만성적인 정맥, 림프관 정체로 인해 후두부종에 매우 예민하다. 이러한 환자에서는 기도삽관 시 후두의 자극이 심하면 수술후 후두부종을 초래할 수 있으며, 수주간 지속되어 기관절개술을 해야 하는 경우도 있다. 그러므로 이러한 환자에서는 한번에 정확히 기도삽관하는 것이 중요하다.

3) 수술의 범위

갑상선종이 명확히 일측엽에만 국한된 경우의 수술은 일측엽 전절제술과 협부절제술로 충분하다[34]. 그러나 양측성 비중독성 갑상선종의 수술범위에 대해서는 논란의 여지가 있다. 전통적으로 이러한 환자들에서 갑상선 양측 아전절제술이 주로 이용되었다. 이 수술은 양측엽의 결절들을 모두 제거하면서 가능한 갑상선기능을 유지할 수 있고 수술의 합병증을 감소시키는 수술방법으로 생각되어 왔다[35-37]. 그러나 최근 들어 갑상선 수술의 경험이 쌓이고 수술기술이 발달하면서 갑상선 전절제술의 합병증이 크게 감소하였고, 이에 따라 갑상선전절제술을 주장하는 목소리가 커지고 있다[38-41]. 양성 다결절성 갑상선종 환자에서의 갑상선아전절제술과 갑상선전절제술의 결과에 대한 문헌들을 고찰한 최근의 두 종설에 의하면 갑상선아전절제술을 시행한 군에서 재발률은 추적기간이 충분히 길었을 때 10% 이상이었고, 최대 180개월까지 추적한 연구에서는 50%로 매우 높은데 반해, 갑상선전절제술을 시행한 환자군에서는 재발률은 0.3%로 매우 낮으며, 대부분 이소성 위치에서 재발되었다고 하였다[42, 43]. 수술후 3−16.6%의 환자들에서 동반된 악성종양들이 발견되었으며, 이 중 1/3은 갑상선아전절제술을 시행한 경우에는 잔여갑상선절제술이 필요한 여포암이나 임상적 유두암이었다고 한다. 수술후 합병증에서는 일시적 부갑상선기능저하증의 발생률이 갑상선전절제술(9−35%)에서 갑상선아전절제술(0−18%)에 비해 높았으나, 그 외에 영구적 부갑상선기능저하증, 일시적 혹은 영구적 되돌이후두신경마비의 발생은 차이가 없었다. 그러나 갑상선아전절제술후 재발로 인한 재수술에서는 첫 수술에 비해 영구적 부갑상선기능저하증(각각 0−22%, 0−4%), 일시적(각각 0−22%, 0.5−18%), 영구적 되돌이후두신경마비(각각 0−13%, 0−4%) 모두 흔히 발생하였다[42, 43]. 다결절성 갑상선종 환자에서 갑상선아전절제술후에 정상 갑상선기능을 유지하는가에 대해서는 대체로 부정적이다. 119명의 양성 다발성결절 환자의 갑상선아전절제술을 시행한 연구에서 수술 후 71%의 높은 갑상선기능저하증의 빈도를 보고하였고[44], 국내의 한 보고에서 갑상선아전절제술을 시행한 33명 중 1명을 제외하고 모두 갑상선기능 유지를 위해 갑상선호르몬의 보충이 필요하였다고 보고하였다[45]. 갑상선아전절제술후 재발을 방지하기 위한 T4억제요법의 효과는 명확하지 않다.

결론적으로 갑상선종이 일측엽에 국한된 경우 일측엽 전절제술과 협부절제술을 시행한다. 그러나 양측성 다결절성갑상선종에서 갑상선아전절제술은 재발률이 높고, 악성 병변이 동반된 경우 적절한 치료가 되지 않을 수 있고, 수술후 합병증에 있어서 갑상선전절제술에 비해 장점이 거의 없으므로 갑상선전절제술이 표준 술식으로 권장된다. 그러나 외과의사의 경험과 기술에 따라 수술후 합병증에 차이가 있을 수 있으므로 이를 고려하여 적절한 수술범위를 결정하는 것이 바람직하다.

4) 수술의 실제

환자는 전신마취 하에 경부를 과신전(hyperextension)시킨 상태로 자세를 잡으며, 반좌(semisitting)자세 혹은 역 Trendelenburg 자세를 취하면 정맥압을 낮춰서 수술 중 출혈을 줄일 수 있다. 흉골절제술이 필요할 가능성이 있는 흉곽내 갑상선종 환자는 흉부까지 넓게 소독한다. 일반적인 칼라절개(collar incision)를 하며, 갑상선종의 크기에 따라 절개의 길이를 결정한다. 수술 시 띠근육(strap muscle)을 절개하면 갑상선종의 상극(upper pole)이나 외측의 노출에 도움이 될 수 있으며, 필요하면 흉쇄유돌근(sternocleidomastoid muscle,SCM)의 흉골머리를 절개할 수도 있으며, 수술후 재건하면 큰 문제가 없다. 띠근육절개 시에는 흉골갑상선근육의 상부를 절개하는 것이 흔히 사용된다. 협부절제술을 수술 초기에 시행하는 것도 도움이 될 수 있다. 협부절제술 후 기도와 윤상연골과의 부착부위를 되돌이후두신경이 손상되지 않을 만큼만 충분히 박리하면, 갑상선의 유동성이 커져서 상극과 외측 박리를 원활하게 시행할 수 있다. 크기가 큰 갑상선종은 외측으로 확장되어 경동맥초(carotid sheath)에 접하는 경우가 흔하므로 수술 초기에 경동맥초를 확인하는 것이 좋으며, 특히 갑상선종이 흉곽내로 광범위하게 연장된 경우에는 갑상선종과 동경맥, 대동맥 궁, 미주신경과의 관계를 파악하고 보존하는 것이 필수적이다.

갑상선종은 되돌이후두신경의 정상적인 해부학적 위치를 흔히 변형시키므로 주의가 필요하다. 또, 갑상선의 후면에 고정되거나 펼쳐져 있을 수 있으므로 되돌이후두신경의 주행을 확인하지 않은 상태에서 손가락 등을 이용하여 비절개 박리(blunt dissection)를 하는 것은 이 신경의 신전손상(stretch injury)을 일으킬 수 있다. 그러므로 갑상선의 하극(lower pole)을 노출시키기 위해서 비절개 박리를 사용해야 할 만큼 큰 갑상선종에서는 갑상선의 상극과 외측을 먼저 박리하여, 하인두 수축근(inferior pharyngeal constrictor muscle)내로 들어가는 원위부에서 되돌이후두신경을 확인하여 아래로 진행하는 것이 안전하다. 이 부위는 갑상연골의 하각(inferior horn)에서 약 1 cm 하방에 위치하므로 이를 기준점으로 삼을 수 있다. 갑상선종이 기도후방이나 종격동후방으로 연장된 경우 되돌이후두신경은 갑상선의 후면이 아니라, 전면에 위치할 수 있으므로, 수술전 영상검사에서 이를 확인한 경우에는 더욱 주의를 요한다. 상·하 부갑상선 중 하 부갑상선은 갑상선종의 하극부위가 커지면서 정상보다 더 다양한 위치의 변이를 보이는데 반해 상 부갑상선은 비교적 위치의 변이가 크기 않으므로 반드시 확인 후 보존하기 위해 노력해야 한다. 부갑상선으로의 혈행을 보존하기 위해 하갑상선동맥은 갑상선막 근처의 원위부에서 결찰해야 한다. 또한 절제된 갑상선종의 검체에서 함께 절제된 부갑상선이 있는지 반드시 확인하여, 있는 경우에 자가이식을 시행한다. 수술 중 출혈을 감소시키기 위해 하갑상선동맥의 근위부를 불독클램프를 사용하여 혈행을 차단하였다가 갑상선종을 제거한 후에 풀어주는 방법을 사용하기도 한다.

흉곽내 갑상선종이 동반된 경우에는 전술한 바와 같이 갑상선의 상극과 외측면을 먼저 박리하여 되돌이후두신경의 주행을 확인하고 경부의 갑상선종을 모두 가동화(mobilization)시킨 후에 손가락을 사용하여 갑상선막을 따라 정확하고 안전하게 비절개 박리를 이용하여 흉곽내에 연장된 갑상선종을 끄집어낼 수 있다. 흉곽내 갑상선종을 효과적으로 끌어내기 위해 손가락 대신에 숟가락처럼 생긴 곡면의 기구를 이용하여 적은 공간을 차지하면서 흉곽내의 음압을 해소시키기도 하며, 폴리(Foley) 카테터를 흉곽내에 위치시킨 후 벌룬을 팽창시키는 방법을 이용하기도 한다. 흉곽내 갑상선종의 크기를 줄여서 배출을 용이하게 하기 위해 라헤이(Lahey)는 갑상선막내에서 실질조직을 분쇄하는 방법을 사용하였고, 최근에 내ㄹ경분쇄기를 이용한 방법이 보고되기도 하였다[4, 46, 47]. 그러나 이러한 방법은 심각한 출혈을 야기할 수 있고, 악성종양을 퍼트릴 수 있는 위험이 있으므로 바람직한 방법이라고 할 수 없다. 양성종양이며, 낭성화된 부분이 있는 경우 수술전 초음파를 이용하여 바늘로 정확히 흡인하면 수술에 도움이 될 수 있다. 점도가 높아 흡인이 잘 안될 때는 18G 이상의 굵은 바늘을 사용한다.

이러한 방법들로도 흉곽내 갑상선종을 꺼낼 수 없는 경우에는 흉골절개술을 시행한다. 흉골절개술이 필요한 경우는 전체 흉곽내 갑상선종의 2-8%를 차지한다. 흉골절개술이 필요할 것으로 예상되는 경우에는 수술 전에 환자와 흉부외과 팀과 충분히 상의를 거치는 것이 좋은데 다음과 같은 경우가 해당된다.

- 악성이 의심되는 경우
- 종격동 후면에 있는 갑상선종이 반대편까지 연장된 경우
- 상대정맥증후군이 있는 경우 (악성일 가능성이 높음)
- 흉곽내 갑상선종의 크기가 흉곽입구에 비해 너무 클 때(피라미드나 서양배 모양)
- 종격동내에서 재발된 경우
- 기관용골(tracheal carina) 아래까지 연장된 경우

흉골절개술을 시행할 때는 경부의 박리를 모두 끝낸 후에 시행하여, 흉골절개부의 노출시간을 줄이는 것이 감염위험을 낮추는데 도움이 되나, 상대정맥증후군이 있는 경우는 예외로 빨리 상부정맥의 충혈을 감소시키는 것이 좋다. 부분 흉골절개술은 피부절개를 아래로 연장하지 않고, 하부 피부판 아래로 시행할 수 있으므로 전 흉골절개술에 비해 미용적으로 우수한 장점이 있다.

6 합병증

갑상선종수술후 합병증의 빈도는 매우 다양하게 보고되었으나, 통상적인 갑상선절제술에 비해 높은 것은 분명해 보인다. 흉곽내 갑상선종을 포함한 갑상선종의 수술 후에 생길 수 있는 합병증은 표 13-1에 정리하였다. 서로 다른 병원에서 수술을 시행 받은 7266명의 양성 갑상선종 환자의 수술후 합병증을 다변량분석한 연구에 의하면 되돌이후두신경의 손상은 광범위한 수술, 재발된 갑상선종, 수술 중 되돌이후두신경의 미확인과 관련이 있다. 부갑상선기능저하증은 광범위한 수술, 재발된 갑상선종, 고령, 여자, 병원의 적은 갑상선수술 시행건수, 동반된 그레이브스병과 관련이 있다고 한다[48]. 되돌이후두신경이 절단되지 않고 신전, 압박 등에 의해 발생한 손상의 대부분인 약 75%에서 성대의 일시적인 마비를 일으킨다. 기관연화증(tracheomalacia)은 장기간 갑상선종

으로 인해 기도가 압박된 환자의 수술후에 매우 드물게 생길 수 있는 합병증으로 빈도는 0.001−1.5%로 알려져 있다[49, 50]. 원인은 잘 알려지지 않았으며, 의심되면 기관삽관, 기관절개술, Marlex mesh 등으로 처치하면 가역적으로 기능을 회복한다. 수술과 관련된 전체적인 사망률은 1% 이내로 매우 낮으며, 대부분 흉곽내로 진행된 악성종양의 경우이다.

표 13-1. 갑상선종수술후의 합병증

갑상선종수술후의 합병증
되돌이후두신경 마비 (0−17.5%)
일시적 부갑상선기능저하증(0−40%)
영구적 부갑상선기능저하증(0−2%)
심각한 수술중 출혈(0.5−5.5%)
종격동혈종(흉곽내 갑상선종의 3%)
기흉(흉곽내 갑상선종의 1.4−5.3%)
창상감염(1.8%)
흉막삼출
심방세동
호너증후군
기관연화증

참고문헌

1. McHenry CR, Piotrowski JJ. Thyroidectomy in patients with marked thyroid enlargement: airway management, morbidity, and outcome. Am Surg 1994;60:586-91.
2. Clark OH. Total thyroidectomy: the treatment of choice for patients with differentiated thyroid cancer. Ann Surg 1982;196:361-70.
3. WHO, UNICEF, ICCIDD. Indicators for assessing iodine deficiency disorders and their control through salt iodization. Geneva, WHO publ 1994; WHO/NUT/94.6:1-55
4. Sanders LE, Rossi RL, Shahian DM, Williamson WA. Mediastinal goiters. The need for an aggressive approach. Arch Surg 1992;127:609-13.
5. Allo MD, Thompson NW. Rationale for the operative management of substernal goiters. Surgery 1983;94:969-77.
6. Katlic MR, Grillo HC, Wang CA. Substernal goiter. Analysis of 80 patients from

Massachusetts General Hospital. Am J Surg 1985;149:283-7.
7. Kobberling J, Hintze G. [Differential indications for thyroid gland operation]. Chirurg 1999;70:971-9.
8. Hermus AR, Huysmans DA. Pathogenesis of nontoxic diffuse and nodular goiter. In: Braverman LE, Utiger RD, eds. Werner & Ingboar's The thyroid: a fundamental and clinical text. 9th ed. Philadelphia; 2005.
9. Brix TH, Hansen PS, Kyvik KO, Hegedus L. Cigarette smoking and risk of clinically overt thyroid disease: a population-based twin case-control study. Arch Intern Med 2000;160:661-6.
10. Elte JW, Bussemaker JK, Haak A. The natural history of euthyroid multinodular goitre. Postgrad Med J 1990;66:186-90.
11. Wiener JD. Long-term follow-up in untreated Plummer's disease (autonomous goiter). Clin Nucl Med 1987;12:198-203.
12. Henneman G. Multinodular goiter. The thyroid and its disease. 2000, www.thyroidmanager.org.
13. Falor WH, Kelly TR, Jackson JB. Intrathoracic Goiter. Surg Gynecol Obstet 1963;117:604-10.
14. Gittoes NJ, Miller MR, Daykin J, Sheppard MC, Franklyn JA. Upper airways obstruction in 153 consecutive patients presenting with thyroid enlargement. BMJ 1996;312:484.
15. Rundle FF, Delampert RN, Epps RG. Cervical thoracic tumors: the technique aiding in their roentgenologic location. Am J Public Health 1959;49:316.
16. Buckley JA, Stark P. Intrathoracic mediastinal thyroid goiter: imaging manifestations. AJR Am J Roentgenol 1999;173:471-5.
17. Delange F. Iodine deficiency. In: Braverman LE, Utiger RD, eds. Werner & Ingboar's The thyroid: a fundamental and clinical text. 8th ed. Philadelphia: Lippincott Williams & Wilkins; 2000.
18. Madjar S, Weissberg D. Retrosternal goiter. Chest 1995;108:78-82.
19. Rietz KA, Werner B. Intrathoracic goiter. Acta Chir Scand 1960;119:379-88.
20. Reeve TS, Rubinstein C, Rundle FF. Intrathoracic goitre: its prevalence in Sydney metropolitan mass radiography surveys. Med J Aust 1957;44:149-56.
21. Sand ME, Laws HL, McElvein RB. Substernal and intrathoracic goiter. Reconsideration of surgical approach. Am Surg 1983;49:196-202.
22. Cunning DS. Unilateral vocal cord paralysis. Ann Otol Rhinol Laryngol 1955;64:487-93.
23. Huppler EG, Schmidt HW, Devine KD, Gage RP. Ultimate outcome of patients with

vocal-cord paralysis of undetermined cause. Am Rev Tuberc 1956;73:52-60.

24. Rueger RG. Benign disease of the thyroid gland and vocal cord paralysis. Laryngoscope 1974;84:897-907.

25. Lima N, Knobel M, Cavaliere H, Sztejnsznajd C, Tomimori E, Medeiros-Neto G. Levothyroxine suppressive therapy is partially effective in treating patients with benign, solid thyroid nodules and multinodular goiters. Thyroid 1997;7:691-7.

26. Berghout A, Wiersinga WM, Drexhage HA, Smits NJ, Touber JL. Comparison of placebo with L-thyroxine alone or with carbimazole for treatment of sporadic non-toxic goitre. Lancet 1990;336:193-7.

27. Ross DS. Thyroid hormone suppressive therapy of sporadic nontoxic goiter. Thyroid 1992;2:63-9.

28. Burgi U. Clinical manifestations and management of non-toxic diffuse and nodular goiter. In: Braverman LE, Utiger RD, eds. Werner & Ingboar's The thyroid: a fundamental and clinical text. 7th ed. Philadelphia: Lippincott Williams & Wilkins; 1996.

29. Huysmans AK, Hermus RM, Edelbroek MA, et al. Autoimmune hyperthyroidism occurring late after radioiodine treatment for volume reduction of large multinodular goiters. Thyroid 1997;7:535-9.

30. Nygaard B, Knudsen JH, Hegedus L, Scient AV, Hansen JE. Thyrotropin receptor antibodies and Graves' disease, a side-effect of 131I treatment in patients with nontoxic goiter. J Clin Endocrinol Metab 1997;82:2926-30.

31. Nygaard B, Faber J, Veje A, Hegedus L, Hansen JM. Transition of nodular toxic goiter to autoimmune hyperthyroidism triggered by 131I therapy. Thyroid 1999;9:477-81.

32. Bonnema SJ, Bertelsen H, Mortensen J, et al. The feasibility of high dose iodine 131 treatment as an alternative to surgery in patients with a very large goiter: effect on thyroid function and size and pulmonary function. J Clin Endocrinol Metab 1999;84:3636-41.

33. Warren CP. Acute respiratory failure and tracheal obstruction in the elderly with benign goitres. Can Med Assoc J 1979;121:191-4.

34. Khadra M, Delbridge L, Reeve TS, Poole AG, Crummer P. Total thyroidectomy: its role in the management of thyroid disease. Aust N Z J Surg 1992;62:91-5.

35. Berchtold R, Studer H, Teuscher J. [Current surgery of goiter]. Chirurgie 1983;109:187-99.

36. Foster RS, Jr. Morbidity and mortality after thyroidectomy. Surg Gynecol Obstet 1978;146:423-9.

37. Lasagna B, Resegotti A, De Paolis P, Balbo G. [Extension of thyroidectomy in the

treatment of benign nodular thyroid diseases]. Minerva Chir 1993;48:1421-4.
38. Delbridge L, Guinea AI, Reeve TS. Total thyroidectomy for bilateral benign multinodular goiter: effect of changing practice. Arch Surg 1999;134:1389-93.
39. Gough IR, Wilkinson D. Total thyroidectomy for management of thyroid disease. World J Surg 2000;24:962-5.
40. Mishra A, Agarwal A, Agarwal G, Mishra SK. Total thyroidectomy for benign thyroid disorders in an endemic region. World J Surg 2001;25:307-10.
41. Reeve TS, Delbridge L, Cohen A, Crummer P. Total thyroidectomy. The preferred option for multinodular goiter. Ann Surg 1987;206:782-6.
42. Agarwal G, Aggarwal V. Is total thyroidectomy the surgical procedure of choice for benign multinodular goiter? An evidence-based review. World J Surg 2008;32:1313-24.
43. Moalem J, Suh I, Duh QY. Treatment and prevention of recurrence of multinodular goiter: an evidence-based review of the literature. World J Surg 2008;32:1301-12.
44. Bakiri F, Hassaim M, Bourouba MS. Subtotal thyroidectomy for benign multinodular goiter: a 6-month postoperative study of the remnant's function and sonographic aspect. World J Surg 2006;30:1096-9.
45. Ahn CN, Kang KH, Kim LS. Total thyroidectomy as the treatment of bilateral thyroid benign nodules that require surgery. J Korean Surg Soc 2007;73:449-53.
46. deSouza FM, Smith PE. Retrosternal goiter. J Otolaryngol 1983;12:393-6.
47. Lahey FH. Intrathoracic goiter. Surg Clin North Am 1945;25:609.
48. Thomusch O, Machens A, Sekulla C, et al. Multivariate analysis of risk factors for postoperative complications in benign goiter surgery: prospective multicenter study in Germany. World J Surg 2000;24:1335-41.
49. Green WE, Shepperd HW, Stevenson HM, Wilson W. Tracheal collapse after thyroidectomy. Br J Surg 1979;66:554-7.
50. Peterson JL, Rovenstine EA. Tracheal collapse complicating thyroidectomy: a case report. Curr Res Anesth Analg 1936;15:300.

14 갑상선기능항진증의 수술

1 서론

갑상선기능항진증이란 갑상선에서 갑상선호르몬이 과잉생산되고 분비되어 일어나는 갑상선중독증을 말한다. 여기서 갑상선중독증이란 말초조직에 갑상선호르몬이 과잉 공급되어 나타나는 모든 증상을 총칭하는 임상적 용어이다. 1990년에서 1993년 사이 서울대학교병원 갑상선중독증 1,376 예의 원인별 빈도를 살펴보면 그레이브스병이 94.1%, 아급성 갑상선염이 2.8%, 무통성 갑상선염이 2.5%, 중독성 결절이 0.5% 였다. 갑상선기능항진증에 있어서 기본적인 치료는 약물치료가 되겠으나 수술 역시 중요한 부분을 차지하고 있다. 갑상선기능항진증의 수술치료는 그레이브스병에 대한 수술, 중독성 다발성 결절의 수술, 중독성 단일결절의 수술 등으로 분류할 수 있다. 갑상선 외과의사는 숙련된 술기뿐 아니라 수술치료의 장단점, 수술방법의 선택, 수술전·후 약물요법 등에 대하여 숙지하여야 하므로, 이 장에서는 이러한 주제들을 다루고자 한다.

2 그레이브스병

1) 수술의 적응증

Thionamide 등 항갑상선제와 방사성요오드요법이 보편화되면서 수술의 적응증이 제

한되는 경향이 있으나, 다음의 경우 수술요법이 필요하다

① 장기간 항갑상선제 치료에도 불구하고 반응이 충분하지 못하거나 혹은 약제에 대한 부작용이 있는 환자로서 방사성요오드치료가 적절하지 못한 경우

② 갑상선종이 매우 커서 주위조직을 압박하는 경우

③ 갑상선결절이 동반된 예로서 갑상선암이 의심되는 경우

④ 빠른 시간 내에 갑상선기능을 정상화시켜야 하는 경우

한편 호주에서는 수술의 적응증을 보다 구체적으로 정하여 시행하고 있는데, 아래 표와 같다[1].

표 14-1. 그레이브스병의 수술 적응증

Absolute indications
● Suspicious or proven malignant nodules ● Coexistent thyroid pathology requiring surgery (e.g., hyperparathyroidism) ● Pregnant or lactating women ● Severe adverse reaction to anti-thyroid medications ● Large goiters causing compressive symptoms ● Children (<16 years)
Relative indications
● Graves' ophthalmopathy ● Poorly controlled Graves' disease requiring rapid and definitive treatment ● Patients who wish to become pregnant within 12 months ● Patients unable to continues close long-term follow-up

2) 수술치료의 장점

(1) 치료의 신속성

대부분 그레이브스병 환자에 있어서 6주 이내의 thionamide 치료와 1 주 정도의 베타 차단제로 수술전 준비를 하고 수술후 2, 3일 정도 입원하게 되므로 회복기간을 고려하여도 10주 정도 이내에 모든 치료가 종결된다. 수술은 대부분의 경우 영구적이고 즉각적인 치료효과를 보인다. Thionamide 치료로도 수 주 내에 갑상선기능이 정상화되지만, 치료는 6개월에서 12 개월까지 지속해야 하고 이 기간 중 자주 외래에 방문하여 혈액검사와 진찰을 받아야 한다. 게다가 약물치료는 갑상선기능항진의 영구적인 교정을 가져오지는 못하며, 약 50%에서 재발한다. 방사성요오드 (^{131}I)요법 역시 2개월에서

6개월에 걸쳐서 치료효과를 나타내므로 수술에 비해 교정이 느리다. 또한 방사성요오드 투여 후에도 갑상선기능항진이 지속되는 동안 항갑상선제를 계속 투여해야 한다.

(2) 높은 안전성

수술치료에 따르는 가장 중요한 합병증은 성대마비와 부갑상선기능저하증이다. 그러나 많은 연구들을 살펴보면 그 위험은 매우 낮다. 영구적인 성대마비는 0%–3.4% 사이이다[2-9]. 영구적 부갑상선기능저하증의 경우 0%–2.8% 정도로 보고되고 있다[6, 7, 9, 10]. 장기간의 thionamide 치료에 따른 가장 심각한 부작용은 무과립구증으로 0.1%–0.5% 정도에서 발생하며, 예측이 어렵고 조기에 적절히 치료하지 않으면 치명적이다. 방사성요오드치료는 암 유발, 기형유발, 생식능력장애 등에 대한 논쟁이 있어왔으나 결과적으로 이러한 문제를 유발한다는 증거는 없다. 그러나 방사성요오드치료 후 4개월에서 6개월 간은 임신을 피하도록 해야 한다.

(3) 높은 성공률

수술치료는 즉각적인 치료효과를 가지며 갑상선기능항진증의 재발이 매우 적다. 대규모 임상연구에서 수술후 그레이브스병의 재발율은 0.7%–9.8% 정도였다[2, 7, 8, 11-16]. 일반적으로 방사성요오드요법으로도 같은 성적을 기대할 수 있지만 투여용량에 따라 다양한 재발율을 보일 수 있다. Thionamide의 경우 치료 중단 후 재발율은 매우 높다. 레이드(Reid) 등에 따르면 carbimazole 1년 투여 후 갑상선기능항진증 재발율은 43%였다[17].

(4) 동반된 갑상선암의 치료

그레이브스병 환자의 13% 정도에서 암이 의심되는 하나 이상의 결절이 발견된다[18]. 드물지만 그레이브스병으로 수술후 우연히 갑상선암이 진단되기도 한다. 그레이브스병 환자에서 고형의 냉결절이 암으로 진단될 확률은 정상인과 마찬가지로 15%에서 20% 정도이다[19]. 갑상선에서 고형의 냉결절이 발견될 경우 일반적인 경우와 마찬가지로 세침흡인검사를 시행하여야 한다. 세침흡인검사의 결과 갑상선암이 의심될 경우 수술은 갑상선암의 수술지침을 따른다. 정상갑상선기능의 갑상선암 환자와 예후를 비교한 몇몇 연구를 보면 그레이브스병에 동반된 갑상선암 환자의 암침윤 정도와 림프절전이가 더 심한 것으로 보고하고 있으나[20, 21], 또 다른 연구들에서는 그레이브스병에 동반된 갑상선암과 중독성 결절이나 정상갑상선기능의 갑상선암의 예후에 차이가 없다고 보고하고 있다[22-26].

(5) 불순응 환자의 치료

약물치료에 잘 순응하지 않는 환자의 경우 즉각적이고 영구적인 치료법으로서 수술이 매우 유용하다. 그러나 이러한 환자의 경우 수술 전처치에도 순응하지 않을 가능성이 크고 수술후 저칼슘혈증에 대한 치료나 장기적으로 갑상선호르몬 보충이 필요할 경우에도 의사의 지시에 잘 따르지 않을 가능성도 크므로 외과의사는 이러한 환자가 수술을 위해 전과되었을 때에는 환자의 순응도를 높이기 위한 각별한 관심과 노력이 필요하다.

(6) 갑상선중독발증의 치료

갑상선기능항진증 환자의 수술 시 수술중 갑상선호르몬의 분비증가로 갑상선중독발증(thyroid storm)이 증가할 것이라는 믿음이 있어왔다. 이는 내분비외과의사가 갈색세포종을 수술한 경험에서 말미암은 것 같다. 헤르만(Hermann) 등[27]은 갑상선기능항진증 환자의 수술 시 항갑상선제 치료 없이 프로프라놀롤 만으로 전처치하여 정상의 세 배 정도의 갑상선기능 상태에서 수술을 시행하면서 수술중과 수술후 free T4, free T3 농도를 중갑상선정맥으로부터 채혈하여 측정한 후 갑상선호르몬의 분비증가가 없음을 보고하였다. 이러한 결과는 수술이 갑상선중독발증의 치료로 사용될 수 있음을 시사한다. 실제로 몇 몇 소규모 연구에서 내과적 치료에 반응하지 않는 갑상선중독발증을 수술로 성공적으로 치료하였다는 보고가 있었다[28, 29].

(7) 갑상선 안병증의 조절

갑상선안병증(TAO, Thyroid-associated ophthalmopathy)은 그레이브스병 환자의 50% 정도에서 관찰되며, 이들 중 약 8% 정도에서는 심각한 악성 안구돌출증(malignant exophthalmos)을 초래한다[30, 31]. 몇몇 연구에서 갑상선전절제술이나 방사성요오드 치료가 TAO의 시작이나 진행을 막아주는 것으로 보고하였다[31-35]. 이러한 연구들은 TAO에 기능을 하는 갑상선조직이 필요함을 시사하였다. 그러나 다른 연구에서는 TAO가 갑상선기능항진증의 치료에 영향을 받지 않는다고 보고하였다[36-44]. 최근까지의 연구들을 종합하여 보면 대다수의 연구에서 갑상선전절제술이나 방사성요오드요법이 thionamide 요법 보다 TAO의 조절에 효과적임을 보고하였으므로 ablative therapy가 도움이 될 것으로 사료된다. Ablative therapy로는 수술이 방사성요오드요법 보다 효과적이라 생각된다.

3) 수술치료의 단점

수술치료에 따르는 문제는 역시 수술과 관련된 합병증의 발생이다. 많은 병원의 결과를 종합하면 수술사망률은 거의 0%에 해당한다. 일시적인 저칼슘혈증은 18%까지 보고되고 있으나, 영구적 저칼슘혈증은 0–2.8%이다. 되돌이후두신경 손상은 0–4.4%로 보고되고 있다. 또 한 가지 문제는 수술후 갑상선기능저하증이다. 패트와단(Patwardhan) 등은 81예의 갑상선아전절제술 후 59%에서 5년 이내 갑상선기능저하증이 발생하였다고 보고하였고, 일본의 스기노(Sugino) 등은 216예 중 51%에서 갑상선기능저하증이 발생하였다고 보고하였다[45, 46]. 반대의 경우로 수술후 갑상선기능항진증의 재발을 들 수 있는데, 대략 10% 정도에서 보고되며, 수술 수 년 후에도 재발할 수 있다.

4) 수술전 준비

갑상선기능항진증 환자에서 갑상선아전절제술을 시행하기 위해서는 전처치가 필요하다. 갑상선기능이 충분히 조절되지 않은 상태에서 수술할 경우 수술도중 부정맥이나 갑상선중독발증이 발생할 우려가 있기 때문이다. 먼저 항갑상선제를 투여하여 갑상선기능을 정상화시켜야 하며, 수술전 7–10일 간 무기요오드를 투여한다. 무기요오드는 갑상선호르몬의 방출을 억제할 뿐만 아니라 갑상선의 혈류를 감소시켜 수술을 용이하게 하는 효과가 있다.

5) 수술법의 선택

갑상선기능항진증의 수술치료는 양측 갑상선아전절제술, 일측 전절제과 일측 아전절제술, 전절제술로 나눌 수 있다. 외과의사의 개인적 선호도와 환자 갑상선의 해부학적 특성에 따라 수술법이 달라질 수 있으나, 중요한 것은 부갑상선과 반회후두신경을 안전하게 보존하면서 갑상선기능항진증이 재발하지 않도록 하는 것이다. 일반적으로 잔여갑상선 조직은 4–8g 정도를 남기는 것이 바람직하다는 견해가 많다. 잔여조직의 무게를 측정하는 방법에는 몇 가지 간접법이 있겠으나, 수술장에서 간단하게 시행할 수 있는 측정법은 남은 조직과 비슷한 크기로 적출된 갑상선조직을 잘라 무게를 측정하는 것이다. 이 방법은 내시경 갑상선 수술 시 특히 유용하다. 같은 양의 조직을 남긴다 해도 갑상선조직 내 림프구침윤이 많을수록 갑상선기능저하증 발생 가능성이 높고 수술전 갑상선자극호르몬(TSH, thyroid stimulating hormone) 수용체항체의 역가가 높았거나 수술후 항체가 소실되지 않는 경우 재발률이 더 높다는 보고도 있다.

6) 수술후 관리

일반적으로 수술후 수개월 내에는 임상적으로 갑상선기능저하증의 증상이 뚜렷하지 않은 한 Levothyroxine 처방은 필요치 않다. 그러나 수술후 6 개월 이후에도 혈청 TSH가 계속 높은 경우에는 영구적 갑상선기능저하증이 온 것으로 보고 T4 요법을 시행하도록 한다. 수술후 1년 이후에도 매년 약 1%씩 갑상선기능저하증의 빈도가 증가하는데, 이는 그레이브스병의 자연경과와 관련이 있다고 생각되고 있다.

3 중독성 다결절성갑상선종

1) 병인론

대부분의 경우 중독성 다결절성갑상선종은 비중독성 다결절성갑상선종이 선행한다. 초기에는 자율성이 없으므로 갑상선호르몬에 의해 억제할 수 있다. 이러한 결절이 자율성을 가지는 비중독성 결절로 변화하면 더 이상 갑상선호르몬에 의해 억제되지 않는다. 자율성을 획득한 비중독성 결절이 진화하여 T3와 T4 level을 높이고 갑상선스캔상 열결절로 나타나면 중독성 다결절성갑상선종으로 진단하게 된다.

2) 임상상

중독성 다결절성갑상선종의 임상상은 그레이브스병과는 다르다. 보통 수년간 비중독성 갑상선종을 갖고 있던 50대 이후의 환자에게서 발병한다. 갑상선기능항진증의 발병시기가 명확하지 않고 그레이브스병에서 동반되는 안병증이나 피부병증 등은 동반되지 않는다. 고령의 환자에서는 갑상선기능항진의 증상이 뚜렷하지 않고 심방세동, 빈맥, 울혈성 심부전, 체중감소, 불안, 불면증 등의 증상만을 호소할 수 있다. 중독성 다결절성갑상선종의 약 20%에서는 갑상선비대를 보이지 않는다.

3) 치료

가장 적절한 치료는 수술이다. 그레이브스병과는 달리 중독성 다결절성갑상선종의 경우 thionamide 치료 후 재발율이 95%로 대부분 재발하며, 방사성요오드치료의 경우 종종 여러 차례의 치료가 필요하다. 건강상태가 매우 좋지 않은 경우 선택적으로 방사성요오드 치료를 고려할 수 있다.

4 중독성 단일갑상선종

1) 병인론

대부분의 중독성 단일갑상선종은 여포선종이며, 여포암은 극히 드물다. 진행과정은 중독성 다발성 갑상선종의 경우와 같다. 초기에는 갑상선호르몬 억제검사(T3 suppression test)시 억제되며, 따라서 갑상선호르몬으로 치료는 가능하다. 그러나 수년간 진행하여 자율성 (autonomy)을 가지게 되면 T3 suppression test에도 반응하지 않게 된다.

2) 임상상

중독성 단일갑상선종은 보통 30−50대 사이에 발병한다. 혈청 T3, T4가 상승되어 있으며 종종 T4 보다 T3의 상승이 주가 된다. 갑상선항진증의 증상은 그레이브스병의 경우보다 가벼우며, 갑상선 안병증이나 피부병증도 동반하지 않는다.

3) 치료

단일 열결절에 대한 치료는 갑상선호르몬치료나 단순 경과관찰이 추천되어왔다. 그러나 김원배 등이 발표한 갑상선결절과 암 진료 권고안에 따르면 우리나라와 같이 요오드섭취가 충분한 지역에서 양성결절의 크기를 줄일 목적으로 갑상선호르몬을 처방하는 것은 근거가 미약하여 권고되지 않는다고 하였다. 중독성 단일갑상선종에 대한 가장 효과적인 치료는 일측엽 갑상선 절제술이라 할 수 있다. 에탄올 주입과 같은 경화요법도 고려할 수 있으나, 약 10%에서 갑상선기능항진증이 치료되지 않으며 일시적인 갑상선기능항진증의 악화를 초래할 수 있다[47, 48].

5 결론

갑상선기능항진증의 치료에 있어 수술은 중요한 위치를 차지한다. 적절한 치료를 위해서는 thionamide 방사성요오드, 수술 등 치료법의 적응증과 장단점을 숙지하여야 한다. 내분비외과의사는 수술시기의 결정과 수술법의 선택에 있어 환자의 상태를 면밀히 관찰하고 최선의 결과를 얻을 수 있도록 신중을 기해야 할 것이다.

참고문헌

1. Grodski, et al. Surgery versus Radioiodine Therapy as Definitive Management for Graves' Disease: The Role of Patient Preference. Thyroid 2007;17:158-160.
2. Cusick EL, Krukowski ZH, Matheson NA. Outcome of surgery for Graves' disease reexamined. Br J Surg 1987;74:780.
3. Heimann P, Martinson I. Surgical treatment of thyrotoxicosis: results of 272 operations with special reference to preoperative treatment with anti-thyroid drugs and L-thyroxine. Br J Surg 1975;62:683.
4. Khadra M et al. Total thyroidectomy. its role in the management of thyroid disease. Aust N Z J Surg 1992;62:91.
5. Pimpl W, et al. The technique of recurrent laryngeal nerve exposure within the scope of interventions of the thyroid gland. Wien Klin Wochenschr 1992;104:439.

6. Melliere D, et al. The results of 300 operations for hyperthyroidism. Nouv Presse Med 1980;9:2121.
7. Kasuga Y, et al. Clinical evaluation of the response to surgical treatment of Graves' disease. Surg Gynecol Obstet 1990;170:327.
8. Blondeau P, Wolfeler L, Rene L. Surgical treatment for Graves' disease. Ann Chir 1978;32:779.
9. Sugrue D, et al. Hyperthyroidism in the land of Graves': results of treatment by surgery, radioiodine and carbimazole in 837 cases. Q J Med 1980;49:51.
10. Jacobs JK, Aland JW, Ballinger JE. Total thyroidectomy. Ann Surg 1983;197:542.
11. Patwardhan NA, et al. Surgery still has a role in Graves' Hyperthyroidism. Surgery 1993;114:1108.
12. Palestini N, et al. Mortality, morbidity and long-term results in surgically treated hyperthyroid patients. Acta Chir Scand 1985;151:509.
13. Simms JM, Talbot CH. Surgery for thyrotoxicosis. Br J Surg 1983;70:581.
14. Toft AD, et al. Thyroid function after surgical treatment of thyrotoxicosis: a report of 100 cases treated with propranolol before operation. N Engl J Med 1978;298:643.
15. Noguchi S, Murakami N, Noguchi A. Surgical treatment for Graves' disease: a long-term follow-up of 325 patients. Br J Surg 1981;68:105.
16. Melliere D, Etienne G Becquemin JR. Operations for hyperthyroidism. Am J Surg 1988;155:395.
17. Reid DJ. Hyperthyroidism and hypothyroidism complicating the treatment of thyrotoxicosis. Br J Surg 1987;74:1060.
18. Carnell NE, Valente WA. Thyroid nodules in Graves' disease: classification, characterization, and response to treatment. Thyroid 1998;8:571.
19. Belfiore A, et al. Increased aggressiveness of thyroid cancer in patients with Graves' disease. J Clin Endocrinol Metab 1990;70:830.
20. Ozaki O, et al. Thyroid carcinoma in Graves' disease. World J Surg 1990;14:437.
21. Behar R, et al. Graves' disease thyroid cancer. Surgery 1986;100:1121.
22. Ahuja S, Ernst H. Hyperthyroidism and thyroid carcinoma. Acta Endocrinol 1991;124:146.
23. Kasuga Y, et al. The outcome of patients with thyroid carcinoma and Graves' disease. Surg Today 1993; 23:9.
24. Nicolosi A, et al. Hyperthyroidism and cancer of the thyroid. Minerva Chir 1994;49: 491.
25. Hales IB, et al. Does Graves' disease or thyrotoxicosis affect the prognosis of thyroid

cancer? J Clin Endocrinol Metab 1992;75:88.
26. Yeo PP, et al. Thyrotoxicosis and thyroid cancer. Aust N Z J Med 1982;12:589.
27. Hermann M, et al. Thyroid surgery in untreated severe hyperthyroidism: perioperative kinetics of free thyroid hormones in the glandular venous effluent and peripheral blood. Surgery 1994;115:240.
28. Frilling A, et al. Subtotal thyroid gland resection as therapy for thyrotoxic crises. Dtsch Med Wochenschr 1990;115:735.
29. Schaaf L, et al. Thyrotoxic crisis in Graves' disease: indication for immediate surgery. Klin Wochenschr 1990;68:1037.
30. Falk SA, Birken EA, Ronquillo A. Graves' disease associated with histologic Hashimoto's thyroiditis. Otolaryngol Head Neck Surg 1985;93:86.
31. Bauer FK, Catz B. Radioactive iodine therapy for progressive malignant exophthalmos. Acta Endocrinol(Copenh) 1966;51:15.
32. Catz B, Perzik SL. Total thyroidectomy in thyrotoxic and euthyroid Graves' disease. Am J Surg 1969;118:434.
33. Gwinup G, Elias AN, Aseler MS. Effect of exophthalmos of various methods of treatment of Graves' disease. JAMA 1982;247:2135.
34. Marushak D, Faurschon S, Blichert-Toft M. Regression of ophthalmopathy in Graves' disease following thyroidectomy. Acta Ophthalmol(Copenh) 1984;82:767.
35. Vana S, et al. Surgical treatment of endocrine orbital disease. Vnitr Lek 1992;38: 897.
36. Werner SC, Feind CR, Aida M. Graves' disease and total thyroidectomy: progression of severe eye changes and decrease in serum long-acting thyroid stimulator after operation. N Engl J Med 1967;276:132.
37. Peguegnat EP, et al. Large doses of radioiodide in Graves' disease: effect on ophthalmopathy and long-acting thyroid stimulator. Mayo Clin Proc 1967;42:802.
38. Calissendorff BM, Soderstrorn M, Alveryd A. Ophthalmopathy and hyperthyroidism: a comparison between patients receiving different antithyroid treatments. Acta Ophthalmol(Copenh) 1986;64:698.
39. Vazquez-Chavez C, et al. Effect of the treatment of hyperthyroidism on the course of exophthalmos. Rev Invest Clin 1992;44:241.
40. Levit M, et al. The effect of subtotal thyroidectomy on Graves' ophthalmopathy. World J Surg 1988;12:593.
41. Tallstedt L, et al. Occurrence of ophthalmopathy after treatment for Graves' hyperthyroidism. N Engl J Med 1992;326:1733.

42. Bartalena L, et al. Use of corticosteroids to prevent progression of Graves' ophthalmopathy after radioiodine therapy for hyperthyroidism. N Engl J Med 1989;321:1349.

43. Harvey RD, et al. Acute pre-tibial myxoedema following radioiodine therapy for thyrotoxic Graves' disease. Clin Endocrinol 1995;42:657.

44. Sridama V, Degroot LJ. Treatment of Graves' disease and the course of ophthalmopathy. Am J Med 1989;87:70.

45. Anderberg B, et al. Propranolol and thyroid resection for hyperthyroidism. Acta Chir Scand 1979;145:297.

46. Adlerberth A, Stenstrom G, Hasselgren P. The selective beta1-blocking agent metoprolol compared with antithyroid drug and thyroxine as preoperative treatment of patients with hyperthyroidism. Ann Surg 1987;205:182.

47. Papini E, et al. Long-term results of echographically guided percutaneous ethanol injection in the treatment of the autonomous thyroid nodule. Minerva Endocrinol 1993;18:173.

48. Livraghi T, et al. Percutaneous ethanol injections in the treatment of autonomous thyroid nodules. Minerva Endocrinol 1993;18:187.

15 갑상선암의 수술 I: 갑상선절제술

1 수술전략

1) 부갑상선의 보존

부갑상선의 손상을 예방하기 위해서는 외과의는 일차적으로 부갑상선 형태와 해부학적 위치를 철저하게 알아야 한다. 또한 2.5배 확대된 망원렌즈(telescope lenses)나 루페(loupe)를 사용하는 것이 부갑상선과 되돌이후두신경들을 찾는데 도움을 줄 수 있다. 하 부갑상선은 종종 하갑상동맥의 분지들이 나눠지는 지점에서 하갑상동맥을 싸고 있는 지방조직 속에서 발견되는데 부갑상선의 전후 위치관계를 보면 되돌이후두신경을 지나가는 관상면(coronal plane)을 기준으로 하 부갑상선은 전방내측에, 상 부갑상선은 신경의 후측방에 위치하게 된다. 그러나 갑상선을 전방으로 당기게 되면 양측 부갑상선은 되돌후두신경의 전방내측 쪽으로 올라오게 된다(그림 15-1). 상 부갑상선은 일반적으로 윤상연골과 근접한 갑상선 상부의 1/3 지점에 위치한다. 부갑상선은 대개 지방에 의해 느슨하게 둘러싸여 있어 지방조직 안에서 구르는 듯한 움직임(discrete sliding movement)을 보이며 붉은 갈색을 띄고 부드럽고 타원형의 모양이며 최고직경은 약 5~8mm이고 무게는 35~40mg 정도이다.

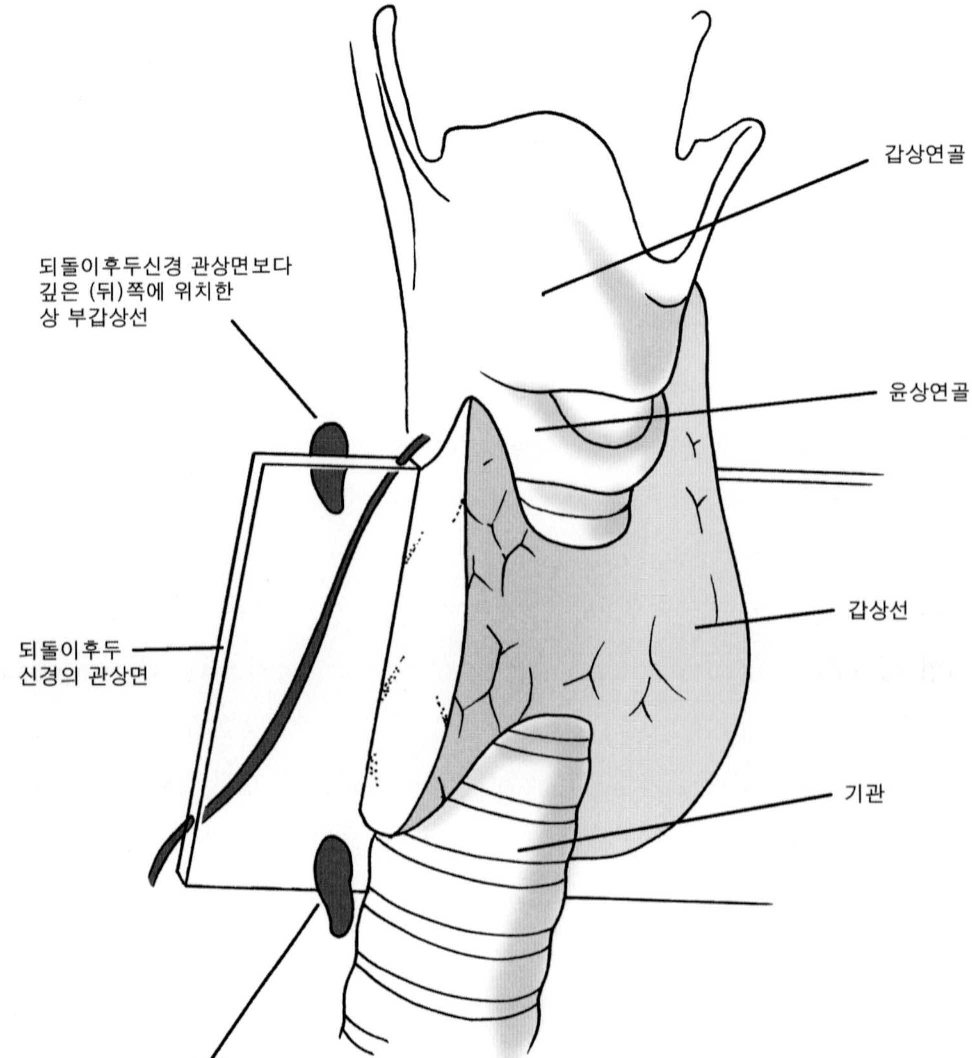

그림 15-1. 갑상선과 기도를 전면우측에서 비스듬히 본 모습.
되돌이후두신경의 경로를 관상면이라고 하면 상부갑상선은 이보다 깊은(혹은 뒤)쪽에 하부갑상선은 이보다 얕은(혹은 앞)쪽에 위치한다.

부갑상선을 보존하는 한 방법은 부갑상선의 혈액공급의 기원이 되는 하갑상동맥의 말단에서 분지를 분할하며 갑상선피막을 박리하는 것이다. 엽절제술을 시행할 때, 상·하 부갑상선을 확인하고 그 다음 각 부갑상선을 혈류공급의 장애 없이 갑상선으로부터 멀리 조심스럽게 분리해야 부갑상선의 보존의 의미가 있다. 만약 부갑상선이 부주의하게 제거되고, 술 중 이를 인지하게 되었다면 부갑상선을 약 1 x 1mm^2 크기로 잘게 조각을 낸 다음 목이나 상완에 있는 근육에 이를 자가이식 하는 것이 가능하다.

2) 되돌이후두신경의 보존

되돌이후두신경은 기관식도고랑(tracheaesophageal groove)의 약간 바깥쪽으로 상행한다. 대개 신경은 하갑상동맥보다 깊이 교차하며 때때로 동맥의 종말분지 사이에서, 드물게는 동맥보다 표면에서 교차한다. 하갑상동맥이 위치하는 곳 바로 위로 되돌이후두신경이 올라가서 윤상연골과 갑상연골돌기 사이에서 후두로 진입하고 후두로 진입하기 전에 2개나 그 이상의 분지로 나뉘어 질 수 있다.

아주 드물게 우측 하후두신경(inferior laryngeal nerve)은 회귀하지 않고 미주 신경으로부터 나와서 직접 내측으로 주행하여 상갑상선혈관 주위의 후두로 진입하며 이러한 비회귀성 해부구조는 환자의 0.5−1.5% 에서 발견된다고 알려져 있다. 하후두신경의 비회귀성은 대동맥궁(aortic arch)의 배아 발생동안 우측 쇄골하동맥(subclavian artery)이 대동맥궁 미부에서 유래하는 혈관이상에서 기인하며 이러한 발생이상 시에는 벗어난 쇄골하동맥(aberrant subclavian artery = arteria lusoria)이 존재하게 된다.

되돌이후두신경의 위치를 찾는 가장 좋은 방법은 하갑상선동맥이 경동맥 뒤에 나타나는 지점으로부터 되돌이후두신경과 교차하는 지점까지 하갑상선동맥을 따라가는 것이다. 하갑상 동맥을 안내자(guide)로 사용하면서, 이 동맥이 있는 지점에서 위쪽으로 또는 더 깊이 살펴 되돌이후두신경의 위치를 찾고, 윤상갑상연골 막에 이르기까지 조심스럽게 위쪽 방향으로 박리해 가면 된다. 이 신경이 하갑상선 동맥 위쪽 방향에서 2개 또는 그 이상의 분지를 낼 수 있다는 것을 기억해야 신경손상을 줄일 수 있다(그림 15−2).

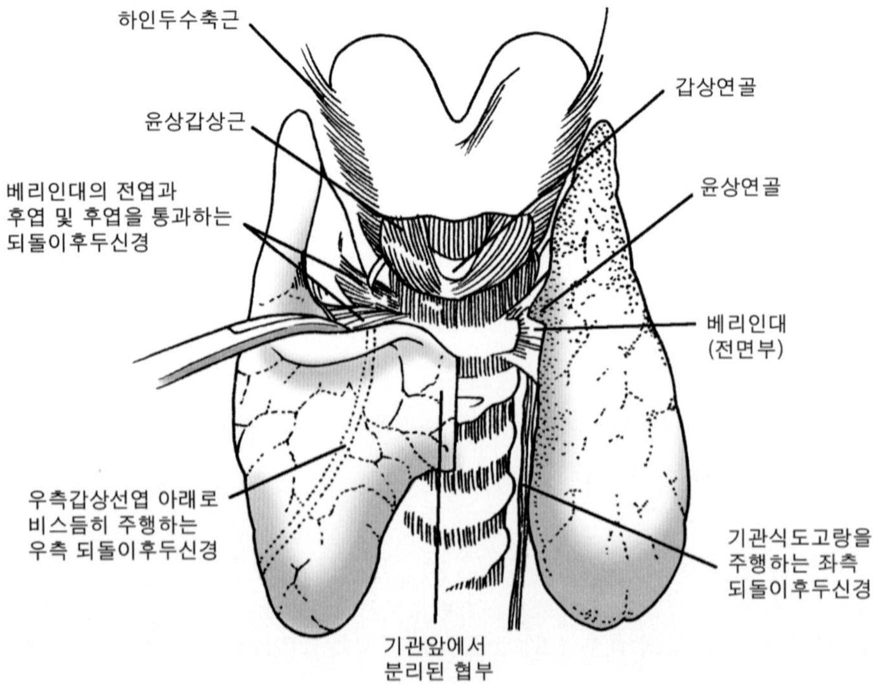

그림 15-2. 갑상선과 후두의 전면 모습.
베리인대를 통과하는 되돌이후두신경의 경로를 보여주고 있다. 되돌이후두신경은 베리인대보다 깊이 위치하거나 혹은 인대를 통과하는 경우도 있다.

3) 상부후두신경의 보존

상부후두신경은 두개저(base of skull)에서 미주신경으로부터 분리되어 내경동맥을 따라 갑상선상극을 향해 내려간다. 설골상각(hyoid cornu) 부위에서 신경은 두개의 분지로 나뉘는데 큰 내측분지는 갑상설골막(thyro-hyoid membrane)을 통과하여 후두의 감각신경이 된다. 작은 외측분지는 윤상갑상근(cricothyroid muscle)으로 가는 운동신경으로 성대의 긴장을 형성하여 고음 발성을 가능케 한다. 갑상선의 상극(upper pole)의 위로 상갑상선의 동정맥 혈관을 한꺼번에 결찰할 경우 상부후두신경의 외측분지가 손상을 받기 쉬우며 외측분지가 손상되면 환자는 고음을 내는데 장애가 발생하게 된다(그림 15-3).

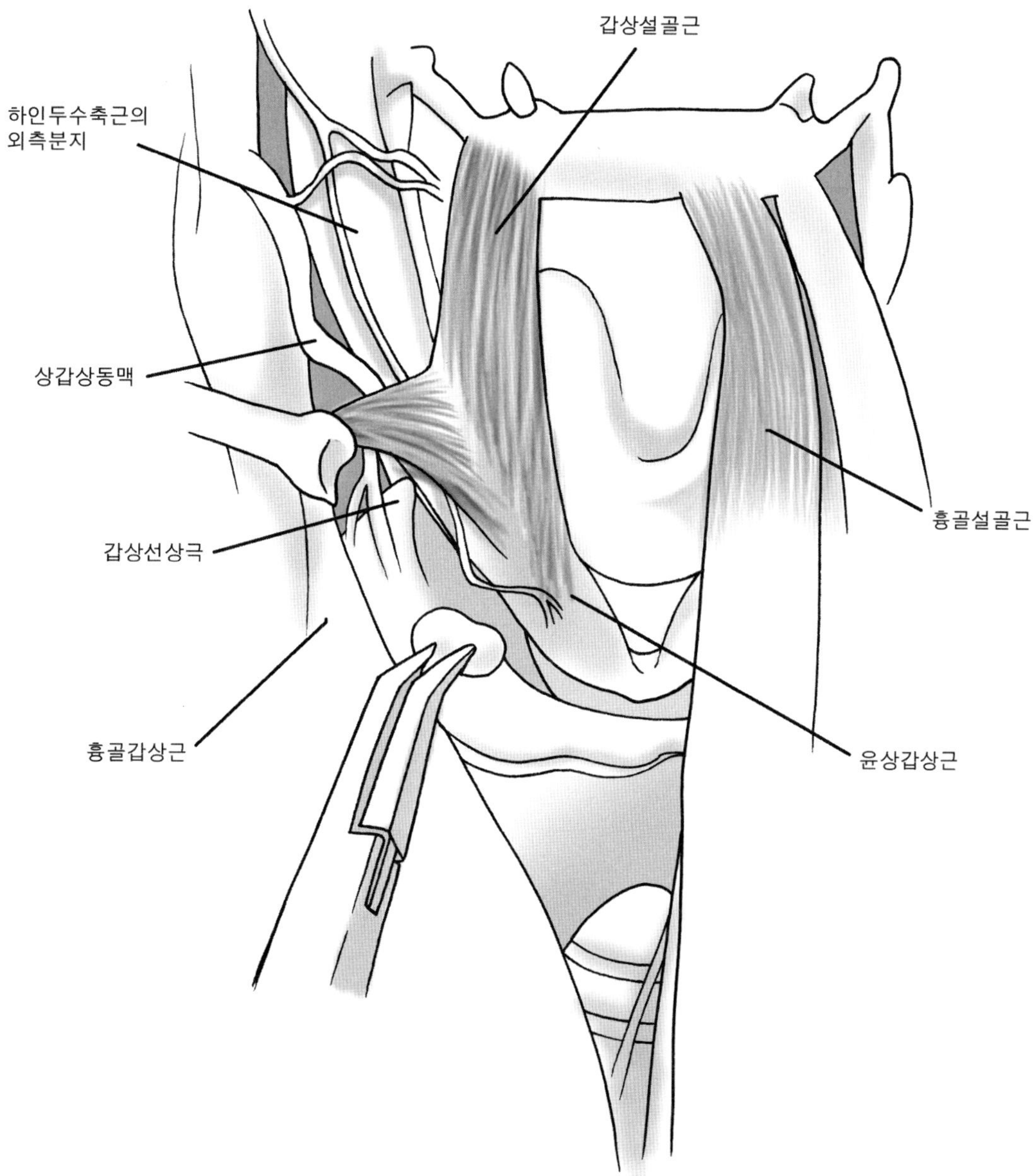

그림 15-3. 상부후두신경의 보존

갑상선 상극을 부드럽게 아래로 견인(caudal retratction)하는 것이 상부후두신경의 외측분지(EBSLN, external branch of the superior laryngeal nerve) 보존을 위해 추천된다.

상갑상혈관 피판을 결찰할 때 신경손상을 피하기 위하여 동맥의 분지를 먼저 확인하는 방법을 추천할 수 있다. 우선 상갑상동맥을 가능한 갑상선쪽으로 아래로 붙여서 결찰하고 두 번째로 윤상갑상근과 갑상선상극 사이 공간을 벌려서 신경으로부터 떨어져서 혈관을 박리하도록 하는 것이다. 이렇게 박리할 때는 ① 갑상선상극을 아래 바깥방향으로 강하게 견인해야 하며, ② 박리는 내측에서 외측방향으로 진행되어야 한다.

2 수술 술기

1) 절개와 노출

(1) 자세잡기(Positioning)와 소독(preparation)

환자는 바로 누운자세로 하고 갑상선전용 베개(Q-pillow®)를 환자의 어깨와 몸통에 받쳐 머리와 목을 신전시키고 팔은 나란히 하여 몸에 붙이도록 한다(그림 15-4). 목을 너무 과하게 신전시키지 않도록 주의하여야 하는데 과도한 신전은 수술 후 뒷목 부위의 심한 통증을 일으킬 수 있기 때문이다. 수술부위는 포비돈요오드액(povidone iodide solution)이나 클로로헥시딘용액(chlorohexidine gluconate solution)으로 소독하고 수술부위는 턱, 흉쇄유돌근의 후연, 흉골상절흔이 포함되도록 넓게 마련한다.

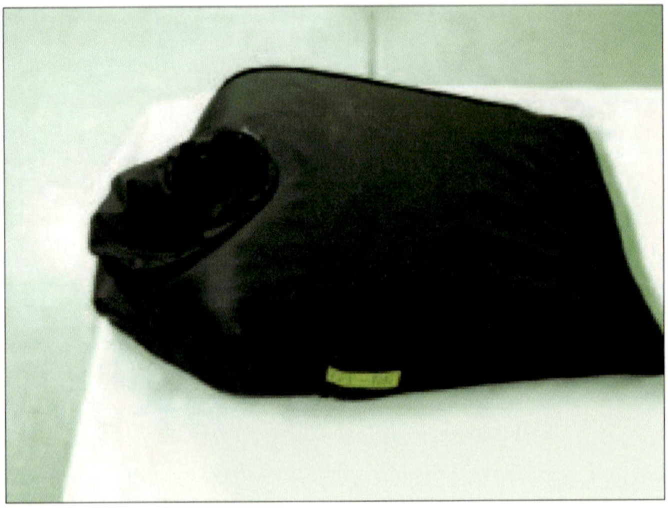

그림 15-4. 갑상선전용 베게

(2) 절개(Incision)

쇄골내측 가장자리에서 상위 1cm 높이에 횡으로 절개를 가하며 절개선의 길이는 최소화 하는 것이 좋다. 그러나 큰 갑상선종이 있는 환자에 대해서는 더 긴 절개선이 필요할 수 있다(그림 15-5).

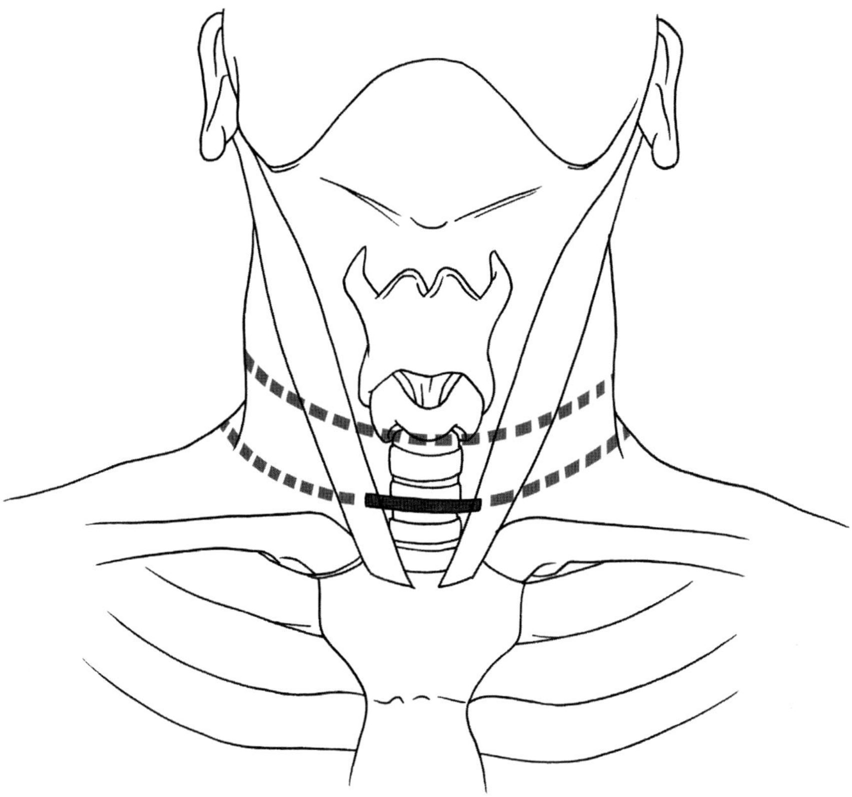

그림 15-5. 갑상선의 절개: 쇄골 내측 가장자리에서 상위 1cm 높이의 횡절개

(3) 피판 만들기(Creation of skin flap)

전기소작기와 견인기구를 이용하여 상하부 피판(flap)을 만드는 과정으로 절개선에 반드시 넓은목근(platysma muscle)을 포함시켜야 하며 이 근육은 절개시 측면에서 발견하기 쉽다. 상부 피판은 넓은목근의 후면을 따라 형성되도록 세로로 보이는 근섬유를 확인하며 분리한다. 만약 박리하는 면이 경부근막 아래까지 내려가면 많은 정맥이 드러나면서 불필요한 출혈을 유발하게 되고 박리면이 넓은목근을 포함하지 않고 피하지

방수준에서 이루어지면 술후 피판의 구축(contracture)가 일어날 수 있어 주의를 요한다(그림 15-6).

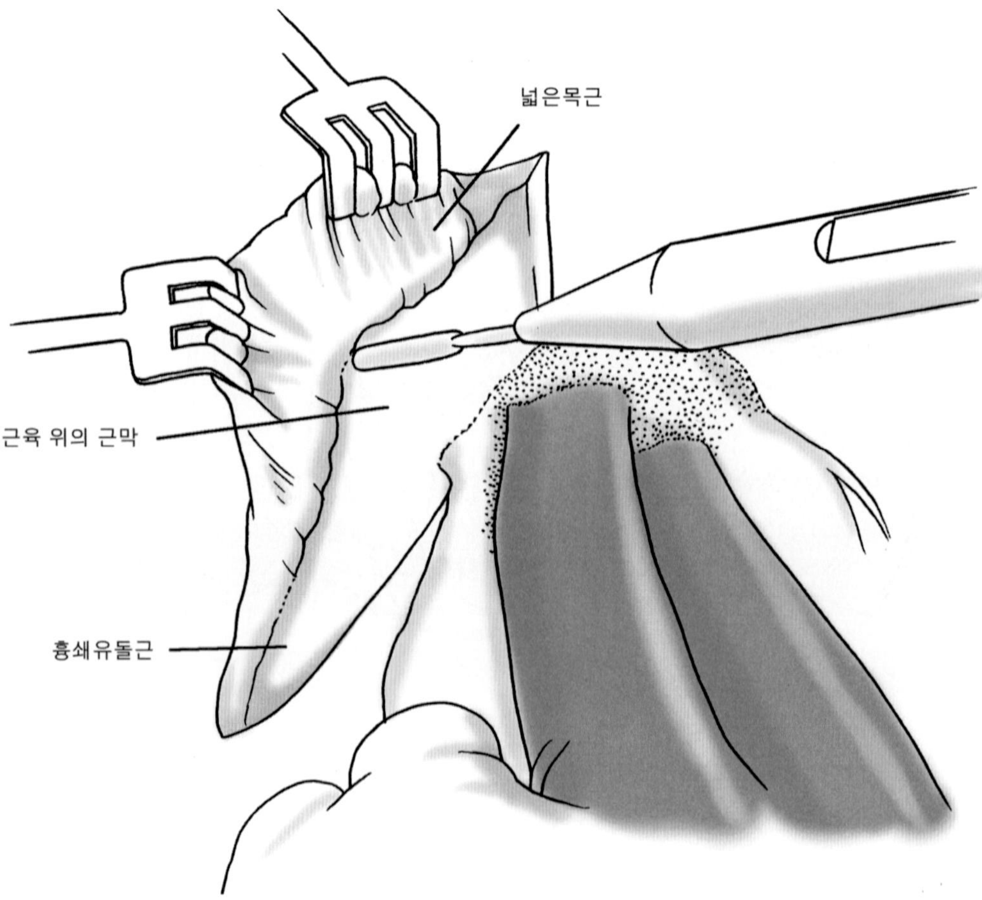

그림 15-6. 무혈관면은 전경정맥(anterior jugular vein)보다 얕게 넓은목근보다 깊이 박리할 때 만들어진다.
박리의 경계는 위로 갑상연골까지, 아래로 흉골상절흔과 쇄골까지이다.
이후 갑상선을 노출시키기 위하여 띠근육사이에서 심부 목근막(deep cervical fascia)의 천층에 절개를 가한다.

피하박리가 이루어지는 경계는 위로 갑상연골(thyroid cartilage)의 절흔까지 넓은목근의 아래쪽으로 피판을 들어올리고, 아래는 흉골상절흔(suprasternal notch)까지, 외측은 흉쇄유돌근(sternocleidomastoid muscle)의 내측연까지가 된다(그림 15-7).

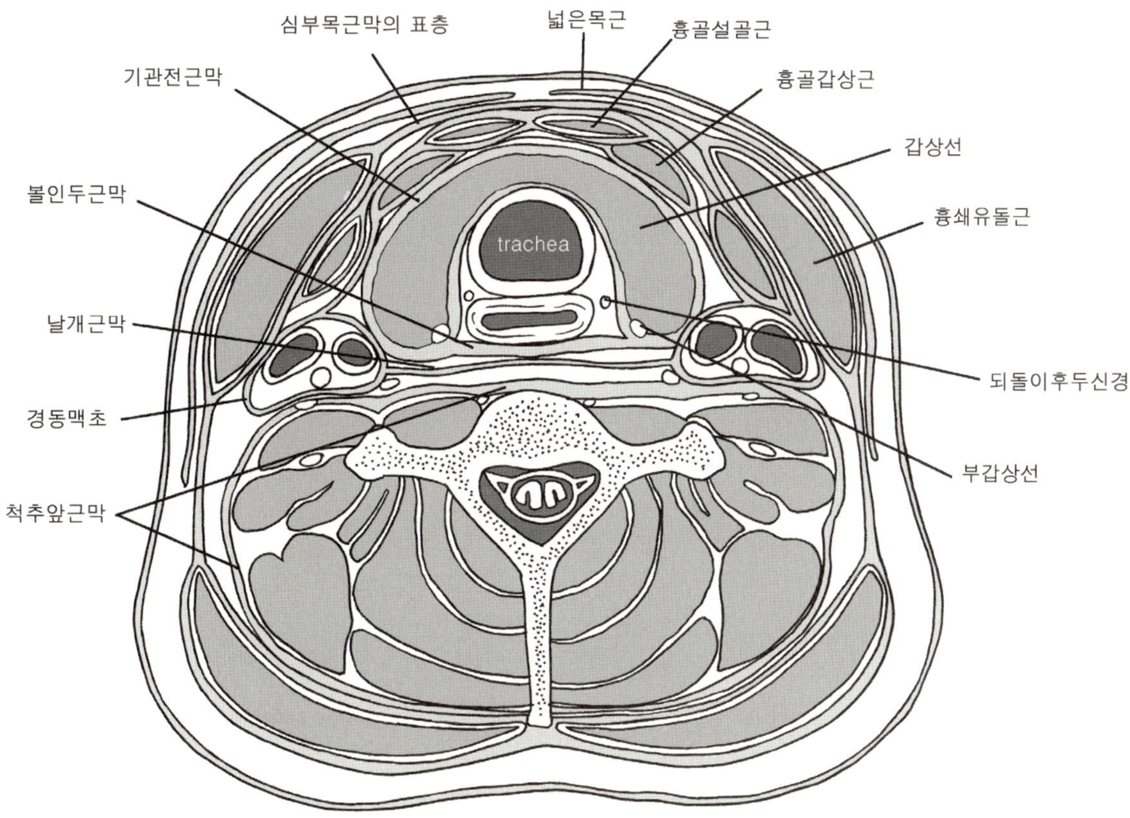

그림 15-7. 목근막의 횡단면

(4) 정중선절개(Midline incision)

정중선을 확인하기 위하여 갑상연골의 돌출부를 확인한 후 정중선에 있는 경부근막에 절개를 넣고 손가락으로 정중선을 확인하고 띠근육 전체의 길이를 노출시킨다. 정중선의 흉골설골근(sternohyoid muscle)에 이어 흉골갑상근(sternothyroid muscle)을 견인하여 양쪽의 띠근육들로부터 갑상선피막을 박리한다.

(5) 피라밋엽(Pyramidal lobe) 절제

갑상설관의 발생학적 잔유물로 가장 아래쪽 부분을 말하며 피라밋엽은 약 30%환자에서 협부나 어느 한쪽 엽에서부터 위로 뻗어있다. 피라밋엽은 풍토병 갑상선종(endemic goiter)과 그레이브스병에서 현저히 커질 수 있다. 그레이브스병의 경우 피라밋엽을 제거하지 않으면 갑상선기능항진증 재발의 원인이 될 수 있다. 갑상선의 협부를 절개하고 나서 협부의 윗부분으로 피라미드엽이 뻗어 있으면 전기소작기나 초음파 절삭기를 이용하여 피라밋엽을 제거한다.

2) 갑상선상극과 상부갑상선의 박리(Dissecting the superior pole and superior parathyroid gland)

(1) 협부(Isthmus)

정중선을 절개하고 나서 우선 갑상선의 협부를 초음파절삭기(harmonic scalpel®)를 이용하여 절개하는데 이때 기도손상을 주지 않도록 양쪽 갑상선 협부를 앨리스겸자(Allis clamp)로 잡고 들어올리도록 한다. 협부를 절개하고 나면 우선 절제하려 하는 병변이 있는 쪽의 갑상선 엽을 반대편으로 잡아당기고 띠근육을 외측으로 잡아 당기면 갑상선절제술을 위한 좋은 시야을 확보할 수 있다. 이렇게 하여 갑상선외측연을 띠근육으로부터 박리하고 갑상선상극에 대한 박리를 진행한다.

(2) 상극(upper pole)과 상 부갑상선(upper parathyroid)

띠근육의 윗부분을 상외측 방향으로 잡아당기면서 피넛스폰지(peanut sponge)를 이용하여 갑상선상극을 후두로부터 쓸어내려 분리하고 갑상선상극의 측면을 비절개박리(blunt dissection) 한다. 갑상선상극을 직각겸자(right angle clamp)끝을 아래로 하여 잡고 직각 견인기구(retractor)를 이용하여 기도를 내측으로, 띠근육을 외측으로 당기면 상갑상선 혈관피판이 노출되고 이를 초음파절삭기를 이용하여 결찰하고 분리한다. 이때 상부후두신경의 외측분지가 손상 받지 않도록 주의해야 한다. 이렇게 갑상선상극이 분리되면 갑상선을 직각겸자와 앨리스겸자를 이용하여 내측위(medial-upward) 방향으로 당기고 상 부갑상선을 찾기 위해 갑상선위쪽 1/3 주위를 살펴본다(그림 15-8).

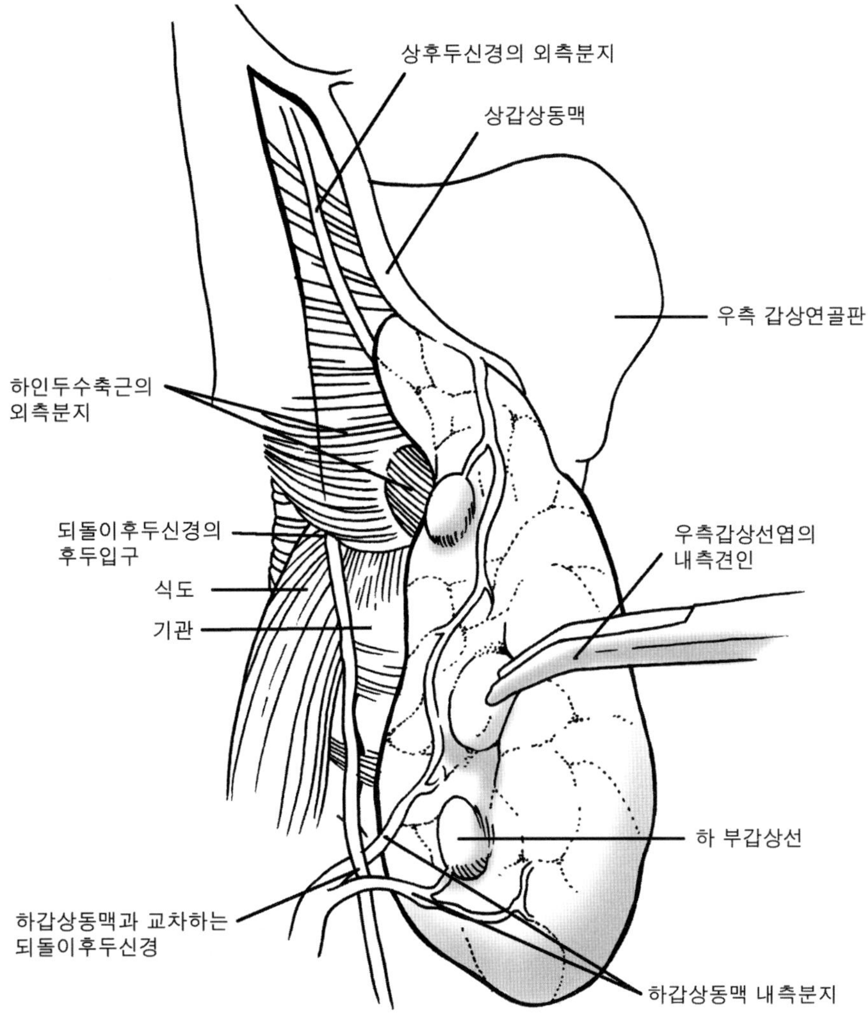

그림 15-8. 갑상선 외측을 우외측에서 본 그림

3) 갑상선 외측연의 박리

(1) 하갑상선 동맥과 되돌이후두신경, 하 부갑상선의 확인(Identifying the inferior thyroid artery, recurrent laryngeal nerve, and inferior parathyroid gland)과 보존

협부와 갑상선상극이 분리된 갑상선엽을 내측위 방향으로 견인하면서 쿠싱견인기(Cushing retractor)를 이용하여 띠근육을 반대편 외측방향으로 당겨 외측연을 노출시킨다. 띠근육과 갑상선엽 사이 성긴 섬유조직층은 지혈겸자 등을 이용하여 박리한다. 갑상선의 전외측 경계를 따라서 한 개나 그 이상의 중갑상선 정맥이 진입한다. 이 정

맥들을 박리하여 결찰하면 갑상선 아랫부분이 더 많이 노출되고 중갑상정맥을 내측으로 박리하면 갑상선의 아래 2/3와 중간 지점 부분에서 하갑상선 동맥을 확인할 수 있다.

하갑상동맥이 갑상선으로 들어가기 전 되돌이후두신경 바로 위나 아래로 주행하게 되므로 이 혈관을 되돌이후두신경의 안내자(guide)로 사용한다. 만약 신경이 즉시 보이지 않는다면 기관식도고랑 근처 동맥 바로 아래지점에서 느슨한 섬유조직을 박리해야 한다. 그러나 한번 신경이 발견되면 작은 지혈겸자로 신경의 표면을 따라 박리하여 신경의 윤곽을 노출시키고 신경이 후두로 진입하는 근처지점까지 위쪽으로 계속 박리해 나간다. 신경이 하갑상동맥이 위치한 높이에서 2개 이상의 분지로 나누어 지는 것을 주의해야 한다.

하 부갑상선은 일반적으로 하갑상동맥이 분지로 나누어지는 지점 가까이 위치해 있

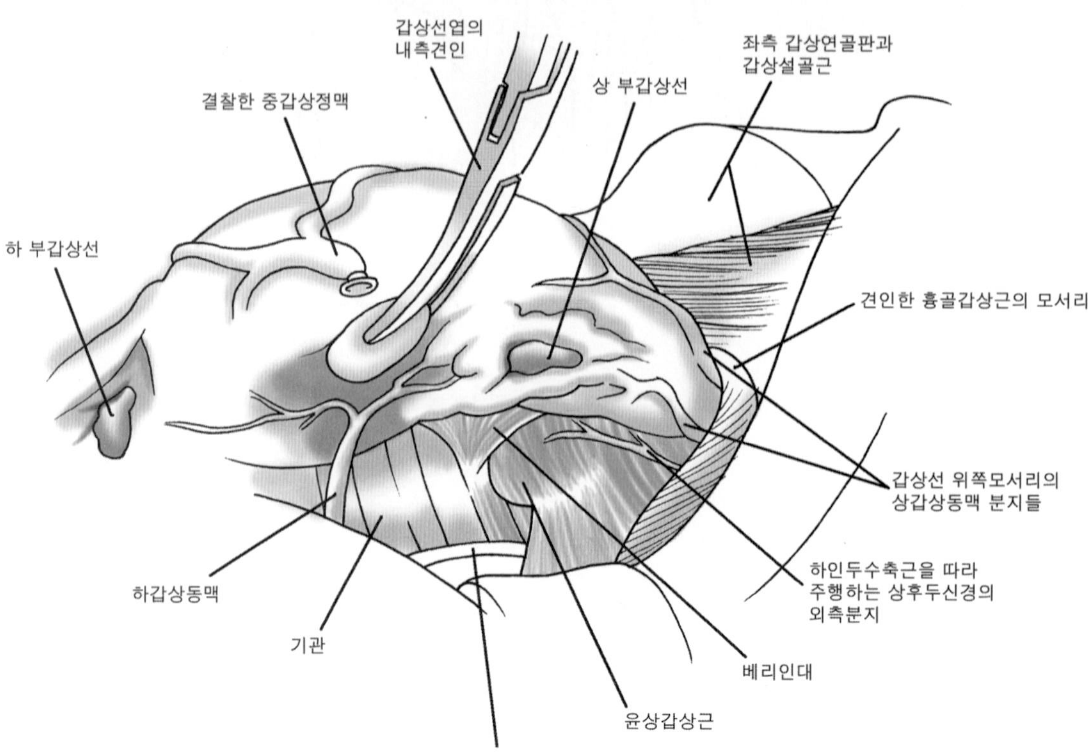

그림 15-9. 갑상선엽의 좌측면모습.

이 부위는 중갑상정맥을 결찰하고 띠근육을 외측으로 당기면 노출이 쉽다. 이후 갑상선엽을 내측으로 당기고 나면 하갑상동맥과 부갑상선, 되돌이후두신경을 포함하는 심부 해부구조물이 명확히 나타난다.

다. 따라서 부갑상선의 혈류공급장애를 유발하지 않도록 하갑상동맥의 분지들을 부갑상선의 내측에서 분리하는 것이 좋다(그림 15-9).

① 갑상선조직이 남을 수 있는 부위(그림 15-9): 갑상선전절제술 이후 갑상선조직 섭취부위

i) 베리인대와 주커칸들 돌기(Zuckerkandl tubercle)

ii) 피라밋엽(Pyramidal lobe)

iii) 갑상선상극(Superior pole)과 수술부바닥(Thyroid bed)

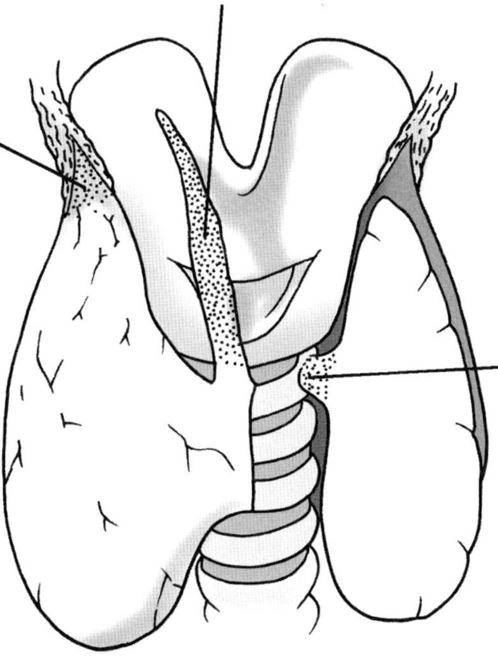

그림 15-10. 갑상선과 후두의 전면 모습으로 갑상선전절제술 후 수술부위에 방사성동위원소 섭취가 남을 수 있을 3 구역.

② 갑상선아전절제술(Subtotal thyroid lobectomy)

갑상선 일측엽의 아전절제술을 시행한다면, 상극을 완전히 분리하고 외측연을 부갑상선과 되돌이후두신경을 확인하고 보존하도록 간격을 두고 절제한다.

③ 갑상선전엽절제술(Total thyroid lobectomy)

갑상선은 '베리인대'라는 밀집된 섬유조직에 의해 2개의 상부 기관륜(tracheal ring)에 강하게 부착되어 있다. 되돌이후두신경의 윗부분은 기관에 붙어있는 베리인대 지점을 가깝게 지날 뿐 아니라, 종종 되돌이후두신경을 가까이 지나는 작은 동맥이 이 인대 근처에 있다. 따라서 베리인대를 분리하기 전에 신경손상을 주지 않도록 해야 하며 가까이 지나가는 혈관을 지혈하도록 주의해야 한다. 베리인대를 분리하고 난 후 작은 혈관들을 지혈하며 분리하면 갑상선엽이 기관으로부터 완전히 떨어지게 된다.

4) 봉합(Closure)

(1) 세척(Irrigation)과 지혈(bleeding control)

수술부위를 따뜻한 생리식염수를 부어 확인한 후 전기소작기와 봉합사를 이용하여 완벽하게 지혈을 시행한다. 이 작업을 하는 동안 되돌이후두신경과 부갑상선이 잘 보존되어 있는지 확인토록 한다.

(2) 배액관 삽입

일엽 갑상선절제술의 경우 JP배액관(Jackson-Pratt® drain)을 수술부위에 넣고 배액관은 상처부위의 가장자리를 이용하여 거치시켜 놓는다. 양엽 갑상선절제술의 경우는 Hemovac® 배액관을 상처부위의 양끝에 각각 거치시켜 절제술 부위의 고인 혈액이나 체액을 배액하게 된다.

(3) 봉합(closure)

좌우 띠근육을 잇는 중간선은 4−0 vicryl®을 이용하여 연속적으로 봉합한다. 띠근육들을 다시 접근시킨 후에 4−0 Vicryl®을 이용하여 분리된 넓은목근을 한 땀 한 땀 단속적으로 봉합하고 5−0 Vicryl®를 이용하여 매듭을 피하에 묻는 봉합법(knot-buried suture)으로 피부를 닫아준 후 피부테이프(Steri-Strip®)를 붙여준다.

참고문헌

1. Hanks JB, Salomone LJ. Thyroid. In: Townsend CM, Beauchamp RD, Evers BM, Mattox KL, editors. Textbook of Surgery: The Biological Basis of Modern Surgical Practice. 18th ed. Philadelphia: W.B. Saunders; 2008:915-54.
2. Randolph GW, Shah JP. Unilateral Thyroidectomy: Indications and Technique. In: Randolph GW, editor. Surgery of the Thyroid and Parathyroid Glands. Philadelphia: W.B. Saunders; 2003:265-83.
3. Dackiw A, Clark OH. Bilateral Thyroidectomy: Indications and Technique. In: Randolph GW, editor. Surgery of the Thyroid and Parathyroid Glands. Philadelphia: W.B. Saunders; 2003:284-91.
4. Cernea CR, Ferrz AR, Cordeiro AC. Surgical Anatomy of the Superior Laryngeal Nerve. In: Randolph GW, editor. Surgery of the Thyroid and Parathyroid Glands. Philadelphia: W.B. Saunders; 2003:293-99.
5. Randolph GW. Surgical Anatomy of the Recurrent Laryngeal Nerve. In: Randolph GW, editor. Surgery of the Thyroid and Parathyroid Glands. Philadelphia: W.B. Saunders; 2003:300-16.
6. Henry JF. Surgical Anatomy and Embryology of the Thyroid and Parathyroid Glands and Recurrent and External Laryngeal Nerves. In: Clark OH, Duh QY, Kebebew E, editors. Textbook of Endocrine Surgery. 2nd ed. Philadelphia: W.B. Saunders; 2005:9-15.
7. Stewart WB, Rizzolo LJ. Embryology and Surgical Anatomy of the Thyroid and Parathyroid Glands. In: Oertli D, Udelsman R, editors. Surgery of the Thyroid and Parathyroid Glands. New York: Springer; 2007:13-20.

16 갑상선암의 수술Ⅱ: 경부 곽청술

1 서론

갑상선암은 매우 예후가 좋은 암이지만 일부에서 재발하며 갑상선 유두암의 경우 15-20%의 환자가 재발을 경험한다. 재발되는 부위 중 가장 흔한 부위는 경부림프절로 갑상선암의 치료에서 경부림프절의 관리는 매우 중요한 임상적 의의를 갖는다. 갑상선암이 전이할 수 있는 림프절은 림프절의 위치에 따라 미국이비인후과학회-두경부외과재단(American Academy of Otolaryngology-Head and Neck Surgery, AAO-HNS)의 분류에 의하여 나눌수 있다. 이 분류체계에서는 경부림프절을 1구역과 6구역을 포함하는 중심부경부림프절과 2, 3, 4, 5구역을 포함하는 측경부림프절로 나누어 생각할 수 있다. 또한 경부림프절의 수술은 임상적으로 림프절전이가 의심되는지 여부에 따른 예방적 림프절곽청술과 치료적 림프절곽청술로 나누어 생각할 수 있다. 9장에서 기술한 바와 같이 갑상선암의 특성상 대규모의 전향적 연구가 어려우므로 어느 술식이 가장 적합한 술식이냐에 대한 결론을 쉽게 이야기 하기는 어렵다. 현재 갑상선암의 림프절수술에 대해서 논란이 가장 많이 되고 있는 주제는 중심부림프절에 대한 예방적 림프절곽청술이다. 즉 예방적인 중심부림프절곽청술이 재발과 사망을 감소시키는가 하는 문제이다. 현재로서는 환자의 상태와 암의 위험도에 따라 선택적으로 림프절수술을 적용시키는 것이 중요하며 중요한 결정인자로는 환자의 나이, 암의 종류, 육안적인 림프절 종대 등이 있다. 이 장에서는 간단하게 갑상선암에서의 림프절곽청술의 임상적 의의를 고찰한 후 술기 중심으로 갑상선암의 림프절곽청술을 살펴보도록 하겠다.

2 갑상선암에서 림프절곽청술의 임상적 의의

1) 갑상선의 림프배액과 림프절의 분류

갑상선은 림프 분포가 풍부한 기관이다. 각 여포는 림프관으로 둘러 싸여 있으며 갑상선 내의 연결을 통하여 갑상선 내외부의 다양한 방향으로 림프액을 배액하며[1] 주된 갑상선의 림프배액은 상부, 측부, 하부의 3방향으로 이루어진다. 갑상선 상부의 림프액은 상갑상선동맥 주위의 림프관을 통하여 내경정맥 상부의 림프절로 배액된다. 협부의 림프절 역시 전후두림프절(Delphian node)를 통하여 내경정맥 상부로 배액된다. 측부로는 중갑상선정맥을 통하여 내경정맥 중부, 하부 림프절로 배액되며 갑상선 하부로는 기관앞림프절(pretracheal node)나 기관주위림프절(paratracheal node)를 통하여 하부 내경정맥 림프절이나 종격동 림프절로 배액된다[2]. 그러나 이러한 림프배액은 갑상선내 종양에 의하여 경로가 방해될 수 있으며 임상적으로는 갑상선암이 있을 경우 우회로를 통하여 어느 방향으로나 배액될 수 있다고 생각하여야 한다[3].

경부의 림프절은 미국이비인후과학회-두경부외과재단(AAO-HNS)의 분류에 따라 구역별로 나누어 생각하는 것이 편리하며 표 16-1 및 그림 16-1에 경부림프절을 구분하여 놓았다[4]. 이러한 분류는 단순히 해부학적인 경계를 표시하는 것뿐 아니라 갑상선암을 포함한 두경부의 암종이 림프절로 전이하는 구역이 각 암종마다 다르므로 각 암종 별로 선택적으로 일부 구역만 절제하는 선택적 림프절곽청술의 이론적인 근거가 된다.

표 16-1. 경부 림프절의 해부학적 분류

Lymph node groups	Anatomical boundary and description
1A	Anterior belly of digastric muscle and hyoid bone
1B	Anterior belly of digastric muscle, stylohyoid muscle and body of mandible
2A	Carotid bifurcation(below), skull base(above), stylohyoid muscle(medial) and posterior border of SCM muscle(lateral). Medial to spinal accessory nerve.
2B	Same as 2A but lateral to spinal accessory nerve.
3	Inferior border of cricoid cartilage(below), hyoid bone(above), lateral border of sternohyoid muscle or carotid artery(medial), and posterior border of SCM muscle(lateral).
4	Clavicle(below), inferior border of cricoid cartilage(above), lateral border of sternohyoid muscle or carotid artery(medial), and posterior border of SCM muscle(lateral).
5A	Posterior border of SCM muscle(medial), anterior border of trapezius muscle(medial). Including LN along spinal accessory nerve.
5B	Posterior border of SCM muscle(medial), anterior border of trapezius muscle(medial). Including LN along transverse cervical vessel and supraclviclar LN.
6	Sternal notch(below), omohyoid muscle(above), common carotid artery(lateral). Including paratrachel, pretracheal, precricoidal(Delphian), paraesophageal, perithyroidal LN and LN along recurrent laryngeal nerve.

* SCM = sterno cleidomastoid muscle, LN = lymph node.

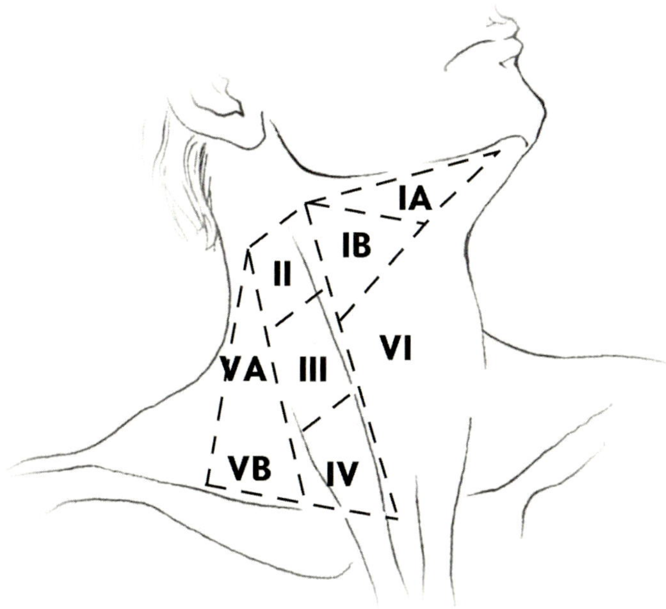

그림 16-1. 경부림프절의 구역 분류

2) 분화갑상선암의 경부림프절곽청술

분화갑상선암 중 갑상선여포암의 경우는 대부분의 경우 림프절전이를 하지 않기 때문에 림프절곽청술에 대한 논의가 거의 없다[5]. 대부분의 경우 예방적인 림프절곽청술은 필요치 않고 드물게 림프절전이가 확인된 경우에만 치료적인 림프절곽청술이 적용된다. 허들세포암(hürthle cell carcinoma)의 경우는 갑상선여포암(follicular carcinoma)의 한 변종으로 분류되어 있지만[6] 림프절전이가 흔하고 방사성요오드 섭취가 적은 것으로 되어 있어 처음 수술 할 당시부터 예방적인 중심부림프절곽청술을 포함하는 공격적인 수술을 고려할 만 하다[7, 8]. 다만 예방적인 측경부림프절곽청술은 권고되지 않는다.

9장에서 논의된 바와 같이 갑상선 유두암에서의 림프절곽청술의 범위는 가장 논란이 많은 부분이다. 현재까지 동의된 바로는 측경부림프절곽청술은 임상적으로 전이가 명백한 경우에만 시행하고 예방적인 측경부림프절곽청술은 권고되지 않는다[9]. 중심부림프절 경우 역시 임상적으로 전이가 명백하면 중심부림프절곽청술을 권고한다. 논란이 되는 부분은 예방적인 중심부림프절곽청술로 많은 연구들에서 고위험군에서는 비록 사망률은 감소시키지는 않더라도 최소한 재발율을 낮추는 것으로 보고되었으므로[10] 많은 권고안에서 중앙부림프절 절제술을 권고하고 있다[11]. 저위험군에서의 예방적 중앙부림프절 절제술에 대해서는 아직 논란이 많다. 논란의 중심은 림프절곽청술 자체로 얻을 수 있는 이익과[12] 림프절곽청술로 인해 증가되는 합병증의 증가[13] 중 어느 것이 우선하는가 하는 것이다.

갑상선수술에서 합병증의 빈도는 집도의의 경험, 즉 각종 해부학적 구조물들을 정확하게 인지하고 얼마나 세밀하게 수술을 시행하느냐에 달려있다[14]. 바꾸어 생각하면 집도의 개개인의 합병증의 빈도가 적다면 갑상선 유두암의 치료에서 림프절곽청술 특히 중심부림프절곽청술을 보다 광범위하게 적용할 수 있을 것이다. 그러므로 갑상선 수술에 앞서 각 집도의는 환자의 특성을 정확히 파악하고 정확한 수술을 하기 위하여 노력하여야 할 것이다. 물론 아무리 적은 합병증이라도 합병증이 아예 없는 것보다는 좋지 않을 것이므로 갑상선외과의에게는 정확한 수술 술기를 익히는 것 이외에 림프절곽청술로 이익을 얻을 수 있는 환자군을 정확히 선별해 내기 위한 노력이 병행되어야 한다.

3) 기타 갑상선암에서의 경부림프절곽청술

저분화갑상선암이나 미분화갑상선암처럼 수술에 관계없이 재발율과 사망율이 높은 암에서는 경부림프절곽청술의 의의가 불분명하다[15, 16]. 하지만 이런 암들은 발견당시 이미 림프절전이가 있는 경우가 대부분이고 분화도가 나빠서 방사성요오드의 섭취가 감소하므로 실질적으로 처음 수술이 가장 중요한 치료일 가능성이 많다. 저분화갑상선암의 경우 전이가 확인된 경우 측경부림프절곽청술을 추가하며 중심부림프절곽청술 역시 전이 유무에 관계없이 고려하여야 한다. 미분화갑상선암의 경우는 수술시 완전 절제가 이루어져도 사망률을 개선시키지 못하는 것으로 알려져 있지만 일부의 보고에서 완전 절제후 2−4년의 장기 생존을 보고한바 있어 국소적인 침윤이 없는 한 전이가 확인된 경우는 림프절곽청술을 고려해야 한다[17]. 물론 완전 절제가 불가능한 경우는 공격적인 수술은 의미가 없다.

갑상선여포세포에서 기원하지 않는 암 중 가장 중요한 것은 갑상선수질암이다. 갑상선수질암 역시 방사성요오드치료에 반응하지 않으므로 가장 중요한 치료는 수술이다. 갑상선수질암은 약 50%에서 처음 진단 당시 림프절전이가 발견되며 림프절전이가 가장 중요한 재발과 사망의 예측인자이다[18]. 임상적으로 명백한 수질암에서는 갑상선전절제술과 양측 중심부림프절곽청술이 행해져야만 한다[19]. 갑상선종 등으로 갑상선절제술 후 우연히 발견되거나 1cm이하의 아주 작은 수질암이 혈청 칼시토닌치의 증가로 인해 발견되었을 경우 중심부림프절곽청술의 적용여부는 아직 결론을 내리기 어렵지만 필요하지 않을 수 있다는 견해도 있다[20]. 갑상선수질암에서 측경부림프절곽청술의 적용에 대해서는 다양한 견해가 존재한다. 대부분의 갑상선 외과의들은 중앙부림프절에 전이가 있거나 의심되는 경우 환측의 측경부림프절곽청술을 시행한다[21, 22]. 하지만 측경부림프절에 대한 동결절편검사 후에 양성인 경우 측경부림프절곽청술을 실시하거나[23] 원발 종양의 크기가 1.5cm 이상인 경우에 측경부림프절곽청술을 적용하는 경우도 있다[24]. 가장 적극적인 권고로는 수술 당시 림프절전이 유무에 관계없이 최소한 일측 혹은 양측 측경부림프절을 예방적으로 절제해야 한다는 주장도 있다[19]. 수질암의 측경부림프절 절제술에 대해서는 아직까지 결론을 내리기는 어렵지만 처음 수술에서 혈청 칼시토닌 수치가 정상화 되지 않는 경우는 생화학적인 완치를 기대하기 어렵기 때문에[25] 처음 수술 당시 중앙부 림프절전이가 확인된 사람에게서는 최소한 일측 측경부림프절을 시행하는 것이 좋을 것으로 생각되며 한쪽의 측경부림프절전이가 확인된 사람에게서는 다른 쪽의 측경부림프절곽청술을 고려해야 한다.

3 측경부림프절곽청술의 술기

1) 경부림프절곽청술의 개념

1906년 클리브랜드클리닉(Cleveland Clinic)의 크릴 박사(Dr. George Crile)가 최초로 근치적 경부림프절곽청술(Radical Neck Dissection, RND)의 개념을 정립한 후 다양한 변형이 기본 술기에 더하여져 왔다. 개념적으로 RND란 first layer of deep cervical fascia와 third layer of deep cervical fascia사이의 모든 연부조직을 제거하는 것이지만 실제로 임상에서 특히 갑상선암에서 그대로 적용하기에는 무리가 있다. RND는 기능적인 구조물들을 절제함으로써 수술후 환자의 삶의 질에 심각한 영향을 미치며 갑상선유두암에서 통상적으로 시행할 경우 사망률과 재발율을 감소시키지 않는다. 그러므로 갑상선암에서 경부림프절곽청술의 개념은 가능한 기능적 구조물들을 보존하는 변형근치적 경부림프절곽청술(modified radical neck dissection, MRND) 또는 기능적 경부림프절곽청술(functional neck dissection)이다. 만약 국소침윤이 있을 경우 침윤된 구조물들을 선택적으로 추가 절제할 수 있다. 또 갑상선암에서는 모든 림프절구역을 절제해내는 것이 아니라 림프절전이가 흔한 구역을 골라서 선택적으로 절제하는 선택적 림프절곽청술(selective neck dissection, 이하 SND)이 적용된다. 이러한 용어들은 자칫 혼선을 가져오기 쉬우므로 앞에서 언급한 AAO-HNS의 분류[4]를 이용하여 용어의 정의를 표 16-2에 정리하였다. 갑상선암에서는 중앙부림프절에서는 6구역, 측경부에서는 2A구역, 3구역, 4구역을 절제하는 SND가 일반적으로 행해지며 1구역, 2B구역, 그리고 5구역은 림프절전이가 흔치 않으므로 통상적인 MRND에는 포함되지 않는다. 이 구역들의 림프절은 임상적으로 전이의 증거가 있을 경우 곽청술에 포함시킨다[2, 26]. 상종격동림프절에 해당하는 7구역인 흉골절흔에서 무명정맥까지(sternal notch to innominate vein)의 경우 수질암이나 진행된 갑상선유두암에서 림프절전이가 있을 수 있다. 7구역은 AAO-HNS의 분류에는 해당되지 않으나 갑상선암에서는 임상적으로

의의가 있으며 전이가 의심되는 경우 림프절곽청술에 포함시킨다[27].

표 16-2. 림프절곽청술의 정의와 비교

림프절곽청술 분류 Classification of neck dissection	정의 (Definition)
근치적 경부림프절곽청술 Radical neck dissection(RND)	1구역부터 5구역까지 모든 편측 경부림프절의 제거, 척수부신경과 내경정맥, 흉쇄유돌근을 희생시킨다.(Removal of all ipsilateral cervical lymph node from level 1 through level 5. SAN, IJV and SCM should be sacrificed.)
변형 근치 경부림프절곽청술 Modified radical neck dissection(MRND)	척수부신경과 내경정맥, 흉쇄유돌근을 하나 이상 보존하면서 1구역부터 5구역까지 모든 편측 경부림프절의 제거(Removal of all ipsilateral cervical lymph node from level 1 through level 5 with preservation of one or more non-lymphatic structure(SAN, IJV or SCM))
선택적 경부림프절곽청술 Selective neck dissection(SND)	림프절곽청 시 하나 이상의 림프절 보존 (Preservation of one or more Lymph node levels during dissection.) 보존은 원발 질환의 림프절 전파양상에 근거하여야 한다. (Preservation should be based on patterns of lymphatic spread of primary disease.)
확대 경부림프절곽청술 Extended neck dissection(END)	근치적 경부림프절곽청술에 수반하지 않는 하나 이상의 림프절 혹은 비림프절성 조직의 제거(Removal of one more additional lymph node group and/or non lymphatic structure which not encompassed by RND)

* 척수부신경(SAN, spinal accessory nerve), 내경정맥(IJV, internal jugular vein), 흉쇄유돌근(SCM, sternocleidomastoid muscle)

2) 절개창의 선정

모든 외과수술과 마찬가지로 갑상선암에서 MRND의 절개창을 선정할 때 가장 중요한 원칙은 수술시야가 충분히 확보될 수 있는 절개창을 선정해야 한다는 것이다. 그밖에 고려 할 사항은 재발시 쉽게 재수술이 가능하도록 해야 하며 눈에 잘 띄는 목 부분인 만큼 미용적인 측면도 고려해야 한다. 수많은 절개창들이 고안되어 왔고, 그림 16-2에 MRND에 사용되는 절개창 중 일부를 예시하였다. 예시된 절개창 이외의 절개창들은 경부 중앙부로의 접근이 쉽지 않으므로 갑상선암에서 갑상선과 동반 절제를 하기가 쉽지 않아 사용되지 않는다. 그림 16-2-(가)에 제시된 마틴(Martin) 등[28]의 절개창과 그것을 변형시킨 그림 16-2-(나)의 슬로터(Slaughter) 등[29]의 절개창은 MRND 혹은 RND를 갑상선수술과 별개로 시행할 경우 가장 넓은 수술시야를 제공하지만 미용적으로 열등하고 측경부림프절에 재발한 갑상선암의 수술 시 기존 절개창을 확장하여 사용하기가 어려우므로 5구역 또는 1구역의 광범위한 림프절전이가 있을 경우가 아니면 사용하지 않는다. 실제로 갑상선암의 MRND 또는 RND에서 가장 많이 사용되는 절개창은 그림 16-2-(다)의 라헤이 등[30]의 절개창과 16-2-(라)의 맥피(MacFee) 등[31]의 절개창이다. 라헤이 등의 절개창은 가장 유용한 절개창으로 통상 J 절개창 또는 Hockey-stick 절개창이라고도 불리며 비교적 좋은 수술시야를 경부림프절 전체에 걸쳐 제공하고 미용적으로 만족할만한 수준의 반흔을 남긴다. 특히 양측 MRND를 시도할 경우 매우 유용하다. 절개창은 통상의 갑상선수술에 사용되는 Low collar 절개창에서 출발하여 흉쇄유돌근(sternocleidomastoid muscle, SCM muscle)을 횡

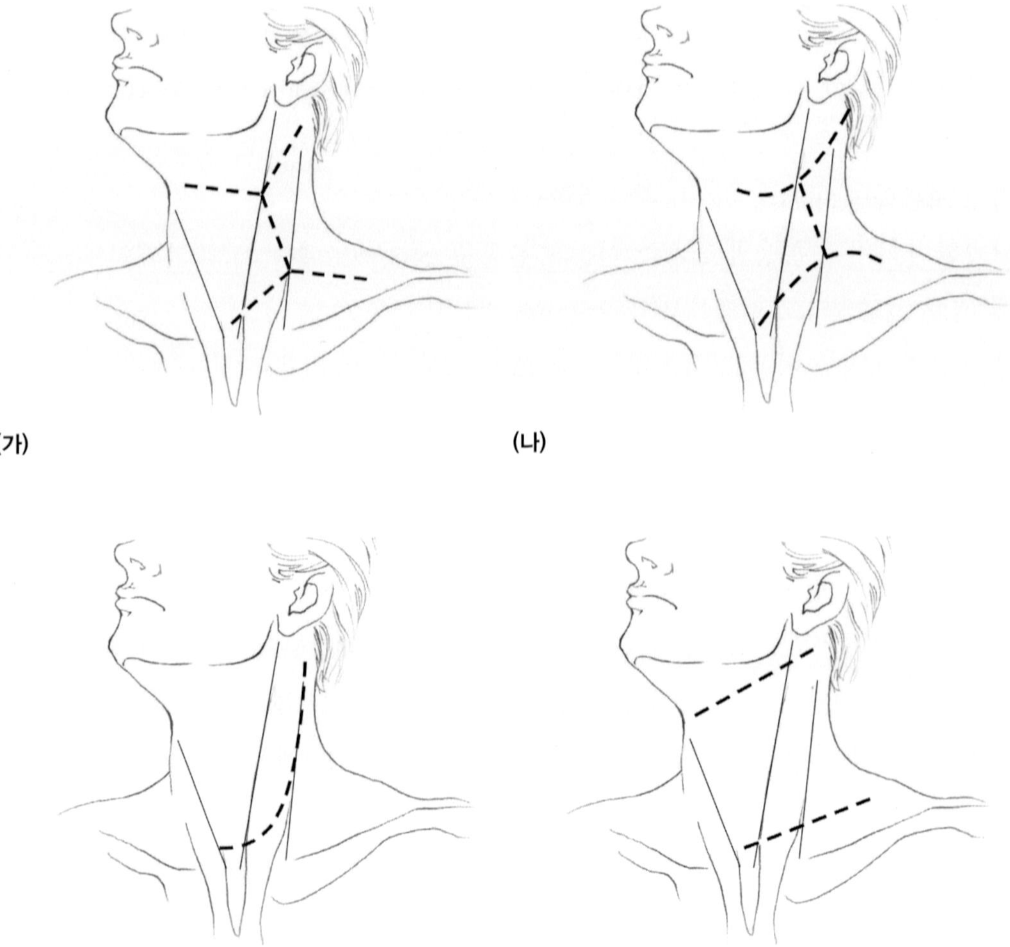

(가) (나) (다) (라)

그림 16-2. 경부림프절곽청술시 사용될 수 있는 절개창

(가) Martin(1951)[28] (나) Slaughter(1955)[29] (다) Lahey(1940)[30, 43] (라) MacFee(1960)[31]

단한 후 SCM의 후면(posterior border)를 따라 귀뒤공간(posterior auricular space)쪽으로 확장되며 만약 5구역쪽으로 수술을 확장할 필요가 있을 경우 그림의 짧은 점선을 따라 아래뒤(infero-posterior)방향으로 추가 절개창이 가능하다. 맥피 등의 절개창은 미용적인 측면에서 가장 우수하나 추가적인 경부 상부의 절개창에도 불구하고 시야가 제한되며 드물게 과도한 장력이 피판에 가해질 경우 피부 괴사의 위험성이 있다. 실제 갑상선암의 MRND에 있어서는 5구역을 통상적으로 절제하지는 않으므로 라헤이절개창에서 후두부쪽의 확장이 필요치 않은 경우가 많으며 SCM 근육이 발달하여 근육의 견인이 어려운 남자의 경우나 2구역의 광범위한 림프절전이가 있는 경우를 제외하고는 맥피절개창 중 상측의 별도 절개창 없이 하부 절개창 만으로도 MRND가 가능한 경우가 많다. 상경부 접근이 어려울 경우는 SCM이 쇄골(clavicle)로 부착(insertion)되는 부위의 근육을 절개하여 SCM을 위로 견인하면 시야가 확보될 수 있으며 척수부신경을 보존하면 SCM의 위축없이 SCM의 재건이 가능하다. 결국 절개창의 선정은 위에 열거한 절개창의 특성과 절개창 선정의 원칙을 잘 이해한 후 집도의 개개인의 숙련도에 따라 선정하면 되며 굴곡성(fiberoptic) 견인기나 head lamp 또는 초음파절삭기 등을 이용하여 보다 작은 절개창에서 MRND를 시행하는데 도움을 받을 수 있다.

3) 변형 근치적 림프절곽청술의 실제

앞에서 설명한 바와 같이 갑상선암에서의 림프절곽청술은 종양이나 림프절에 의한 국소침윤이 없는 한 척수부신경(spinal accessory nerve, SAN), 내경정맥(internal jugular vein, IJV), 흉쇄유돌근(sternocleidomastoid muscle, SCM)을 보존하는 MRND이며 2, 3, 4 구역을 포함하는 SND이다. 2B구역을 갑상선암의 SND에 포함시키는 문제에 대해 여러 논란이 있지만 일반적으로는 포함시키지 않아도 무방하다. 단 2구역의 림프절전이가 의심될 경우는 2B구역을 포함시키는 것이 합당하다[32].

MRND의 술식은 다양하게 존재하며 단순히 어떤 술식이 가장 좋다고 이야기 하기는 곤란하다. 예를 들면 어떤 외과의는 라헤이절개창을 선호하며 어떤 외과의는 맥피절개창을 선호한다. 또 SCM의 후연(posterior border)에서 박리를 시작하는 이가 있기도 하고 경동맥초(carotid sheath)를 박리하는 것에서 출발하는 사람도 있다. 이는 외과의 각각의 취향에 속하는 문제일 뿐 MRND의 원칙에서 벗어나지 않는 한 옳고 그름의 문제는 아니다. 아래에 소개하는 술식은 전통적인 술식을 개인의 경험에 맞추어 변형한 것으로 집도의 개개인은 다양한 술식을 참조하여 본인에게 가장 적합한 술식을 찾아내야 할 것이다.

수술 시 환자의 자세(position)는 일반 갑상선수술과 동일하다. 그림 16-3은 수술장에서 경부초음파를 절개선을 결정하기 전 시행하는 모습이다. 환자의 drape은 가능한 수술범위를 모두 포함시킨다. 최소한 하악각(mandibular angle)과 SCM의 posterior border가 완전히 노출 되어야 한다. 그림 16-4은 라헤이절개창을 넣기 위한 피부의 표식이다. 피부의 원형 표식은 6구역에 재발한 림프절의 위치를 초음파를 통하여 확인한 표식이다. 절개선을 넣고 통상의 방법으로 피부 피판을 만들어 나간다. 아래로는 쇄골(clavicle)이 노출되도록 외측으로는 SCM이 완전히 노출되도록 한다(그림 16-5). 상부쪽으로는 하악각(mandible angle)이 촉지될 때까지 피판을 만드는데 다만 턱과 목이 만나는 부위 이상으로 피판을 만들 경우 안면신경(facial nerve)의 턱모서리가지(marginal branch)를 손상시킬 위험성이 있으므로 주의한다(그림 16-6). 피판 형성이 완료되면 흉골설골근(sternohyoid muscle)과 SCM을 덮고 있는 천경막(superficial cervical fascia)을 절개하여 SCM을 외측으로 견인하면서 림프절로 접근을 시도한다(그림 16-7). 절개는 SCM의 내측경계 전체에 걸쳐 가하며 일반적으로 SCM을 절개하지

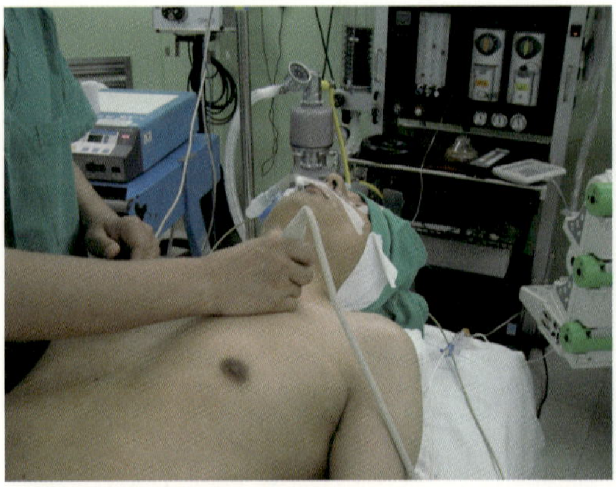

그림 16-3. 수술전 경부 초음파.
절개선의 위치를 결정하는 데 유용하다.

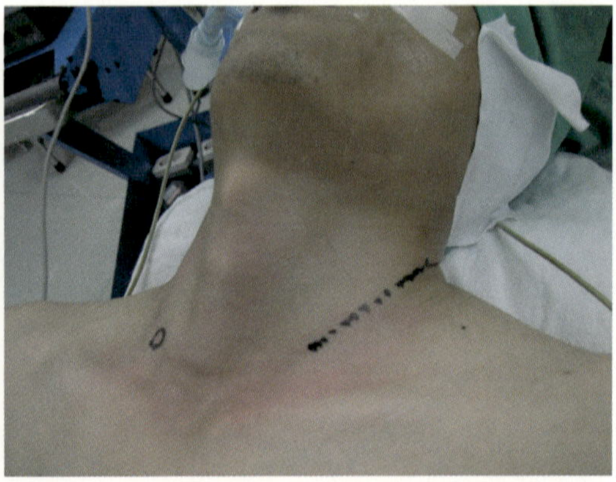

그림 16-4. 갑상선수술 후 좌측 경부림프절에 재발한 환자의 J 절개창.
SCM의 후연을 따라 하악각(mandible angle) 쪽으로 확장하였으며 상부 피부주름(upper skin crease)까지 확장하였다. 검은 원은 6구역에 재발한 림프절의 위치를 초음파유도하에 표시 하였다.

않아도 충분히 수술시야를 확보할 수 있다. 필요한 경우 쇄골 바로 위에서 SCM을 절개함으로써 수술시야를 확보할 수 있고 수술이 완료된 후 근막을 다시 봉합하면 기능상의 문제는 없다. 외경정맥(external jugular vein)은 SCM의 내측경계를 횡단하는 부위에서 결찰하며 시야에 방해가 되지 않는 경우 보존도 가능하다. 전이개신경(greater auricular nerve)의 분지를 만나는 경우 가능한 한 보존한다. 첫 번째로 박리할 구조물은 견갑설골근(omohyoid muscle)이다(그림 16-8). 견갑설골근(omohyoid muscle)은 희생해도 되는 구조물이지만 혈관루프(vascular loop) 등을 이용하여 견인하며 수술시야로 접근이 가능하므로 보존할 수 있다. 견갑설골근을 상측으로 견인하면 4구역을 확인 할 수 있다(그림 16-9).

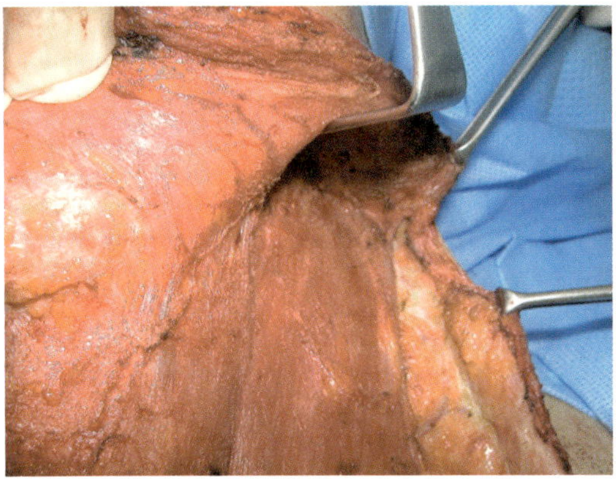

그림 16-5. 상부 피부주름(upper skin flap).

하악각(mandible angle)이 촉지되는 위치이다.

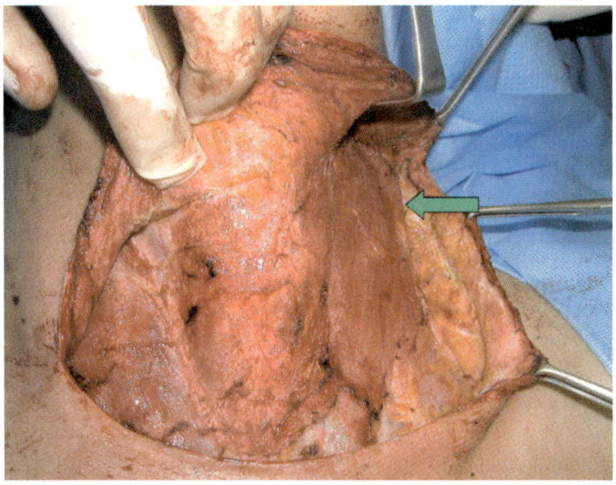

그림 16-6. 완성된 피판(skin flap).

외경정맥(external jugular vein)이 보존되었다 (녹색화살표).

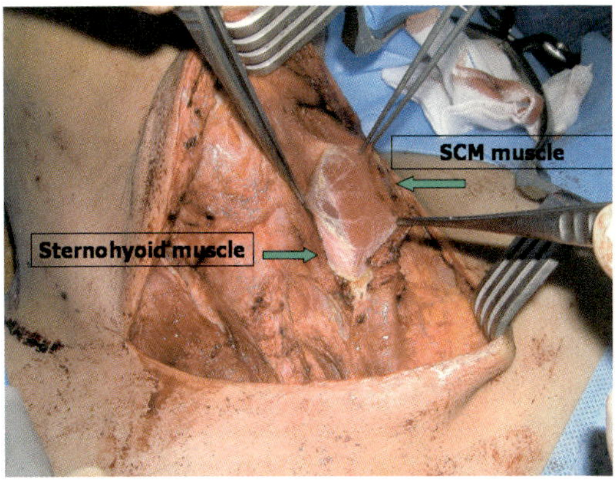

그림 16-7. 흉골설골근과 SCM사이의 근막 절개를 통한 4구역으로의 접근.

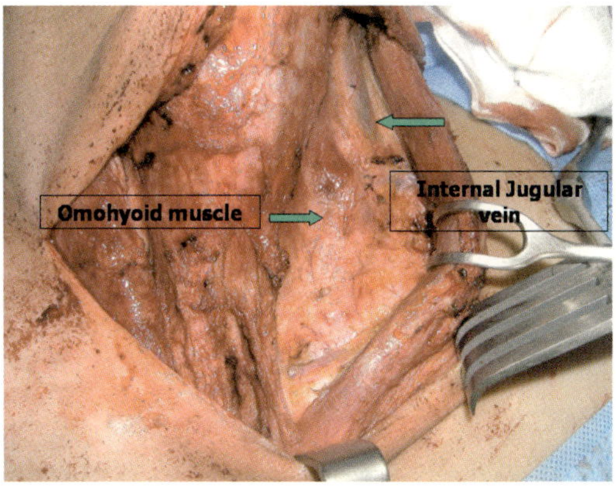

그림 16-8. SCM muscle의 박리와 외측견인

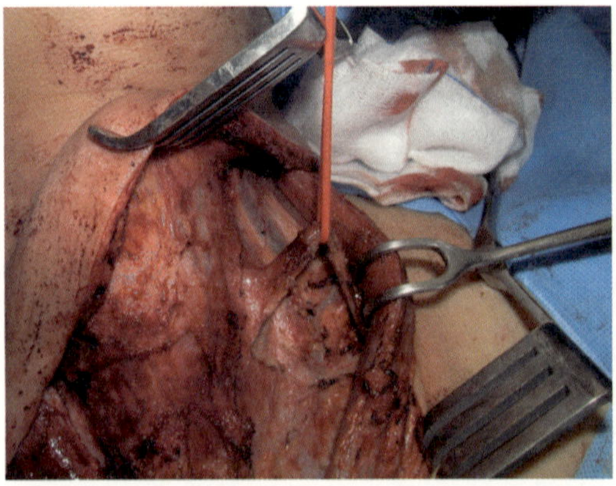

그림 16-9. 견갑설골근(omohyoid muscle)의 상측견인

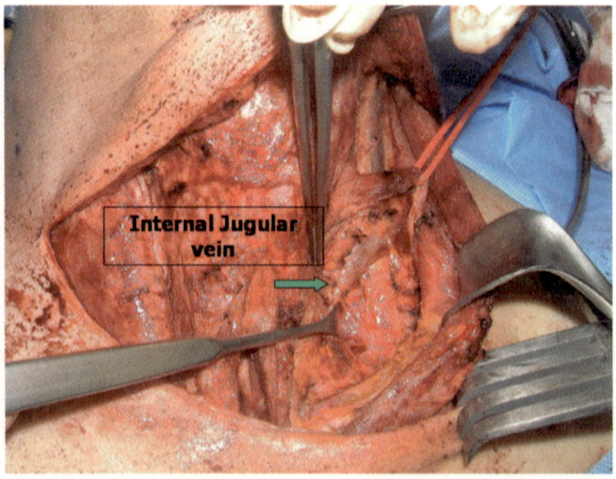

그림 16-10. 내경정맥(internal jugular vein)의 내측견인
중형의 정맥 견인기(vein retractor)를 사용하며 하부에 위치한 연부조직을 볼 수 있다.

전통적인 RND의 경우 외측에서 박리를 시작하지만 저자는 내측에서 박리를 시작하는 것을 선호한다. 경동맥초(carotid sheath)를 절개하면 내경정맥(IJV, Internal jugular vein)을 내측으로 견인 할 수 있는 공간이 생기며 4구역의 중요한 해부학적 구조물들을 확인하고 IJV 하방의 림프절들을 제거하기 위해서는 IJV의 내측견인이 반드시 필요하다(그림 16-10). 절개 후 IJV 측방의 림프절들을 외측으로 청소해 내면서 경동맥(carotid artery)과 미주신경(vagus nerve)를 확인 후 전사각근(anterior scalene muscle)까지 도달한다. 이때 carotid artery 후방의 림프절을 과도하게 청소하면 교감신경절(sympathetic ganglion)을 손상시켜 호너증후군(Horner syndrome)을 유발할 수 있다.
4구역에서 중요한 해부학적 구조물은 횡격막신경(phrenic nerve)와 경횡동맥(transverse cervical artery), 상완신경총(brachial plexus) 그리고 흉관(thoracic duct)이다. 이 구조물들의 손상을 피하기 위해서는 먼저 전사각근(anterior scalene muscle)을 찾아야 한다. 근육을 확인 할 때까지 결찰을 피하고 수직으로 림프절을 포함하고 있는 지방조직들은 파고 들어간다. 일단 근육을 찾으면 근막을 따라 위에 열거한 구조물들을 다치지 않도록 조심하면서 외측으로의 박리를 시작한다. 횡격막신경(phrenic nerve)는 전사각근 위에서 외측에서 내측으로 비스듬히 주행한다. 경횡동맥(transverse cervical artery)는 희생하는 것이 일반적이지만 횡격막신경과 교차하면서 주행하므로 횡격막신경의 주행을 확인하지 않고 결찰시 횡격막신경의 손상을 초래할 수 있다. 그러므로 횡격막신경의 주행을 확인하기 위하여 보존하면서 곽청술을 진행할 수도 있다(그림 16-11).

외측으로는 주의할 구조물이 없으나 전사각근(scalene anterior)과 중사각근(scalene medius muscle)사이로 상완신경총(brachial plexus)가 외하방으로 주행하므로 전기소작기를 부주의하게 사용할 시 상완신경총마비(brachial plexus palsy)가 일어난다. 아래쪽으로는 쇄골이 경계가 되며 간혹 SCM과 쇄골사이의 공간에도 림프절이 위치할 수 있으므로 주의 깊게 청소한다. 좌측 MRND를 시행할 경우 가장 주의할 구조물은 흉관(thoracic duct)이다. 흉관은 상행대동맥(ascending aorta)를 따라 머리(cranial)방향으로 주행하다가 U턴하여 쇄골정맥(subclavian vein)과 IJV가 합류하는 부분 근처에서 체순환으로 합류한다. 좌측 4구역의 내측에는 흉관으로 합류하는 작은 분지들이 풍부하게 존재하며 흉관 자체도 매우 얇은 벽을 가지고 있으므로 손상받기 쉽다. 이 근처에서는 모든 구조물들을 결찰하는 것이 좋으며 만약 흉관의 손상이 있는 경우 반드시 흉관을 결찰하여야 한다(그림 16-12). 4구역의 외측 경계는 SCM의 후연(posterior border)이며 주의할 만한 구조물은 없다. 만약 5구역의 청소를 동반할 경우 SCM의 외측 경계부위를 절개하여 SCM을 상방으로 견인 후 승모근(trapezius muscle)까지 박리를 진행한다. 이 때 척수부신경(SAN, spinal accessory nerve)의 원위부가 승모근의 전연(anterior border)의 전방 약 1cm경에서 피하지방층으로 주행하므로 주의한다.

4구역의 박리가 끝나면 견갑설골근(omohyoid muscle)을 다시 하방으로 견인 후 3구역의 박리를 시작한다(그림 16-13). 3구역에서는 계속 머리(cranial) 방향으로 주행하

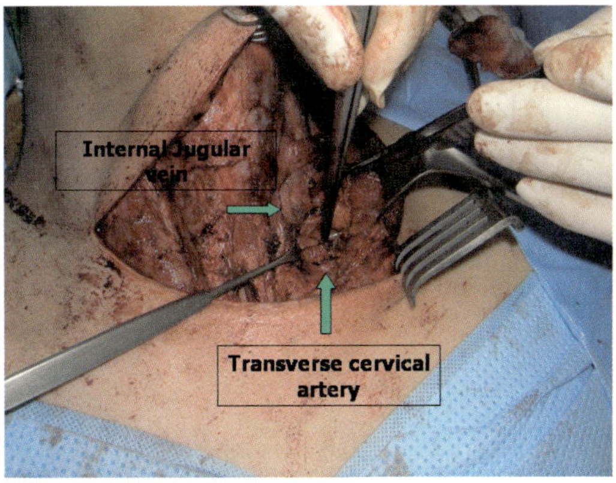

그림 16-11. 경횡동맥(transverse cervical artery) **(녹색 화살표).** 분지들이 결찰되어 있다.

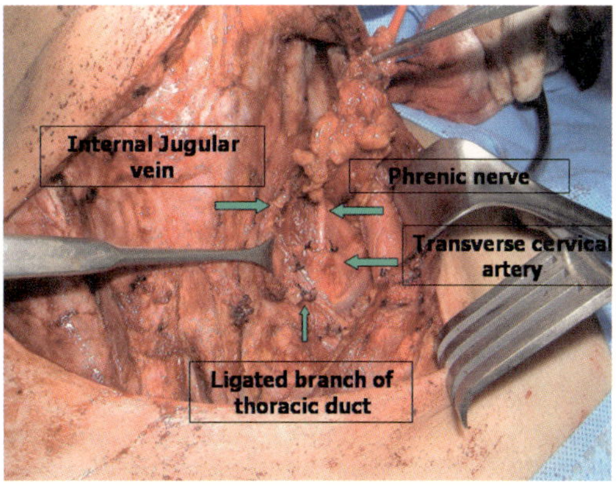

그림 16-12. 횡격막신경(phrenic nerve)의 보존.
경횡동맥과 교차하는 부분에서 보존되어 있으며 그 하측으로 흉관(thoracic duct)의 분지가 결찰되어 있다.

는 phrenic nerve의 주행을 따라 근막위로 박리를 진행해 나가면 되고 도중에 만나는 cervical plexus는 희생 또는 보존한다. 희생할 경우 환자들이 어깨의 감각 이상을 호소하는 경우가 많아 저자는 개인적으로 보존하는 것을 선호한다(그림 16-13).

2구역으로 접근하게 되면 보존해야 할 구조물은 SAN이다. SAN은 이복근(digastric muscle)의 후복(posterior belly) 하방에서 기시하여 승모근과 평행하게 주행한다. 2B 구역을 청소하는 경우가 아니라면 SAN을 덮고 있는 림프절을 박리함으로써 MRND를 마치게 된다(그림 16-14, 그림 16-15). 이 때 IJV 전방에도 림프절이 위치하므로 이 부분을 박리하는 것을 생략하면 안되며 하악각(mandible angle)이 촉지 될 때까지 림프절을 청소한다(그림 16-16).

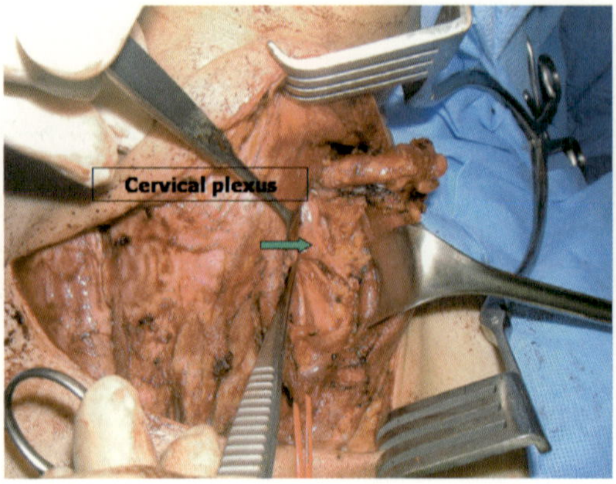

그림 16-13. 경부 신경총(cervical plexus)의 보존

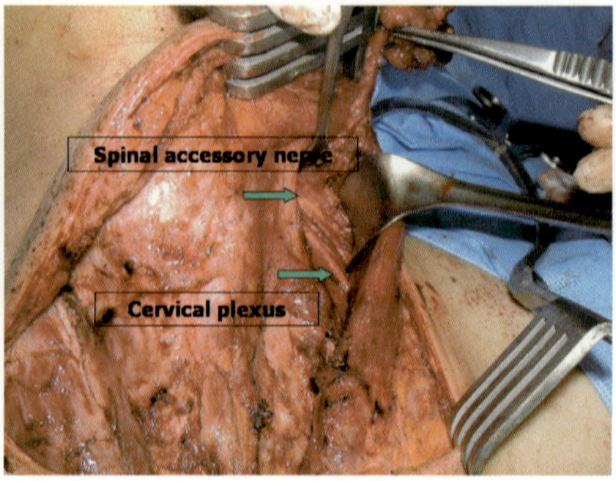

그림 16-14. 경부 신경총(cervical plexus)과 척수부신경(spinal accessory nerve)의 보존

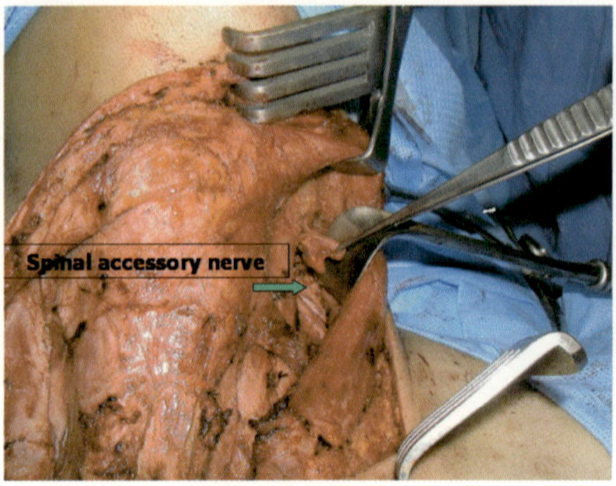

그림 16-15. 척수부신경(spinal accessory nerve)의 보존과 2구역 림프절박리

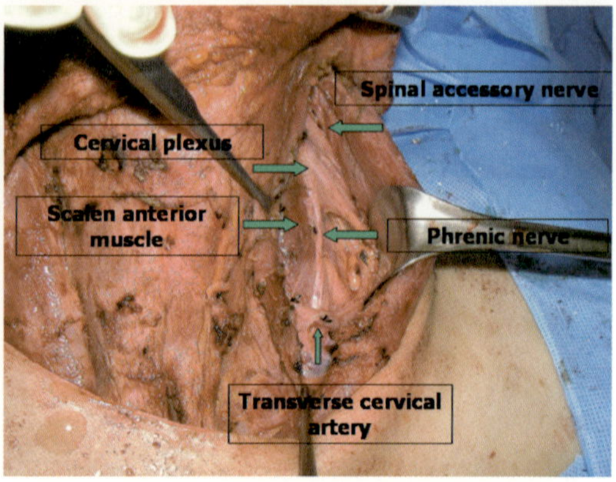

그림 16-16. 완결된 변형 근치적 경부림프절곽청술

4) 근치적 경부림프절곽청술

갑상선암에서 전통적인 의미의 RND를 시행할 경우는 많지 않다. 어떤 상황에서도 직접적인 침윤이 없는 한 기능적 구조물들은 보존하는 것이 원칙이다. 하지만 직접적인 침윤이 있을 경우 신경이나 혈관의 희생을 주저할 필요는 없다.

동반 절제하는 구조물 중에는 IJV를 동반절제하는 경우가 가장 흔하다. IJV를 동반 절제하는 경우는 림프절에 의한 직접 침윤이나 혈관내 전이나 혈전형성, 그리고 박리도중에 야기된 혈관의 손상 등이 있을 수 있다. 한 쪽의 IJV를 절제하는 경우에는 거의 대부분 별다른 합병증을 일으키지 않으나 양측을 절제할 경우는 두경부의 심각한 부종을 초래할 수 있다. 양쪽을 결찰해야 할 경우 약 6주 정도의 간격을 두고 단계적으로 수술 하는 것이 좋으며[33] 전 수술 에서 한 쪽 IJV를 결찰 후 다른 쪽 경부에 재발하여 다시 동반 절제가 필요할 경우 CT등으로 측부 순환유무를 판단하는 것이 도움이 된다. 간혹 외경정맥(external jugular vein)을 이용한 재건을 시행하는 경우도 있다. 2구역을 주행하는 IJV를 절제할 때는 미주신경(vagus nerve)과 설하신경(hypoglossal nerve)의 손상을 주의하여야 한다.

경동맥(carotid artery)을 동반 절제해야 하는 경우는 거의 없지만 필요한 경우 수술전 혈관조영술과 경부동맥 도플러 초음파로 측부 순환 여부를 확인해야 한다. 횡격막신경(phrenic nerve)의 경우 정상적인 폐기능을 가진 경우는 문제가 없지만 폐기능에 문제가 있는 경우로 전에 전폐절제술(pneumectomy)을 시행하거나 간질성 폐질환 등이 있을 때는 술 후 심각한 호흡기 합병증을 유발할 수 있으므로 주의하여야 한다. SAN을 절제한 경우는 수술 후 재활치료로 운동기능의 회복을 꾀할 수 있다.

드물게 1구역의 림프절을 제거해야 할 경우가 있으며 이 경우 악하선(submandibular gland)은 동반하여 절제한다. 1구역에서는 안면신경(facial nerve)의 모서리가지(marginal branch)와 설신경(lingual nerve), 설하신경(hypoglossal nerve)의 손상을 주의하여야 한다.

4 중심부림프절곽청술의 술기

중심부림프절곽청술은 통상의 갑상선절제술(thyroidectomy)을 위한 절개창으로 동시에 시행이 가능하다. 7구역의 절제는 통상적으로는 시행되지 않으므로 추가적인 흉골절개술(sternotomy)는 필요치 않으며 7구역의 경우도 목의 절개창을 통하여 림프절 곽청술이 가능한 경우가 많다. 중심부림프절 청소는 갑상선과 함께 en bloc으로 제거할 수도 있고 갑상선을 제거 한 후 따로 시행할 수도 있다. 저자의 경우는 갑상선결절에 대한 진단이 불확실한 경우 병변을 육안으로 확인한 후 림프절 절제술을 시행하는 것이 타당하고 피막곁박리(para-capsular dissection)을 통해 부갑상선의 혈행을 보존하고 통상적인 위치에 있지 않는 하부갑상선의 보존을 쉽게 하기 위하여 갑상선절제술 후 림프절곽청술을 시행하는 것을 선호한다.

박리의 시작은 베리인대에서 출발한다. 먼저 되돌이후두신경(recurrent laryngeal nerve)의 주행을 확인 후 주변의 지방조직을 신경에서 sharp dissection을 통해 분리한다. 이 때 상부갑상선으로 주행하는 측부 혈류를 손상하지 않도록 주의하여야 한다. 상부갑상선주위에는 림프절이 분포하지 않는 경우가 많으므로 박리하지 않아도 무방하다. 하측으로 이동하여 경동맥초(carotid sheath)를 확인한 후 외측부터 박리를 시도한다. 통상적으로 우측의 경우 되돌이후두신경이 총경동맥(common carotid artery) 내측 후방으로 주행하므로 총경동맥의 상방에는 주의할 구조물이 없다. 좌측의 경우는 기관식도고랑(tracheoesophageal groove)를 따라 되돌이후두신경이 주행하므로 그 위를 덮고 있는 연부조직을 박리하면 문제가 없다. 단 박리 시 하갑상동맥(inferior thyroidal artery)의 줄기(trunk)를 손상하지 않도록 주의한다. 흉골갑상근(sternothyroid muscle)의 표면을 따라 림프조직을 분리하며 경동맥초를 만난 후 하갑상동맥의 줄기(trunk)를 찾는다. 하갑상동맥에서 분지하는 하부갑상동맥(inferior parathyroidal artery)를 찾은 경우는 혈류를 보존하기 위하여 주의깊은 박리가 필요하며 자세히 관찰하면 부갑상선과 중심부림프절은 서로 다른 외과적 적체면(surgical plane)에 위치하므로 혈류를 손상시키지 않고 외측으로 부갑상선을 견인할 수 있다. 부갑상선을 보존한 후 남은 림프절을 한꺼번에 박리해서 제거한다. 좌측의 경우는 구분이 어려워서 한꺼번에 청소 되지만 우측의 경우 되돌이후두신경의 밑에 식도주변부 림프절(paraesophageal lymph node)이 존재하며 특히 치료적인 중앙부림프절곽청술의 경우 반드시 절제가 필요하다[34]. 아래 쪽으로 내려가면서 흉골절흔(sternal notch)을 기준으로 중심부림프절곽청술을 완료한다(그림 16-17).

가장 중요한 포인트는 부갑상선을 보존하는 것과 되돌이후두신경을 보존하는 것이다. 특히 하부갑상선이 확인 되지 않을 경우 절제된 림프절조직을 검사하여 부갑상선이 동반 절제되지 않았는지 다시 한번 확인하여야 하며 그래도 확인되지 않으면 흉선을 보존하는 것이 좋다. 되돌이후두신경 주위의 림프절을 박리할 때는 과도한 견인을 피한다. 특히 우측 식도주변부 림프절(paraesophageal lymph node)를 박리할 때 세심한 주의가 필요하다. 출혈이 있을 경우 주위의 구조물을 확인하지 않고 전기소작기 등으로 지혈하는 것은 위험하며 주위의 구조물들을 확인 하여야 한다.

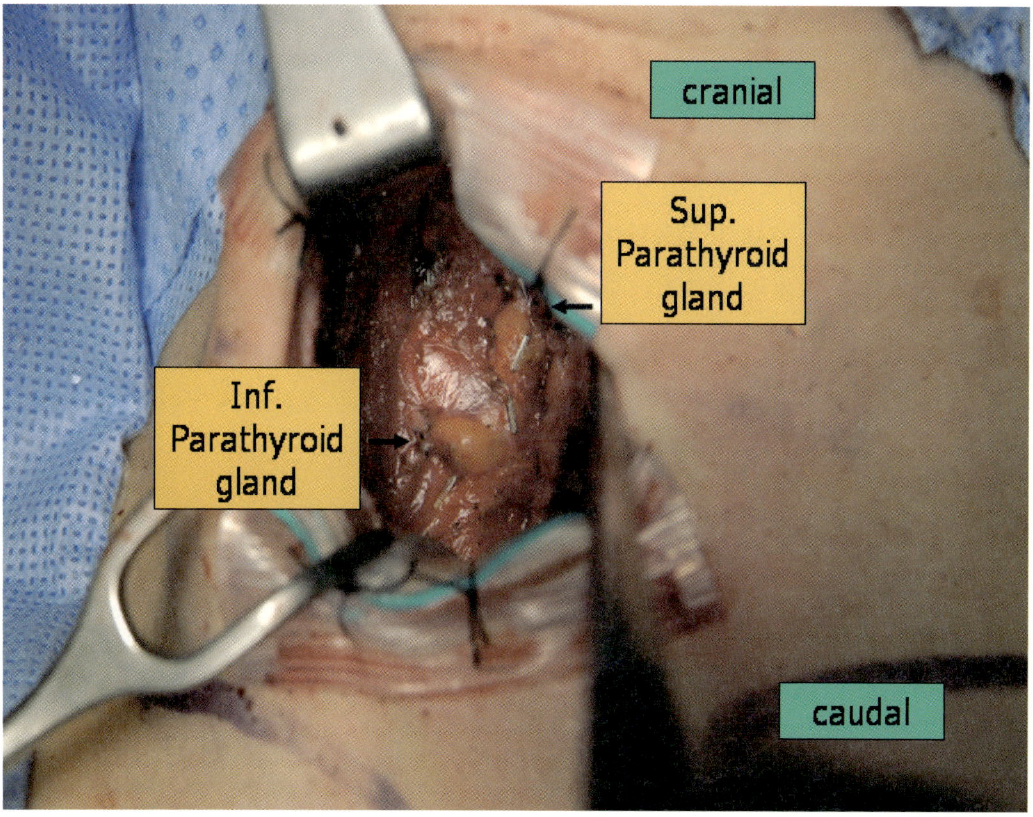

그림 16-17. 중심부림프절이 완료 된 후 보존된 상부갑상선과 하부갑상선

5 경부림프절곽청술의 합병증과 처치

경부림프절 절제술은 경험이 있는 외과의에 의해 행해질 경우 비교적 안전한 수술이지만 다른 모든 수술과 마찬가지로 합병증을 초래할 수 있다[35, 36]. 다행히 대부분의 합병증의 경우 보존적인 치료로써 호전되지만 최선의 방법은 해부학적 지식에 근거한 정확한 술기를 행함으로써 합병증을 예방하는 것이다.

표 16-3에 나타날 수 있는 합병증과 처치를 요약하였다. 이 장에서는 가장 빈도가 높은 유미루(chylous fistula)에 대해서만 간단히 고찰하도록 하겠다. Chylous fistula는 약 1-2.5%의 빈도로 일어나며[37] 적절히 치료하지 않으면 전해질 불균형, 감염, 창상 치유 지연, 쇼크 등의 심각한 합병증을 일으킨다. 치료로서는 중간사슬 지방산식이(medium chain fatty acid diet)[38], 금식과 총 비경구적 영양(total parental nutrition), 소마토스타틴 유도체주사(somatostatin analogue(octreotide) injection)[39] 등이 있으며 치료에 반응하지 않거나 유출량이 많으면 외과적으로 흉관을 결찰해 주어야 한다. 외과의의 입장에서 가장 중요한 요소는 어떤 환자를 보존적으로 치료하고 어떤 환자를 수술할 것이냐 하는 문제이다. 중요한 기준은 일일의 유출량이다[40]. 일반적으로 500 ml/day를 기준하여 그보다 유출량이 적으면 보존적인 치료를 시도하고 그 보다 많은 경우는 외과적인 치료를 결정한다. 전해질 불균형 등의 대사이상이 나타날 경우도 외과적 치료를 시도하는 것이 좋으며 유출량이 많은 경우에 2주 이상 보존적 치료를 시행하는 것은 의미가 없다. 외과적 치료는 유출부위를 찾아 결찰하는 것이 기본이며 외과적 치료가 실패하는 경우 흉부에서 흉관을 결찰해야 하는 경우도 드물지만 있다[41, 42].

표 16-3. 경부림프절곽청술의 합병증과 처치

합병증 (Complications)	결과 (Result)	처치 (Management)
흉관손상(Thoracic duct injury)	유미루(Chylous fistula) 유미흉(Chylothorax)	지방제한 식이(Fat restriction diet) 금식과 총 비경구적 영양(NPO and TPN) 손상된 흉관결찰(Ligation of injured duct)
양측성 내경정맥 손상 (Bilateral IJV injury)	두경부 부종 (Head and neck edema)	보존적 치료 (Conservative management)
설하신경 손상 (Hypoglossal nerve injury)	흡인 (Aspiration)	금식, 위루관 조성 (NPO, Gastrostomy formation)
척수부신경 손상 (SAN injury)	승모근 위축(Trapezius m. atrophy) 견갑 하수(shoulder drop)	재활(Rehabilitation)
횡격막신경 손상 (Phrenic nerve injury)	횡격막 융기(Diaphragmatic elevation) 척추측만증(scoliosis)(유아에서(in infant))	흡입기 운동 (Inspirometric exercise)
경부 신경총 손상 (Cervical plexus injury)	어깨 감각 상실 (Shoulder sensory loss)	재활 (Rehabilitation)
흉막 손상 (Pleural injury)	기흉 (Pneumothorax)	흉관 삽입 (Chest tube insertion)

* 금식(NPO, NULL PER OS), 총 비경구적 영양(TPN, total parenteral nutrition), 내경정맥(IJV, internal jugular vein), 척수부시경(SAN, spinal accessory nerve), 근육(m., muscle)

참고문헌

1. Russell WO, Ibanez ML, Clark RL, White EC. Thyroid Carcinoma. Classification, Intraglandular Dissemination, And Clinicopathological Study Based Upon Whole Organ Sections Of 80 Glands. Cancer 1963;16:1425-60.
2. Noguchi S, Noguchi A, Murakami N. Papillary carcinoma of the thyroid. I. Developing pattern of metastasis. Cancer 1970;26:1053-60.
3. Carcoforo P, Feggi L, Trasforini G, Lanzara S, Sortini D, Zulian V, et al. Use of preoperative lymphoscintigraphy and intraoperative gamma-probe detection for identification of the sentinel lymph node in patients with papillary thyroid carcinoma. Eur J Surg Oncol 2007;33:1075-80.
4. Robbins KT, Clayman G, Levine PA, Medina J, Sessions R, Shaha A, et al. Neck dissection classification update: revisions proposed by the American Head and Neck Society and the American Academy of Otolaryngology-Head and Neck Surgery. Arch Otolaryngol Head Neck Surg 2002;128:751-8.
5. Iwasaki H, Matsumoto A, Ito K, Kure Y, Suzuki A, Sugino K, et al. Prediction of

distant metastasis in follicular adenocarcinoma of the thyroid. World J Surg 1990;14:425-9;discussion 430.

6. DeLellis RA, Williams ED. Thyroid and parathyroid tumours: Introduction. In: DeLellis RA, LLoyd RV, Heitz P, Eng C, eds. WHO classification of tumours: Tumours of endocrine organs. 1st ed. Lyon: IARC press; 2004:50.
7. Stojadinovic A, Hoos A, Ghossein RA, Urist MJ, Leung DH, Spiro RH, et al. Hurthle cell carcinoma: a 60-year experience. Ann Surg Oncol 2002;9:197-203.
8. Hoos A, Stojadinovic A, Singh B, Dudas ME, Leung DH, Shaha AR, et al. Clinical significance of molecular expression profiles of Hurthle cell tumors of the thyroid gland analyzed via tissue microarrays. Am J Pathol 2002;160:175-83.
9. Cooper DS, Doherty GM, Haugen BR, Kloos RT, Lee SL, Mandel SJ, et al. Management guidelines for patients with thyroid nodules and differentiated thyroid cancer. Thyroid 2006;16:109-42.
10. White ML, Gauger PG, Doherty GM. Central lymph node dissection in differentiated thyroid cancer. World J Surg 2007;31:895-904.
11. Kim WB, Kim TY, Kwon HS, Moon WJ, Lee JB, Choi YS, et al. Management Guidelines for Patients with Thyroid Nodules and Thyroid Cancer. J Korean Soc Endocrinol 2007;22:157-87.
12. Tisell LE, Nilsson B, Molne J, Hansson G, Fjalling M, Jansson S, et al. Improved survival of patients with papillary thyroid cancer after surgical microdissection. World J Surg 1996;20:854-9.
13. Moley JF, Wells SA. Compartment-mediated dissection for papillary thyroid cancer. Langenbecks Arch Surg 1999;384:9-15.
14. Sosa JA, Bowman HM, Tielsch JM, Powe NR, Gordon TA, Udelsman R. The importance of surgeon experience for clinical and economic outcomes from thyroidectomy. Ann Surg 1998;228:320-30.
15. Carcangiu ML, Zampi G, Rosai J. Poorly differentiated(„insular") thyroid carcinoma. A reinterpretation of Langhans'„wuchernde Struma". Am J Surg Pathol 1984;8:655-68.
16. Pellegriti G, Giuffrida D, Scollo C, Vigneri R, Regalbuto C, Squatrito S, et al. Long-term outcome of patients with insular carcinoma of the thyroid: the insular histotype is an independent predictor of poor prognosis. Cancer 2002;95:2076-85.
17. Tan RK, Finley RK, 3rd, Driscoll D, Bakamjian V, Hicks WL, Jr. Shedd DP. Anaplastic carcinoma of the thyroid: a 24-year experience. Head Neck 1995;17:41-7; discussion 7-8.
18. Moley JF, Fialkowski EA. Evidence-based approach to the management of sporadic

medullary thyroid carcinoma. World J Surg 2007;31:946-56.

19. Dralle H. Lymph node dissection and medullary thyroid carcinoma. Br J Surg 2002;89:1073-5.

20. Hamy A, Pessaux P, Mirallie E, Mucci-Hennekinne S, Gibelin H, Mor-Martinez C, et al. Central neck dissection in the management of sporadic medullary thyroid microcarcinoma. Eur J Surg Oncol 2005;31:774-7.

21. Moley JF, DeBenedetti MK. Patterns of nodal metastases in palpable medullary thyroid carcinoma: recommendations for extent of node dissection. Ann Surg 1999;229:880-7;discussion 7-8.

22. Kebebew E, Clark OH. Medullary thyroid cancer. Curr Treat Options Oncol 2000;1:359-67.

23. van Heerden JA, Grant CS, Gharib H, Hay ID, Ilstrup DM. Long-term course of patients with persistent hypercalcitoninemia after apparent curative primary surgery for medullary thyroid carcinoma. Ann Surg 1990;212:395-400; discussion -1.

24. Duh QY, Sancho JJ, Greenspan FS, Hunt TK, Galante M, deLorimier AA, et al. Medullary thyroid carcinoma. The need for early diagnosis and total thyroidectomy. Arch Surg 1989;124:1206-10.

25. O'Riordain DS, O'Brien T, Weaver AL, Gharib H, Hay ID, Grant CS, et al. Medullary thyroid carcinoma in multiple endocrine neoplasia types 2A and 2B. Surgery 1994;116:1017-23.

26. Frazell EL, Foote FW, Jr. Papillary thyroid carcinoma: pathological findings in cases with and without clinical evidence of cervical node involvement. Cancer 1955;8:1164-6.

27. Block MA, Miller JM, Horn RC, Jr. Significance of mediastinal lymph node metastases in carcinoma of the thyroid. Am J Surg 1972;123:702-5.

28. Martin H, Del Valle B, Ehrlich H, Cahan WG. Neck dissection. Cancer 1951;4:f441-99.

29. Slaughter DP, Southwick HW. Cervical thoracic duct fistulas. Ann Surg 1955;142:307-10.

30. Lahey FH, Hare HF, Warren S. Carcinoma Of The Thyroid. Ann Surg 1940;112:977-1005.

31. Macfee WF. Transverse incisions for neck dissection. Ann Surg 1960;151:279-84.

32. Lee BJ, Wang SG, Lee JC, Son SM, Kim IJ, Kim YK. Level IIb lymph node metastasis in neck dissection for papillary thyroid carcinoma. Arch Otolaryngol Head Neck Surg 2007;133:1028-30.

33. Hamming JF, Roukema JA. Management of regional lymph node in papillary, follicular, and medullary thyroid cancer. In: Clark OH, Duh QY, Kebebew E, eds. Text book of endocrine surgery. 2nd ed. Philladelphia: Elsevir-Saunders; 2005:195-206.

34. Lee YM, Chung SY, Min SY, Kim SW, Chung KW. Significance of paraesophageal lymph node metastasis in papillary thyroid carcinoma. In: Annual meeting of Korean Association of Endocrine Surgeons; 2008; Seoul, Korea; 2008:21.

35. Attie JN. Modified neck dissection in treatment of thyroid cancer: a safe procedure. Eur J Cancer Clin Oncol 1988;24:315-24.

36. Cheah WK, Arici C, Ituarte PH, Siperstein AE, Duh QY, Clark OH. Complications of neck dissection for thyroid cancer. World J Surg 2002;26:1013-6.

37. Merante Boschin I, Meduri F, Toniato A, Pagetta C, Casalide E, Rubello D, et al. Cervical lymphorrea after nodal dissection: role of fasting based on clinical evidence. Minerva Chir 2006;61:57-62.

38. Mallen RW, Kudryk WH. Case report: Chylous fistula following right radical neck dissection. Can J Otolaryngol 1975;4:177-9.

39. Ulibarri JI, Sanz Y, Fuentes C, Mancha A, Aramendia M, Sanchez S. Reduction of lymphorrhagia from ruptured thoracic duct by somatostatin. Lancet 1990;336:258.

40. Selle JG, Snyder WH, 3rd, Schreiber JT. Chylothorax: indications for surgery. Ann Surg 1973;177:245-9.

41. Patterson GA, Todd TR, Delarue NC, Ilves R, Pearson FG, Cooper JD. Supradiaphragmatic ligation of the thoracic duct in intractable chylous fistula. Ann Thorac Surg 1981;32:44-9.

42. Thompson KJ, Kernstine KH, Grannis FW, Jr. Mojica P, Falabella A. Treatment of chylothorax by robotic thoracic duct ligation. Ann Thorac Surg 2008;85:334-6.

43. Grandon EL, Brintnall ES. A utility neck incision. Arch Otolaryngol 1960;72:743-5.

17 재발갑상선암의 수술

1 갑상선암의 재발과 수술치료

분화갑상선암의 예후는 아주 좋아서 저위험군 또는 TNM병기 1병기의 경우 30년 생존율이 99%에 달한다[1, 2]. 그러나 그럼에도 불구하고 갑상선암은 재발할 수 있으며 분화암이라 할지라도 전체 환자의 10−15%가 재발을 경험하는 것으로 되어있다.

갑상선암의 재발은 다양한 양상으로 나타나지만 가장 흔한 곳은 경부림프절이며 그 뒤로 수술부위의 연부조직에서 재발하는 국소재발이 있다. 그리고 뼈와 폐, 뇌, 간 등의 재발이 나타날 수 있다(표 17−1).

표 17−1. 분화갑상선암(differentiated thyroid carcinoma)의 흔한 재발부위(common recurrence site)

갑상선유두암 (Papillary thyroid carcinoma)		**갑상선여포암 (Follicular thyroid carcinoma)**	
흔한 부위	빈도[46]	흔한 부위	빈도[47]
국소재발(Loco-regional)	90%	국소재발(Loco-regional)	70%
폐(Lung)	5%	뼈(Bone)	15%
뼈(Bone)	3%	폐(Lung)	10%
폐와 뼈(Lung + bone)	2%	뇌(brain)	2%
뇌(brain)	2%		

유두암의 경우 재발의 70−90%가 구역 림프절의 재발을 포함한 국소재발이고 사망원

인 중 가장 흔한 것은 국소침윤이다. 여포암의 경우는 전신재발이 보다 흔하고 전체 분화갑상선암 환자의 15-20%에서 재발을 경험 한다.

재발한 분화갑상선암의 치료에서 가장 중요한 역할을 하는 것은 수술이다[3]. 방사성동위원소 치료는 경부림프절의 육안적인 병변이 있는 경우에는 효과적이지 않다[4]. 국소재발한 환자의 75%-90%에서 다른 재발 없이 무병생존하게 되는데[5] 성공적으로 수술이 이루어질 경우 85%에서 무병생존하지만 완전히 제거하지 못할 경우는 45%로 무병생존율이 감소한다[3]. 또 재발 후 사망의 가장 중요한 원인은 국소침윤에 의한 기도폐쇄(airway obstruction)이기 때문에 치료가 불가능한 갑상선암 환자의 삶의 질을 개선하기 위해서도 수술이 필요하다[6, 7].

미분화암이나 저분화암의 경우는 초기 치료자체가 어려운 것으로 되어 있으므로 재발 후의 외과적 치료에 대한 논의가 어렵지만 이러한 암들의 경우 방사성요오드의 섭취가 제한되어 있는 경우가 많으므로 현실적으로 수술이 유일한 치료인 경우가 많다. 또 수질암도 마찬가지로 재발시 유일한 치료는 수술이다.

그럼에도 불구하고 재발 후 경부의 재수술, 특히 중앙부 경부림프절의 재수술은 되돌이후두신경의 손상이나 부갑상선기능저하증 등의 합병증의 발생율을 높이므로 재수술을 앞둔 외과의에게는 세심한 수술계획과 주의가 필요하다. 이러한 사전 준비를 통하여 수술의 치료효과를 극대화 할 수 있다.

이 장에서는 주로 분화갑상선암의 재발 후 수술치료에 대한 기술적인 측면을 살펴 보고자 한다.

2 재발의 진단

분화갑상선암의 재발을 진단하는데 있어 가장 민감한 방법은 혈청 갑상선글로불린(Tg, thyroglobuln)의 측정이다[8]. 특히 방사성요오드치료로 남은 갑상선을 제거한 후 갑상선 호르몬의 투여를 중지하거나 재조합갑상선자극호르몬(recombinant human thyroid stimulating hormone, rhTSH)를 투여하여 갑상선자극호르몬의 혈중 농도를 높인 후 측정하는 혈청 Tg 농도는 재발을 발견할 수 있는 좋은 지표이다. Tg의 측정은 가능한 한 같은 실험실에서 같은 방법으로 측정하는 것이 좋으며 혈청 Tg 항체가 양성인 경우 위음성이 나타나므로 매 측정 시 마다 혈청 Tg 항체 농도를 같이 측정하여야 한다[9]. 갑상선전절제술을 하지 않았거나 방사성요오드치료를 하지 않은 경우에도 혈청 Tg 농도의 변화 추세에 따라 재발을 진단할 수 있다[10].

재발의 진단에 있어서 진단적 전신 방사성요오드스캔 검사의 역할에 대해서는 아직 논란이 있다. TSH 자극상태의 혈청 Tg 수치가 정상이면서 경부 초음파검사가 음성인 경우 일상적인 진단적 스캔은 도움이 되지 않는다[11]. 하지만 Tg 수치의 상승이 있으면서 일상적인 영상검사에서 병변이 진단되지 않는 경우 진단적인 스캔이나 경험적인 치료가 도움이 될 수 있다[12].

경부 초음파검사(Neck ultrasonography)는 경부림프절 재발을 진단하는데 가장 예민한 방법이다[13](그림17-1, 가). 특히 Tg가 상승되어 있으나 스캔(scan)이 음성인 경우와 Tg가 음성인 환자에서도 경부 초음파검사로 재발을 진단할 수 있다[14]. 재발을 진단하기 위한 경부 초음파검사 시에는 병변의 위치를 정확하게 기술하는 것이 중요하다. 또한 초음파유도하세침흡인검사를 통하여 재발을 확인하고 세포검사의 결과가 애매한 경우 흡인액에서 Tg 수치를 검사하는 것이 유용하다[15]. 특히 수술계획을 세우기 위해서는 집도의가 직접 수술 중 초음파를 시행하는 것이 도움이 된다[16].

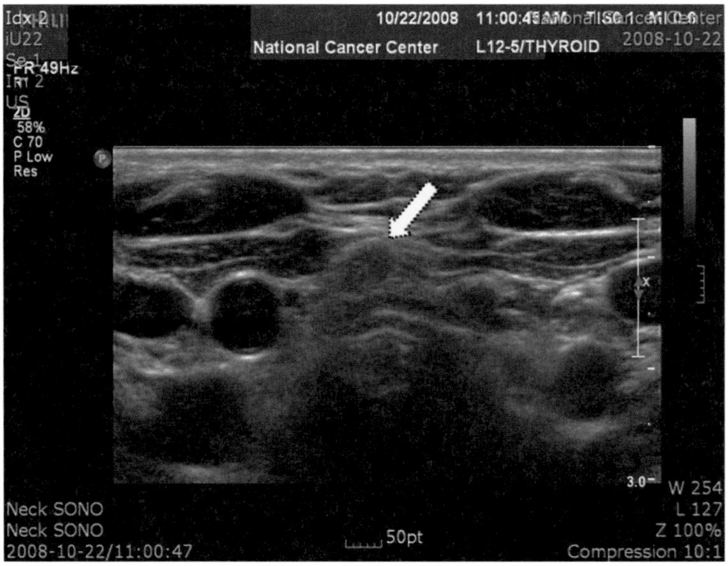

(가)

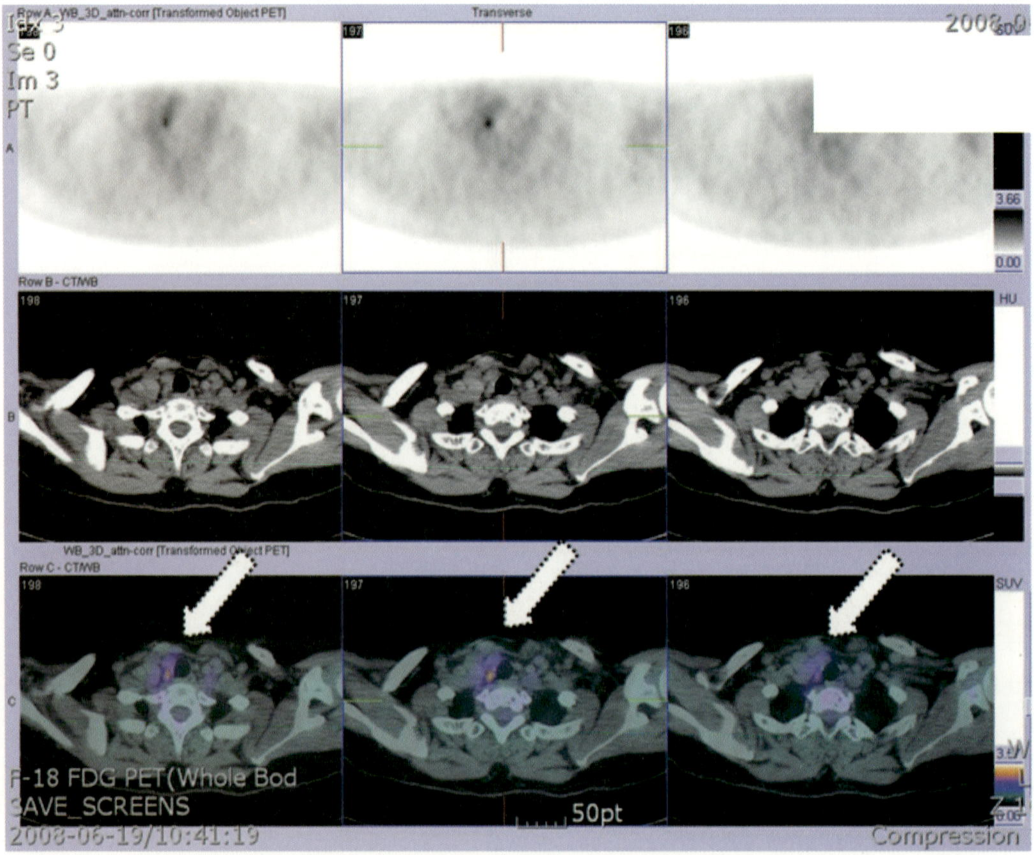

(나)

그림 17-1. 초음파와 양전자 방출 단층촬영/CT를 이용한 중앙경부림프절 재발의 발견 (detection of central neck recurrence by USG and PET/CT.)

(가) 전기관 림프절재발의 초음파영상(화살표) (US image of pretracheal lymph node recurrence(dotted arrow))
(나) 전기관 림프절재발의 PET/CT 영상(화살표)((PET/CT image of right paratracheal lymph node recurrence(dotted arrow))

컴퓨터단층촬영(CT) 검사는 재발을 진단 후 수술계획을 세울 때 수술범위의 결정과 국소침윤 여부를 평가하는데 유용한 검사이다(그림17-2). 특히 재발의 범위가 광범위하거나 혈청 Tg 수치가 높은 경우는 경부림프절 외에 폐나 종격동 림프절의 재발 또는 드물게 인두후림프절(retropharyngeal lymph node)등의 재발 등을 평가하여야 하므로 필수적인 검사이다. 다만 9장에서 언급한 바와 같이 CT에 사용되는 조영제의 영향 때문에 방사성요오드치료의 효과가 감소할 수 있으므로 추후 예상되는 방사성요오드치료 스케쥴을 고려해서 사용한다[17]. 국소침윤을 평가하기 위해서는 자기공명영상(MRI)이 CT보다 유용한 경우도 있다[18].

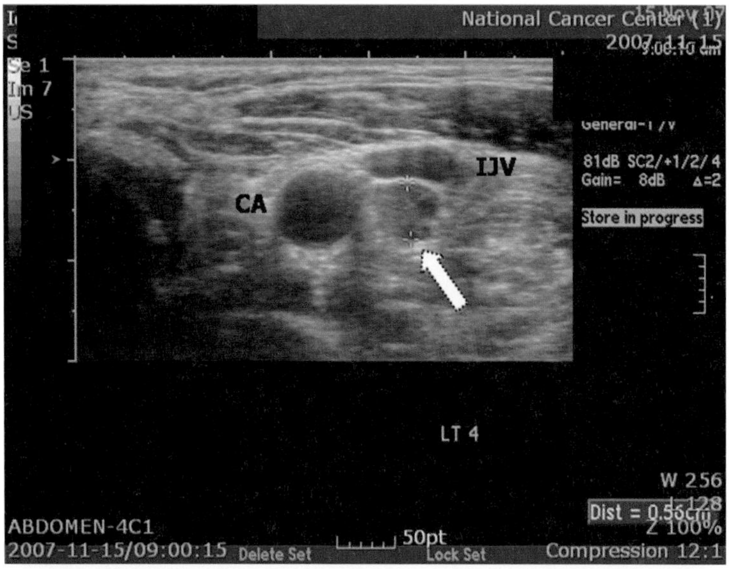

(가)

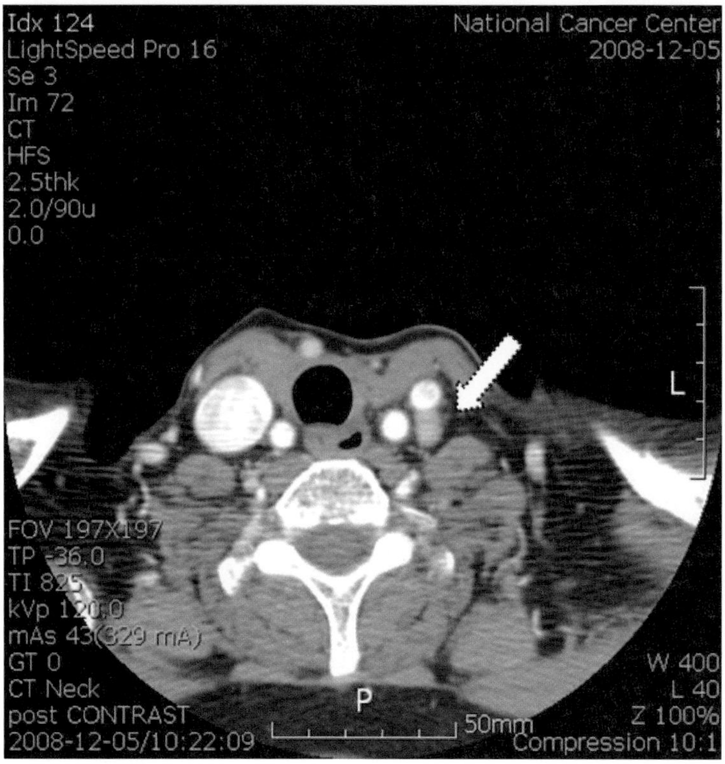

(나)

그림 17-2. 초음파와 CT를 이용한 측경부 재발의 발견
(Detection of lateral neck recurrence by ultrasound(USG) and CT)

(가) 초음파로 발견한 좌측 4구역 전이(화살표)(Left level IV recurrence by USG(dotted arrow)), CA= 경동맥(carotid artery), IJV= 내경정맥(internal jugular vein)
(나) 같은 환자에서 CT로 본 좌측 4구역 전이(화살표)(Left level IV recurrence by CT in the same patient(dotted arrow))

PET/CT는 전신적인 전이를 평가하는데 있어 가장 강력한 검사이지만 전이의 크기가 작거나 분화가 잘된 암일 경우는 민감도가 떨어질 수 있다(flip-flop phenomenon). 양전자방출단층촬영/CT(PET/CT, positron emission tomography/CT)검사는 스캔음성, 초음파 음성이면서 혈청 Tg가 양성인 경우 가장 유용하게 쓰일 수 있다(그림17-1, 나)[19]. 또한 갑상선수질암에서 지속적인 고칼시토닌혈증(persistent hypercalcitoninemia)의 경우 사용되기도 한다[20]. 갑상선 수질암에서 재발의 가장 민감한 지표는 혈청 칼시토닌(calcitonin)과 태아성암항원(carcinoembryonic antigen, CEA)의 측정이다. 증가되어 있는 경우 경부 초음파나 CT, PET/CT등의 영상검사를 시행한다.

수술을 계획한 경우 병변의 정확한 위치를 국소화(localization)하는 것이 중요하다. 특히 해상도가 높은 경부 초음파의 도입으로 아주 작은 림프절의 재발도 확인이 가능해졌으며 이 경우 전통적인 촉지 방법으로는 병변을 수술시야에서 확인하지 못하는 경우가 있다. 외과의에 의한 수술 중 초음파는 가장 간편하게 사용될 수 있는 방법이다. 초음파로 수술전 진단된 병변의 위치를 확인한 후 피부(skin)에 표시하여 적절한 절개창의 위치를 정할 수 있다. 하지만 일단 피판을 들어올리게 되면 3차원적인 위치가 달라지므로 도움이 되지 못하는 경우가 있다. 그러므로 위치가 변하지 않는 구조물, 예를 들면 윤상연골(cricoids cartilage)이나 경동맥(carotid artery)등의 구조물을 이용하여 윤상연골 하방 몇 cm 그리고 경동맥 내측 몇 cm하는 식으로 좌표를 설정해 놓는 것이 병변을 놓치지 않는 요령 중 하나이다.

트리포네즈(Triponez) 등은 갈고리철사(hook wire)를 이용하여 미세한 병변의 위치를 선정(localizing)하는 방법을 소개하였다[21]. 이들은 7명의 환자에서 20 G 의 갈고리철사를 이용하여 초음파유도하에 성공적으로 병변을 국소화(localization) 하였다. 전경정맥(anterior jugular vein)의 천공 1예를 제외하고는 시술과 관련된 합병증은 없었다. 국립암센터에서도 6예에서 hook wire localization을 시도하였고(unpublished data) 6예 모두 병변을 localization하는 것은 성공하였다(그림17-3). 그러나 피판을 형성하는 동안 갈고리철사를 제자리에 위치시키는 것이 어렵다는 단점이 있으며 1예에서 철사가 되돌이후두신경을 관통하였다. 이 환자에서 되돌이후두신경의 마비는 없었다. 보다 덜 침습적인 방법으로는 휴대용 감마탐침자(hand held gamma probe)를 이용한 방사성유도하수술(radio-guided surgery)이 있다. 아그라왈(Agrawal) 등은 18F-FDG(18Ffluorodeoxyglucose)를 수술 당일 주사(injection) 후 탐침자(probe)를 이용하여 작은 림프절을 localization하는데 성공하였다[22-24]. 이 방법은 특히 방사성요오드의 섭취가 없는 분화가 나쁜 갑상선암 세포일수록 FDG의 섭취가 증가할 것이라는 이론적인 배경을 가지고 있다. 하지만 이 방법은 FDG-PET자체가 위양성율이 높다는 단점과 함께 pin–point로 정확하게 병변을 찾기는 어렵다는 단점이 있다. 99m Tc-sestamibi 등의 다른 핵종을 사용하는 방법도 보고되었지만[25] 이러한 방법들은 별도의 시설과 인력 그리고 고가의 방사성 핵종이 필요하다. 최근 시플(Sippel) 등은 메틸렌블루(methylene blue dye)를 이용하여 재발된 병변에 초음파유도하에 직접 주사하는 방법을 이용하여 10명의 환자에서 성공적인 localization과 수술 시간의 감소를 보고하였다[26].

중앙부림프절의 재발에 대한 수술에는 반드시 성대검진(vocal cord exam)을 수술전에 실시한다[27, 28]. 렌돌프(Randolph) 등은 국소침윤성 갑상선암 환자 중 70%에서 목소리에 변화가 없는 경우에도 되돌이후두신경의 마비가 있음을 보고하였다. 비록 슐로서(Schlosser) 등이 갑상선수술전의 일상적인 성대검진이 되돌이후두신경의 마비를 진단하는데 민감한 검사가 아니라는 보고를 했음에도 불구하고[29] 재수술 시에는 반드시 실시하여 수술계획을 세울 때 중요한 자료로 활용하여야 한다.

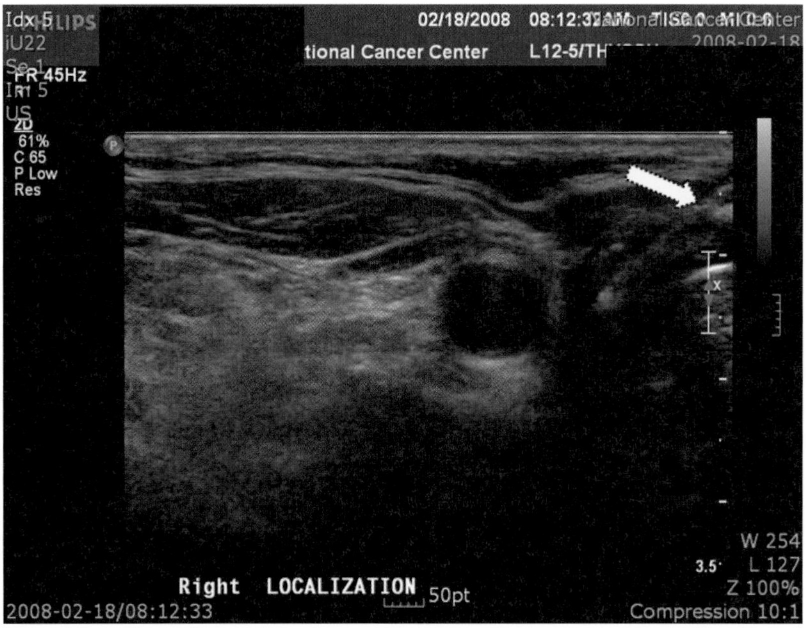

(가)

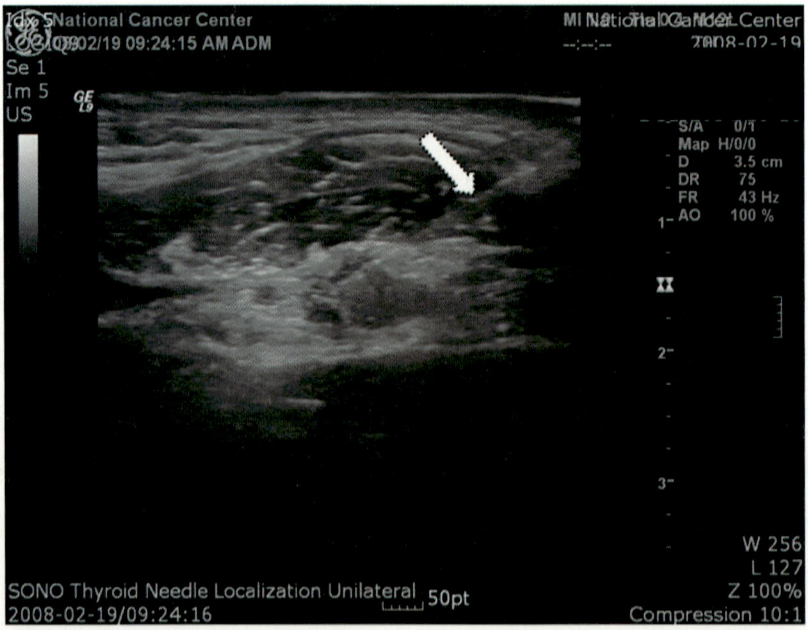

(나)

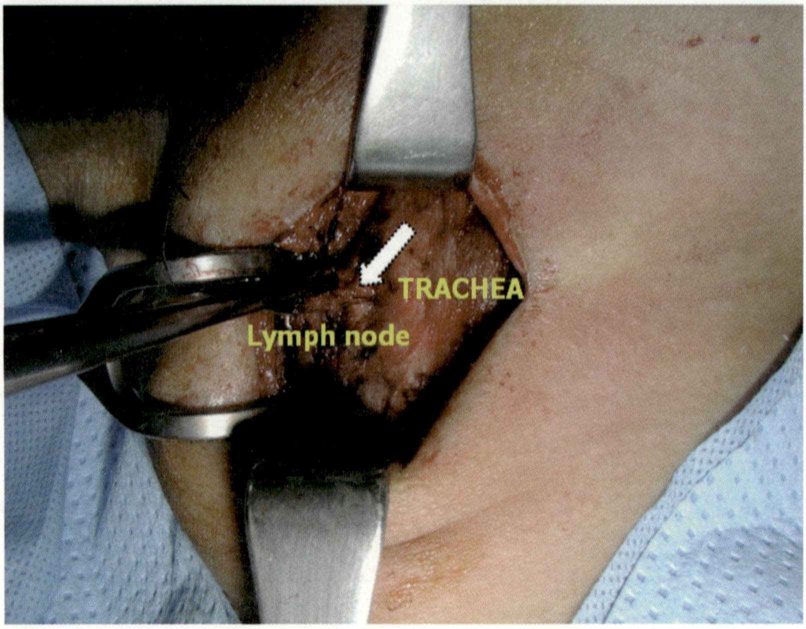

(다)

그림 17-3. 재발림프절의 갈고리철사를 이용한 국소화(hook wire localization of recurred lymph node)

(가) 초음파유도하 바늘삽입(ultrasound guided needle insertion : dotted arrow). 중앙경부림프절(Central neck lymph node)
(나) 초음파유도하 바늘삽입(ultrasound guided needle insertion : dotted arrow). 측경부림프절(Lateral neck lymph node).
(다) 바늘을 이용한 국소화에서 수술시야(operative view of needle localization) 화살표는 삽입한 바늘 끝(dotted arrow = inserted needle tip)

3 중앙부림프절 재발시의 수술

중앙부림프절에서 재발이 발견되었을 경우 최선의 치료는 재발한 림프절을 포함한 중앙부림프절 전체의 완전절제이다. 그러나 중앙부 경부림프절의 재수술은 수술과 관련된 합병증을 증가시킨다. 영구적인 되돌이후두신경의 손상은 약 1–12%, 영구적인 부갑상선기능저하증은 약 0–6%에서 나타난다[30, 31]. 그러므로 갑상선암의 중앙부림프절의 재수술을 고려할 경우에는 신중하게 계획해야 한다. 재수술시 고려할 사항 중 가장 중요한 것은 병변을 정확하게 localization하는 것이다. 병변의 위치가 확정되면 지난 수술기록을 주의 깊게 분석한다. 특히 지난 수술 시 중앙부림프절곽청술을 시행한 경우와 아닌 경우는 수술의 접근방식이 달라질 수 있다. 또 과거의 수술 시 되돌이후두신경의 보존여부와 부갑상선이 보존되었는지에 대한 정보가 반드시 필요하다. 특히 되돌이후두신경의 기형이나 특이한 주행이 있었는지 등을 숙지한다.

수술 중의 초음파는 항상 수술범위를 결정하는데 매우 도움이 된다[16, 32]. 특히 초음파는 주관적인 검사이므로 수술전 영상에서 발견된 림프절을 집도의가 직접 초음파를 통하여 3차원적인 위치를 확인하는 것이 병변을 놓치지 않는데 도움이 된다. 필요하다면 윤상연골이나 경동맥 등의 구조물을 이용하여 좌표를 설정하는 것도 한 방법이다.

절개창은 대부분의 경우 과거의 절개창을 이용하는 것이 미용적으로 우월하다. 과거에 중앙부림프절의 곽청술을 시행하지 않은 경우는 가능한 한 체계적인(systemic) 중앙부 경부림프절곽청술을 시행하도록 한다. 저자의 경험상 중앙부림프절곽청술이 시행되지 않은 경우는 비교적 수술시야의 유착이 심하지 않으므로 비교적 쉽게 중요한 해부학적 구조물들을 확인하면서 중앙부림프절곽청술을 시행할 수 있다. 재수술 시 가장 중요한 해부학적 표지는 기관(trachea)이다. 띠근육의 중앙선을 양분한 후 흉골설골근(sternohyoid muscle)과 흉골갑상근(sternothyroid muscle)을 주의 깊게 분리한다. 특히 되돌이후두신경의 손상이 있을 경우 치환이 가능하도록 설하신경고리(ansa cervicalis nerve)를 반드시 보존한다. 박리는 흉골설골근의 내측면을 따라 경동맥을 만날 때까지 박리하면 되돌이후두신경의 손상이 없이 안전하게 수술시야를 확보할 수 있다. 단 우측 중앙부림프절 박리시에는 경동맥의 내측면을 따라 되돌이후두신경이 주행하므로 흉골설골근과 경동맥사이를 박리할 때 주의가 필요하다. 재수술 시에는 가능한 한 해부학적 구조물을 보존하는 것이 원칙이지만 수술시야의 확보를 위해서는 띠근육을 제거할 수 있다.

수술시야를 확보한 후 가장 중요한 단계는 회귀 후두신경을 식별하는 것이다. 대부분의 경우 되돌이후두신경은 통상적인 주행경로를 따른다. 유착이 심하여 되돌이후두신경의 구분이 어려운 경우는 과거에 수술이 시행된 수술시야보다 더 하부 쪽에서 박리를 시작하는 것이 안전한 경우가 많다. 특히 과거에 중앙부림프절곽청술을 시행한 경우에는 흉곽입구(thoracic inlet)에서 되돌이후두신경을 찾는 것이 쉬운 경우가 많다. 어떤 경우에도 되돌이후두신경을 확인하지 못한 경우에는 비슷한 구조물은 절개하면 안되며 반드시 확인 후 박리를 진행하도록 한다. 우측 중앙부림프절을 제거할 때는 되돌이후두신경 밑의 식도주위(paraesophageal) 림프절을 조심해서 제거한다. 특히 식도주위 림프절에 재발이 있을 경우 되돌이후두신경과의 유착이 있을 수 있고 박리 순서상 전이된 림프절보다 되돌이후두신경을 먼저 만나게 되므로 세심한 주의를 기울여야 한다.

부갑상선의 보존은 부갑상선의 위치를 파악하기가 어려우므로 되돌이후두신경의 보존보다 기술적으로 더 어렵다. 통상의 갑상선수술과 마찬가지로 상 부갑상선의 보존에 신경을 쓰도록 한다. 상 부갑상선이 일반적으로 위치하는 부위는 되돌이후두신경이 윤상갑상근(cricothyroid muscle)로 들어가는 부위의 연부구조물은 림프절전이가 명백하지 않으면 제거하지 않는 것이 좋다. 하 부갑상선의 경우 해부학적인 위치에서 벗어나 있기 때문에 지난 수술에서 하 부갑상선이 보존되어 있는 경우 과거 수술기록을 통하여 대략의 위치를 파악하는 것이 중요하다. 수술 시 하 부갑상선을 확인하지 못한 경우는 흉선은 제거하지 않고 남겨 놓도록 한다.

중앙부림프절곽청술이 이미 시행된 후 재발한 경우는 유착이 심하므로 더욱 세심한 수술이 필요하다. 이 경우 중앙부림프절의 절제범위를 정하기가 곤란하다. 무차별적인 중앙부림프절곽청술은 전이된 림프절의 제거보다는 부갑상선과 되돌이후두신경의 손상만 증가 시킬 수 있으므로 과거의 수술기록을 참고하여 절제범위를 신중하게 정해야 한다. 수술전 영상검사상 전이가 의심되는 림프절을 신중하게 확인하고 수술 시에는 수술시야전체를 정밀하게 촉진하여 이미 진단된 림프절 외에 촉지되는 림프절이 있는지 확인하여 가능한 한 박리범위를 축소한다. 하지만 이전의 수술 시 림프절 절제가 불충분하게 이루어졌다면 남겨진 림프절은 가능한 한 제거하도록 하여야 한다. 절제된 림프절은 다시 한번 세심하게 관찰하여 부갑상선의 동반절제 유무를 확인하여야 하며 만약 부갑상선으로 의심되는 구조물이 있다면 동결절편검사로 확인 후 자가이식을 한다. 수술 중 되돌이후두신경의 보존을 위하여 다양한 방법들이 시도되어 왔지만 가장 중요한 기법은 수술 중 되돌이후두신경을 쉽게 발견하기 위한 수술 중 신경감시(neuromonitoring)이다. 가장 많이 사용되고 있는 기법은 기관내관(endotracheal tube)에 내장되어있거나 부착할 수 있는 전극(electrode)을 이용하여 성대의 유발전위(evoked potential)를 감지(monitoring)하는 방법이다(그림17-4). 에이젤(Eisele) 등은 1000명의 환자에서 수술 중 신경감시를 사용함으로써 되돌이후두신경의 손상을 2%에서 1%로 감소 시켰다고 보고하였다[33]. 특히 드랄(Dralle) 등은 29998개의 되돌이후두신경을 대상으로 한 다기관 연구에서 경험 있는 외과의에게는 신경감시의 사용이 시각적인 되돌이후두신경의 식별보다 되돌이후두신경의 손상을 감소시키지 못하나 경험이 적은 외과의에게서는 유의하게 되돌이후두신경의 영구적 손상을 감소시킴을 보고하였다[34]. 첸(Chan) 등도 단일기관내에서 수술 중 신경감시를 사용한 군과 사용하지 않은 군을 비교하였는데 신경감시를 사용한 군과 사용하지 않은 군간에 되돌이후두신경의 손상에는 차이가 없었지만 재수술군에서는 유의하게 되돌이후두신경을 감소시킴을 보고하였다[35]. 상기한 연구결과를 살펴볼 때 중앙부림프절의 재발을 수술할 경우 선택된 환자군에서는 수술 중 신경감시의 사용이 되돌이후두신경의 손상을 감소시키는데 유용할 수 있음을 시사한다. 그러나 현재 우리나라에서는 electrode가 내장된 기관내관이 보험에서 인정되지 않으므로 신경감시를 하려면 과거에 시도되던 다른 침습적인 방법을 사용할 수 밖에 없다. 과거에 사용되던 침습적인 방법의 한 예는 걸리반(Galivan) 등이 소개한 후윤상피열근(posterior cricoarytenoid muscle)을 촉진하는 방법이다[36, 37]. 이 방법은 0.5−2 mA정도의 전류로 되돌이후두신경을 자극하는 동안에 검지로 후두의 후면(posterior surface)를 촉지하여 후두단일수축(laryngeal twitch)를 감지한다. 하지만 토모다(Tomoda) 등의 보고에 의하면 이 방법은 되돌이후두신경을 발견하는데 그리 효과적이지는 않다[38].

수술전 성대검사에서 이미 성대마비가 있는 경우에는 되돌이후두신경을 희생할 수 있다. 그러나 이런 경우에도 유착된 종양에서 되돌이후두신경을 박리할 수 있다면 되돌이후두신경을 보존하는 것이 수술 후 환자의 목소리에 영향을 미칠 수 있다. 지(Chi) 등은 4명의 환자에서 수술전 검사상 성대마비에도 불구하고 되돌이후두신경의 유발전위(evoked potential)이 유지되는 환자에서 되돌이후두신경을 보존하여 성대의 위축을 방지하고 목소리의 질을 유지할 수 있음을 보고하였다[39]. 하지만 침윤이 진행된 경우는 당연히 되돌이후두신경을 희생하여야 한다.

림프절 이외의 중앙부의 연부조직에서 재발된 경우도 수술원칙은 림프절재발의 경우와 대동소이하며 재발이 의심되는 연부조직을 충분한 절제연을 가지고 절제하는 것이 좋다. 전체 재발의 약 15–30% 정도가 중앙부 연부조직에서 발생하는 것으로 알려져 있다. 이 경우 정확한 통계는 없지만 25% 정도가 식도나 기관을 침범하는 것으로 생각되며 사망한 환자 중 약 50% 정도가 국소침윤으로 인해 사망한다[7]. 그러므로 식도나 기관 등 주위의 기능적 구조물의 침윤이 있을 경우 동반 절제하는 것이 환자의 생존율을 향상시킨다[40, 41].

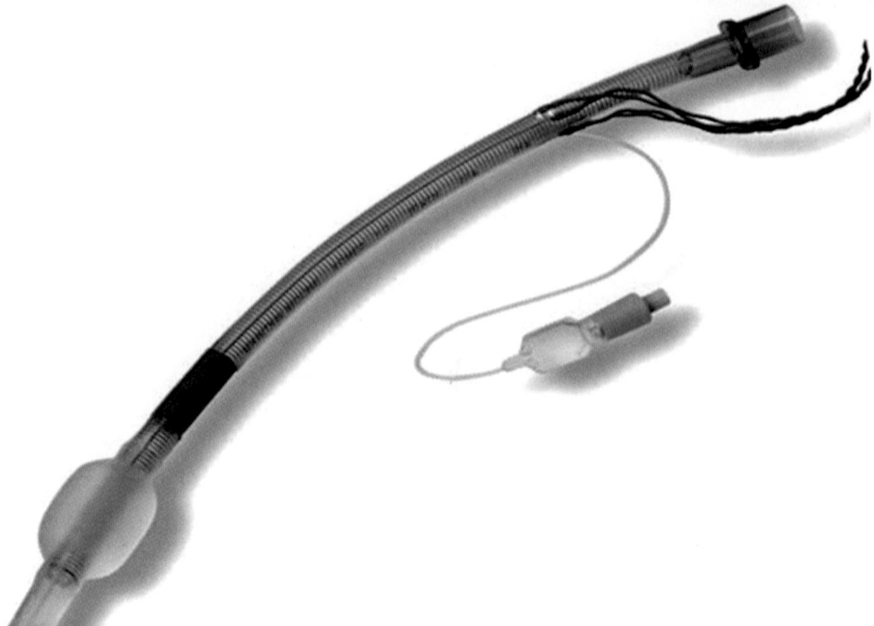

(가)

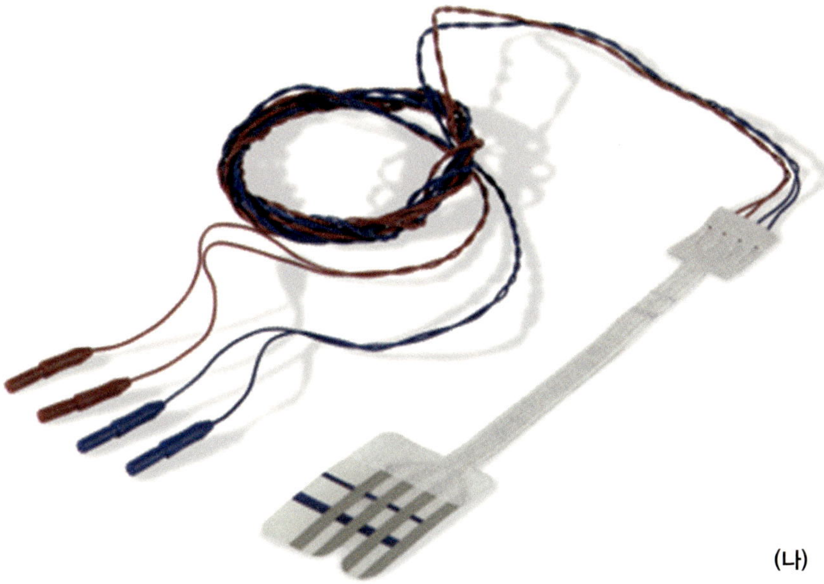

(나)

그림 17-4. 기관내관 전극을 이용한 수술중 신경감시
(iIntraoperative neuromonitoring using endotracheal tube electrode.)

(가) 안쪽에 전극을 가지고 있는 기관내관(endotrcheal tube having electrode inside)(Xomed® 근전도(EMG, Electromyography) 기관내관(endotracheal tube). Xomed® 사의 catalog에서 발췌(dapted from catalog of Xomed® company))

(나) 고식적 기관내관에 부착가능한 Dragonfly® 2-channel 전극(Dragonfly® 2-channel electrode attachable to conventional endotracheal tube(Adapted from www.iomsolutions.net)

4 측경부림프절과 기타 전신부위 재발시의 수술

측경부림프절 재발의 수술은 중앙부림프절 재발의 수술보다는 기술적으로 어려움이 없는 경우가 많다. 처음 수술시 측경부림프절곽청술은 임상적으로 전이의 증거가 있을 경우만 시행하므로 측경부림프절에 재발했을 경우 측경부 림프절은 수술을 하지 않은 상태인 경우가 많다. 이런 경우 재발시의 수술은 통상의 림프절곽청술과 동일하다.

과거에 측경부림프절곽청술을 시행한 후 재발한 경우는 중심부림프절의 재발과 마찬가지로 재수술의 범위를 정하는 것이 어렵다. 가능한 한 광범위하게 수술을 하되 환자의 기능적인 측면을 생각해야 한다. 특히 박리 시 전사각근(scalene anterior muscle)을 따라 주행하는 중요한 신경들을 손상하지 않도록 하는 것이 중요하다.

전신전이가 있는 경우에도 수술이 가능할 경우 수술로 병소를 제거하는 것이 환자의 증상개선과 생존연장에 도움이 된다[42, 43]. 뼈전이의 경우 병적 골절이 27% 에서 일어나며 척수압박도 14%에서 일어난다[44]. 그러므로 환자의 삶의 질을 유지하기 위하여 전이병소를 제거하는 것이 필요하며 특히 젊은 환자에서는 단일 전이병소를 완전 제거할 경우 생존율의 증가도 기대할 수 있다[44].

뇌전이의 경우는 특히 방사성요오드치료가 뇌부종을 초래할 수 있기 때문에 수술적 제거를 고려해야 한다. 단일 병소나 다중 병소를 완전 제거할 경우 median survival은 제거하지 못한 경우의 3.4개월에서 16.7개월로 증가한다[45].

참고문헌

1. Lang BH, Lo CY, Chan WF, Lam KY, Wan KY. Staging systems for papillary thyroid carcinoma: a review and comparison. Ann Surg 2007;245:366-78.
2. Bilimoria KY, Bentrem DJ, Ko CY, Stewart AK, Winchester DP, Talamonti MS, et al. Extent of surgery affects survival for papillary thyroid cancer. Ann Surg 2007;246:375-81;discussion 81-4.
3. Stojadinovic A, Hoos A, Ghossein RA, Urist MJ, Leung DH, Spiro RH, et al. Hurthle cell carcinoma: a 60-year experience. Ann Surg Oncol 2002;9:197-203.
4. Coburn M, Teates D, Wanebo HJ. Recurrent thyroid cancer. Role of surgery versus radioactive iodine(I131). Ann Surg 1994;219:587-93; discussion 93-5.
5. Rossi RL, Cady B, Silverman ML, Wool MS, Horner TA. Current results of conservative surgery for differentiated thyroid carcinoma. World J Surg 1986;10:612-22.
6. Eustatia-Rutten CF, Corssmit EP, Biermasz NR, Pereira AM, Romijn JA, Smit JW. Survival and death causes in differentiated thyroid carcinoma. J Clin Endocrinol Metab 2006;91:313-9.
7. Wu HS, Young MT, Ituarte PH, D'Avanzo A, Duh QY, Greenspan FS, et al. Death from thyroid cancer of follicular cell origin. J Am Coll Surg 2000;191:600-6.
8. Eustatia-Rutten CF, Smit JW, Romijn JA, van der Kleij-Corssmit EP, Pereira AM, Stokkel MP, et al. Diagnostic value of serum thyroglobulin measurements in the follow-up of differentiated thyroid carcinoma, a structured meta-analysis. Clin Endocrinol(Oxf)

2004;61:61-74.

9. Spencer CA, Bergoglio LM, Kazarosyan M, Fatemi S, LoPresti JS. Clinical impact of thyroglobulin(Tg) and Tg autoantibody method differences on the management of patients with differentiated thyroid carcinomas. J Clin Endocrinol Metab 2005;90:5566-75.
10. Schaap J, Eustatia-Rutten CF, Stokkel M, Links TP, Diamant M, van der Velde EA, et al. Does radioiodine therapy have disadvantageous effects in non-iodine accumulating differentiated thyroid carcinoma? Clin Endocrinol(Oxf) 2002;57:117-24.
11. Mazzaferri EL, Kloos RT. Is diagnostic iodine-131 scanning with recombinant human TSH useful in the follow-up of differentiated thyroid cancer after thyroid ablation? J Clin Endocrinol Metab 2002;87:1490-8.
12. Pacini F, Capezzone M, Elisei R, Ceccarelli C, Taddei D, Pinchera A. Diagnostic 131-iodine whole-body scan may be avoided in thyroid cancer patients who have undetectable stimulated serum Tg levels after initial treatment. J Clin Endocrinol Metab 2002;87:1499-501.
13. Pelttari H, Laitinen K, Schalin-Jantti C, Valimaki MJ. Long-term outcome of 495 TNM stage I or II patients with differentiated thyroid carcinoma followed up with neck ultrasonography and thyroglobulin measurements on T4 treatment. Clin Endocrinol(Oxf) 2008;69:323-31.
14. Crocetti U, Durante C, Attard M, Maniglia A, Tumino S, Bruno R, et al. Predictive value of recombinant human TSH stimulation and neck ultrasonography in differentiated thyroid cancer patients. Thyroid 2008;18:1049-53.
15. Snozek CL, Chambers EP, Reading CC, Sebo TJ, Sistrunk JW, Singh RJ, et al. Serum thyroglobulin, high-resolution ultrasound, and lymph node thyroglobulin in diagnosis of differentiated thyroid carcinoma nodal metastases. J Clin Endocrinol Metab 2007;92:4278-81.
16. Solorzano CC, Carneiro DM, Ramirez M, Lee TM, Irvin GL, 3rd. Surgeon-performed ultrasound in the management of thyroid malignancy. Am Surg 2004;70:576-80;discussion 80-2.
17. Luster M, Clarke SE, Dietlein M, Lassmann M, Lind P, Oyen WJ, et al. Guidelines for radioiodine therapy of differentiated thyroid cancer. Eur J Nucl Med Mol Imaging 2008;35:1941-59.
18. Becker M, Zbaren P, Casselman JW, Kohler R, Dulguerov P, Becker CD. Neoplastic invasion of laryngeal cartilage: reassessment of criteria for diagnosis at MR imaging.

Radiology 2008;249:551-9.

19. Nanni C, Rubello D, Fanti S, Farsad M, Ambrosini V, Rampin L, et al. Role of 18F-FDG-PET and PET/CT imaging in thyroid cancer. Biomed Pharmacother 2006;60:409-13.

20. Iagaru A, Masamed R, Singer PA, Conti PS. Detection of occult medullary thyroid cancer recurrence with 2-deoxy-2-[F-18]fluoro-D-glucose-PET and PET/CT. Mol Imaging Biol 2007;9:72-7.

21. Triponez F, Poder L, Zarnegar R, Goldstein R, Roayaie K, Feldstein V, et al. Hook needleguided excision of recurrent differentiated thyroid cancer in previously operated neck compartments: a safe technique for small, nonpalpable recurrent disease. J Clin Endocrinol Metab 2006;91:4943-7.

22. Agrawal A, Hall NC, Ringel MD, Povoski SP, Martin EW, Jr. Combined Use of PerioperativeTSH-Stimulated 18F-FDG PET/CT Imaging and Gamma Probe Radioguided Surgery to Localize and Verify Resection of Iodine Scan-Negative Recurrent Thyroid Carcinoma. Laryngoscope 2008.

23. Kraeber-Bodere F, Cariou B, Curtet C, Bridji B, Rousseau C, Dravet F, et al. Feasibility and benefit of fluorine 18-fluoro-2-deoxyglucose-guided surgery in the management of radioiodine-negative differentiated thyroid carcinoma metastases. Surgery 2005;138:1176-82; discussion 82.

24. Curtet C, Carlier T, Mirallie E, Bodet-Milin C, Rousseau C, Barbet J, et al. Prospective comparison of two gamma probes for intraoperative detection of 18F-FDG: in vitro assessment and clinical evaluation in differentiated thyroid cancer patients with iodinenegative recurrence. Eur J Nucl Med Mol Imaging 2007;34:1556-62.

25. Rubello D, Fig LM, Casara D, Piotto A, Boni G, Pelizzo MR, et al. Radioguided surgery of parathyroid adenomas and recurrent thyroid cancer using the "low sestamibi dose" protocol. Cancer Biother Radiopharm 2006;21:194-205.

26. Sippel RS, Elaraj DM, Poder L, Duh QY, Kebebew E, Clark OH. Localization of Recurrent Thyroid Cancer Using Intraoperative Ultrasound-Guided Dye Injection. World J Surg 2008.

27. Shaha AR. Routine laryngoscopy in thyroid surgery: A valuable adjunct. Surgery 2007;142:865-6.

28. Randolph GW, Kamani D. The importance of preoperative laryngoscopy in patients undergoing thyroidectomy: voice, vocal cord function, and the preoperative detection of invasive thyroid malignancy. Surgery 2006;139:357-62.

29. Schlosser K, Zeuner M, Wagner M, Slater EP, Dominguez Fernandez E, Rothmund M, et al. Laryngoscopy in thyroid surgery--essential standard or unnecessary routine? Surgery 2007;142:858-64; discussion 64 e1-2.

30. Tisell LE, Hansson G, Jansson S, Salander H. Reoperation in the treatment of asymptomatic metastasizing medullary thyroid carcinoma. Surgery 1986;99:60-6.

31. Kim MK, Mandel SH, Baloch Z, Livolsi VA, Langer JE, Didonato L, et al. Morbidity following central compartment reoperation for recurrent or persistent thyroid cancer. Arch Otolaryngol Head Neck Surg 2004;130:1214-6.

32. Lucchini R, Puxeddu E, Calzolari F, Burzelli F, Monacelli M, D'Ajello F, et al. Recurrences of thyroid well differentiated cancer: ultrasonography-guided surgical treatment. Minerva Chir 2008;63:257-60.

33. Eisele DW. Intraoperative electrophysiologic monitoring of the recurrent laryngeal nerve. Laryngoscope 1996;106:443-9.

34. Dralle H, Sekulla C, Haerting J, Timmermann W, Neumann HJ, Kruse E, et al. Risk factors of paralysis and functional outcome after recurrent laryngeal nerve monitoring in thyroid surgery. Surgery 2004;136:1310-22.

35. Chan WF, Lang BH, Lo CY. The role of intraoperative neuromonitoring of recurrent laryngeal nerve during thyroidectomy: a comparative study on 1000 nerves at risk. Surgery 2006;140:866-72; discussion 72-3.

36. James AG, Crocker S, Woltering E, Ferrara J, Farrar W. A simple method for identifying and testing the recurrent laryngeal nerve. Surg Gynecol Obstet 1985;161:185-6.

37. Gavilan J, Gavilan C. Recurrent laryngeal nerve. Identification during thyroid and parathyroid surgery. Arch Otolaryngol Head Neck Surg 1986;112:1286-8.

38. Tomoda C, Hirokawa Y, Uruno T, Takamura Y, Ito Y, Miya A, et al. Sensitivity and specificity of intraoperative recurrent laryngeal nerve stimulation test for predicting vocal cord palsy after thyroid surgery. World J Surg 2006;30:1230-3.

39. Chi SY, Lammers B, Boehner H, Pohl P, Goretzki PE. Is it meaningful to preserve a palsied recurrent laryngeal nerve? Thyroid 2008;18:363-6.

40. McCaffrey JC. Aerodigestive tract invasion by well-differentiated thyroid carcinoma: diagnosis, management, prognosis, and biology. Laryngoscope 2006;116:1-11.

41. Palme CE, Waseem Z, Raza SN, Eski S, Walfish P, Freeman JL. Management and outcome of recurrent well-differentiated thyroid carcinoma. Arch Otolaryngol Head Neck Surg 2004;130:819-24.

42. Proye CA, Dromer DH, Carnaille BM, Gontier AJ, Goropoulos A, Carpentier P, et al. Is it still worthwhile to treat bone metastases from differentiated thyroid carcinoma with radioactive iodine? World J Surg 1992;16:640-5; discussion 5-6.

43. Schlumberger M, Tubiana M, De Vathaire F, Hill C, Gardet P, Travagli JP, et al. Long-term results of treatment of 283 patients with lung and bone metastases from differentiated thyroid carcinoma. J Clin Endocrinol Metab 1986;63:960-7.

44. Bernier MO, Leenhardt L, Hoang C, Aurengo A, Mary JY, Menegaux F, et al. Survival and therapeutic modalities in patients with bone metastases of differentiated thyroid carcinomas. J Clin Endocrinol Metab 2001;86:1568-73.

45. Chiu AC, Delpassand ES, Sherman SI. Prognosis and treatment of brain metastases in thyroid carcinoma. J Clin Endocrinol Metab 1997;82:3637-42.

46. Mazzaferri EL. Thyroid Carcinoma: papillary and follicular. In: Mazzaferi EL, Samaan N, eds. Endocrine tumors. 1st ed. Cambridge: Blackwell Science; 1993:278-333.

47. Emerick GT, Duh QY, Siperstein AE, Burrow GN, Clark OH. Diagnosis, treatment, and outcome of follicular thyroid carcinoma. Cancer 1993;72:3287-95.

18 내시경과 로봇 갑상선수술

1 서론

1992년 도입된 복강경 부신절제술이 2002년 미국 국립보건원(National Institutes of Health, NIH) 합의정책(consensus statement)에 의해 부신절제술의 표준술식으로 인정되었지만, 갑상선과 부갑상선 영역에서는 1996년 Gagner와 1997년 Hüscher가 내시경수술을 처음 도입하였다[1, 2]. 갑상선암의 증가와 수술후 미용적 측면의 중요성이 대두되면서 다양한 접근방식의 내시경수술이 사용되고 있다[3-11]. 내시경을 이용한 갑상선수술은 국내에서 20여 개의 대학병원과 종합병원에서 여러 방법으로 시행하고 있으며 전체 갑상선수술의 20%를 차지하고 있다[12].

2 내시경과 로봇 갑상선수술의 임상적 의의

2005년도 국립암센터 보고에 따르면 갑상선암은 미용적으로 관심이 많은 15−34세 여성에서 발생빈도가 23.9%로 암발생 순위 1위인 암이다[13]. 그리고 아시아 인종에서는 백인과는 달리 갑상선수술후 목에 비후성 반흔(hypertrophic scar)이 발생할 가능성이 높다. 또한 한국과 일본, 중국을 비롯한 유교문화권에서는 질병을 숨기고자 하는 경향이 있으므로 내시경과 로봇 갑상선수술의 사례가 증가하고 있다. 내시경갑상선수술에 다빈치로봇시스템(da Vinci robotic system, Intuitive Surgical, Sunnyvlae, CA, USA)을 도입으로 수술적응증이 점차 확대되고 있다[14, 15]. 내시경갑상선절제술은 초창기에는 양성종양에서 주로 시도되었으나 최근에는 재발의 위험도가 낮은 악성종양, 5cm 이상의 양성 갑상선결절, 그레이브스병, 남성 환자에서도 시행되고 있다.

로봇갑상선수술의 장점은 ① 운동의 자유도를 가진 endowrist 기능은 정교하고 복잡한 움직임을 가능하게 한다. ② 높은 해상도의 3차원 이미지로 좋은 수술시야를 확보할 수 있다. ③ 전립선암수술과 같이 좁고 깊은 부위의 수술에서 좋은 시야을 제공한다.

이러한 장점은 기존의 내시경갑상선수술이 지닌 단점인 ① 2차원 이미지와 수술기구들 사이의 방해, 낮은 자유도에 의한 단순한 움직임 등으로 인한 '가파른 학습곡선(steep learning curve)'과 ② 이로 인하여 여러 명의 고도로 숙련된 인력이 필요한 점을 해결해 준다.

3 내시경과 로봇 수술의 적응증

서울대학교병원에서 로봇갑상선수술의 적응증은 ① 재발의 위험성이 낮은 분화갑상선암, ② 그레이브스병 환자, ③ 직경 5–8cm 크기의 양성 갑상선결절, ④ 남성 환자에서의 내시경수술이다.

내시경갑상선수술의 적응증은 ① 직경 5cm 이하의 양성 갑상선결절, ② 여포성이나 허들 세포 갑상선종양, ③ 여포성이나 허들세포 갑상선종양으로 수술후 암으로 진단된 경우 완결갑상선절제술(completion thyroidectomy)이다.

4 양측 겨드랑이–유방 접근법

성대의 움직임을 담당하는 되돌이후두신경, 부갑상선, 갑상선혈관 등 주요 구조물을 쉽게 확인할 수 있다. 내시경수술의 경우 3배, 로봇갑상선수술의 경우 10–15배 확대된 시야를 사용하여 수술이 가능하다. 목에 흉터가 남지 않아 미용적으로 우수하며,

종양학적으로 근치적이고 외과적으로 안전하다는 장점이 있다. 그리고 고식적인 갑상선수술과 수술방법이 같으므로 갑상선 외과의들에게 익숙하며 수술기구 조작의 장애가 적다는 장점을 가지고 있다. 서울대학교병원에서 2003년 1월과 2006년 6월 사이에 미세갑상선유두암에 대해 절개갑상선수술을 시행한 198명의 환자와 내시경갑상선수술(Bilateral axillo-breast approach, BABA)을 시행한 103명의 환자를 비교 분석하였다. 평균 입원 기간은 절개 갑상선수술에서 3.18일이었고 내시경갑상선수술에서 3.04일로 통계적으로 차이가 없었다. 3개월 수술후 갑상선글로불린의 수치가 1.0 ng/ml 이하인 경우가 절개 갑상선수술에서 90.4%이었고 내시경갑상선수술에서 88.9%로 통계적으로 차이가 없었다[4].

서울대학교병원에서 2003년 1월과 2006년 6월 사이에 미세갑상선유두암에 대해 절개갑상선수술을 시행한 198명의 환자와 내시경갑상선수술을 시행한 103명의 환자 중 수술후 방사선동위원소치료를 시행한 17명(평균연령 41세)과 13명(평균연령 48세)의 환자를 각각 비교하였다. 방사선동위원소치료 결과를 측정하기 위해 두 집단 사이의 첫 번째 수술후 ^{131}I 스캔을 비교하였다. 그 결과 두 집단간에 차이가 없었다. 이는 종양학적으로 내시경이나 로봇을 이용한 수술이 근치적인 수술결과를 가져온다고 할 수 있다(unpublished data).

유방부위의 상처로 인하여 유방부위의 감각변화를 우려할 수 있으나 2009년 2월부터 2009년 6월까지 내시경갑상선수술을 시행받은 51명의 환자(평균연령 39세)를 대상으로 연구한 결과, 감각변화의 평가를 객관적으로 하는 모노필라멘트 검사와 주관적으로 하는 설문조사에서 수술 3개월 후 유방의 감각이 통계적으로 유의하게 회복됨을 확인할 수 있었다(unpublished data).

5 내시경갑상선수술의 술기

1) 자세잡기와 수술전준비(patient positioning & preparation)

누운자세(supine position)로 갑상선전용 베개(Q-pillow®)를 환자의 상체와 어깨에 받쳐 환자의 목과 머리를 신전시킨다. 그 다음에 트로카 삽입을 위하여 양측 겨드랑이를 약간 벌려 양팔을 상체에 붙인다. 환자의 턱에서 유두 아래 5cm, 양측 겨드랑이, 상완, 옆구리를 베타딘 소독비누(soap)와 베타딘 용액(betadine solution)으로 소독한다.

2) 그림그리기(drawing)

목과 가슴에 해부학적 기준(흉골상절흔, 쇄골의 상부경계, 윤상연골, 갑상연골, 흉쇄유돌근의 전방경계)과 절개창을 낼 양측 겨드랑이의 피부주름과 유륜부근, 기구의 경로, 작업공간(working space)을 그린다(그림 18-1).

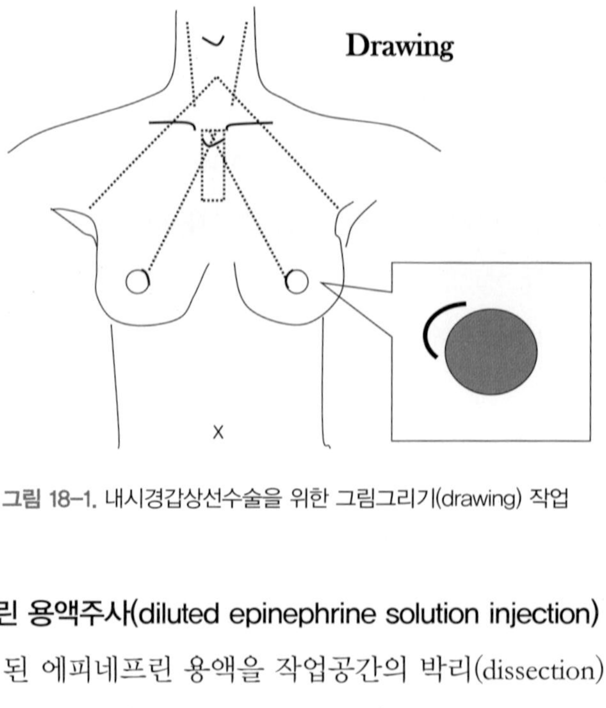

그림 18-1. 내시경갑상선수술을 위한 그림그리기(drawing) 작업

3) 희석된 에피네프린 용액주사(diluted epinephrine solution injection)

1:200,000으로 희석된 에피네프린 용액을 작업공간의 박리(dissection) 중 출혈의 예방과 수력박리술(hydrodissection)을 위하여 작업공간(양측 겨드랑이와 유방, 넓은목근판 아래)에 21 G 척추바늘(천자침®, spinal needle)을 이용하여 피하주사를 한다. 주사할 때 항상 흡인(aspiration)하여 혈관천자여부와 공기누출(air leakage)이 있는지 확인한다.

4) 절개와 작업공간 만들기(incision and making working space)

양측 겨드랑이의 피부주름을 따라 병변쪽은 12mm, 병변 반대편에 5mm 절개창을 만든 후 Rochester clamp와 vascular tunneler(GORE Tunneler-Standard Curve Access; W.

L. Gore & Associates, Inc., Flagstaff, AZ, USA)를 이용하여, 작업공간의 피하와 넓은목근판 아랫 부위를 터널링한다. 이 과정을 통하여 위로는 갑상연골, 양측으로는 흉쇄유돌근의 전방경계까지 작업공간을 만든다. 12mm port로 5−6mmHg의 압력으로 CO2 insufflation을 하고 5mm flexible endoscope(OLYMPUS, Tokyo, Japan)을 이용하여 보면서 반대편 겨드랑이 절개창을 통하여 5 mm port를 통하여 넣고 수술자(operator)가 초음파절삭기(Harmonic Scalpel; Ethicon Endosurgery, Cincinnati, OH, USA)를 이용하여 양측 유륜주변 port 삽입부위를 박리한다.

양측 유륜상부에 절개창을 만든 후 5mm port를 삽입한다. 5mm flexible endoscope을 좌측 유방으로 넣고 제1 조수가 좌측 겨드랑이로 '내시경 kelly dissector'를 넣어 피판(flap)을 위로 들어올려 주고 수술자가 우측 유방으로 초음파절삭기, 우측 겨드랑이로 '내시경 kelly dissector'나 '내시경 right angle'을 넣어 적절한 수술시야를 위하여 작업공간을 만든다. 작업공간을 만들면서 피부에 화상을 입지 않도록 제1 조수가 피판을 충분히 들어주고 피부표면을 확인하면서 작업공간 만든다.

5) 정중선절개(midline incision)

고식적 갑상선절제술과 같은 방법으로 띠근육이 합류하는 정중선에서 갈고리가 달린 단극전기소작기(monopolar cautery with hook, ENDOPATH®)를 이용하여 띠근육을 분리한다.

6) 협부절제술(isthmectomy)

띠근육이 분리되면 갑상선의 협부를 단극전기소작기나 초음파절삭기를 이용하여 협부절제술을 시행한다. 협부절제 후 피라밋엽을 같이 제거한다.

7) 하갑상선동맥과 하부갑상선, 되돌이후두신경의 확인(identifying the inferior thyroid artery, inferior parathyroid gland, and recurrent laryngeal nerve)

피라미드엽의 제거 후 제1 조수가 좌측 겨드랑이 port로 내시경 clinch로 갑상선엽을 내측(medial side)으로 잡아당기고 수술자가 우측 겨드랑이 port로 '내시경 right angle'로 띠근육을 반대로 잡아당기면서 단극전기소작기나 초음파절삭기를 이용하여 박리한다. 갑상선 전외측경계를 따라서 한 개나 그 이상의 중갑상선 정맥이 진입확인 후 초음파절삭기나 단극전기소작기로 결찰한다. 하갑상선동맥은 갑상선 아래 2/3와 중간지점 부근에서 확인 가능하다. 하갑상선동맥이 갑상선으로 들어가기 전 되돌이후두신경 바로 위나 아래로 주행하게 되므로 이 혈관을 되돌이후두신경의 가이드(guide)로 사용하면 된다. 만약 신경이 보이지 않는다면 기관식도고랑 근처 동맥 바로 아래에서 느슨한 섬유조직을 박리하여야 한다. 하부갑상선은 일반적으로 하갑상선 동맥이 분지로 나누어지는 지점 가까이 위치해 있다.

8) 갑상선상극과 상부갑상선의 박리(dissecting the superior pole and superior parathyroid gland)

제1 조수가 내시경 clinch로 병변쪽 갑상선엽을 traction 하고 내시경 snake를 이용하여 띠근육의 위부분과 갑상선상극을 분리하여 상갑상동맥(superior thyroid artery)을 노출하여 초음파절삭기로 결찰하고 분리한다. 이때 상부후두신경(superior laryngeal nerve)의 외측분지가 손상받지 않도록 주의한다. 갑상선상극의 분리 후 내측위(medial-upward) 방향으로 당기고 상부갑상선을 찾기 위해 갑상선 상부 1/3주위를 살펴본다.

9) 검체제거(specimen removal)

병변쪽 갑상선엽절제술이 끝나면 12mm 겨드랑이 port를 통해 Lap Bag®을 넣어 검체를 제거한다.

10) 지혈(hemostasis)과 세척(irrigation)

갑상선절제술이 끝나면 출혈조절을 하고 세척한다.

11) 중심부 봉합(midline closure)

Port를 통하여 '내시경 needle holder'를 이용하여 2-0 vicryl®을 이용하여 중심부를 봉합한다.

12) 배액관 삽입(drain insertion)

J-P배액관을 넣을 때 양측 겨드랑이 port로 J-P drain을 넣은 뒤, 수술자가 수술부 바닥(operation bed)으로 삽입한다.

13) 피부봉합(skin closure)

출혈이 없음을 내시경으로 확인한 뒤 port를 제거한다. 양측 유륜과 겨드랑이를 5-0 vicryl®을 이용하여 knot-burying suture를 시행하고 Steri-Strip®을 붙인다.

14) Chest Band®를 이용한 압박드레싱(compressive Dressing)

외과용 패드(surgical pad)를 양측 유방과 양측 겨드랑이에 놓고 Chest Band®를 이용하여 압박드레싱을 시행한다.

6 로봇갑상선수술의 술기

1) 자세잡기와 수술전준비(patient positioning & preparation)

2) 그림그리기(drawing)

3) 희석된 에피네프린 용액주사(diluted epinephrine solution injection)

1) - 3)항의 내용은 '내시경갑상선수술'의 경우와 동일하다.

4) 절개와 작업공간 만들기(incision and making working space)

우측 유륜에 12mm, 좌측 유륜에 5mm 또는 8mm 절개를 하고 Rochester clamp와 vascular tunneler를 이용하여 작업공간의 피하, 넓은목근판 아랫 부위를 터널링하여 위로는 갑상연골, 양측으로는 흉쇄유돌근의 앞쪽 경계까지 작업공간을 만든다.

우측 12mm 유륜 절개를 통하여 da Vinci Endoscope port를 넣고, 좌측 5mm 또는 8mm 유륜절개로 da Vinci Instrument port를 넣은 후 5-6mmHg의 압력으로 CO2 insufflation을 한다. 우측 유방 port로 camera를 넣고, 수술자(operator)가 좌측 유방

port로 초음파절삭기를 이용하여 양측 겨드랑이로 port 넣을 부위를 박리한다.
양측 겨드랑이의 피부주름을 따라 5mm 또는 8mm 절개한 뒤 Rochester clamp와 vascular tunneler를 이용하여 터널링 한 뒤 port를 넣는다. 1st assistant가 좌측 겨드랑이로 내시경 long curved dissector를 넣어 피부(skin)를 위로 들어올려 주고 operator가 좌측 유방으로 초음파절삭기, 좌측 겨드랑이로 '내시경 short curved dissector'나 '내시경 right angle'를 넣어 적절한 수술시야를 위한 작업공간을 만든다.

5) 로봇장착(docking)

로봇팔(robot arm)을 장착하기 전에 수술침대를 역 트렌델렌버그자세(reverse Trendelenburg) 15도로 기울인다. 로봇을 endoscope port와 윤상연골을 연결한 선에 일렬이 되도록 로봇의 카메라팔(camera arm)을 먼저 장착(docking)하고 좌측 유방과 양측 겨드랑이 port에 Robot instrument arm을 장착(docking)한다.
우측 유방으로 내시경, 좌측으로, 병변쪽으로 Maryland bipolar forceps, 병변 반대편으로 ProGrasp grasper를 설치한다. 병변쪽 갑상선엽절제술이 끝나고 갑상선전절제술이 필요한 경우 양측 겨드랑이의 기구를 서로 바꾸도록 한다.

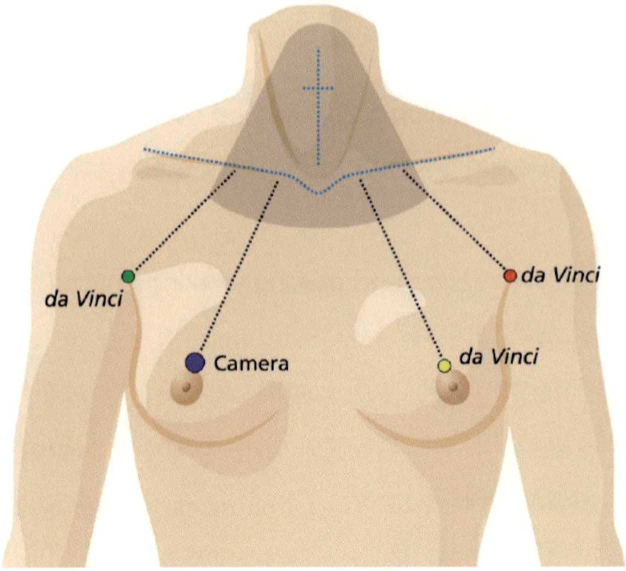

그림 18-2. 로봇갑상선수술을 위한, 절개와 작업공간 만들기

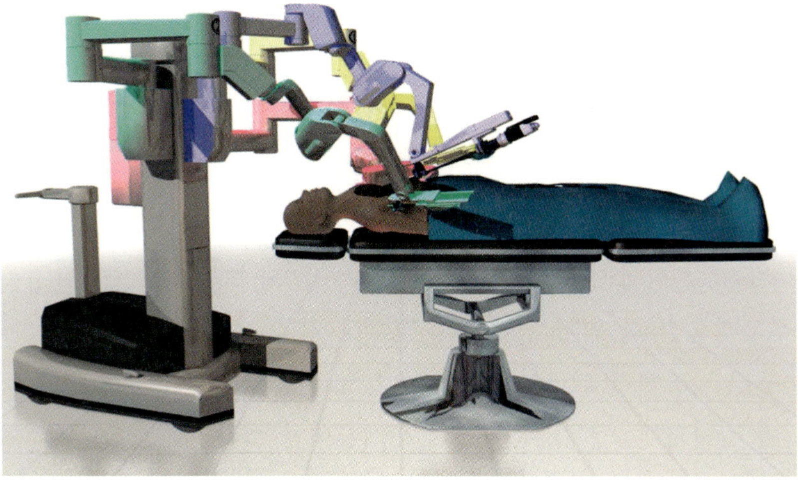

그림 18-3. 로봇경갑상선수술의 모습 로봇갑상선수술의 모습

6) 정중선 절개(midline incision)

고식적 갑상선절제술과 같은 방법으로 띠근육이 합류되는 midline plane에서 띠근육을 분리한다.

7) 갑상선상극과 상부갑상선의 박리(dissecting the superior pole and superior parathyroid gland)

정중선에서 띠근육을 분리한 뒤 갑상선의 협부를 갈고리가 달린 단극전기소작기(monopolar cautery with hook, ENDOPATH®)또는 초음파절삭기를 이용하여 협부절제술을 시행한다. 협부의 윗부분으로 피라밋엽(pyramidal lobe)이 있으면 추체엽을 제거한다. ProGrasp grasper로 병변쪽 갑상선엽을 견인하고 Maryland bipolar forceps을 이용하여 띠근육의 위부분과 갑상선상극을 분리하여 상갑상동맥(superior thyroid artery)을 노출하여 Maryland bipolar forceps이나 초음파절삭기로 결찰하여 분리한다. 이때 상부후두신경(superior laryngeal nerve)의 외측분지가 손상을 받지 않도록 주의한다. 갑상선상극 분리 후 내측위(medial-upward) 방향으로 당기고 상부갑상선을 찾기 위해 갑상선상부 1/3주위를 살펴본다.

8) 하갑상동맥과 하부갑상선, 되돌이후두신경의 확인(identifying the inferior thyroid artery, inferior parathyroid gland, and recurrent laryngeal nerve)

협부와 갑상선상극이 분리된 갑상선엽을 내측위 방향으로 ProGrasp grasper로 견인하면서 띠근육을 외측방향으로 당겨 외측연을 노출시킨다. 갑상선 전외측경계를 따라서 한 개나 그 이상의 중갑상선 정맥이 진입함을 ㅎ확인 후 결찰한다. 하갑상동맥은 갑상선 아래 2/3와 중간 지점부근에서 확인 가능하다. 하갑상동맥이 갑상선으로 들어가기 전 되돌이후두신경 바로 위나 아래로 주행하게 되므로 이 혈관을 되돌이후두신경의 가이드(guide)로 사용하면 된다. 만약 신경이 보이지 않는다면 기관식도고랑 근처 동맥 바로 아래 지점서 느슨한 섬유조직을 박리하여야 한다. 하부갑상선은 일반적으로 하갑상선 동맥이 분지로 나누어지는 지점 가까이 위치해 있다.

9) 검체 제거(specimen removal)

병변쪽 갑상선엽절제술이 끝나면 좌측 겨드랑이 port를 제거한 뒤 Lap-Bag®을 넣어 검체를 제거한다.

10) 지혈(hemostasis)과 세척(irrigation)

갑상선절제술이 끝나면 출혈조절을 하고 세척한다.

11) 중심부 봉합(midline closure)

Endo large needle driver를 이용하여 2-0 vicryl®을 이용하여 중심부를 봉합한다.

12) 배액관 삽입(drain Insertion)

13) 피부봉합(skin Closure)

14) Chest Band®를 이용한 압박드레싱

12) – 14)항의 내용은 '내시경갑상선수술'의 경우와 동일하다.

7 결론

갑상선암 분야에서 로봇수술의 적용은 기존 내시경수술 술기의 어려움을 해결하였다. 이로 인하여 보다 많은 환자에서 미용적인 결과를 고려한 암미용수술(oncoplastic surgery)이 가능하게 되었다. 의료기술의 발달과 삶의 질을 중시하는 현 추세에서 수술후 환자가 가능한 미용이나 기능적으로 정상에 가까운 삶을 영위할 수 있게 하는 갑상선로봇수술을 이용한 종양미용수술의 적응이 앞으로 보다 확대될 것으로 생각한다.

참고문헌

1. Gagner M. Endoscopic subtotal parathyroidectomy in patients with primary hyperparathyroidism. Br J Surg 1996;83:875.
2. Huscher CSG, Chiodini S, Napolitano C, et al. Endoscopic right thyroid lobectomy. Surg Endosc 1997;11:877.
3. Choe JH, Kim SW, Chung KW, et al. Endoscopic thyroidectomy using a new bilateral axillo-breast approach. World J Surg 2007;31:601-606.
4. Chung YS, Choe JH, Kang KH, et al. Endoscopic thyroidectomy for thyroid malignancies: comparison with conventional open thyroidectomy. World J Surg 2007;31:2302-2306.
5. Miccoli P, Pinchera A, Cecchini G, et al. Minimally invasive video assisted parathyroid surgery for primary hyperparathyroidism. J Endocrinol Invest 1997;20:429-430.
6. Yeung GHC. Endoscopic surgery of the neck. Surg Laparosc Endosc 1998;8:227-232.
7. Shimizu K, Akira S, Jasmi AY, et al. Video-assisted neck surgery: endoscopic resection of thyroid tumors with a very minimal neck wound. J Am Coll Surg 1999;188:697-703.
8. Bellantone R, Lombardi CP, Raffaelli M, et al. Minimally invasive, totally gasless videoassisted thyroid lobectomy. Am J Surg 1999;177:342-343.
9. Yeh TS, Jan YY, Hsu BR, et al. Video-assisted endoscopic thyroidectomy. Am J Surg 2000;180:82-85.
10. Ikeda Y, Takami H, Niimi M, et al. Endoscopic thyroidectomy by the axillary approach. Surg Endosc 2001;15:1362-1364.
11. Yamashita H, Watanabe S, Koike E, et al. Video-assisted thyroid lobectomy through a

small wound in the submandibular area. Am J Surg 2002;183:286-289.

12. Bae JS, Cho YU, Sung GY, et al. The current status of endoscopic thyroidectomy in Korea. Surg Laparosc Endosc Percutan Tech 2008;18(3):231-5.

13. National Cancer Center. Korea. Annual report of the Korea central cancer Registry; 2008.

14. Lee KE, Rao J, Youn YK. Endoscopic thyroidectomy with the da Vinci robot system using the bilateral axillary breast approach(BABA) technique: our initial experience. Surg Laparosc Endosc Percutan Tech 2009;19(3):71-5.

15. Sang-Wook Kang, Seung Chul Lee, So Hee Lee, et al. Robotic thyroid surgery using a gasless, transaxillary approach and the da Vinci S system: The operative outcomes of 338 consecutive patients. Surgery 2009;146:1048-55.

V

수술 후 관리

19 갑상선수술 후 합병증

오늘날 갑상선과 부갑상선 수술후 합병증으로 인한 사망은 극히 드물지만, 불과 18세기까지만 해도 갑상선수술후 사망률은 40%에 달하였다[1]. 코허(Theodor Kocher)의 선구자적 노력으로 19세기 후반 갑상선수술의 사망률은 0.2%까지 감소되었으며, 이는 그의 세심한 지혈과 무균수술의 중요성을 인식하는 데서 비롯되었다. 패혈증과 출혈 등의 심각한 합병증이 감소하면서, 갑상선수술에 특이적인 후두신경 손상이나 부갑상선기능저하증(hypoparathyroidism)과 같은 합병증들이 뚜렷해지고 주요 관심사로 되었다. 갑상선전절제술의 적정 합병증 발생률은 1%정도로 보고되고 있으며, 수술 건수와 합병증 발생률은 반비례관계를 보이므로 해박한 해부학적 지식과 많은 경험을 가진 전문화된 내분비외과 의사의 역할이 중요하다고 하겠다[2, 3].

1 출혈(Bleeding)과 혈종(Hematoma)

중재적 시술을 필요로 하는 수술후 출혈의 발생 빈도는 0.1−3%로 보고되고 있다[4, 5] 지혈을 부주의하게 한 경우뿐만 아니라, 기관튜브를 발관(extubation)하는 과정에서 과도한 긴장이나 기침이 유발되어 정맥압이 상승한 경우, 또는 수술 직후 급작스런 경부 움직임으로도 출혈이 야기될 수 있다. 지혈을 마친 후 봉합하기 전에 발살바조작(Valsalva maneuver)를 시행하면 정맥에서의 출혈여부를 확인하는데 도움이 된다. 관례적으로 배액관을 삽입함으로써 출혈을 예방하지는 못한다고 여러 무작위 연구에서 입증되었다[6, 7]. 지혈을 위해 fibrin tissue glue를 수술 부위에 뿌리는 것도 출혈을 예방하거나 배액량을 줄이데 큰 효과를 주지 못하였다[8].

수술후 호흡곤란, 통증, 경부 압박감, 연하 곤란 등의 증상이 있는 경우 출혈을 의심해야 하며, 즉시 드레싱을 제거하고 경부의 부종 여부를 관찰해야 한다. 대개의 경우 수술후 2-4시간 안에 임상적으로 발현된다. 호흡곤란이 심한 경우 즉각적으로 상처를 벌리고 혈종을 제거하여 기도압박을 해결해 주어야 하며, 그렇지 않은 경우라면 수술실에서 기도삽관 후 전신마취 하에 지혈수술을 시행한다.

2 장액종(Seroma)

갑상선과 부갑상선 수술후 장액종의 발생 비율을 0-6%로 보고 되고 있다[4, 6, 9-11]. 특히 양측 아갑상선절제술과 흉골하 선종 수술후에 좀 더 증가하는 경향을 보였으며, 통계적으로 유의하지는 않았으나, 배액관을 사용한 경우 감소하는 경향을 보였다[6]. 대개 흡인 한두 차례로 해결되지만, 반복적인 흡인이 필요한 경우에는 피부 상재균으로부터 감염을 막기 위해 배액관 삽입이 권장된다.

3 수술 상처감염(Wound infection)

상처부위 감염은 2% 미만으로 드물게 발생하며, 대개 Staphylococcus나 Streptococcus 종이 원인이다[4, 11-14]. 갑상선 및 부갑상선 수술은 'clean surgery'이므로 수술전 예방적 항생제는 필요하지 않다[15]. 감염이 발생되면 적절한 항생제의 사용과 함께, 농양이 있는 경우 적절한 배액이 가장 중요하다.

4 유착(Adhesion)

갑상선수술후 상당수의 환자들이 음식을 삼킬 때 피부가 같이 움직이는 느낌과 상처가 안쪽으로부터 당겨지는 듯한 불쾌감을 호소한다. 이는 유착증상으로서 시간이 갈수록 호전되는 경향이 있다. 초기의 불편함을 막기 위해 여러 유착방지제가 적용되고 있으나 효과를 입증할 추후 연구가 필요하다. 저자들은 유착의 예방을 위해 수술후 1일째부터 가벼운 목운동과 스트레칭을 권장하고 있다.

5 되돌이후두신경 손상(Recurrent laryngeal nerve injury)

되돌이후두신경은 미주신경(vagus nerve)에서 분지하여 후두로 올라 가는 과정에서 매우 다양한 경로를 보이며, 종종 여러 가지로 분지하는 경우도 있다. 또한 비회귀성 경로를 보이는 경우도 있으므로 수술 중에 매우 세심한 주의를 요한다. 이는 태생기의 발달과정 중 우측 네 번째 대동맥궁과 근위부(right 4th aortic arch and proxiaml right dorsal aorta)의 이상 퇴화로 우측 쇄골동맥주행의 변이가 초래되어(aberrant subclavian artery; arteria lusoria), 우측에 비회귀성후두신경(non-recurrent laryngeal nerve)을 보이는 경우가 0.3–1.6%에서 나타난다[16]. 종격동 부위를 포함한 CT를 찍어 벗어난 쇄골하동맥(aberrant subclavian artery) 여부를 확인한다면 신경손상의 위험성이 높은 비회귀성후두신경을 예측할 수 있다(그림 19–1). 이 같은 경우에 더불어 내장역위증(situs inversus)이 동반되어야 좌측에 비회귀성 후두신경이 형성되므로 좌측은 극히 드물다. 신경주변을 박리하여 확실히 확인하는 것과 어떤 손상도 주지 않기 위해 신경에 접근하지 않는 것 중 어느 방법이 더 안전한지에 대하여 역사적으로 논쟁이 있었다. 오늘날 대부분의 외과의들은 신경경로를 눈으로 확인하는 것이 더 안전하다고 여긴다. 근래의 보고들에 의하면 영구적인 되돌이후두신경 손상의 발생률은 0.4–2% 정도이다[4, 17, 18]. 신경을 확인하기 위해 전기자극을 통한 여러 신경감시장치들이 소개되었다. 효과는 보고한 연구자마다 달라서, 온전히 신경보전이 된 것을 확인하는데 도움이 되긴

하였으나 신경의 기능적손상 여부를 신뢰할 수 없다. 그뿐 아니라 신경손상 발생률도 낮추지 못하였다는 보고도 있지만 신경보존과 확인에 도움이 되고, 감지를 위한 반복적인 되돌이후두신경 자극에도 안전하다는 보고들이 혼재하고 있다[19-21].

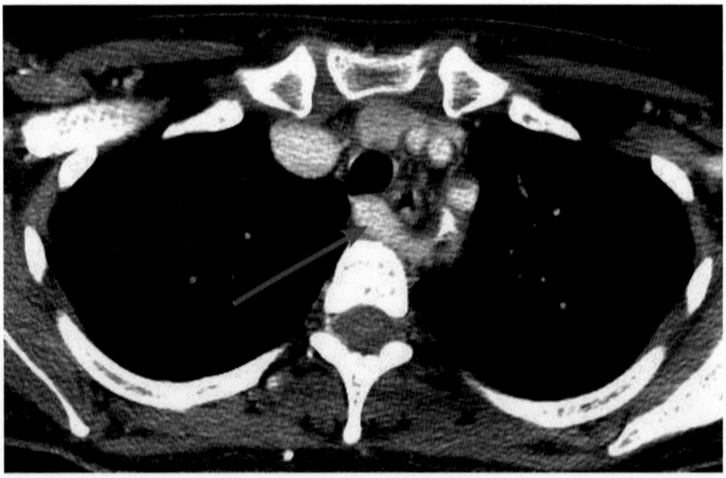

그림 19-1. Aberrant right subclavian artery (화살표)
식도 뒤에서 우측으로 상행하는 경로를 보인다. 이 환자는 수술 중에 비회귀성후두신경이 확인되었다.

1) 편측성 되돌이후두신경 손상

신경손상은 절단되거나 잘못 잡혔거나(clamping), 과도한 신장력이 작용되었거나, 부종과 혈종 등에 의한 국소압박을 받거나, 혹은 Bovie, Harmonic Scalpel 등의 열손상에 기인한다. 국소압박, 과도한 신장으로 손상을 받은 경우에는 대개 한두 달 지나면 호전되지만, 6-12개월이 지나도 회복되지 않는 경우에는 영구적인 손상으로 간주되어야 한다. 우발적인 손상을 수술 중에 인지 못하는 경우가 많지만, 수술 중에 신경절단이 발견된 경우에는 완전한 성대의 움직임을 기대할 순 없을지라도 단단문합(end to end anastomosis)을 시도하여야 한다[22]. 과도한 신장으로 단단문합이 어려운 경우에는 ansa cervicalis에 절단부를 문합하여 후두부의 톤을 유지할 수 있다[23, 24].

마비된 측의 성대가 중앙부에 위치하게 되면 건측의 성대가 보상적으로 좀더 내전하여 아무런 증상이 없는 경우도 있다. 이런 경우 성대를 관찰하지 않는 이상 신경손상을 알 수 없다. 환측의 성대가 바깥쪽에 위치한다면 쉰 목소리와 함께 사래가 들 수 있다. 증상이 심한 경우 언어훈련과 더불어 injection laryngoplasty이나 medialization laryngoplasty가 필요할 수 있다.

2) 양측성 되돌이후두신경 손상

양측의 되돌이후두신경이 모두 손상된 경우, 양측 성대가 중앙부에 위치하면 목소리는 정상적으로 나올 수 있더라도 기도폐쇄가 발생하므로 즉각적인 기도삽관이 필요하다. 일시적인 신경손상인 경우 코르티코스테로이드(corticosteroid)를 수일간 사용하다가 조심스럽게 성대를 관찰하며 기도발관을 시도해 볼 수 있다[25]. 마비가 지속되는 경우 기관절개술(tracheostomy)을 해야 한다. 영구적인 경우에 cordotomy나 arytenoidectomy를 시행하여 한쪽 성대를 외측에 고정하여 기도를 유지하는 방법도 있다[26].

6 상부후두신경 손상(Injury to external branch of the superior laryngeal nerve)

약 5% 미만으로 보고 되는 상부후두신경 external branch의 손상은 그 주행이 상갑상선동맥과 근접해 있으므로 갑상선수술 시 손상위험성이 매우 높은 반면에, 증상이 모호한 경우가 많아서 실제 보다 적게 보고될 것으로 생각된다[27-29].

상부후두신경의 외측분지(external branch)는 윤상갑상근을 지배한다. 이 근육은 성대긴장근으로 작용하므로 이 신경이 손상되면 고음의 장애와 발성세기의 약화와 피로감으로 가수, 강사 등의 직업을 가진 사람에게는 치명적이다. 불행히도 효과적인 치료방법은 없으며, 발성훈련을 강도 높게 하는 수밖에 없다. 1935년 당대의 소프라노 성악가였던 갈리쿠루치(Amelita Galli-Curci)가 갑상선절제수술을 받은 후 은퇴할 수 밖에 없었던 역사적으로 유명한 신경손상의 사례가 있다.

상부후두신경은 미주신경에서 분지하여 하행하다가 설골 높이에서 내측분지(internal branch)와 외측 분지(external branch)로 나뉜다. 내측분지는 성대 상부 후두부의 감각을 담당하고 윤상연골 뒤쪽에서 되돌이후두신경과 서로 교통하므로 갑상선수술 시 노출될 위험이 거의 없다. 외측분지는 주행 중 상갑상동맥과 교차하는데, 20−30%는 갑상선상극(thyroid upper pole)보다 아래에서 교차하므로, 이런 경우 상갑상동맥의 결찰시 손상의 위험이 높다(그림 19-2)[29]. 저자들은 손상을 막기 위해 갑상선을 아래 외측으로 당기며 신경을 확인하고, 최대한 갑상선에 붙여서 혈관을 결찰하고 있다. 또한 윤상갑상근 근처에서 전기소작기의 사용을 자제해야 한다.

한가지 염두에 두어야 할 것은 모든 목소리의 변화, 성대 움직임의 이상이 수술 시 신경 손상에 의한 것만은 아니라는 점이다. 거의 일과성이지만, 전신마취 동안만의 기관삽관에도 간접후두경으로 관찰한 결과 약 0.3%에서 후두손상이 발생한다[30].

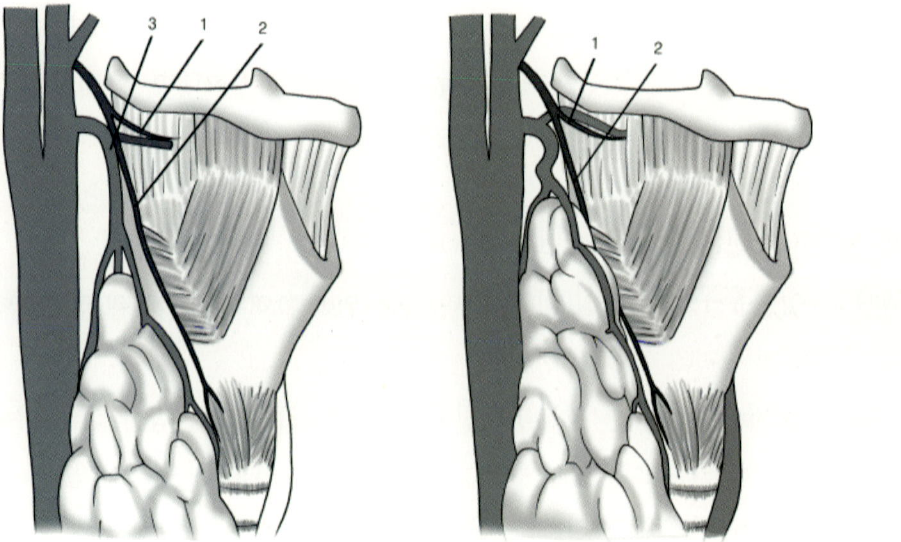

그림 19-2. 상부 후두 신경 외측 가지와 상부 갑상선 동맥과의 관계

1. Internal branch of the superior laryngeal nerve, 2. External branch of the superior laryngeal nerve, 3. superior thyroid artery.

7 저칼슘혈증(Hypocalcemia)

갑상선 및 부갑상선 수술후 가장 흔한 합병증 중의 하나인 일과성 저칼슘혈증은 1-50%로 보고 되며, 영구적인 부갑상선기능저하증은 갑상선수술후에는 0-13%, 부갑상선수술후에는 0-2.2%로 보고되고 있다[31-39]. 갑상선아전절제술보다는 전절제술에서 더욱 많이 발생한다. 아전부갑상선절제술과 중심림프절 절제수술을 한 경우, 재수술일 때가 저칼슘혈증의 빈도가 더 높다. 그리고 암과 흉골하 선종, 그레이브스병으로 수술한 경우에 저칼슘혈증의 빈도가 더 높다[34, 40, 41].

갑상선절제수술후의 부갑상선기능저하증은 부갑상선이 같이 제거되거나, 더 흔하게는 부갑상선을 공급하는 혈류에 문제가 생겨 발생한다. 따라서 정확한 해부학적 지식과 함께 세심한 수술기술을 요한다.

상부갑상선(superior parathyroid gland)은 넷째 인두주머니(fourth pharyngeal pouch)로부터 기원하여, 갑상선의 뒷면을 따라 하갑상동맥(inferior thyroid artery) 쪽으로 하행하며 그 위치가 대개 일정하여 되돌이후두신경의 바깥 쪽에 가까이 위치한다[42]. 하부갑상선(inferior parathyroid gland)은 가슴샘(thymus)과 함께 셋째 인두주머니(third pharyngeal pouch)로부터 기원하며, 갑상선의 하극을 따라 하행한다. 대개 하갑상동맥과 되돌이후두신경이 교차하는 지점 아래에서 신경 앞에 놓여, 위부갑상선 보다 표면쪽에 있는 양상이지만, 그 위치는 매우 다양하여 발생과정 경로 중 어디에나 있을 수 있다. 부갑상선의 위치와 수는 다양하지만, 대개 좌우대칭적으로 위치한다는 것을 고려해서 확인해야 한다. 부갑상선의 혈류공급은 위아래 모두 하갑상동맥에서 담당하는 경우가 가장 많으므로, 갑상선 절제 수술 시 하갑상동맥을 근위부에서 결찰하면 곤란하다[43]. 15%에서 상부갑상선의 혈액공급을 상갑상선동맥이 담당하고, 10%에서는 상하갑상동맥이 결합하여 함께 공급하는 경우도 있다.

수술 중에 부갑상선의 온전한 혈류공급이 의심스러운 경우, 즉 부갑상선의 색깔이 괴사된 듯이 거무스름하게 짙어지면 그 자리에 방치하는 것보다 절제하여 자가이식하는 것이 바람직하다. 의심스러운 경우 일부를 떼어 냉동조직검사로 부갑상선임을 확인한 뒤, 차가운 생리식염수에 보관하였다가 표면적을 넓히기 위해 매우 잘게 썬 다음, 흉쇄유돌근을 조심스럽게 벌려 포켓을 만들어 이곳에 심는다. 이때 혈종이 생기지 않도록 각별히 주의해야 한다[44]. 만약 부갑상선증식증으로 부갑상선전절제술(total parathyroidectomy)을 시행 후 일부를 자가이식하는 경우에는 부갑상선기능항진증 재발 시, 이식편 제거를 용이하기 위해서는 아래팔 근육에 심는다. 자가이식을 한 개라도 시행하면 영구적인 부갑상선기능저하증은 발생하지 않는다고 보고되고 있으며, 약 4주 정도 지나야 혈청칼슘을 유지시키는 능력이 생긴다[38, 43-45].

이외 저칼슘혈증의 원인으로 골기아증후군(hungry bone syndrome)이 있다. 수술전 골재흡수가 증가되는 갑상선기능항진증 환자의 갑상선 절제수술이나 부갑상선기능항진증 환자의 부갑상선절제수술 후, 뼈에서 칼슘흡수의 급격한 증가로 인해 저칼슘혈증이 생긴다. 수술전 alkaline phosphatase의 수치가 상승되어 있으면 골재흡수가 증가된 상태임을 추측해 볼 수 있고, 수술후 칼슘공급을 고려해야 한다.

알칼리증(alkalosis)이 있는 경우 칼슘결합단백의 결합능 증대로 이온화 칼슘수치가 감소된다. 수술후 통증이나 목의 불편감으로 과호흡을 하게 되면 호흡성 알칼리증으로 저칼슘혈증이 생길 수 있다. 혈액희석으로 혈장내 알부민수치 감소, 갑상선조작 시 calcitonin 분비증가, 혹은 신장에서 칼슘배설이 증가한 경우에도 저칼슘혈증이 유발된다. 이 밖에도 저마그네슘혈증과 고인산혈증, 스테로이드, furosemide, 에스트로겐제제(경구피임약) 등도 저칼슘혈증을 유발한다.

저칼슘혈증의 증상발현을 예방하며, 환자의 불안감을 감소시키기 위해 수술후 예방적으로 칼슘을 정주하기도 한다. 이러한 경우 수술후 첫째 날에 부갑상선호르몬 농도를 검사하여 부갑상선기능저하증 여부를 가늠할 수 있다[46].

저칼슘혈증 증상의 발현은 칼슘수치의 감소속도에도 영향을 받지만, 총 칼슘수치가 8.0mg/dl이하인 경우 뚜렷하다. 초기에는 입술과 손발의 무감각, 얼얼해짐, 불안감을 호소한다. 이때 볼의 안면신경을 툭툭 치면, 입술을 실룩거리게 되는 크보스텍징후(Chvostek sign)가 나타난다. 인구의 15%에서 혈중 칼슘농도가 정상이어도 양성을 보이며, 저칼슘혈증임에도 29%에서 음성이므로 해석에 주의를 요한다[25, 47]. 또 혈압계 압박대 등으로 팔의 혈류를 2분 정도 차단하면 손목이 뒤틀리는 경련이 생기는 트루쏘징후(Trousseau sign)도 있지만, 환자에게 고통을 주므로 유발검사는 권장되지 않는다. 적절한 칼슘공급이 이루어 지지 않으면, 의식변화, 강직, 근경련, 저혈압, 심전도상의 QT 간격 증가 등이 나타난다. 심한 강직으로 성대의 연축, 후두 경련, 간질발작까지 발현될 수 있다.

저칼슘혈증의 증상이 나타나면 10-20ml의 10% 칼슘글루코네이트(calcium gluconate)를 5분간에 걸쳐 정주하고, 경구 칼슘제를 증상에 따라 하루 2-10gm까지 처방한다. 칼슘제만으로 효과가 부족하거나, 수술후 4일째까지도 칼슘보충이 필요한 경우에는 비타민D를 함께 처방하는 것이 좋다. 비타민D 제제는 ergocalciferol(unhydroxylated form of vitamin D), calcifediol(25-hydroxy vitamin D), calcitriol(1,25-dihydroxy vitamin D)이 있으며, 후자가 작용시간이 짧아 초기치료에 적당하고, 반감기가 짧아서 비타민

D 중독 방지를 위한 용량 조절이 용이하다. 고인산혈증이 저칼슘혈증을 악화시키므로 불응성 저칼슘혈증에 고인산혈증이 동반된 경우엔 aluminum hydroxide gel을 경구 복용시키면 섭취되는 인산과 결합되어 인산의 배설을 증가시키므로 도움이 된다. 또한 고칼슘뇨증을 chlorothiazide로 개선시킬 수 있다[48].

8 림프액 유출(Chyle leak)

경부림프절 절제술을 함께 시행한 경우, 약 1%미만에서 림프액 유출이 발생할 수 있다. 배액량이 많지 않은 경우 저지방식이 또는 완전정맥영양법(total parenteral nutrition)을 하며 보존적으로 기다려볼 수 있지만, 하루 배액량이 500 ml 이상인 경우 수술이 필요할 수 있다[49].

9 갑상선중독발증(Thyrotoxic storm, Thyroid crisis)

오늘날은 갑상선기능을 정상화시킨 다음에 수술을 시행하므로 드물게 되었지만, 갑상선중독발작은 갑상선기능항진증 수술후 발생할 수 있는 무서운 합병증이었다. 갑상선중독증의 임상양상이 극단적으로 발현되어, 빈맥, 발열, 구역 및 구토, 혼수, 심부전과 간부전 등으로 약 5%의 사망률을 보인다.

발병기전은 명확하지 않으며, 혈청 갑상선호르몬의 절대수치가 주요인자는 아니다. T3와 T4수치가 다른 갑상선중독증에 비해 확연히 높지도 않고, 갑상선호르몬제를 잘못 과량 복용하여도 갑상선중독발증이 나타나지는 않는다. 다만 스트레스나 질병 등이 유발인자로 작용하여 갑상선호르몬결합단백들이 급격히 감소하면, 활성도가 높은 유리갑상선호르몬의 분획이 갑자기 증가하여 갑상선중독발증이 일어난다고 추정된다[48].

갑상선기능항진증 환자의 수술전에 다음과 같은 전처치를 하여야 한다. 항갑상선제(propylthiouracil, methimazole)를 써서 갑상선호르몬 수준을 정상화 시키고, 베타차단제(propranolol)를 처방하여 갑상선기능항진증의 증상을 개선시키며, 요오드제(Lugol 용액, potassium iodode)를 수술 1주전에 투여하여 갑상선의 혈류를 감소시킨다.

만약 갑상선기능항진증 환자의 수술 중에 발열과 빈맥이 나타나면 중독발증을 의심하여, 수술을 중단하고 즉각 치료를 시작해야 한다. 수술후에 갑상선중독발증이 나타나면 증상을 완화시키는 치료와 더불어 갑상선호르몬수치를 정상화시키는 치료가 병행되어야 한다. propranolol을 정주해야 하는데 심부전, 천식 등으로 베타차단제가 금기인 환자에게는 reserpine 등으로 대체한다. 스테로이드를 정주하고, 발열을 낮추고, 요오드흡수와 갑상선 자극호르몬을 억제하며, T4의 T3로의 전환을 막는다. 충분한 수액을 공급하여 혈압을 유지하고, 얼음, 알코올 등을 이용하여 체온을 낮추고, 아세트아미노펜(acetaminophen)을 투여한다. 이후 요오드와 항갑상선제를 투여한다.

예후에 가장 중요한 인자는 조기발견과 신속한 치료이다. 또한 치료에 반응이 24시간 내에 나타나는 경우가 예후가 좋다[48].

참고문헌

1. WF B. Pioneers in thyroid surgery. Annals of Surgery 1977;185:493-504.
2. Zambudio AR, Rodriguez J, Riquelme J, Soria T, Canteras M, Parrilla P. Prospective study of postoperative complications after total thyroidectomy for multinodular goiters by surgeons with experience in endocrine surgery. Ann Surg 2004;240:18-25.
3. Sosa JA, Bowman HM, Tielsch JM, Powe NR, Gordon TA, Udelsman R. The importance of surgeon experience for clinical and economic outcomes from thyroidectomy. Ann Surg 1998;228:320-30.
4. Rosato L, Avenia N, Bernante P, et al. Complications of thyroid surgery: analysis of a multicentric study on 14,934 patients operated on in Italy over 5 years. World J Surg 2004;28:271-6.
5. Burkey SH, van Heerden JA, Thompson GB, Grant CS, Schleck CD, Farley DR. Reexploration for symptomatic hematomas after cervical exploration. Surgery 2001;130:914-20.
6. Ayyash K, Khammash M, Tibblin S. Drain vs. no drain in primary thyroid and parathyroid surgery. Eur J Surg 1991;157:113-4.

7. Kristoffersson A, Sandzen B, Jarhult J. Drainage in uncomplicated thyroid and parathyroid surgery. Br J Surg 1986;73:121-2.

8. Choe JH, Park YL, Chung YS, et al. The Use of Fibrin Tissue Glue in Thyroid Surgery;A randomized-Prospective Trial. Korean J Endocrine Surg 2007;7:107-10.

9. Ruark DS, Abdel-Misih RZ. Thyroid and parathyroid surgery without drains. Head Neck 1992;14:285-7.

10. Flynn MB, Lyons KJ, Tarter JW, Ragsdale TL. Local complications after surgical resection for thyroid carcinoma. Am J Surg 1994;168:404-7.

11. Burge MR, Zeise TM, Johnsen MW, Conway MJ, Qualls CR. Risks of complication following thyroidectomy. J Gen Intern Med 1998;13:24-31.

12. Benzarti S, Miled I, Bassoumi T, et al. [Thyroid surgery(356 cases): risks and complications]. Rev Laryngol Otol Rhinol(Bord) 2002;123:33-7.

13. Rosato L, Avenia N, De Palma M, Gulino G, Nasi PG, Pezzullo L. [Complications of total thyroidectomy: incidence, prevention and treatment]. Chir Ital 2002;54:635-42.

14. Rosato L, Mondini G, Ginardi A, Clerico G, Pozzo M, Raviola P. [Incidence of complications of thyroid surgery]. Minerva Chir 2000;55:693-702.

15. Tabet JC, Johnson JT. Wound infection in head and neck surgery: prophylaxis, etiology and management. J Otolaryngol 1990;19:197-200.

16. Toniato A, Mazzarotto R, Piotto A, Bernante P, Pagetta C, Pelizzo MR. Identification of the nonrecurrent laryngeal nerve during thyroid surgery: 20-year experience. World J Surg 2004;28:659-61.

17. Goncalves Filho J, Kowalski LP. Surgical complications after thyroid surgery performed in a cancer hospital. Otolaryngol Head Neck Surg 2005;132:490-4.

18. Hermann M, Alk G, Roka R, Glaser K, Freissmuth M. Laryngeal recurrent nerve injury in surgery for benign thyroid diseases: effect of nerve dissection and impact of individual surgeon in more than 27,000 nerves at risk. Ann Surg 2002;235:261-8.

19. Beldi G, Kinsbergen T, Schlumpf R. Evaluation of intraoperative recurrent nerve monitoring in thyroid surgery. World J Surg 2004;28:589-91.

20. Hillermann CL, Tarpey J, Phillips DE. Laryngeal nerve identification during thyroid surgery -- feasibility of a novel approach. Can J Anaesth 2003;50:189-92.

21. Randolph GW, Kobler JB, Wilkins J. Recurrent laryngeal nerve identification and assessment during thyroid surgery: laryngeal palpation. World J Surg 2004;28:755-60.

22. Crumley RL. Repair of the recurrent laryngeal nerve. Otolaryngol Clin North Am 1990;23:553-63.

23. Crumley RL. Update: ansa cervicalis to recurrent laryngeal nerve anastomosis for unilateral laryngeal paralysis. Laryngoscope 1991;101:384-7; discussion 8.

24. Crumley RL. Unilateral recurrent laryngeal nerve paralysis. J Voice 1994;8:79-83.

25. Netterville JL, Aly A, Ossoff RH. Evaluation and treatment of complications of thyroid and parathyroid surgery. Otolaryngol Clin North Am 1990;23:529-52.

26. Fewins J, Simpson CB, Miller FR. Complications of thyroid and parathyroid surgery. Otolaryngol Clin North Am 2003;36:189-206, x.

27. Friedman M, LoSavio P, Ibrahim H. Superior laryngeal nerve identification and preservation in thyroidectomy. Arch Otolaryngol Head Neck Surg 2002;128:296-303.

28. Cernea CR, Ferraz AR, Furlani J, et al. Identification of the external branch of the superior laryngeal nerve during thyroidectomy. Am J Surg 1992;164:634-9.

29. Cernea CR, Ferraz AR, Nishio S, Dutra A, Jr. Hojaij FC, dos Santos LR. Surgical anatomy of the external branch of the superior laryngeal nerve. Head Neck 1992;14:380-3.

30. Peppard SB, Dickens JH. Laryngeal injury following short-term intubation. Ann Otol Rhinol Laryngol 1983;92:327-30.

31. Ozbas S, Kocak S, Aydintug S, Cakmak A, Demirkiran MA, Wishart GC. Comparison of the complications of subtotal, near total and total thyroidectomy in the surgical management of multinodular goitre. Endocr J 2005;52:199-205.

32. Reeve T, Thompson NW. Complications of thyroid surgery: how to avoid them, how to manage them, and observations on their possible effect on the whole patient. World J Surg 2000;24:971-5.

33. Bergamaschi R, Becouarn G, Ronceray J, Arnaud JP. Morbidity of thyroid surgery. Am J Surg 1998;176:71-5.

34. Harness JK, Fung L, Thompson NW, Burney RE, McLeod MK. Total thyroidectomy: complications and technique. World J Surg 1986;10:781-6.

35. Ryan JA, Jr. Lee F. Effectiveness and safety of 100 consecutive parathyroidectomies. Am J Surg 1997;173:441-4.

36. Punch JD, Thompson NW, Merion RM. Subtotal parathyroidectomy in dialysisdependent and post-renal transplant patients. A 25-year single-center experience. Arch Surg 1995;130:538-42; discussion 42-3.

37. Schwartz AE, Friedman EW. Preservation of the parathyroid glands in total thyroidectomy. Surg Gynecol Obstet 1987;165:327-32.

38. Pattou F, Combemale F, Fabre S, et al. Hypocalcemia following thyroid surgery: incidence and prediction of outcome. World J Surg 1998;22:718-24.

39. Adams J, Andersen P, Everts E, Cohen J. Early postoperative calcium levels as predictors of hypocalcemia. Laryngoscope 1998;108:1829-31.
40. McHenry CR, Speroff T, Wentworth D, Murphy T. Risk factors for postthyroidectomy hypocalcemia. Surgery 1994;116:641-7; discussion 7-8.
41. Mittendorf EA, Merlino JI, McHenry CR. Post-parathyroidectomy hypocalcemia: incidence, risk factors, and management. Am Surg 2004;70:114-9; discussion 9-20.
42. Rice DH. Surgery of the parathyroid glands. Otolaryngol Clin North Am 1996;29:693-9.
43. Shaha AR, Jaffe BM. Parathyroid preservation during thyroid surgery. Am J Otolaryngol 1998;19:113-7.
44. Shaha AR, Burnett C, Jaffe BM. Parathyroid autotransplantation during thyroid surgery. J Surg Oncol 1991;46:21-4.
45. Lo CY, Lam KY. Postoperative hypocalcemia in patients who did or did not undergo parathyroid autotransplantation during thyroidectomy: a comparative study. Surgery 1998;124:1081-6; discussion 6-7.
46. Uruno T, Miyauchi A, Shimizu K, et al. A prophylactic infusion of calcium solution reduces the risk of symptomatic hypocalcemia in patients after total thyroidectomy. World J Surg 2006;30:304-8.
47. Fonseca OA, Calverley JR. Neurological manifestations of hypoparathyroidism. Arch Intern Med 1967;120:202-6.
48. Waldstein SS. Medical complications of thyroid surgery. Otolaryngol Clin North Am 1980;13:99-107.
49. Nussenbaum B, Liu JH, Sinard RJ. Systematic management of chyle fistula: the Southwestern experience and review of the literature. Otolaryngol Head Neck Surg 2000;122:31-8.

20 갑상선수술의 간호

1 서론

갑상선암은 최근 건강검진의 활성화와 검진 기술의 발달과 더불어 현저히 증가하는 암이다. 2007년 주요 암 발생 현황에 따르면 국내에서 발생하는 암 중에서 두 번째로 흔하며 여성암 중에서는 1위를 차지, 특히 여성에서 가장 급격하게 발생이 증가되는 암이다. 대부분의 환자분들이 일차기관과 건강검진을 통해 진단을 받게 되며 확진과 치료를 위해 갑상선 전문의가 있는 병원을 방문하여 진료를 받게 된다. 갑상선암의 진단에 가장 유용한 세침흡입검사는 검체수집의 특성상 확진을 결정하기에 미흡하며 특히 여포암의 경우에는 진단이 어렵다.
최근 갑상선암에서 내시경과 로봇을 이용한 갑상선절제 술기의 발달과 더불어 치료선택의 폭이 넓어지고 있으며 이는 전통적인 갑상선절제술의 단점인 목에 흉터를 남기는 수술후 미용적 문제를 해결하고 있다.

2 입원전 준비

갑상선암의 수술전 검사는 전신마취와 수술에 필요한 혈액검사와 흉부X-ray, 경부X-ray, 갑상선CT, 갑상선초음파가 있으며 기저질환에 맞추어 폐기능 검사와 심장 초음파검사 등이 이루어진다. 특히 내시경적 갑상선절제술은 사전에 갑상선CT촬영 후 주변조직 침윤과 경부림프절전이가 없는 분화갑상선암의 경우에 시행되므로 수술 전 갑상선 전문의의 판정이 필요하다.

입원 전 주의사항으로는 출혈을 유발시키는 약물, 혈소판 응집 억제제(아스트릭스, 어린이 로날 정, 아스피린 프로텍트정, 플라빅스 크리드정, 디스그랜정, 프레탈정 등), 항응고제(와파린), 은행잎제제(타나칸정, 타나민정, 기넥신 정 등) 등은 수술 전 복용을 중지하여야 한다. 개인의 상태에 따라 약물 중단 시기가 달라지므로 처방의사와 상담후 중지해야 한다. 갑상선암의 발생 위험을 감소시키기 위해서는 방사선노출과 요오드결핍을 피해야 하는 것으로 보고되었다. 수술 전 검증되지 않은 민간요법이나 식이요법은 갑상선암의 치료에 영향이 없으므로 권장되지 않는다.

① 수술 전 검사: 혈액검사, CT, 초음파, 흉부와 경부 X-ray, 폐기능검사,
심장 초음파검사 등

② 수술 전 주의사항: 출혈 유발 약물복용 중지
검증되지 않은 민간요법 중지
제한되는 음식은 없다.

3 입원후 준비

최근 갑상선암은 초기에 증상이 없이 발견되는 경우가 대부분이며 증상을 동반한 경우는 드물다. 그러나 갑상선암 진단후 많은 환자에서 성대 이상 관련 증상들을 호소하는 경우가 많으며 이는 대부분 비특이적 소견이다. 그러나 수술후 성대신경 손상과 관련된 합병증 발생가능성을 고려해서 수술 전 이비인후과에서 성대검사를 한다. 수술 전 항생제 피부반응검사를 하고 내시경과 로봇을 이용한 갑상선절제술을 받는 환자의 경우 목에서부터 양쪽 겨드랑이 제모를 추가로 시행한다. 그리고 수술동의서를 작성한다.

① 입원후 준비: 이비인후과 검진
항생제 반응 검사
수술부위 제모 (내시경과 로봇을 이용한 수술 환자만)

② 수술동의서 작성

4 수술 직전 준비

항생제를 1회 투여하며 수술시간에 따라 방광에 지나친 무리가 갈수 있기 때문에 소변을 보도록 교육한다. 장신구 틀니와 속옷 등을 제거한다.

① 수술 직전 준비: 항생제 투여,
소변 보기,
장신구, 틀니, 속옷 등 제거후 환의만 착용,
환자 팔찌 착용

5 수술 후 간호

수술후 목안에 혈액과 조직삼출액이 고이는 것을 방지하기 위해 배액관이 삽입된다. 배액관이 막히지 않도록 틈틈이 배액관 튜브를 눌러 주고 배액량이 많거나 배액물의 양상을 파악하여 출혈의 합병증을 발견하는 것이 중요하다. 무엇보다도 부주의로 튜브가 빠지지 않도록 주의한다.
상처부위 출혈을 예방하고 숨쉬기 편하도록 비스듬히 앉은 자세를 유지하며 심호흡을 통한 폐확장을 유도한다. 이때 과격한 기침은 상처부의 압력을 높여 출혈을 유발시키므로 제한하여야 한다. 기도부종으로 인한 호흡곤란 시 보조적 산소요법을 시행한다.
병실 도착 6시간 후 물을 마실 수 있고 수술부위 부종과 통증이 동반 시에는 부드러운 죽식으로 식이를 시작한다. 통증감소를 위해 얼음 등 찬 음식을 섭취하도록 하며 필요한 경우 진통성분이 섞인 가글약을 사용하여 통증을 경감시킨다. 대부분 환자의 경우 1-2일이 지나면 통증은 감소하게 된다. 수술 다음날부터 갑상선호르몬제를 식전에 복용하도록 한다.

수술후 손발이 저리거나 입주위에 마비증상이 동반되는 저칼슘혈증과 갑자기 목이 부어 오르면서 숨쉬기 힘들어지는 출혈합병증은 즉각적인 조치가 필요하므로 수술 전 환자교육 시 주의사항에 대해 알려주고 합병증 유무를 관찰한다.

수술후 2-3일동안은 수술상처를 열어 보지 않으며 배액량을 매일 측정하여 하루 배액량이 35 cc정도로 줄면 배액관을 제거한다.

수술후 24시간 지난 후 수술후 발생할 수 있는 수술부위 유착을 예방하기 위해 목운동을 권장한다.

내시경과 로봇 수술을 받은 환자는 수술 부위 지지와 출혈 예방을 위한 압박밴드(chest band)를 착용한다. 수술후 초기에는 압박의 강도와 수술부위 보호를 위하여 압박밴드 안에 수술용 압박거즈를 덧댄다. 퇴원후 2-3일 뒤 압박거즈는 제거하고 압박밴드만 약 2주간 착용하도록 한다.

① 수술후 간호: 출혈 경향 파악 (활력징후, 호흡 양상, 배약배액 양상 확인)
배액관의 개방성 확인,
심호흡 격려,
통증 조절 (진통제가 섞인 가글약 함수, 얼음이나 빙과류 섭취)
저칼슘혈증 확인 (손이나 발끝 저림, 입술주위 얼얼함, 경련반응, 크보스텍(+), 트루소징후(+)),
수술후 목운동 격려,
내시경과 로봇 수술 시 적용하는 압박밴드(chest band) 2주간 착용

② 수술후 목운동 : 유착을 방지 하기 위해서 시행한다.

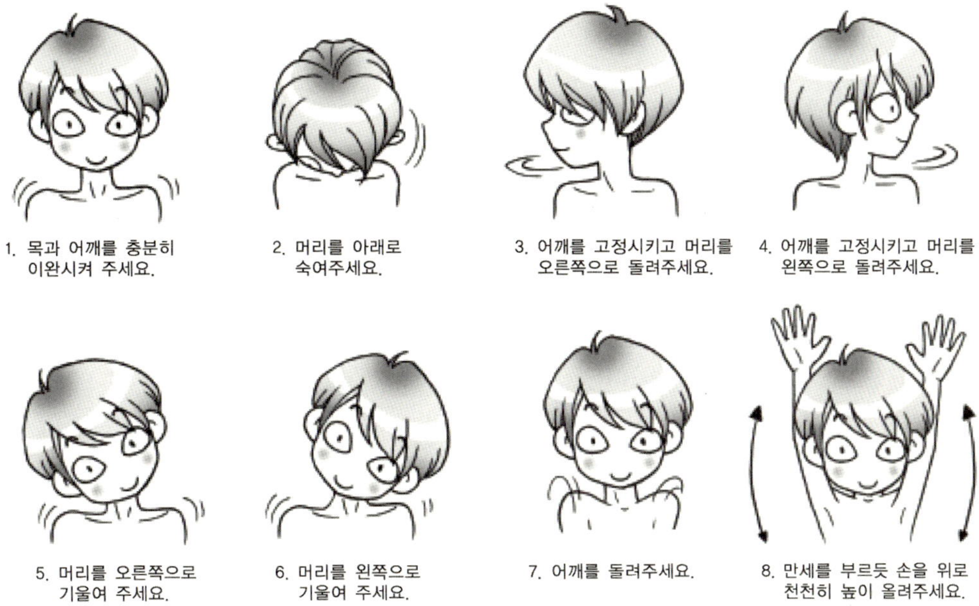

6 퇴원 교육

퇴원후 일상생활에는 지장이 없으나 지나치게 무거운 물건을 들거나 과격한 운동은 상처부위 압력을 높여 출혈을 유발시킬 수 있으므로 2주 정도 제한한다. 상처가 완전히 아무는데 약 5–7일 정도가 걸리므로 이 기간에는 상처에 직접 물이 들어가지 않도록 주의한다. 특별한 문제가 없으면 퇴원후 따로 소독을 시행하지 않는다.

사우나와 수영은 두 달 정도 지난 후에 가능하며 만약 퇴원 후에 손이 저리고 팔다리가 뒤틀리는 증상이 있거나 38도 이상의 열이 나거나 상처가 빨갛게 붓고 고름이 나오는 경우, 목이 붓고 숨쉬기 곤란한 경우 응급실을 방문하도록 교육한다.

수술 전·후 특별히 금기되거나 권장되는 식품은 없으며 방사성요오드치료가 예정된 경우만 치료 전 요오드함유 식품을 제한한다.

방사선요오드치료는 암의 조직형, 크기, 개수, 근육이나 신경 등 주변조직 침윤, 림프절전이 여부, 원격전이 여부, 환자의 나이 등을 고려하여 시행하게 된다. 방사선요오드치료는 수술후 약 6주 이후부터 시행 된다. 병리소견에 따라 치료 용량, 치료 일정이 계획된다. 치료 전 준비로 2주간 갑상선호르몬제 복용을 감량하고 다음 2주간 갑상선호르몬 복용을 중단하면서 동시에 요오드함유 음식을 제한한다.

① 퇴원후 간호: 무거운 물건 들거나 과격한 운동, 정맥압이 상승하는 자세 제한
상처는 약 1주간 건조하게 유지
출혈과 감염 증상이 있는 경우 응급실 방문하도록 교육

② 방사성요오드치료 전 준비: 4주 전부터 갑상선 호르몬 복용 감량
2주 전부터 갑상선 호르몬 중단 + 저요오드 식이

③ 방사성요오드치료: 치료 당일
(환자의 병기에 따라 30mCI(밀리큐리)–200mCl 방사성요오드 알약 복용)

④ 치료후 경과 관찰 (알약 복용 5일 째 I–131 Wholebody Scan 시행)

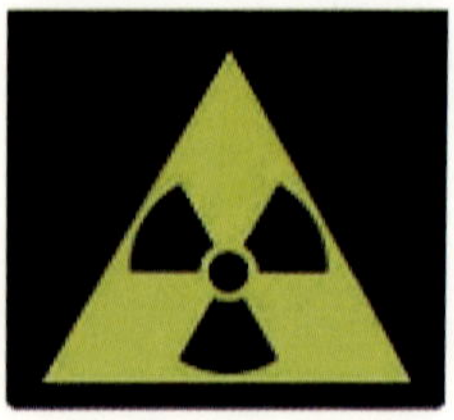

주의 사항

① 가족과 일정 거리 유지
② 3L 이상 수분섭취, 2시간 마다 소변
③ 껌이나 레몬 등 섭취, 침샘자극
④ 방사성요오드가 대소변이나 땀, 침으로 배출되므로, 변기 물 여러 번 내리기

표 20-1. 방사성요오드 전신스캔이나 치료 전 허용식품과 제한식품

허용식품	제한식품
• 쌀, 밀가루, 껍질 벗긴 감자와 고구마 • 소고기, 닭고기, 콩, 두부 • 대부분의 야채: 배추, 당근, 오이, 버섯, 상추, 양파, 무, 시금치 등 • 양념류: 파, 마늘, 생강, 식초, 고춧가루, 겨자가루, 와사비가루, 후추가루 등 • 소금을 첨가하지 않은 견과류 • 맛소금, 한주소금, 무요오드소금 • 식물성기름 • 설탕 • 케찹	• 해초류 : 김, 미역, 파래, 다시마 • 해산물: 대부분의 바다생선, 게, 새우, 조개 등 • 유제품: 우유, 치즈, 요플레, 아이스크림, 생크림 등 • 다시마 국물 우동, 라면, 인스턴트 스프 • 씨리얼(콘후레이크), 다시다류, • 계란노른자와 계란으로 만든 마요네즈 • 초콜렛, 우유나 계란이 들어간 과자류 • 적색식용색소가 사용된 게맛살, 적색어묵, 소세지, 햄, 음료류 • 천일염(구운소금, 죽염 포함)과 외국산 요오드소금 • 천일염으로 담근 장류와 김치, 장아찌, 젓갈류 • 소금이 포함된 견과류와 과자류

7 퇴원후 외래방문

대개 퇴원 2주 후에 외래를 첫 방문하여 조직검사 결과에 따라 방사성동위원소치료 여부를 결정하며, 술후 환자의 삶의 질의 향상을 위해서 내분비외과와 핵의학과와 협진하여 외래 추적관찰을 한다.

참고문헌

1. 윤여규 외. 갑상선암이 보인다, 서울: 도서출판 의학문화사, 2008.

21 분화갑상선암의 수술 후 핵의학적 치료

1 서론

분화갑상선암의 수술 후 핵의학적 치료는 ① 수술 후 잔여 갑상선의 방사성요오드 제거(radioiodine ablation)와 ② 이미 알려진 전이에 대한 방사성요오드치료(radioiodine treatment)로 나뉜다. 방사성요오드 ^{131}I이 갑상선과 분화된 갑상선암에 섭취되는 특성을 이용하므로 갑상선유두암, 갑상선여포암, 허들세포암(Hürthle cell carcinoma)을 대상으로 한다. 요오드가 나트륨-요오드공동운반체(sodium iodide symporter, NIS)에 의해 갑상선조직과 갑상선암에 모이는 특징을 이용한 분자추적치료(molecular targeted therapy)로 다른 장기에 미치는 영향이 적어 부작용이 적은 것이 특징이다.

방사성요오드 제거는 수술 후 잔여 갑상선조직을 완전히 제거함으로써 ① 국소재발의 위험도 감소와 ② 치료 후 경과 관찰시 재발유무를 확인하기 위한 전신방사성요오드 스캔(^{123}I or ^{131}I whole body scan)과 혈청 갑상선글로불린(thyroglobulin, Tg)의 판정을 용이하게 하기 위하여 시행한다. 갑상선전절제술은 부갑상선의 기능저하가 우려되는 경우, 일부 잔여 갑상선조직이 남게 되는 근전 또는 갑상선아전절제술(near total or subtotal thyroidectomy)을 시행하는데 정상 갑상선조직이 잔존해 있으면 치료목적으로 투여된 방사성요오드 ^{131}I이 정상조직에 대부분 섭취되어 재발 또는 전이병변에 섭취가 잘 되지 않는다. 이는 정상 갑상선의 경우 갑상선 세포막에 있는 NIS에 의해 세포내로 들어간 방사성요오드가 여포(follicle) 내부의 갑상선글로불린(thyroglobulin)에 결합하여 조직 내에 오래 머물게 되나 갑상선암조직은 여포를 형성하지 않아 세포내에 들어갔어도 다시 빠져나오기 때문이다.

사망률이 낮은 저위험군의 갑상선유두암에서는 방사성요오드 제거 효과를 관찰하지 못하여, 방사성요오드 잔여 갑상선제거술은 다음의 환자에게 권장한다.

① III, IV 병기 환자

② 45세 이하인 모든 II 병기 환자와 45세 이상인 대부분의 II 병기 환자

③ 일부의 I 병기 환자

- 병소가 여러 개이거나 림프절전이가 있는 경우
- 갑상선 밖의 조직이나 혈관으로 침범한 경우
- 예후가 나쁜 조직형(키큰세포 변이종, 원주형세포 변이종, 섬형)일 경우

2 방사성요오드의 투여량과 투여방법

투여량은 경험적인 방법과 원격전이의 경우 결정장기인 골수가 견디는 최대의 용량을 계산하여 투여하는 방법이 있다. 경험적인 방법은 보통 체격의 성인인 경우 1회 투여량으로 잔여 갑상선만 제거할 경우 2.8−3.7GBq(75−100mCi), 목주위 림프선에 전이 병소가 있는 경우엔 5.5−6.5GBq(150−175mCi), 원격전이가 있는 경우는 7.4GBq(200mCi)를 투여한다(표 21−1). 골전이 병소의 방사성요오드치료는 덜 성공적이며, 외부 방사선조사나 수술이 필요한 경우가 있다. 환자가 견딜 수 있는 최대 용량 투여는 저용량(1mCi)의 방사성요오드 투여 후 4일까지 시간 별로 전신스캔과 혈액을 채취하여 환자마다의 잔류시간을 측정하여 혈액에 조사되는 방사선량을 2Gy까지 허용하는 최대 용량을 계산한다. 이 방법을 이용하여 최대 22GBq(600mCi)까지 투여한 예가 있으나 백혈병의 발생 위험이 높아 잘 시행하고 있지 않다.

표 21-1. 분화갑상선암의 방사성요오드 ^{131}I 경험적 치료용량

목적	용량	
	GBq	mCi
잔여 갑상선제거	1.1-3.7	30-100
경부 림프절전이	5.5-6.5	150-175
원격전이	7.4	200

1.1GBq(30 mCi) 이상 투여할 경우 원자력법 시행령에 따라 주변사람들의 방사선 피폭을 줄이기 위하여 환자의 체내에서 방사성요오드가 상당수 빠져 나갈 때까지 1–4일간 격리를 하여야 한다. 그러나 납으로 차폐가 되어 있고 독립배기, 독립정화조가 설치된 격리병실의 부족으로 인하여 고용량의 방사성요오드 제거 또는 치료 환자의 대기가 길어 외래에서 1.1GBq의 저용량 투여를 시행하기도 한다.

1.1GBq 투여는 고용량에 비해 여러 번 투여해야 잔여 갑상선이 제거되는 경우가 많고 일부 제거가 잘 안되어 고용량으로 다시 제거하는 경우도 있다(그림 21–1). 외국의 연구에서는 1.1–3.7GBq(30–100mCi)의 ^{131}I은 대체로 비슷한 성공률을 보이나 우리나라의 경우 1회에 제거되는 확률이 1.1GBq은 25%이며 고용량은 50%로 서양이 비해 낮은데 평상시 요오드섭취가 많기 때문으로 추정된다. 또한 수술 후 남아있는 잔여 갑상선의 정도에 따라 달라지는 데 전절제술이 아닌 아전절제술은 고용량을 투여하는 것이 효과적이다. 저위험군의 환자에서는 성공적인 잔여 갑상선제거에 필요한 최소 용량(1.1-3.7GBq, 30-100mCi)이 선택될 수 있다. 현미경적 잔여병소가 의심되거나 확인되었을 경우, 혹은 예후가 나쁜 조직형일 경우(예를 들어 키큰세포 변이종, 원주형세포 변이종, 섬형) 고용량(3.7–7.4GBq, 100–200mCi)이 적절하다. 방사성요오드를 이용한 성공적인 잔여 갑상선제거는 일반적으로 진단적 전신스캔에서 육안으로 방사능을 확인할 수 없는 것으로 정의한다. 재투여가 필요할 때에는, 말초혈액의 백혈구수와 혈소판수를 확인하고 일반적으로 4–6개월 사이에 시행한다.

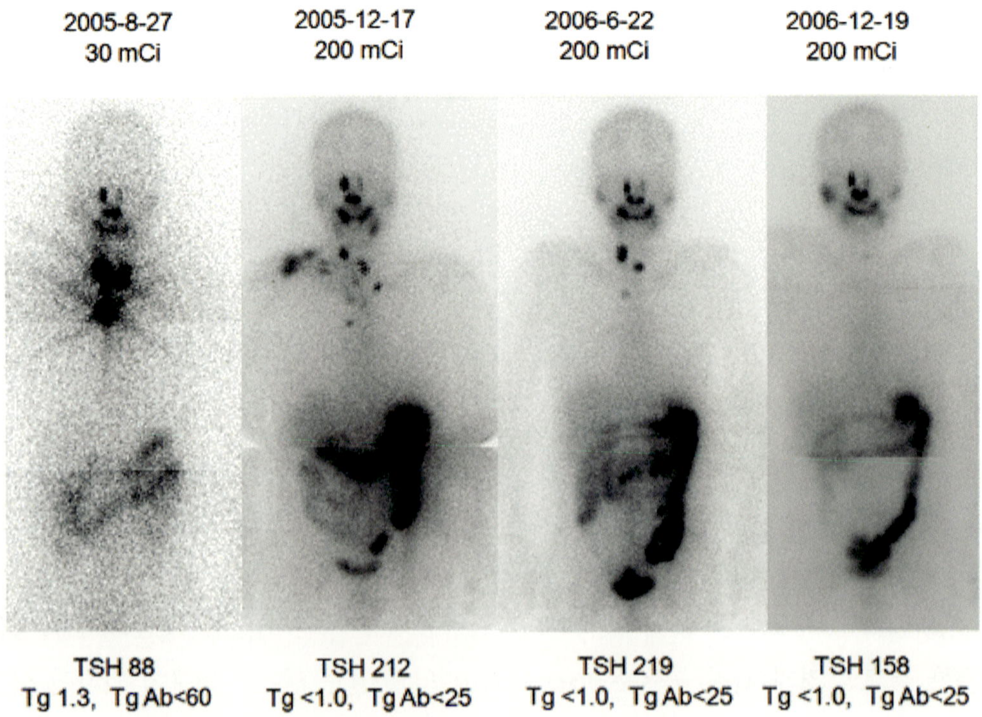

그림 21-1. 갑상선유두암 환자에서 방사성요오드치료

1.1 GBq(30 mCi)의 방사성요오드치료 후 전신스캔에서 잔여 갑상선 이외에 종격동의 림프절전이가 관찰된다.
약 4개월 후 7.4 GBq(200 mCi)의 고용량을 투여한 후 시행한 전신스캔에서는 이전에 관찰되지 않던 쇄골상 림프절도 관찰된다.
이는 잔여 갑상선이 많이 남아 있을 경우 종양조직에는 상대적으로 적게 섭취되기 때문이다.
6개월 후 다시 시행한 7.4 GBq 치료 후 스캔에서 이전보다 섭취 개수가 줄었으며 다시 6개월 후 시행한 7.4 GBq 치료 후 스캔에서는 모든 섭취가 사라졌음을 확인할 수 있다.

^{131}I 투여는 캡슐 또는 용액으로 복용되고 있다. 최근에는 용량별로 캡슐이 나와 복용시 실수로 흘리는 오염의 우려가 적어 용액보다 선호되고 있다. 용액의 경우 370MBq(10mCi) 이하의 진단용으로 주로 사용된다. 고용량의 방사성요오드를 투여할 때에는 구토를 우려하여 공복상태에서 복용시키며 한 컵 이상의 물과 함께 복용시키고 그 뒤엔 움직이도록 권장한다. 움직이지 않는 경우 ^{131}I 캡슐이나 용액이 위벽의 일부에 부착해서 장시간 머물러 위벽이 받는 선량이 높아질 것을 우려하기 때문이다. 복용 후 병소에 흡수되지 못한 방사성요오드는 24시간 내에 소변을 통해 가장 많이 배출되는데, 이를 잘 배출시켜 불필요한 방사선피폭을 줄이기 위해 하루 2L 이상의 물을 마시는 것을 권장한다. 치료 후에 가장 많은 환자들이 호소하게 되는 부작용은 방사성요오드가 침샘으로 분비되어 침샘의 염증에 의한 증상들인데, 이러한 부작용을 줄이

기 위해 사탕, 과일, 비타민C 등 신음식을 2-4시간마다 먹거나 물고 있게 하여 침샘에 침이 지속적으로 고여 있지 않도록 빼주어야 한다. 신맛이 나는 음식을 조기에 음용하는 경우 침샘을 자극하여 오히려 방사성요오드의 침샘 섭취가 높아질 것을 우려하여 ^{131}I 복용 후 24시간 후에 음용하는 것이 좋다는 보고가 있다. 변비가 심한 경우 장내에 방사성요오드가 오랫동안 체내에 남아있지 않도록 변비치료용 완화제를 사용한다.

3 방사성요오드치료 전 준비사항

1) 갑상선자극호르몬(TSH)의 자극

방사성요오드 투여로 잔여 갑상선을 제거할 때, 전신스캔과 혈청 Tg농도의 측정을 이용한 추후의 경과 관찰 등에는 TSH 자극이 필요하다. 후향적 연구에 의하면 혈청 TSH 농도가 30mU/L 이상일 경우 종양의 방사성요오드 섭취가 증가함이 관찰되었다. 방사성요오드 잔여 갑상선제거술을 위하여 LT_4 중단이나 rhTSH 자극을 모두 이용할 수 있다. 내인성 TSH 농도는 3-4주간 levothyroxine(LT_4)을 중단하여 증가시킬 수 있다. 갑상선절제술 후 1달 뒤에 방사성요오드치료를 시행하는 이유는 체내 갑상선호르몬이 낮아져 혈청 TSH를 올리기 위함이다. 이 경우 우울증, 부종, 변비 등 갑상선호르몬 저하증상이 나타나 재치료 시에는 이 기간을 줄이기 위하여 LT_4보다 혈중 반감기가 짧은 Levotriiodothyronine(LT_3)로 바꾸어 사용하는 방법이 있다. LT_4를 LT_3으로 변경하여 2주간 지속한 후 2주간 LT_3를 중단하고 ^{131}I을 투여하는 방법이 많이 시행되고 있다. 갑상선기능저하 상태를 견디지 못하거나 내인성 TSH를 충분히 생성할 수 없는 일부 환자에서 재조합인간갑상선자극호르몬(recombinant human thyrotropin, rhTSH, Thyrogen™)으로 성공적인 방사성요오드 잔여 갑상선제거를 시행한 보고가 있다. LT_4 중단에 의한 고통이 심하거나, 65세 이상, 심폐기능저하, 갑상선암 증식이 빠른 경우 방사성요오드치료 1일전 LT_4를 중단하고 rhTSH 0.9mg을 2일전과 하루 전에 두 번 근육주사를 한 뒤 방사성요오드를 투여하고 다음날 LT_4를 다시 복용한다. 재발이나 전이병변에서 rhTSH 사용은 일부 효과가 있다는 보고도 있으나 효과가 없거나 심지어 재발병소의 갑작스러운 부종이 관찰된 경우도 있어 권장하지 않는다.

표 21-2. 30 mCi ^{131}I을 이용한 잔여 갑상선제거

	치료 환자수	잔여 갑상선제거	잔여 갑상선 일부 제거	변화 없음
1회 치료	255	61(24%)	118(46%)	76(30%)
2회 치료	149	33(22%)	40(27%)	76(51%)
3회 치료	93	23(25%)	20(22%)	50(54%)
4회 치료	52	4(8%)	15(29%)	33(63%)
5회 치료	36	7(19%)	7(19%)	21(58%)
6회 치료	6	1(17%)	3(50%)	2(33%)
7회 치료	6	2(33%)	3(50%)	1(17%)
8회 치료	1	0	1(100%)	0
9회 치료	0	0	0	0
10회 치료	1	0	1(100%)	0

표 21-3. 고용량 ^{131}I을 이용한 잔여 갑상선제거

	치료 환자수	잔여 갑상선제거	잔여 갑상선 일부 제거	변화 없음
1회 치료	117	62(53%)	33(28%)	22(19%)
2회 치료	31	18(58%)	30(10%)	12(39%)
3회 치료	10	0	1(10%)	90(90%)
4회 치료	9	2(22%)	0	7(78%)
5회 치료	5	2(40%)	0	3(60%)
6회 치료	3	0	1(33%)	2(67%)

2) 저요오드 식이

방사성요오드 투여 전에 방사능효과의 증강을 위하여 하루 50μg 미만의 저요오드 식이가 권장된다. 저요오드식이의 적절한 기간에 대한 연구보고는 국가별로 다르며 이는 식이를 통한 요오드 섭취량이 국가별로 다른데 기인한 것으로 여겨진다. 우리나라는 식이를 통한 요오드섭취량이 하루 500μg으로 미국 200μg에 비해 높다. 미국의 경우 1–2주의 저요오드 식이를 권장하며 유럽은 3주를 권장한다. 우리나라의 경우 2–4주의 철저한 저요오드식이가 권장된다. 우리나라의 경우 천일염을 섭취할 때 포함된

요오드를 섭취하는 양이 상당하여 요오드 섭취를 엄격하게 제한하려면 천일염과 천일염이 다량 들어있는 젓갈, 김치, 장류, 장아찌 등을 같이 제한하여야 한다(표 21-4). 이는 외식을 할 수 없고 별도로 저요오드 식이를 요리하여 먹어야 함으로 환자들이 가장 어려워하는 부분이기도 하다. 요오드의 섭취원으로서 식이 이외에 비타민 제제나 약물, 소독제(포비돈 요오드)에 포함된 요오드도 있다. 특히 브롬이 포함된 진해용 감기약이 방해가 될 수 있다. 전산화단층촬영(CT)에 사용하는 조영제는 고용량의 요오드를 함유하고 있어 1회 주사량에 함유된 요오드가 15g으로 하루 식이 권장량 150μg의 10만 배에 이른다. 조영제를 주사 맞은 후 방사성요오드의 섭취감소는 3-10개월까지 영향을 주는 것으로 알려져 있어 방사성요오드의 치료는 조영제 사용 후 6개월 후로 시행하는 것을 권장한다. 따라서 방사성요오드치료가 계획되어 있을 때에는 초음파나 MRI를 이용하거나 CT촬영시에는 꼭 필요한 경우를 제외하고 조영제 사용 자제를 권장한다. 저요오드 식이를 적절히 수행했는지는 파악하기가 힘들고, 요오드를 포함한 약물은 다양하여 사전 점검에서 누락될 수도 있으므로 방사성요오드치료 전 소변 요오드 배설량을 측정함으로써 체내 요오드량이 치료에 충분할 만큼 감소되었는지 판단하여 치료 일정을 결정하는데 도움을 받을 수도 있다.

표 21-4. 방사성요오드 전신스캔이나 치료 전 허용 식품과 제한 식품

허용 식품	제한 식품
쌀, 밀가루, 껍질 벗긴 감자와 고구마 소고기, 닭고기, 콩, 두부 대부분의 야채: 배추, 당근, 오이, 버섯, 상추, 양파, 무, 시금치 등 양념류: 파, 마늘, 생강, 식초, 고춧가루, 겨자가루, 와사비가루, 후추가루 등 소금을 첨가하지 않은 견과류 맛소금, 한주소금, 무요오드소금 식물성 기름 설탕 케찹	해초류: 김, 미역, 파래, 다시마 해산물: 대부분의 바다생선, 게, 새우, 조개 등 유제품: 우유, 치즈, 요플레, 아이스크림, 생크림 등 다시마 국물 우동, 라면, 인스턴트 스프 씨리얼(콘후레이크), 다시다류, 계란노른자와 계란으로 만든 마요네즈 초콜렛, 우유나 계란이 들어간 과자류 적색식용색소가 사용된 게맛살, 적색어묵, 소세지, 햄, 음료류 천일염(구운소금, 죽염 포함)과 외국산 요오드소금 천일염으로 담근 장류와 김치, 장아찌, 젓갈류 소금이 포함된 견과류와 과자류

3) 방사성요오드치료 전 전신스캔 촬영

방사성요오드치료 전 전신스캔이나 갑상선부위 섭취율의 측정은 수술기록이나 경부 초음파로 잔여 갑상선의 양을 정확하게 확인할 수 없을 때, 검사 결과로 인해 치료 방

침이나 방사성요오드치료 용량이 달라질 때 유용할 수 있다. 그러나 진단용 ^{131}I에 의한 갑상선암의 기절효과(stunning)가 나타날 수 있다. 기절효과는 111MBq(3mCi) 이상의 ^{131}I을 투여하였을 때 두 번째 투여하는 치료용 ^{131}I의 섭취가 감소하는 효과로 진단용 ^{131}I 투여 후 4–40일 사이에 나타나며 185MBq(5mCi)로도 치료용량의 54%까지 섭취의 감소를 초래할 수 있다. 또한 전신스캔에서 잔여 정상 갑상선조직의 양이 많을 때에는 대부분의 요오드가 정상 갑상선조직에 의해 섭취되기 때문에, 국소 림프절, 상부 종격동 등의 국소적 갑상선암이나 원격 전이된 갑상선암을 놓칠 수 있다. 따라서 방사성요오드치료 전 전신스캔을 시행하지 않거나, 검사를 시행할 경우에는 74MBq(2mCi) 전후의 저용량의 ^{131}I 이나 베타선을 방출하지 않는 ^{123}I를 사용한다. ^{131}I 전신스캔은 방사성요오드 복용 후 48–72시간 사이 촬영한다. ^{123}I은 감마선만 방출하고 반감기가 13시간으로 베타선과 감마선을 같이 방출하며 반감기가 8일로 긴 ^{131}I에 비해 환자가 받는 방사선량이 적어 갑상선의 경우 1/100 정도이다. ^{123}I은 감마선 피크 에너지가 감마카메라의 조준기에 적절한 159KeV로 364KeV의 고에너지를 방출하는 ^{131}I에 비해 더 선명한 영상을 얻을 수 있다. 그러나 둘 사이의 비교연구에서 종양 발견에 대한 효과는 비슷함이 밝혀져 있으며 적절한 ^{123}I의 용량(37–370MBq, 1–10mCi) 과 투여 이후 전신스캔 촬영의 시간간격(6, 24, 48 hr)은 알려져 있지 않다. 최근에는 양전자를 방출하는 ^{124}I를 이용한 PET/CT영상이 시도되고 있는 데 PET의 특징인 고해상도와 CT를 통해 해부학적 위치를 정확히 파악할 수 있는 것이 장점이다(그림 21–2).

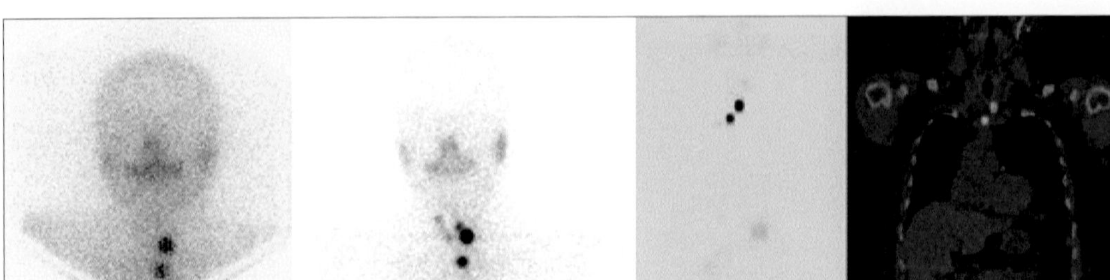

(가) 10mCi ^{131}I scan (나) 5mCi ^{123}I scan (다) 2.3mCi ^{124}I PET/CT

그림 21–2. ^{131}I, ^{123}I 감마카메라 평면영상(가, 나)과 ^{124}I PET/CT 단면영상(다)의 비교.

^{131}I 영상에 비해 ^{123}I이 더욱 선명하며 작은 병변도 추가적으로 관찰된다.
^{124}I PET/CT 영상은 선명할 뿐만 아니라 CT에서 정확한 위치도 알 수 있다.

4 방사성요오드치료 후 전신스캔 촬영

방사성요오드 투여 후에는 치료 후 전신스캔이 권장된다. 촬영시기는 일반적으로 투여 후 2-8일 사이에 시행하고 있다. 방사성요오드치료 후 전신스캔은 치료 전에 알 수 없었던 원격전이를 진단할 수 있는데 새로운 비정상적 요오드섭취는 경부, 폐, 종격동에서 가장 흔하게 발견된다(그림 21-3). 스캔에서 발견된 새로운 병변은 약 10%의 환자에서 병기에 또는 9-15%에서 치료 방침에 영향을 준 것으로 보고되었다. 원격전이는 43%가 치료 후 1년 이내에 발견되며, 23%에서 1-5년에, 9%에서 10년 이후에 발견된다.

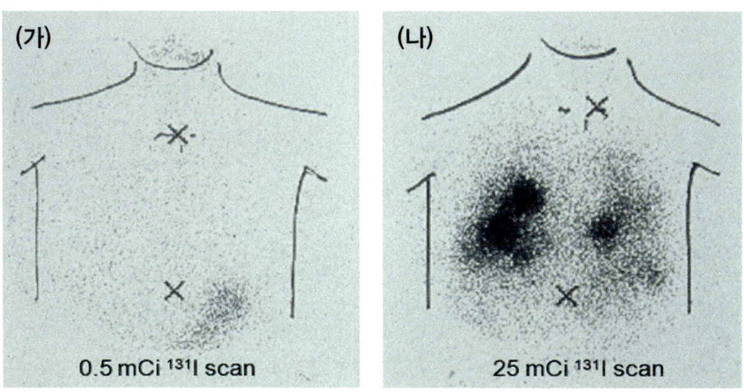

그림 21-3. 방사성요오드치료 전 스캔(가)과 치료 후 스캔(나)의 비교.
방사성요오드치료 전 스캔에서 관찰되지 않던 양측 다발성 폐전이가 치료 후 스캔에서는 관찰된다.

갑상선암에서는 원발병소와 전이병소의 조직소견이 다를 수 있다. 따라서 ^{131}I을 섭취하는 병소와 섭취하지 않는 병소를 동시에 가지고 있는 증례도 있다. 이러한 경우 섭취가 되지 않는 병소에 대해서는 수술이나 방사선조사 등 다른 치료법을 고려하여야 한다.

^{131}I 전신영상에서 비특이적 섭취로는 잔여 갑상선 외에 타액선, 유선, 위, 장관, 간, 방광, 흉선, 염증부위 그 외 치과치료를 받은 치아에 나타난다. 이하선에 비대칭성의 강한 집적이 나타내기도 하고 코감기에 걸려있는 환자에서 콧물의 저류에 의한 코끝,

흉부에서 타액의 일시적인 정체에 의해 배면상에서 식도 중간부에 섭취를 볼 수 있다. 방사성요오드 전신스캔에서 간의 미만성 섭취가 관찰되는 경우가 있다.

간은 갑상선호르몬(LT_4)이나 갑상선글로불린의 대사기관으로 간의 섭취는 이를 생성하는 갑상선조직이나 갑상선암의 존재가 있음을 의미한다. 전신스캔에서 잔여 갑상선이나 이상병변 없이 간의 미만성 섭취가 관찰된 15명을 추적 하였을 때 7명에서 폐나 목 부위에 재발이 나타난 보고가 있다.

5 부작용

^{131}I 대량 투여 후 조기에 나타나는 합병증과 장기간 뒤에 나타나는 합병증이 있다. 조기 합병증은 대부분 일시적인 현상이며 장기간 뒤에 나타나는 합병증이 문제이다.

1) 조기에 나타나는 합병증

(1) 일과성 타액선염

고용량 치료 환자의 10-30%에서 나타나며 특히 재투여 환자에서 흔하다. 타액선이 요오드를 농축하기 때문이며 치료 후 첫 3일 이내 동통, 부종이 양측으로 나타나고, 탈수 상태의 환자에서 잘 나타난다. 첫 24시간 동안 물을 많이 마시고 레몬, 신맛이 나는 사탕, 비타민C 등을 입안에 넣어 침샘을 자극하면 증세를 줄일 수 있다.

(2) 방사선위염

고용량 치료환자의 50%에서 구역을 호소한다. 물을 많이 마시게 함으로써 방지할 수 있으며 방사선요오드 복용 후 캡슐이 위벽에 부착되지 않도록 누워있지 않고 움직이게 한다.

(3) 급성 방사선질환

대량 치료 투여 후 24시간 내 일어날 수 있으며 피로감, 두통, 메스꺼움을 호소한다. 가끔 토하기도 하나 5.5-7.4GBq(150-200mCi)복용환자에서는 드물다.

(4) 갑상선중독위기

매우 드문 현상으로 잔여 갑상선조직이 크거나 기능성 전이부위의 병소가 아주 클 때 2차적으로 기능항진이 유발되며, ^{131}I 치료 전 항갑상선 제제와 베타-차단제를 투여하면 좋다.

(5) 성대마비

5.5GBq(150mCi) 치료한 예에서 보고된 매우 드문 현상으로 기관지 절개가 요구되었다. 방사성요오드치료 3일 후 부종으로 인한 신경마비(neuropraxia)로 유발되었으나 약 2개월 후 회복되었다.

(6) 골수 기능억제

대량 치료요법 1개월 이내에 나타날 수 있으며 대개는 일시적이다. 방사성요오드의 대량 축적을 받은 경우, 방사성요오드치료와 체외방사선치료를 병용한 경우, 기능성 암종에 ^{131}I의 축적농도가 증가한 경우, 심한 골전이가 있는 경우에 골수기능이 억제되며 주기적으로 혈구수를 관찰해야 한다.

(7) 국소효과

방사선염에 의해 동통, 출혈, 부종 등이 전이부위에 나타날 수 있으며 골전이가 있는 경우 특히 통증이 심하다. 뇌전이가 있는 경우 뇌출혈과 뇌부종이 유발될 수 있어 방사선조사 등을 먼저하여 증세가 호전된 후 방사성요오드를 치료해야 한다.

2) 장기간후 나타나는 합병증

(1) 골수성백혈병과 기타 종양

약 0.1% 이하에서 나타날 수 있으며 이들 환자 중 약 85%는 급성으로 주로 50세 이상의 여자에서 나타나고 나머지 15%는 만성이다. 평균 집적용량이 33GBq(910mCi)인 환자에서 보고하였으며 방사성요오드치료 후 약 3-7년 후에 나타났다.

(2) 미분화 전환(Anaplastic Transformation)

방사선조사 후 미분화암이 유발될 수 있으나 말기 갑상선암에선 ^{131}I 치료를 받지 않은 증례에서도 미분화 전환이 있으므로 방사성요오드치료와의 관계는 아직 규명되지 않았다.

(3) 무정자증(Azoospermia)

3년 동안 3회에 걸쳐 13GBq(350mCi)를 복용한 환자에서 불임을 보고한 예가 있으나 7.25-25.5GBq(196-691mCi) 치료 환자에서 19년 동안 추적한 결과 불임, 유산, 선천성 기형의 발생이 일반인과 차이가 없었다.

(4) 폐섬유증(Pulmonary Fibrosis)

폐전이가 있는 경우 방사성요오드가 병소에 많이 모여 발생되며 방사성폐렴이 유발될 수도 있으므로 주의를 해야 한다. 37GBq(1Ci) 이상의 축적 용량 후에는 주기적으로 폐기능 검사를 해서 주의깊게 관찰해야 하며 경우에 따라 스테로이드를 투여하기도 한다.

11GBq(300mCi) 이상의 군에서 골수기능억제나 간질성폐염 등 심각한 부작용의 발생빈도가 28%이었으나 11GBq 이하의 군에서는 6.6%, 7.4GBq(200mCi) 이하에서는 1.5%에 지나지 않았다. 전혈 흡수선량을 기준으로 하면 2Gy 이상의 군에서 21%, 그 이하의 군에서 3%이었다.

6 방사선 안전관리

고용량의 방사성의약품을 환자에 투여하는 경우 환자로부터 일반인이 받는 피폭량을 한도 이내로 조절하기 위해 환자를 일정기간 동안 격리시키기 위하여 입원을 시킨다. 이러한 격리의 근거로 국내는 과학기술부 고시 제98-12호 방사선량 등을 정하는 기준에 포괄적인 규제(일반인의 선량한도 연간 1mSv, 배기 또는 배수에 대한 허용농도)를 따르며 미국 원자력규제위원회(Nuclear Regulatory Commission, NRC)에서 발행한 지침서(Regulatory Guide 8.39 Release of patients administered radioactive materials)의 계산방법에 따라 각 병원마다 자체 절차서를 만들어 시행하고 있다. 이에 따라 1.1GBq(30mCi) 이상의 고용량인 경우 차폐와 특수정화조가 설치된 격리 병실에서 몸에서 상당량의 방사성요오드가 대소변으로 배출될 때까지 1-4일간 입원한다. 1.1GBq(30mCi)의 기준은 ^{131}I의 경우 투여량이 1.2GBq(33mCi) 이하이면 일상생활을 할 때 주변 사람이 받는 피폭량이 미국 일반인 연간 선량한도 5mSv를 넘지 않기 때문이다. 그러나 방사성동위원소의 치료 대상환자 수가 늘어 격리시설이 부족하고 생물학적 반감기에 의해 환자의 방사능의 감소가 촉진되어 실제 격리가 필요한 기간이 짧으므로 미국의 경우 1997년 4월 지침서를 개정하여 환자마다 개별적으로 적용할 수 있는 근거를 추가 하였다.

우리나라의 방사성동위원소 치료환자의 퇴원기준은 과학기술부고시 제2005-35호 의료분야의 방사선 안전관리에 관한 기술기준(2005년 12월 27일) 제14조(진료환자의 퇴원)에 '진료의 목적으로 방사성동위원소를 투입 또는 투여 받은 환자의 퇴원으로 인하여 다른 개인의 유효선량이 1mSv(0.1rem)를 초과할 우려가 있다고 판단되는 경우에는 다른 개인의 선량을 합리적으로 가능한 낮게 유지하도록 하기 위한 지침서를 퇴원환자에게 제공하여야 한다. 이 경우, 수유중인 신생아 또는 어린이에 대해서는 유효선량이 1mSv(0.1rem)를 초과하지 않도록 하여야 한다.'라고 되어 있다.

갑상선절제술을 받은 환자는 투여한 방사성요오드의 5%만이 잔류갑상선에 섭취되어 생물학적 반감기는 8시간 정도이고 환자의 거주상태 즉 퇴원 후 격리할 수 있는 환경에 따라 주변사람이 환자와 1m의 거리에 있을 확률(occupancy factor)이 0.25이면 미국 기준(5mSv)으로 8.9GBq(240mCi)까지도 입원이 필요 없다. 그러나 국내 기준은 1mSv이므로 이를 다시 환산하면 5.5GBq(150mCi)를 투여한 12시간 후부터 환자와 1m의 거리에 있을 확률이 0.25이면 0.997mSv로 국내법도 충족시킨다. 즉 5.5GBq을 투여받은 환자는 대소변 배설에 지장이 없고 퇴원 후 주변사람과 격리될 수 있는 경우 24시간 단기입원 후 퇴원이 가능하다. 미국의 경우 퇴원 시 지침서를 제공하여 퇴원 후 3일간 외출을 삼가하며 가족들과 1m이상의 거리를 두고 다른사람과 같은 방에서 취침하지 않도록 한다. 영유아나 임산부는 일주일간 피하며 물이나 음료수를 많이 마시게 한다. 간호사를 포함한 의료진은 입원환자가 방사성요오드를 섭취한 후에는 불필요하게 접촉할 필요는 없다. 그러나 필요한 경우 환자 간호나 진료를 해야 한다. 간호사는 방사선 수시출입자로 분류되며 병실 출입시에 필름 뱃지를 차고 출입하도록 한다(연간 선량한도 〈 12mSv). 납으로 차폐가 된 가운을 착용하고 환자와의 거리 30 cm에서는 1주당 1시간, 1 m 거리에서는 주당 10시간 이상 가까이 있지 않도록 한다. 간병인에 대한 피폭방사선량은 방사선작업종사자의 선량한도를 초과하지 아니하도록 하여야 한다(연간 선량한도 〈 50mSv, 5년간 〈 10mSV).

참고문헌

1. 고창순 편저. 핵의학. 고려의학, 1992
2. Sherman SI, Tuttle RM, Ball DW, Byrd D, Clark OH, Daniels GH, et al. National Comprehensive Cancer Network Clinical Practice Guidelines in Oncology™. Thyroid Carcinoma. V.2;2007.
3. Douglas Van Nostrand, Gary Bloom, and Leonard Wartofsky, Editors. Nostrand. Thyroid Cancer: A Guide for Patients. Keystone Press; 2004.
4. Cooper DS, Doherty GM, Haugen BR, Kloos RT, Lee SL, Mandel SJ, et al. The American Thyroid Association Guidelines Taskforce. Management guidelines for patients with thyroid nodules and differentiated thyroid cancer. Thyroid 2006; 16(2):109-42.
5. Van Nostrand D, Atkins F, Yeganeh F, Acio E, Bursaw R, Wartofsky L. Dosimetrically determined doses of radioiodine for the treatment of metastatic thyroid carcinoma. Thyroid 2002; 12(2):121-34.
6. Maenpaa HO, Heikkonen J, Vaalavirta L, Tenhunen M, Joensuu H. Low vs. high radioiodine activity to ablate the thyroid after thyroidectomy for cancer: a randomized study. PLoS ONE 2008; 3(4):e1885.
7. Chung JK, Lee YJ, Jeong JM, Lee DS, Lee MC, Cho BY, et al. Clinical significance of hepatic visualization on iodine-131 whole-body scan in patients with thyroid carcinoma. J Nucl Med 1997;38(8):1191-5.
8. 김원배, 김태용, 권혁상, 문원진, 이재복, 최영식, 김석기, 김선욱, 정기욱, 백정환, 김병일, 박도준, 나동규, 최준호, 정재훈, 정혜승, 김정한, 남기현, 장항석, 정웅윤, 홍순원, 홍석준, 이정현, 이가희, 조영석, 강호철, 송민호, 박진우, 윤종호, 강성준, 이광우. 갑상선결절과 암 진료 권고안. 대한내분비학회지 2007;22(3): 157 - 187.
9. 노지호, 김병일, 하지수, 장세중, 신혜영, 최준혁, 김도민, 김종순. 갑상선암의 방사성요오드치

료를 위한 저요오드식이 방법 차이에 따른 소변 중 요오드/크레아티닌 비의 비교. 핵의학분자영상 2006;40(6):322 - 326.
10. 김유경, 정준기, 이동수, 조보연, 정재민, 이명철, 고창순. 분화성 갑상선암에서 수술 후 I - 131을 이용한 잔여 갑상선조직의 제거 성적. 대한핵의학회지 1997; 31(3):339- 7.

VI

부갑상선

22 부갑상선의 해부학과 생리학

1 부갑상선의 발생학

머리와 목의 발생과정에서 가장 뚜렷한 특징은 인두궁(pharyngeal arch)이다. 인두궁은 발생 4주와 5주에 존재하여 이 시기 배아의 특징적인 겉모습 형성에 기여한다. 인두궁과 사이사이의 인두고랑(pharyngeal cleft)이 형성됨에 따라 동시에 인두낭(pharyngeal pouch)이 형성된다. 인두궁은 목뿐 아니라 얼굴형성에도 중요하다. 발생 5주에 셋째 인두낭 등쪽 날개의 상피가 하부갑상선으로 분화하고, 배쪽날개는 흉선을 형성한다. 두 기관의 기원은 인두의 벽으로부터 분리되는데, 이 때 흉선이 꼬리쪽과 안쪽 방향으로 이동하면서 아래부갑상선을 잡아당긴다. 흉선을 이루는 주된 부분은 빠르게 이동하여 가슴의 최종 위치에서 반대편의 흉선과 융합하지만, 꼬리 부분은 때때로 갑상선 속에 파묻힌 채로 또는 별도의 가슴샘 조직으로 존속한다. 셋째 인두낭의 부갑상선은 결국 갑상선 등쪽면에 자리를 잡고 하부갑상선을 이룬다. 하부갑상선이 갑상선 상부보다 더 높은 위치의 인두부위에서 기원한다는 것을 주목할 필요가 있다. 이는 하부갑상선의 경로가 흉선의 주행과 함께 하는 것으로 설명된다. 흉선이 가슴 쪽으로 내려감에 따라 하부갑상선도 따라 내려간다. 정상적으로는 흉선에서 떨어져 아래부갑상선이 제자리를 찾아간다. 그러나 종종 하부갑상선이 흉선에 붙어 흉곽까지 내려가기도 한다. 따라서 이소성 부갑상선은 다양한 위치에서 발견된다. 가장 흔히 발견되는 곳은 흉선내 또는 경부의 식도주위이다.

넷째 인두낭의 등쪽 날개는 상부갑상선을 형성한다. 상부갑상선은 인두의 벽으로부터 떨어질 때 꼬리쪽으로 이동 중인 갑상선에 붙어서 결국 갑상선 등쪽면에 부착된 상부갑상선이 된다.
다섯째 인두낭은 인두낭 중에서 가장 나중에 발달하며 대개는 넷째 인두낭의 일부로 간주된다. 이 주머니로부터 아가미끝소체(종새체, ultimobranchial body)가 형성되는데, 이소체는 장차 갑상선에 합류된다. 아가미끝소체(종새체) 세포로부터 갑상선의 부여포세포(parafollicular C cell)가 형성된다. 이 세포는 혈중 칼슘농도 조절에 관여하는 호르몬인 칼시토닌을 분비한다.

2 부갑상선의 해부학

작고 납작하며 타원형인 부갑상선은 갑상선의 좌우 엽의 뒷면에 위치한다. 대부분의 사람들은 부갑상선이 4개 있으나 약 5%에서는 5개 이상 갖고 있으며, 2개만 갖고 있는 사람들도 있다.
부갑상선은 정상적으로 두 쌍으로 되어 있으며 갑상선의 후면을 따라 위치한다. 상부갑상선은 발생학적으로 이동경로가 짧기 때문에 그 위치가 비교적 일정하다. 상부갑상선은 대개 반지연골의 아래모서리 높이에 위치한다. 위부갑상선의 85%가 갑상선 후면에서 하갑상선동맥과 되돌이후두신경이 교차하는 지점의 1cm 상방을 중심으로 하는 직경 2cm에 해당하는 부위에 위치한다.
반대로 하부갑상선의 위치는 범위가 좀더 넓다. 아래부갑상선은 그 위치가 다양하지만 하부갑상선의 61%정도가 갑상선의 하극 근처에 있다. 26%에서는 thyrothymic ligament내에나 흉선의 상위부에 존재한다. 흉부에 있을 때는 앞종격동에 위치한다. 드물게 7%정도에서는 갑상선 후면의 중간 1/3 지점에 위치하기도 하며 이때는 위부갑상선과 혼동되기 쉽다.
부갑상선의 위치를 찾는 방법으로는 초음파, Tc 세스타미비(sestamibi)스캔 등이 있다. 일반적으로 부갑상선의 혈액공급은 아래갑상동맥이 아래부갑상선과 위부갑상선 모두에 혈액을 공급하며 상갑상선동맥, 최하갑상선동맥, 또는 후두동맥, 기관동맥, 식도

동맥 등에서 시작된 가지도 부갑상선에 분포할 수 있다. 부갑상선의 정맥은 갑상선과 기관에 있는 갑상정맥얼기(thyroid plexus)로 배출된다.
부갑상선의 신경은 교감신경절 중경신경절(middle cervical ganglion)들에서 시작된 갑상선가지에서 유래한다. 이 신경은 분비운동신경이 아니라 혈관운동신경이다.

3 부갑상선의 정상 생리학

1) 칼슘과 인산염 대사의 조절

(1) 혈액 속에 존재하는 칼슘의 형태

대부분의 임상적 검사에서 혈청 총 칼슘치의 정상 범위는 대략 10mg/dl 이다. 전체 칼슘의 50%정도는 혈중 단백질이나 음이온과 결합되어 있다. 실제로 나머지 부분인 50%가 이온화 칼슘이며 이 형태만이 생물학적으로 활성을 나타낸다.

(2) 칼슘측정

칼슘대사 질환의 진단시 정확한 칼슘수치의 측정이 필요하다. 총 칼슘은 대부분의 검사실에서 분광광도법을 이용하여 측정한다. 비싸긴 하지만 정확도가 높아서 많이 사용되고 있다.
칼슘수치의 정확한 측정을 위해서는 오차가 발생하는 원인을 알아내는 것이 중요하다. 알부민과 혈청 단백질의 증가는 혈청 내에 많은 칼슘을 결합된 형태로 운반하게 하고 결과적으로 총 칼슘수치를 증가시킨다. 정맥을 통한 채혈시 압박용 고무줄을 너무 오래 묶어둔 경우에도 칼슘수치가 1mg/dl 정도까지 올라갈 수가 있다. 중심정맥도관에서 채혈을 할 경우도 흔히 있을 수 있는데 이는 칼슘수치가 낮게 측정된다.
이온화 칼슘의 측정은 외부 공기 노출이 없게 채혈되어 냉동 보관한 상태로 수분내에 곧바로 검사실에서 분석하여야 정확한 수치가 나온다. 따라서 이온화 칼슘의 수치 판단이 꼭 필요한 경우 이외에는 되도록이면 총 칼슘수치를 측정하는 것이 유용하다.

(3) 전체 칼슘항상성

칼슘항상성에는 3가지 장기계통(뼈, 콩팥, 장)의 통합된 상호작용과 3가지 호르몬(부갑상선호르몬, 칼시토닌과 비타민D)이 관여한다.

칼슘평형을 유지하는 장기계통과 호르몬 간의 관계가 그림에 설명되어 있다. 정상인이 하루 1000mg의 칼슘을 섭취한다면 약 350mg은 위장관을 통하여 흡수된다. 이 과정은 활성형 비타민D(1,25- dihydroxycholecalciferol)에 의해 촉진된다. 그러나 하루 150mg의 칼슘은 침, 이자액과 장액의 형태로 위장관으로 분비된다. 따라서 칼슘의 순흡수는 200mg/day(350-150mg)이며, 나머지 800mg/day은 대변으로 배설된다. 흡수된 칼슘은 세포외액의 칼슘저장고에 들어간다. 그림에서는 뼈로부터의 칼슘의 획득이나 소실은 없다고 가정한 것이다. 그러나 생리적으로는 지속적으로 뼈의 리모델링이 일어나고 새로운 뼈가 형성되며 오래된 뼈는 흡수되고 있다. 뼈흡수는 부갑상선호르몬과 활성형 비타민D(1,25- dihydroxycholecalciferol)에 의해 촉진되고 칼시토닌에 의해 억제된다.

결국 칼슘균형을 유지하기 위해서 콩팥은 위장관으로부터 흡수된 만큼의 칼슘(200mg/day)을 배설하여야 한다. 이러한 콩팥 기전은 칼슘의 여과와 이어지는 광범위한 재흡수를 포함한다(그림 22-1).

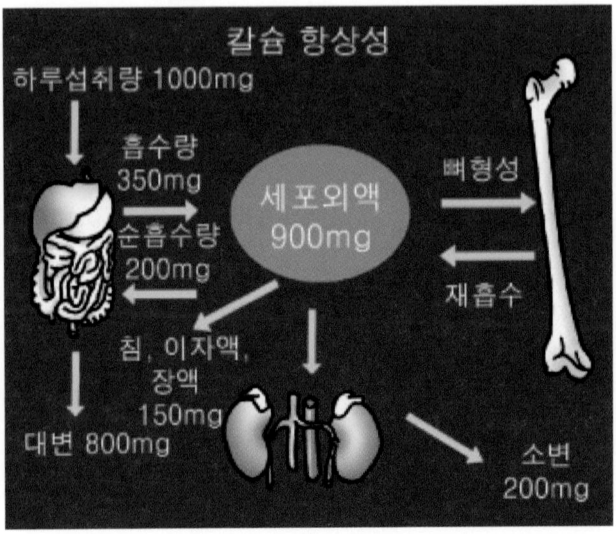

그림 22-1. 칼슘항상성

2) 부갑상선호르몬의 구조와 분비조절

(1) 부갑상선호르몬의 구조와 분비조절

부갑상선호르몬은 칼슘대사 조절에서 가장 중요한 호르몬이다. 부갑상선호르몬은 84개의 아미노산으로 구성되어 있고 반감기가 2-4분이다. 반감기가 짧아서 부갑상선이 세포외 칼슘 변화에 아주 빠르게 반응할 수가 있고 우리 몸에 필요한 최적의 생리적인 칼슘농도 수준으로 유지할 수가 있다. 부갑상선호르몬은 혈장 칼슘농도가 감소할 때 부갑상선에서 분비되며 차례로 뼈와 콩팥 및 장에서 생리작용을 나타내어 혈장 칼슘농도가 정상으로 회복되도록 한다.

부갑상선의 주세포는 세포 표면의 칼슘인지수용체(CaSR)를 통해 항상 세포외 이온화 칼슘의 농도를 감시하고 있다. 칼슘이온과 칼슘인지수용체의 상호작용으로 일련의 세포내 신호전달을 자극하는데 이를 통해 부갑상선 분비를 조절한다. 칼슘농도가 떨어지면 칼슘인지수용체가 부갑상선호르몬 분비 증가를 유도하고 칼슘농도가 올라가면 부갑상선호르몬 분비가 저하된다.

(2) 부갑상선호르몬의 작용

① 뼈

부갑상선호르몬수용체는 뼈의 파골세포(osteoclast)가 아니라 골모세포(osteoblast)에 위치하고 있다. 부갑상선호르몬은 초기에, 단시간 동안 뼈모세포에 대한 직접적인 작용에 의해 뼈형성을 증가시킨다. 부갑상선호르몬의 뼈파괴세포에 대한 이차적인 작용은 뼈모세포로부터 유리되는 사이토카인(cytokine)에 의해 매개된다.

뼈에 대한 부갑상선호르몬의 전반적인 작용은 뼈흡수를 촉진하여 세포외액에 칼슘과 인산염을 공급하는 것이다. 뼈에서 유리된 인산염은 세포외액에서 칼슘과 복합체를 이루며 이온화된 칼슘농도의 증가를 제한한다.

② 신장

부갑상선호르몬은 콩팥에서 두 가지 작용을 나타낸다. 먼저 근위세뇨관(proximal tubule)에 있는 나트륨-인산염 공동운반을 억제하여 인산염재흡수를 막는다. 이러한 결과로 부갑상선호르몬은 인산염의 소변배설을 증가시킨다. 부갑상선호르몬의 이러한 인산염뇨 작용은 뼈로부터 흡수된 인산염이 소변으로 배설되게 하며 그렇지 않으면 세포외액에서 칼슘과 복합체를 이루게 되기 때문에 인산염뇨는 혈장의 이온화된 칼슘을 증가시키기 위해 매우 중요한 작용이다.

또한 부갑상선호르몬은 원위세뇨관(distal tubule)에서 칼슘재흡수를 촉진하며 이를 통해 뼈흡수와 인산염뇨증의 결합으로 야기된 혈장칼슘의 소실을 보충한다.

③ 소장

부갑상선호르몬은 소장에 직접적인 작용을 나타내지는 않고 간접적으로 비타민D를 활성화시켜 장의 칼슘흡수를 촉진한다. 부갑상선호르몬은 콩팥 1α-수산화효소를 자극하여 비타민D 전구체(25-hydroxycholecalciferol)을 활성형 비타민D(1,25- dihydroxycholecalciferol) 로 전환을 유도하고 차례로 활성형 비타민D(1,25-dihydroxycholecalciferol)은 장에서 칼슘흡수를 촉진한다.

3) 부갑상선호르몬과 비타민D의 상호작용

부갑상선호르몬과 비타민D는 위장관, 뼈와 신장에서 0.1mg/dl이하의 정밀한 제어하에 혈중 이온화 칼슘농도를 조절하는 역할을 한다.

(1) 활성형 비타민D(1,25- dihydroxycholecalciferol)(=Calcitriol)의 생성

칼시트리올(Calcitriol)은 칼슘 대사 조절의 중요한 인자이다. 칼시트리올의 합성은 부갑상선에 의해 조절된다. 먼저 7-dehydrocholesterol이 피부에서 자외선을 쪼이게 되면 cholecalciferol(비타민D3)이 형성된다. 비타민D2, 3는 강화 우유나 곡류 같은 음식을 통해 공급될 수도 있다. 비타민D는 간에서 비타민D 전구체(25-hydroxycholecalciferol)로 쉽게 가수분해된다. 부갑상선호르몬은 신장에서 칼시트리올 생성의 최종 단계를 정밀하게 조절하는데 비타민D 전구체(25-hydroxycholecalciferol)가 강력한 활성형 비타민D(1,25-dihydroxycholecalciferol), 즉 칼시트리올이 된다.

(2) 부갑상선호르몬과 비타민D의 상호작용에 의한 칼슘조절

먼저 장에서는 활성형 비타민D인 칼시트리올의 역할로 하루에 평균 150-200mg을 흡수한다. 부갑상선과 칼시트리올의 균형있는 조절로 비슷한 양의 칼슘이 신장에서 배설된다. 뼈에서는 부갑상선에 의해서 칼슘대사가 조절된다. 부갑상선호르몬은 간접적으로 뼈파괴세포를 자극하여 뼈흡수와 세포외액으로 칼슘의 분비를 조장하여 칼슘농도를 증가시킨다.

뼈 재형성과정은 칼슘을 하루에 대략 500mg 정도씩 필요로 한다. 칼슘흡수가 이러한 요구를 만족시키지 못한 상황이면 커다란 칼슘 저장소인 뼈에서 좁은 범위의 세포외 칼슘농도를 유지시켜줄 수 있게 된다.

부갑상선호르몬은 직접적으로 원위세뇨관(distal tubule)에서 칼슘의 재흡수를 촉진한다. 그리고 신장에서 부갑상선호르몬은 calcitriol의 생성을 유발하며, 장에서 칼슘흡수가 증가하게 된다. 칼슘흡수가 우리 몸의 필요량을 넘어서면 부갑상선호르몬의 분비는 감소하고 칼시트리올의 분비는 감소하며 장에서 칼슘의 재흡수도 감소한다. 칼슘이 요구량을 초과하여 흡수되면 즉시 배출된다. 일련의 과정을 통하여 세포외액의 이온화 칼슘농도는 철저하게 유지된다. 부갑상선호르몬이나 비타민 D의 문제는 칼슘농도의 변화로 나타난다.

4) 칼시토닌

칼시토닌은 32개의 아미노산으로 이루어진 곧은 사슬 펩타이드이다. 칼시토닌은 갑상선의 C세포에서 합성되고 분비된다. 칼시토닌을 분비하는 주요 자극은 혈장 칼슘농도의 증가이다. 이는 혈장 칼슘농도가 감소할 때 부갑상선호르몬의 분비가 증가하는 것과는 반대된다.

칼시토닌의 주요 작용은 뼈파괴세포의 뼈흡수를 억제하는 것이며 이를 통해 혈장 칼슘농도를 감소시킨다.

부갑상선호르몬과는 반대로, 칼시토닌은 사람에서 순간순간의 혈장칼슘농도 조절에 관여하지 않는다. 실제로 갑상선절제술 후에 칼시토닌 수준이 감소하거나 갑상선종양시 칼시토닌 수준이 증가하더라도 칼슘대사를 교란시키지 않으며 현재까지 칼시토닌의 생리적 역할은 명확히 밝혀진 상태는 아니다.

4 부갑상선의 병태생리학

부갑상선 계통의 병태생리는 부갑상선호르몬의 과도, 부족, 부갑상선호르몬에 대한 표적조직의 저항성이 포함된다.

1) 일차성 부갑상선기능항진증

일차성 부갑상선기능항진증은 부갑상선 선종에 의해 가장 흔하게 발생한다. 일차성 부갑상선기능항진증의 결과는 혈액학적 검사상 부갑상선호르몬 수준의 증가, 고칼슘혈증과 저인산염혈증이 나타난다. 임상적으로 흔하게 나타나는 증상으로는 고칼슘뇨증으로 인한 요로계 결석, 뼈흡수의 증가로 인한 뼈형성, 변비증상 등이 있다. 일반적으로 일차성 부갑상선기능항진증의 치료는 부갑상선절제술이다.

2) 이차성 부갑상선기능항진증

이차성 부갑상선기능항진증은 부갑상선은 정상이지만 비타민D 부족, 만성신부전에 의해 생긴 저칼슘혈증에 반응하여 이차적으로 과량의 부갑상선호르몬을 분비하게 된다. 이러한 경우 혈액 속의 부갑상선호르몬 수준은 증가되고 혈액내 칼슘수준은 낮거나 정상이며 증가하는 경우는 없다.

3) 부갑상선기능저하증

부갑상선기능저하증은 상대적으로 흔한데 갑상선이나 부갑상선의 수술 후에 주로 생긴다. 혈액학적 검사상 부갑상선호르몬 수준의 감소, 저칼슘혈증, 고인산염혈증이 존재한다. 이 질환의 치료는 부족한 칼슘과 활성형 비타민D를 복용하게 한다.

4) 거짓부갑상선기능저하증

이 질환은 1940년대 초에 올브라이트(Fuller Albright)에 의해 처음으로 기술된 질환으로 저칼슘혈증과 고인산염혈증이 있고, 작은 키와 짧은 목, 비만, 피하 석회화 등의 특징적 외형을 보이며 4번째 발허리뼈와 손허리뼈가 짧은 것이 특징이다. 이러한 외형을 '올브라이트 선천성 뼈형성장애'라고 부른다. 이는 상염색체우성 유전질환으로 콩팥과 뼈의 Gs단백질에 결함으로 부갑상선호르몬이 기능할 수 없게 되어 결과적으로 저칼슘혈증과 고인산염혈증이 생긴다. 혈액 속의 부갑상선호르몬 수준은 감소하는 것이 아니라 증가하게 된다.

5) 가족성 저칼슘뇨고칼슘혈증

상염색체우성 유전질환으로 부갑상선의 칼슘감지수용체와 콩팥의 칼슘수용체의 돌연변이에 의해 발생한다. 콩팥수용체의 결함으로 고칼슘혈증시에도 정상으로 부정확하게 감지하여 칼슘재흡수가 증가한다. 또한 부갑상선의 칼슘수용체도 문제가 있어 고칼슘혈증시에도 부갑상선호르몬 분비의 억제가 일어나지 않는다.

6) 악성 종양 관련 고칼슘혈증

폐암이나 유방암 같은 일부 암에서 부갑상선호르몬과 유사한 펩타이드(PTH related peptide)를 분비한다. 이는 부갑상선호르몬과 구조적으로 비슷할 뿐만 아니라 생리작용도 비슷하여 뼈와 콩팥에 작용하여 고칼슘혈증과 저인산염혈증을 일으킨다. 부갑상선에 의한 부갑상선호르몬 분비는 고칼슘혈증에 의해 억제된다. 암에 의한 체액성 고칼슘혈증은 콩팥에서 칼슘재흡수를 억제하고 칼슘분비를 증가시키는 furosemide와 뼈흡수억제제인 etidronate와 같은 약물로 치료한다.

참고문헌

1. Jean-Fancois Henry. Applied embryology of the thyroid and parathyroid glands. In: Randolph GE, editor. Surgery of the Thyroid and Parathyroid Glands. Philadelphia: Elsevier Science; 2003:12-20.
2. Shonni J. Silverberg, John P. Bilezikian. Primary Hyperparathyroidism: Physiology and Surgical Indications. In: Randolph GE, editor. Surgery of the Thyroid and Parathyroid Glands. Philadelphia: Elsevier Science; 2003:489-497.
3. Miguel F. Herrera, Armando Gamboa-Dominguez. Parathyroid Embryology, Anatomy, and Pathology. In: Clark OH, Duh QY, Kebebew E, editors. Textbook of Endocrine

Surgery. 2nd Ed. Philadelphia: Elsevier Science; 2005:365-371.

4. William B. Stewart. Lawrence J. Rizzolo. Embryology and Surgical Anatomy of the Thyroid and Parathyroid Glands. In: Oertli D, Udelsman R, editors. Surgery of the Thyroid and Parathyroid Glands. Heidelberg: Springer-Verlag; 2007:13-20.

5. Ulrich Guller and Michael Mayr. Pathophysiology and Treatment of Secondary and Tertiary Hyperparathyroidism. In: Oertli D, Udelsman R, editors. Surgery of the Thyroid and Parathyroid Glands. Heidelberg: Springer-Verlag; 2007:293-310.

6. Courtney M. Townsend, Jr. MD, R. Daniel Beauchamp, MD, B.Mark Evers, MD and Kenneth L. Mattox, MD. Sabiston Textbook of Surgery, 18th Ed; 2007.

부갑상선기능항진증의 진단: 술전 위치결정 검사 23

1 정의와 분류

고칼슘혈증의 원인 중 가장 흔한 것이 부갑상선기능항진증이다. 부갑상선기능항진증은 일반 인구의 0.1–0.3%를 차지한다. 남자보다 여자에서 흔하고, 연령이 증가함에 따라 유병율도 증가한다[1]. 부갑상선기능항진증의 주요 증상에는 신결석, 골다공증, 피곤함, 신경정신과적 증상이 있으며 위궤양, 췌장염 등도 나타날 수 있다. 부갑상선기능항진증은 일차, 이차, 삼차로 구분한다. 일차 부갑상선기능항진증이 가장 흔하며 80%가 단일 부갑상선 선종에 기인한다[2]. 이중선종은 5% 미만에서 발견된다고 한다[3, 4]. 이중선종은 4개의 부갑상선의 과증식의 일부라고 생각 되어 왔으나 이중선종 수술후 재발하는 경우가 드물다는 연구로 인해 이것의 존재가 조명되었다. 이중선종에 대한 연구에서 단일 선종과 마찬가지로 수술 후 재발율이 1–2%에 불과했으며 다발성 선종 수술후 재발율인 9.2% 보다 유의하게 재발율이 적었다고 하였다[5]. 1962명의 일차성 부갑상선기능항진증 환자를 대상으로 한 또 다른 연구에서는 두 개의 큰 부갑상선과 정상적인 두 개의 부갑상선을 가진 환자가 1.9%였으며 이들의 두 개의 큰 부갑상선만 제거하였을 때 정상적인 칼슘농도가 유지되었다[3]. 일차성 부갑상선기능항진증의 두 번째로 흔한 원인은 부갑상선 과증식증이며, 드물게 부갑상선암도 기능항진증의 원인이 된다.

이차성 부갑상선기능항진증은 오랫동안 신부전을 앓는 환자에서 나타난다. 병리기전으로는 고인산혈증으로 인해 저칼슘혈증이 나타나고, 결국 부갑상선기능항진증이 초래되는 것으로 생각된다. 이는 혈중 인산의 균형을 맞추기 위한 보상기전으로 칼슘과 인산의 정상화를 위해 혈중 부갑상선호르몬 수치가 높게 유지되게 되는 것이다. 높은 혈중 인산농도는 칼시트리올(calcitriol)의 대사와 합성에도 영향을 준다. 칼시트리올의 감소로 칼슘의 장내 흡수가 저하되고, 부갑상선호르몬 억제가 저하된다. 이러한 기전으로 부갑상선호르몬 수치가 계속 증가하게 된다. 대부분의 경우 약물치료로 고칼슘혈증을 조절하지만 일본의 The Japanese Society for Dialysis Therapy에 따르면 혈액투석을 10년간 시행한 환자의 10%, 20년간 시행한 환자의 30%에서 부갑상선 절제수술을 받게 된다고 보고하였다[6].

삼차성 부갑상선기능항진증은 이차성 부갑상선기능항진증의 결과, 부갑상선이 만성으로 과자극을 받아 자동적으로 부갑상선호르몬을 지속적으로 분비하는 경우이다. 이는 신이식 수술을 받은 환자의 부갑상선호르몬이 지속적으로 항진된 경우에서 발견되었다. 수술치료는 증상이 사라지지 않고, 신이식 수술후 1년 이상 부갑상선호르몬이 상승되고 칼슘이 12mg/dL 이상으로 지속될 때, 신이식수술 직후 급성 고칼슘혈증이 12.5mg/dL 이상 나타나는 경우에 고려한다[7].

2 임상소견

1) 골의 증상과 징후

부갑상선기능항진증 환자에서 이중에너지 X선흡수계(dual-energy x-ray absorption scanning, DEXA) 검사를 하면, 골밀도의 미묘한 변화를 관찰할 수 있다. 한 연구에 따르면 일차성 부갑상선기능항진증 환자의 5-15%에서 명백한 골 질환이 나타난다고 하였다[8]. 노르웨이에서 27,000명의 환자를 대상으로 시행한 환자-대조군 연구에서 DEXA검사 결과 체간과 사지골격의 골밀도가 유의하게 감소한 것으로 나타났다[9]. 전향적 연구에서 치료받지 않은 무증상의 일차성 부갑상선기능항진증 폐경 여성을 2년간 추적한 결과, 골밀도의 감소가 나타남을 알 수 있었다[10].

골밀도 감소는 주로 피질골에서 나타나고, 일차성 부갑상선기능항진증으로 인해 골

변화가 나타난 현상을 낭성 섬유성골염(osteitis fibrosa cystica)이라 하며 뼈에서 칼슘이 빠져나가 구멍이 나고 휘어지며 낭을 형성하는 것을 말한다. 치료받지 않은 일차성 부갑상선기능항진증 환자를 추적한 결과 척추, 하완, 골반의 골절이 증가하는 것으로 나타났다[11, 12]. 부갑상선수술후에 뼈의 대사가 정상화 되면서 골밀도가 증가하고 골절의 위험도 감소한다. 덴마크에서 이루어진 3213명의 환자를 대상으로 한 코호트 연구에서 수술을 받은 환자 1934명과 수술을 받지 않고 보존적 치료를 한 1279명의 환자를 비교한 결과 수술 받은 환자군에서 하완과 골반의 골절이 유의하게 감소한 것으로 나타났다[13]. 미국에서 이루어진 1569명의 환자를 대상으로 한 후향적 코호트 연구에서도 수술받은 환자의 10년-무골절 생존율이 73%로 수술 받지 않은 환자의 59%보다 높았으며 골반 골절과 상완 골절 모두 감소하는 것으로 나타났다. 저자들은 모든 일차성 부갑상선기능항진증 환자에게 골절을 감소시키기 위해 수술을 해야 한다고 주장하였다[14].

일반적으로 치료받지 않은 기간이 길어질수록 골다공증의 위험이 증가하는 것으로 알려져 있다. 2008년 NIH 치료지침에서는 요추, 골반, 또는 원위 요골의 골밀도가 2.5 SD 미만인 경우(t-score〈-2.5SD) 수술치료를 권하고 있다[15].

2) 신장의 증상과 징후

대부분의 환자는 신장과 관련되어 빈뇨, 야뇨, 다음증 등을 호소하나, 신결석증 역시 자주 관찰되는 증상이다. 반대로 신결석이 있는 환자에서 부갑상선기능항진증이 발견되기도 한다. 신결석은 주로 인산칼슘(calcium phosphate)이나 수산칼슘(calcium oxalate)으로 이루어져 있다. 신석회화증(Nephrocalcinosis)은 드문 증상으로 알려져 있다[16]. 실버버그(Silverberg) 등은 신결석증이 있는 환자에서 요중 칼슘과 hydroxyproline 수치가 신결석증이 없는 환자에 비하여 높았다고 하였다[17]. 코르베타(Corbetta) 등은 hypercalciuria, 높은 oxalate 분비, 부갑상선기능항진증이 심한 환자일수록 신결석증이 더 많이 발생한다고 하였다[18].

루빈(Rubin) 등은 신결석증이 동반된 일차성 부갑상선기능항진증 환자에 대하여 수술을 시행하거나 시행하지 않고 15년간 관찰하였다. 그의 연구에 따르면, 수술을 시행한 환자에서는 신결석증의 재발이 없었으나 수술하지 않고 지켜본 환자에서 신결석증의 재발이 더 유의하게 많았다고 하였다[19].

3) 이외 기관의 증상과 징후

고혈압은 일차성 부갑상선기능항진증 환자에서 자주 동반되는 증상이다. 다양한 병리기전이 관련되어 있지만, 가장 관련 있는 것은 신부전의 정도이다. 성공적인 수술후에도 혈압조절에 실패하는 경우가 많아 고혈압과 부갑상선기능항진증의 관련성이 떨어진다고 하나, 한 연구에서 신기능의 향상과 관련 없는 고혈압 환자 54%에서 부갑상선절제 수술후 수축기와 이완기 혈압이 모두 감소한 결과를 보였다[20].

동맥의 경직도를 예상하는 요인으로써 연령, 성별, 흡연, 혈압, 당뇨보다 일차성 부갑상선기능항진증의 관련성이 더 높았다는 연구가 있었다[21]. 일차성 부갑상선기능항진증 환자 30명을 대상으로 한 연구에서 부갑상선수술 후 1년, 5년째에 심초음파와 운동부하 검사를 시행한 결과, 혈중 칼슘농도가 정상인 30명에서는 운동 중 최고 수축기압과 심실수축기의 박동, 휴식 중 이완시간이 정상화 되고, ST 분절 하강도 점차 교정되었다[22]. 이들은 다른 연구에서도 수술 후 좌심실 수축기능과 이완기능이 호전되었다고 하였다[23].

이유없는 피곤함, 무기력증, 졸림, 우울증, 인지기능의 저하 등도 흔히 호소하는 증상으로 부갑상선기능항진증 진단 시 호소하는 경우도 있고, 진단 후에 후향적으로 보고되기도 한다. 일차성 부갑상선기능항진증 환자에서 근력약화와 피곤감은 주로 근위부 근육에 나타난다. 환자의 87.5%에서 무기력증, 피곤감, 근위축이 나타났다고 하며[24], 또 다른 연구에서는 부갑상선수술 후 4주 후에 근력이 호전되고 미세근육 운동능력도 호전되었다고 하였다[25]. 고칼슘혈증이 있는 경우 신경학적 장애와 정신증상이 나타날 수 있으며 우울증, 불안장애, 정신병, 혼수까지 나타날 수 있다. 일차성 부갑상선기능항진증과 관련된 정신증상은 대부분 미세한 증상을 보인다. 피터슨(Petersen) 등은 54명의 일차성 부갑상선기능항진증 환자에 대하여 정신의학적 진찰을 시행한 결과 50%에서 정신장애를 관찰할 수 있었다[26]. 전향적 환자-대조군 연구로 일차성 부갑상선기능항진증 환자 30명과 비중독성 갑상선결절 환자 30명을 짝짓기하여 연구한 결과, 수술 후 6개월 째 시행한 인지기능검사에서 부갑상선기능항진증 환자에서 인지기능이 더욱 향상되었다. 그리고 수술전 대조군에 비해 심했던 정신병리적 증상도 수술

후에 향상되는 것을 관찰 할 수 있다고 하였다[27].

3 수술치료

일반적으로 증상이 있는 환자들은 부갑상선절제수술을 시행하는 것이 바람직한 것으로 받아들여지고 있다. 무증상의 일차성 부갑상선기능항진증 환자에 대한 치료방침에 대하여는 여러 논의가 이루어지고 있다. 2008년 National Institutes of Health Consensus Development Conference 에서는 무증상의 일차성 부갑상선기능항진증 환자의 치료에 대하여 논의하였으며[15] 다음과 같은 환자에 대하여 수술치료를 행하는 것이 적합하다고 하였다.

① 심한 고칼슘혈증(혈청 칼슘이 정상농도범위 상한선의 1mg/dL이상 초과한 경우)

② 크레아티닌 제거율(Creatinine clearance) < 60ml/min

③ 이중에너지 방사선흡수법(dual-energy x-ray absorptiometry)으로 측정한 요추, 골반, 원위요골의 골밀도가 2.5 SD이상 감소한 경우(t-score 〈 −2.5)

④ 50세 미만의 연령

⑤ 정기적인 의학적 추적이 불가능하거나 힘들 것으로 예상되는 환자

수술을 받지 않는 환자들은 정기적 추적검사를 시행하여야 한다. 매년 한 차례 혈중 칼슘농도를 측정하고, 골밀도검사(요추, 골반, 하완)를 매년 시행해야 한다. 혈중 크레아티닌 수치 역시 매년 측정해야 한다.

4 수술전 병변위치결정 검사

수술전 병변의 위치를 결정하는 것은 매우 중요하다. 수술방법은 전통적으로 4개의 부갑상선을 모두 확인하는 것이 표준적인 방법이었다. 그러나 수술전 병변의 위치를 파악하는 기술이 점차 발달하고, 최소침습수술이 증가함에 따라 수술전 병변의 위치를 결정하는 것은 더욱 중요하게 되었다. 병변위치가 정확하게 결정될수록, 박리하는 범

위가 줄어들어 합병증도 감소하며 수술시간이 줄어들고 수술실패율도 감소된다[28-34]. 이상적인 검사방법은 정확도가 높고, 민감도-특이도가 높고, 저렴하며 비침습적인 것이라야 할 것이다. 이에 적합한 유일한 검사는 아직 없고, 다양한 검사방법이 있어 복합적으로 시행되고 있다.

1) 비침습적 검사

초음파는 비침습적이고 쉽게 시행할 수 있는 검사로 부갑상선질환을 진단하기에 효과적인 검사이다. 초음파영상에서 부갑상선 선종은 대부분 갑상선 후면에 타원형의 저에코 종괴로 관찰된다. 갑상선에 비해 에코가 낮게 관찰되며 경계가 좋은 종괴로 나타난다(그림23-1). 여러 연구에 의하면 부갑상선 선종에 대한 초음파검사의 민감도는 64.3-83%이고 특이도는 67-100%였다[35-37]. 초음파의 부갑상선 과증식증 진단에 대한 민감도는 69-78%, 특이도 43%로 부갑상선 선종에 비하여 낮은 결과를 보였다[35,38]. 그러나 초음파검사는 검사자의 경험에 따라 결과가 달라질 수 있으며 이소성부갑상선을 진단하는데 제한이 있다.

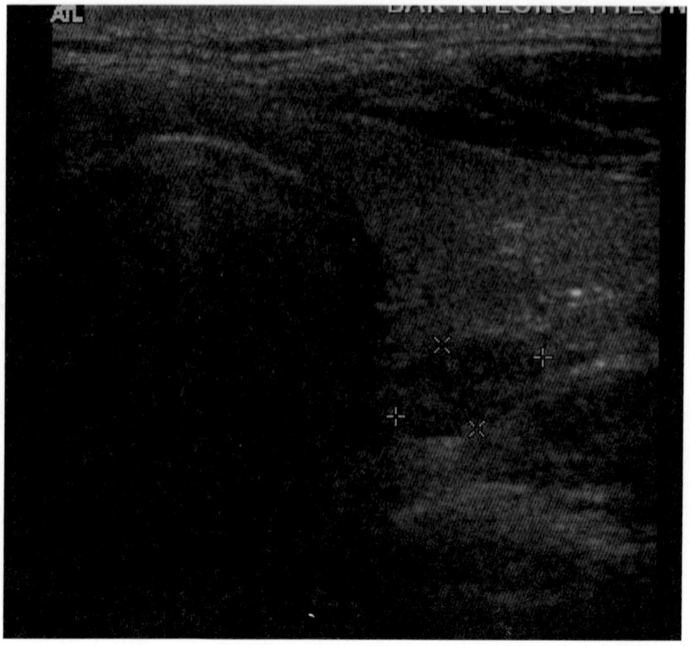

(가)

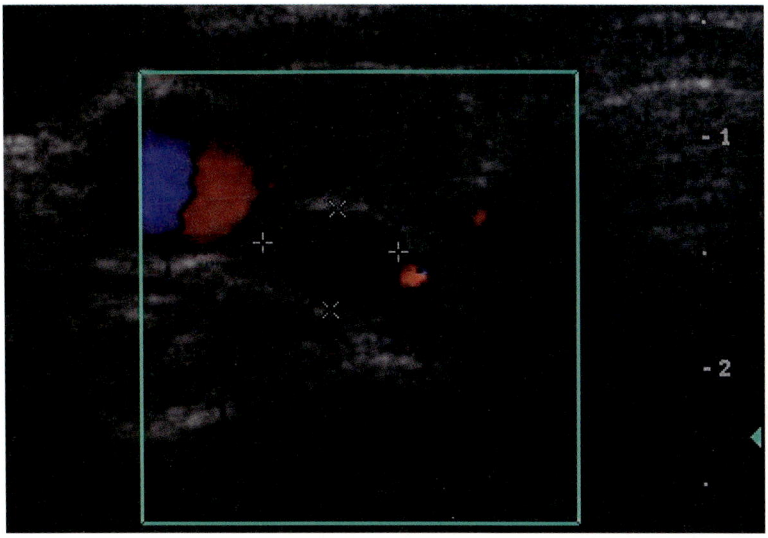

(나)

그림 23-1. 부갑상선선종의 초음파 소견

(가) 갑상선 좌엽의 하방으로 부갑상선 선종이 1.9cm의 저에코 종괴로 나타난다.
(나) 갑상선 우엽 하방으로 부갑상선 선종이 1 cm의 저에코 종괴로 보이며, 도플러영상에서 혈류가 증가된 것을 볼 수 있다.

CT검사로 초음파에서 시행하기 힘든 흉곽내 병변을 관찰할 수 있다. 조영제를 사용하면 더 좋은 영상을 얻을 수 있다. 주변 혈관과 갑상선이 더욱 조영이 높게 증가되기 때문에 주변조직과의 구분이 더욱 쉬워 병변의 위치가 더욱 쉽게 파악된다. 조영제를 사용한 경우 사용하지 않은 경우보다 정확도가 45%에서 76%까지 증가하고 고해상 초음파를 사용한 경우인 65% 보다 높다는 보고가 있다(그림23-2)[39]. 부갑상선 선종에 대한 CT의 민감도는 56-76%, 특이도는 98%로 보고되었다[38, 40].

MRI는 CT와 마찬가지로 초음파에 비해 흉곽내 병변을 찾는데 효과적이다. 경부림프절이나 큰 경부신경절이 부갑상선과 혼동될 수 있다. CT에 비해 방사선조사가 없고, 민감도가 높다는 장점이 있다. 부갑상선선종은 T1 강조 영상에서 저신호강도로 나타나 주변 근육과 비슷하게 보이고 T2 강조 영상에서 고신호강도를 보이는 병변으로 나타난다. 부갑상선 선종에 대한 MRI의 민감도는 73-100%, 특이도는 100%로, 양성예측율은 89%로 보고되었고 부갑상선 과증식증의 민감도는 73%, 특이도는 60%로 보고되었다[35, 41].

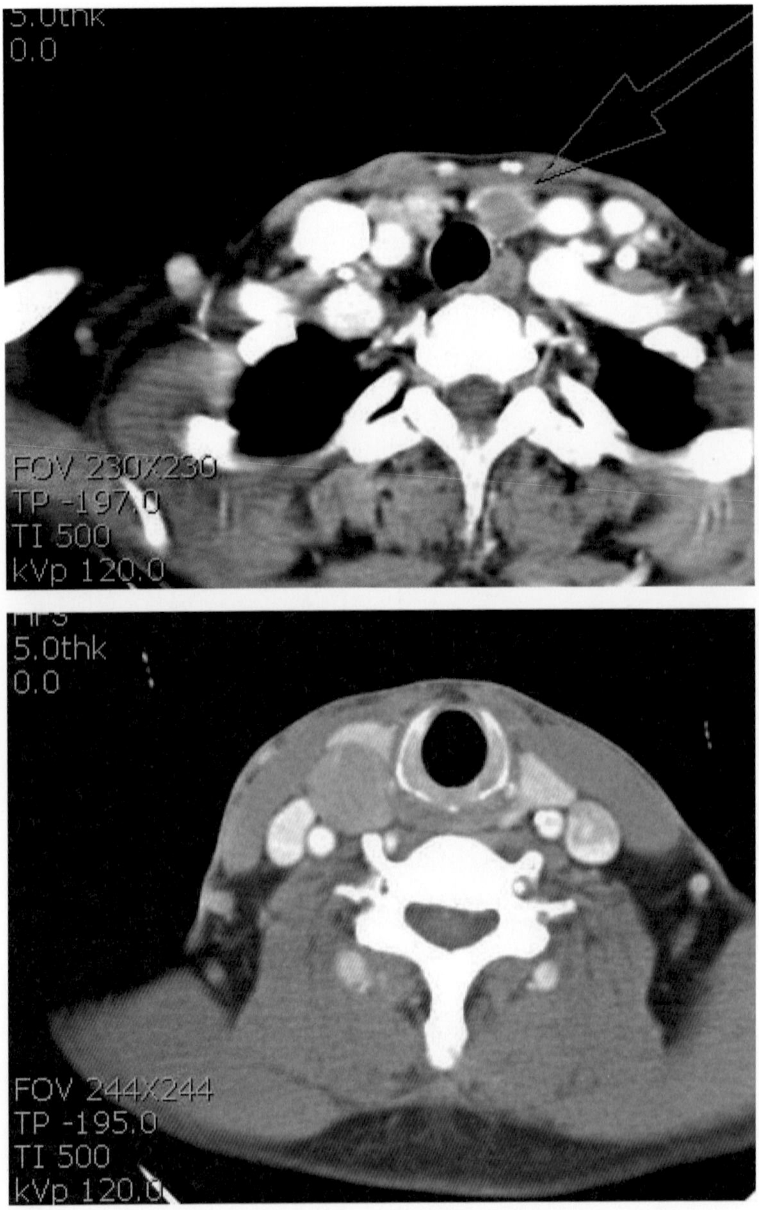

(가)

(나)

그림 23-2. 부갑상선선종의 CT소견

(가) CT 조영증강 후에 갑상선 좌엽하극 아래쪽으로 갑상선과 구분되어 조영이 낮은 1.2 cm의 부갑상선 선종이 보인다.
(나) 갑상선 우엽하방으로 갑상선보다 조영이 낮고 갑상선과 경계가 좋은 3.7 cm의 부갑상선 선종이 보인다.

핵의학 영상검사가 널리 시행되고 있는데, 부갑상선 영상에 사용되는 핵종은 thallium-201(201Tl)과 99mTc 세스타미비이다. 201Tl이 축적되는 기전은 혈류증가와 포타슘

유도체로서의 섭취증가가 관여할 것으로 생각된다. 201Tl/99mTc 감영신티그라피(subtraction scintigraphy)를 시행할 경우 201Tl은 갑상선과 부갑상선 모두에 섭취되고 99mTc pertechnate는 갑상선에 섭취된다. 두 이미지를 이용하여 갑상선 이미지를 감영하면 부갑상선 이미지만 남게 된다(그림23-3). 갑상선 섭취가 억제되어 있는 환자나 이전에 갑상선수술을 받은 환자의 경우 정확한 영상을 얻기 힘들다. 부갑상선선종에 대한 민감도는 62-85%, 특이도는 87%로 보고되었으며 진단의 정확도는 46%로 보고되었다. 부갑상선 과증식증에서는 민감도가 42-44%로 보고되었다[38, 42, 43].

99mTc 세스타미비를 이용한 MIBI스캔의 원리는 99mTc 세스타미비는 세포내로 섭취되면 미토콘드리아에 격절되며 부갑상선선종에는 미토콘드리아가 풍부한 호산성세포가 많기 때문이다. 이는 비정상적인 부갑상선에 빠르게 흡수되어 남아있게 되고, 갑상선에 섭취된 것은 2-4시간 후에 빠르게 washout 된다(그림23-4). 부갑상선 과증식증에서는 선종에 비해 호산성세포가 적기 때문에 선종에 비해 민감도가 떨어지게 된다. 201Tl 영상에 비해 MIBI 영상의 장점은 한가지의 핵종만 사용하며, 전면, 측면, 사선의 영상을 얻을 수 있다는 점이다. 또 201Tl 보다 99mTc 세스타미비가 부갑상선에 섭취율이 높아 더 작은 병변도 찾을 수 있게 되었다. 반감기는 6시간으로 짧은 편이다. 부갑상선 대 갑상선 섭취율이 높아서 이미지가 좋고, 고용량을 사용해도 더 안전하게

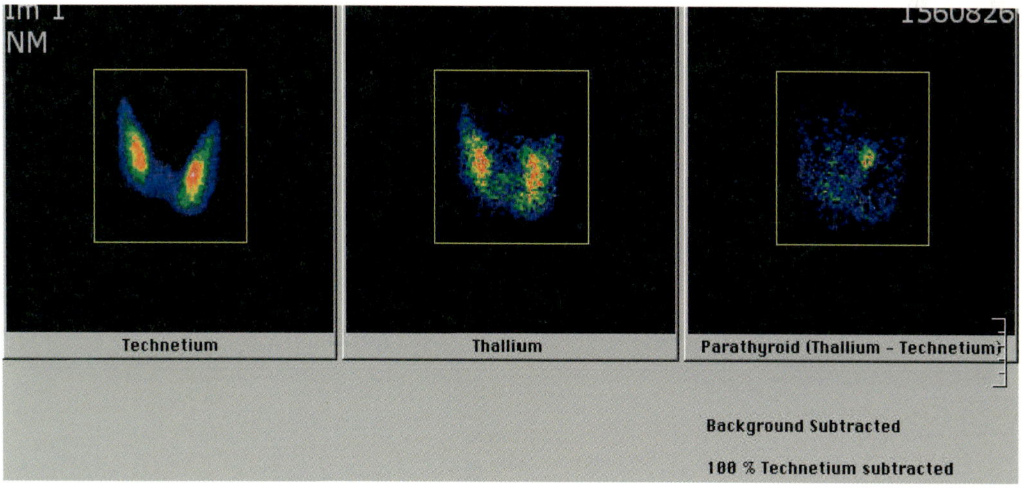

그림 23-3. 부갑상선선종의 핵의학검사 소견

201Tl /99mTc 감영신티그라피에서 갑상선 좌엽에 인접한 부갑상선 선종이 나타난다.

시행될 수 있다[44]. MIBI영상은 정상적 위치에 있는 부갑상선종 뿐만 아니라 이소성 병변을 찾는 데 사용하기 좋다. MIBI검사의 부갑상선 선종에 대한 민감도는 85–92%, 특이도는 83–98%, 양성예측율은 89%로 보고되었고, 과증식증에 대한 민감도는 62–75%로 보고되었다[35, 38, 41, 45].

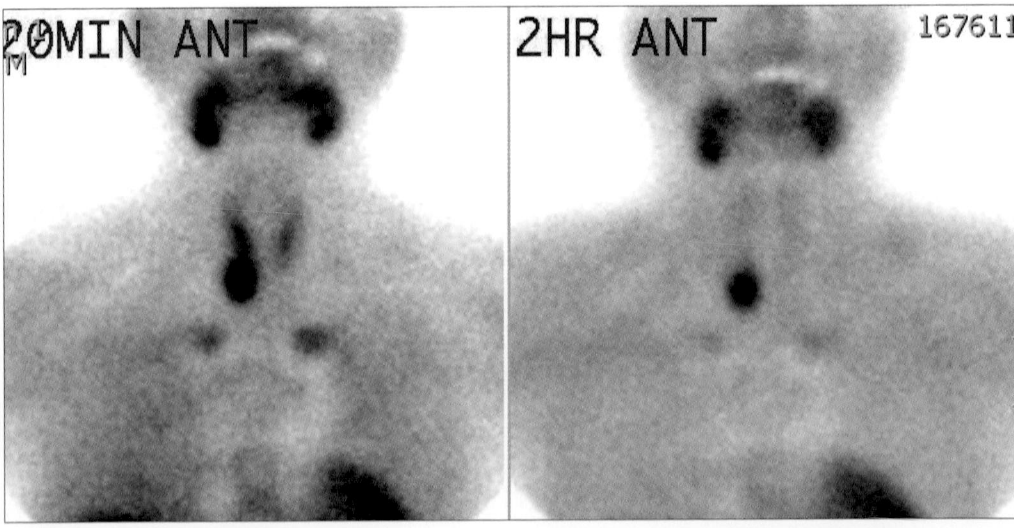

(가)

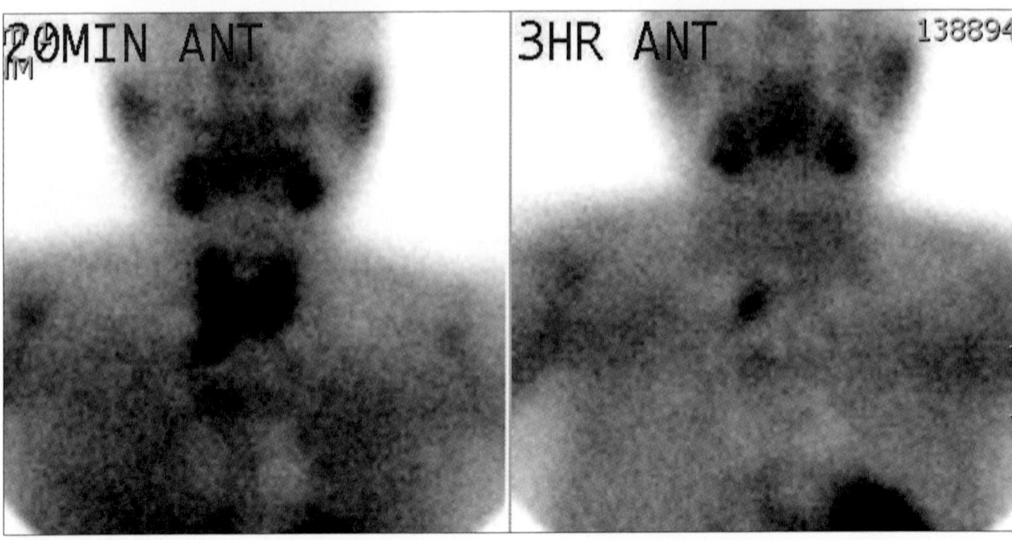

(나)

그림 23-4. 99mTc 세스타미비를 이용한 MIBI스캔

(가) 2시간 후의 지연영상에서 갑상선 우엽하방에 둥근 열결절로 부갑상선 선종이 나타난다.

(나) 20분 후의 영상에서 갑상선과 부갑상선이 모두 섭취가 증가한 것을 보인다. 3시간 지연영상에서 갑상선의 섭취는 모두 사라지고 부갑상선 선종이 갑상선우엽 하방에서 증가된 섭취를 보인다.

부갑상선 선종을 진단하는데 MIBI와 초음파를 동반하여 사용하는 경우 민감도는 82.1%, 양성예측율이 92%였으나 MIBI만 사용하는 경우 민감도가 83.3%, 양성예측율이 87.1%로 통계적으로 유의하게 동반하여 사용하는 경우가 더 좋은 결과를 얻지는 못하였다는 보고가 있었다[36]. 그러나 다발성 선종의 경우에 민감도는 37%로 낮은 것으로 보고되었다[44].

단일광자단층촬영(SPECT, single photon emission computed tomography)은 3차원 영상을 구성하여 주변 장기에 가려져 나타나지 않는 부갑상선 병변을 찾아 낼 수 있다. 3차원 영상이기 때문에 부갑상선 선종을 진단하는데 MIBI의 평면영상에 비해 더 좋은 결과를 보인다고 했다[46]. 또 다른 연구에서는 갑상선에 다결절선종이 있는 환자에서 부갑상선 병변을 찾아내는데 효과적이라는 보고가 있다[47].

양전자단층촬영(PET)은 재발한 경우 재수술을 시행할 때에 병변의 위치를 파악하는데에 효과적이라는 보고가 있었고[48, 49] 특히 MIBI영상에 나타나지 않는 병변의 경우 효과적이라는 보고가 있었다[50].

그러나 단일광자촬영과 양전자단층촬영은 다른 검사법에 비하여 월등히 우월하다는 보고는 현재까지 없으며 검사비용을 고려할 때 큰 장점은 없는 것으로 생각된다.

2) 침습적 검사

(1) 혈관조영술

재발이나 잔류성 병변으로 재수술을 받아야 하는 경우에는 앞서 언급한 검사방법을 이용하여 수술전 병변위치를 정확하게 결정하기 힘들 수 있다. 이러한 환자들에 대하여는 침습적 방법을 이용할 수 있다. 상갑상선동맥, 하갑상선동맥, 흉선동맥 등에 대하여 선택적 동맥조영술을 시행하면 숨어있는 부갑상선 선종을 발견할 수 있고 수술이 불가한 경우 색전술을 시행할 수도 있다. 양측 내경정맥, 무명정맥, 상대정맥 등을 선택적으로 조영하거나 초선택적 조영술로 상갑상선정맥, 흉선정맥, 늑간정맥을 조영하여 병변의 위치를 파악하고 각각의 혈관에서 부갑상선호르몬을 측정한다. 과거에는 샘플을 얼음에 보관하여 실험실로 이동한 후 immunoradiometric assay(IRMA)를 이용하여 iPTH를 측정하였으나 현재에는 rapid PTH 측정으로 현장에서 수치를 빠르게 파악할 수 있게 되었다. 혈관조영술의 합병증으로는 시야장애, 뇌혈관 장애등이 발생할 수 있다. 부갑상선 선종은 과혈관성이므로 동맥조영술에서 조영이 잘 된다. 이 검사 방법의 민감도는 75–83.3%, 진양성이 59–75%, 위양성이 2–9%, 정확도는 선종에서 79.5%, 과증식증에서는 91.6%로 보고되었다[51-54]. 리델(Reidel) 등은 재수술을 시행하는 환자에게 초음파와 99mTc MIBI스캔을 혈관조영술과 비교하였는데 혈관조영술의 민감도는 83.3%이나 초음파의 민감도는 33.3%, 99mTc MIBI스캔은 57.1%로 재수술을 시행하는 환자에게 더 좋은 결과를 보였다고 했다[53]. 제호퍼(Seehofer) 등은 재수술을 시행하는 환자에게 있어서 99mTc MIBI스캔, 초음파, MRI, 201Tl/99mTc 감영신티그라피와 CT를 혈관조영술과 비교하였는데 진양성과 가양성율을 비교한 결과 혈관조영술은 각각 71%, 9%이나 99mTc MIBI스캔은 69%와 7%, 초음파는 50%와 18%, MRI는 54%와 16%, 201Tl/99mTc 감영신티그라피는 55%와 15%, CT는 45%와 14% 로 재수술을 하는 경우에 혈관조영술을 표준검사법으로 이용할 수 있다고 하였다[54].

(2) 미세침흡인세포검사

초음파로 병변의 위치를 확인할 수 있는 경우 미세침흡인세포검사를 시행하여 해당 병변이 부갑상선이 맞는지 여부를 판단할 수 있다. 검체를 이용하여 PTH를 측정하면 더 정확한 결과를 얻을 수 있다. 검체를 이용하여 PTH 까지 측정할 경우 민감도는 94–100%, 특이도는 100%, 양성예측율은 100%, 음성예측율은 77%, 정확도는 95%로 매우 유용하고 쉬운 검사방법이라고 하였다[55, 56]. 그러나 부갑상선의 세포검사만으로는 병변의 성격, 즉 선종, 과증식증, 부갑상선암 여부를 판단하기는 매우 어렵다[57-60].

3) 수술 중 검사

(1) 감마프로브

1995년 마르티네스(Martinez)는[61] 처음으로 99mTc 세스타미비 방사선동위원소를 부갑상선수술 중에 적용하였다. 위 동위원소를 주입한 후 3시간–3시간 반 후에는 부갑상선에 집적되며 이 시간에 맞추어 수술을 진행하고 감마프로브를 이용하여 경부를 검색하여 병변의 위치를 찾는다. 이 방법을 사용하면 수술시간이 단축되고 수술범위도 축소될 수 있다. 특히 재수술을 하는 경우에 수술전에 병변의 위치를 파악하기 어려운 경우나 미세침습수술을 시행하는 경우에 적용할 수 있다[62-64].

(2) 메틸렌블루 염색

1970년대에 소개된 방법으로[65-67] 마취를 한 후 메틸렌블루를 정맥주사하면 정상 부갑상선은 변화가 없으나 비정상적인 부갑상선만 푸른색으로 변하게 된다. 이 방법의 원리는 아직 알려져 있지 않다. 그러나 이 방법을 이용한 후 신경학적 독성 증례가 보고된 바 있으므로 주의를 요한다[68-71].

(3) 수술 중 혈중 PTH검사

수술 중 rapid PTH 측정은 1988년 처음으로 시도하였으며 더욱 정확한 수술 결과를 예측할 수 있다[72]. rapid PTH 측정은 chemiluminescent acridinium esters를 표지로 사용하는 면역계측검사이다. 과산화수소와 수산화나트륨이 존재할 때 acridinium esters가 산화되어 빛이 방출된다. 결합된 표지의 양은 호르몬 농도와 정확히 비례한다. 결과를 좀 더 빨리 확인할 수 있다는 장점이 있다. 부갑상선호르몬의 반감기가 3–4분이며 수술전 마취를 하고 혈액채취를 한 후, 의심되는 부갑상선병변을 찾아서 절제한 직후와 절제후 5분 내지 15분 후에 다시 혈액채취를 하여 rapid PTH 측정을 한다. 호르몬이 50%이상 감소한 경우 수술은 성공적이었다고 생각할 수 있다[73-76].

이 검사는 수술 중 갑상선조직과 부갑상선조직, 림프절을 구분하기가 힘든 경우에 매우 유용하게 사용될 수 있다. 몇몇 연구에서 rapid PTH 측정을 적용한 후 수술성공률이 향상되었다고 보고하였다. 보그스(Boggs) 등은[77] 수술실패율이 6%에서 1.5%로 감소하였고, 이르빈(Irvin) 등은[78] 수술성공률이 76%에서 94%로 증가하였다고 하였다.

참고문헌

1. Uden P, Chan A, Duh QY, et al. Primary hyperparathyroidism in younger and older patients: symptoms and outcome of surgery. World J Surg 1992;16:791–97.
2. Coakley AJ. Parathyroid imaging. Nucl Med Commun 1995;16:522-33.
3. Verdonk CA, Edis AJ. Parathyroid "double adenomas": fact or fiction? Surgery 1981;90:523-26.

4. Brothers TE, Thompson NW. Surgical treatment of primary hyperparathyroidism in elderly patients. Acta Chir Scand 1987;153:175-8.

5. Szabo E, Lundgren E, Juhlin C, et al. Double parathyroid adenoma, a clinically nondistinct entity of primary hyperparathyroidism. World J Surg 1998;22:708-13.

6. Tominaga Y. Surgical treatment of secondary hyperparathyroidism due to chronic kidney disease. Ups J Med Sci 2006;111:277-92.

7. Sosa JA, Udelsman R. The parathyroid glands. In: Townsend CM, Beauchamp RD, Evers BM, Mattox KL, editors. Sabiston Textbook of Surgery 18th edition. Philadelphia: Saunders Elsevier; 2008:972.

8. Kochersberger G, Buckley NJ, Leight GS, et al. What is the clinical significance of bone loss in primary hyperparathyroidism? Arch Intern Med 1987;147:1951-3.

9. Jorde R, Sundsfjord J. Bone mineral density and blood pressure in patients with asymptomatic hyperparathyroidism. The Tromso Study. J Intern Med 2000;247:325-30.

10. Grey AB, Stapleton JP, Evans MC, et al. Accelerated bone loss in post-menopausal women with mild primary hyperparathyroidism. Clin Endocrinol(Oxf) 1996;44:697-702.

11. Vestergaard P, Mollerup CL, Frøkjaer VG, et al. Cohort study of risk of fracture before and after surgery for primary hyperparathyroidism. BMJ 2000;321:598-602.

12. Vestergaard P, Mosekilde L. Fractures in patients with primary hyperparathyroidism: nationwide follow-up study of 1201 patients. World J Surg 2003;27:343-9.

13. Vestergaard P. Mosekilde L. Parathyroid surgery is associated with a decreased risk of hip and upper arm fractures in primary hyperparathyroidism: a controlled cohort study. J Intern Med 2004;255:108-14.

14. VanderWalde LH, Liu IL, O'Connell TX, et al. The effect of parathyroidectomy on bone fracture risk in patients with primary hyperparathyroidism. Arch Surg 2006;141:885-9.

15. Bilezikian JP, Potts JT Jr, Fuleihan GH, et al. Summary statement from a workshop on asymptomatic primary hyperparathyroidism: a perspective for the 21st century. J Clin Endocrinol Metab 2002;87:5353–61.

16. Silverberg SJ. Natural history of primary hyperparathyroidism. Endocrinol Metab Clin North Am 2000;29:451-64.

17. Silverberg SJ, Shane E, Jacobs TP, et al. Nephrolithiasis and bone involvement in primary hyperparathyroidism. Am J Med 1990;89:327-34.

18. Corbetta S, Baccarelli A, Aroldi A, et al. Risk factors associated to kidney stones in primary hyperparathyroidism. J Endocrinol Invest 2005;28:122-8.

19. Rubin MR, Bilezikian JP, McMahon DJ, et al. The Natural History of Primary

Hyperparathyroidism with or Without Parathyroid Surgery after 15-Years. J Clin Endocrinol Metab 2008 Jun 10.[Epub ahead of print]

20. Diamond TW, Botha JR, Wing J, et al. Parathyroid hypertension. A reversible disorder. Arch Intern Med 1986;146:1709-12.

21. Rubin MR, Maurer MS, McMahon DJ, et al. Arterial stiffness in mild primary hyperparathyroidism. J Clin Endocrinol Metab 2005;90:3326-30.

22. Nilsson IL, Aberg J, Rastad J, et al. Maintained normalization of cardiovascular dysfunction 5 years after parathyroidectomy in primary hyperparathyroidism. Surgery 2005;137:632–8.

23. Nilsson IL, Aberg J, Rastad J, et al. Left ventricular systolic and diastolic function and exercise testing in primary hyperparathyroidism - effects of parathyroidectomy. Surgery 2000;128:895–902.

24. Patten BM, Bilezikian JP, Mallette LE, et al. Neuromuscular disease in primary hyperparathyroidism. Ann Intern Med 1974;80:182-93.

25. Chou FF, Sheen-Chen SM, Leong CP. Neuromuscular recovery after parathyroidectomy in primary hyperparathyroidism. Surgery 1995;117:18-25.

26. Petersen P. Psychiatric disorders in primary hyperparathyroidism. J Clin Endocrinol Metab 1968;28:1491-5.

27. Dotzenrath CM, Kaetsch AK, Pfingsten H, et al. Neuropsychiatric and cognitive changes after surgery for primary hyperparathyroidism. World J Surg 2006;30:680-5.

28. Wei JP, Burke GJ. Analysis of savings in operative time for primary hyperparathyroidism using localization with technetium 99m sestamibi scan. Am J Surg 1995;170:488-91.

29. Casas AT, Burke GJ, Mansberger AR Jr, et al. Impact of technetium-99msestamibi localization on operative time and success of operations for primary hyperparathyroidism. Am Surg 1994;60:12-6.

30. Ryan JA Jr, Eisenberg B, Pado KM, et al. Efficacy of selective unilateral exploration in hyperparathyroidism based on localization tests. Arch Surg 1997;132:886-90.

31. Fraker DL, Doppman JL, Shawker TH, et al. Undescended parathyroid adenoma: an important etiology for failed operations for primary hyperparathyroidism. World J Surg 1990;14:342-8.

32. Sfakianakis GN, Irvin GL 3rd, Foss J, et al. Efficient parathyroidectomy guided by SPECTMIBI and hormonal measurements. J Nucl Med 1996;37:798-804.

33. Rodriquez JM, Tezelman S, Siperstein AE, et al. Localization procedures in patients with persistent or recurrent hyperparathyroidism. Arch Surg 1994;129:870-5.

34. Derom AF, Wallaert PC, Janzing HM, et al. Intraoperative identification of parathyroid glands with methylene blue infusion. Am J Surg 1993;165:380-2.

35. Ishibashi M, Nishida H, Hiromatsu Y, et al. Comparison of technetium-99m-MIBI, technetium-99m-tetrofosmin, ultrasound and MRI for localization of abnormal parathyroid glands. J Nucl Med 1998;39:320-4.

36. Hajioff D, Iyngkaran T, Panagamuwa C, et al. Preoperative localization of parathyroid adenomas: ultrasonography, sestamibi scintigraphy, or both? Clin Otolaryngol Allied Sci 2004;29:549-52.

37. Gofrit ON, Lebensart PD, Pikarsky A, et al. High-Resolution Ultrasonography: Highly Sensitive, Specific Technique for Preoperative Localization of Parathyroid Adenoma in the Absence of Multinodular Thyroid Disease. World J Surg 1997;21:287-90.

38. Takami H, Oshima M, Sugawara I, et al. Pre-operative localization and tissue uptake study in parathyroid imaging with technetium-99m-sestamibi. Aust N Z J Surg 1999;69:629-31.

39. Stark DD, Gooding GA, Moss AA, et al. Parathyroid imaging: comparison of highresolution CT and high-resolution sonography. AJR Am J Roentgenol. 1983;141:633-8.

40. Erdman WA, Breslau NA, Weinreb JC, et al. Noninvasive localization of parathyroid adenomas: a comparison of X-ray computerized tomography, ultrasound, scintigraphy and MRI. Magn Reson Imaging 1989;7:187-94.

41. Gotway MB, Reddy GP, Webb WR, et al. Comparison between MR imaging and 99mTc MIBI scintigraphy in the evaluation of recurrent of persistent hyperparathyroidism. Radiology 2001;218:783-90.

42. Blake GM, Percival RC, Kanis JA. Thallium-pertechnetate subtraction scintigraphy: A quantitative comparison between adenomatous and hyperplastic parathyroid glands. Eur J Nucl Med 1986;12:31-6.

43. Bergenfelz A, Tennvall J, Valdermarsson S, et al. Sestamibi versus thallium subtraction scintigraphy in parathyroid localization: A prospective comparative study in patients with predominantly mild primary hyperparathyroidism. Surgery 1997;121:601-5.

44. Nguyen BD. Parathyroid Imaging with Tc-99m Sestamibi Planar and SPECT Scintigraphy. Radiographics 1999;19:601-14.

45. Blanco I, Carril JM, Banzo I, et al. Double-Phase Tc-99m Sestamibi Scintigraphy in the Preoperative Location of Lesions Causing Hyperparathyroidism. Clin Nucl Med 1998;23:291-7.

46. Slater A, Gleeson FV. Increased sensitivity and confidence of SPECT over planar imaging in dual-phase sestamibi for parathyroid adenoma detection. Clin Nucl Med 2005;30:1-3.
47. Lorberboym M, Ezri T, Schachter PP. Preoperative technetium Tc 99m sestamibi SPECT imaging in the management of primary hyperparathyroidism in patients with concomitant multinodular goiter. Arch Surg 2005;140:656-60.
48. Cook GJ, Wong JC, Smellie WJ, et al. [11C]Methionine positron emission tomography for patients with persistent or recurrent hyperparathyroidism after surgery. Eur J Endocrinol 1998;139:195-7.
49. Otto D, Boerner AR, Hofmann M, et al. Pre-operative localisation of hyperfunctional parathyroid tissue with 11C-methionine PET. Eur J Nucl Med Mol Imaging 2004;31:1405-12.
50. Rubello D, Fanti S, Nanni C, et al. 11C-methionine PET/CT in 99mTc-sestamibi-negative hyperparathyroidism in patients with renal failure on chronic haemodialysis. Eur J Nucl Med Mol Imaging 2006;33:453-9.
51. Jones JJ, Brunaud L, Dowd CF, et al. Accuracy of selective venous sampling for intact parathyroid hormone in difficult patients with recurrent or persistent hyperparathyroidism. Surgery 2002;132:944-50.
52. Jaskowiak N, Norton JA, Alexander HR, et al. A prospective trial evaluating a standard approach to reoperation for missed parathyroid adenoma. Ann Surg 1996;224:308-20.
53. Reidel MA, Schilling T, Graf S, et al. Localization of hyperfunctioning parathyroid glands by selective venous sampling in reoperation for primary or secondary hyperparathyroidism. Surgery 2006;140:907-13.
54. Seehofer D, Steinmuller T, Rayes N, et al. Parathyroid hormone venous sampling before reoperative surgery in renal hyperparathyroidism: comparison with noninvasive localization procedures and review of the literature. Arch Surg 2004 ;139:1331-8.
55. Stephen AE, Milas M, Garner CN, et al. Use of surgeon-performed office ultrasound and parathyroid fine needle aspiration for complex parathyroid localization. Surgery 2005;138:1143-50.
56. Erbil Y, Salmaslioğlu A, Kabul E, et al. Use of preoperative parathyroid fine-needle aspiration and parathormone assay in the primary hyperparathyroidism with concomitant thyroid nodules. Am J Surg 2007;193:665-71.
57. Dimashkieh H, Krishnamurthy S. Ultrasound guided fine needle aspiration biopsy of parathyroid gland and lesions. Cytojournal 2006;3:6.
58. Absher KJ, Truong LD, Khurana KK, et al. Parathyroid cytology: avoiding diagnostic

pitfalls. Head Neck 2002;24:157-64.

59. Obara T, Fujimoto Y. Diagnosis and treatment of patients with parathyroid carcinoma: an update and review. World J Surg 1991;15:738-44.

60. Juhlin C, Rastad J, Klareskog L, et al. Parathyroid histology and cytology with monoclonal antibodies recognizing a calcium sensor of parathyroid cells. Am J Pathol 1989;135:321-8.

61. Martinez DA, King DR, Romshe C, et al. Intraoperative identification of parathyroid gland pathology: a new approach. J Pediatr Surg. 1995;30:1306-9.

62. Feng S, Moore FD Jr. Parathyroid reoperation with use of technetium 99m sestamibi radiolocalization and an intraoperative gamma counter. Endocr Pract 1996;2:382-4.

63. Damrose EJ, Hoh C, Calcaterra TC. Gamma-probe localization of a parathyroid adenoma in the reoperative neck. Am J Otolaryngol 2000;21:394-7.

64. Rubello D, Piotto A, Casara D, et al. Role of gamma probes in performing minimally invasive parathyroidectomy in patients with primary hyperparathyroidism: optimization of preoperative and intraoperative procedures. Eur J Endocrinol 2003;149:7-15.

65. Dudley NE. Methylene blue for rapid identification of the parathyroids. Br Med J 1971;3:680-1.

66. Gordon DL, Airan MC, Thomas W, et al. Parathyroid identification by methylene blue infusion. Br J Surg 1975;62:747-9.

67. Cox RJ, Moore DB, Wolfman EF Jr. Localization of the parathyroid glands by intraoperative methylene blue staining. Surg Gynecol Obstet 1979;148:769-70.

68. Martindale SJ, Stedeford JC. Neurological sequelae following methylene blue injection for parathyroidectomy. Anaesthesia 2003;58:1041-2.

69. Bach KK, Lindsay FW, Berg LS, et al. Prolonged postoperative disorientation after methylene blue infusion during parathyroidectomy. Anesth Analg 2004;99:1573-4.

70. Siebert C, Kroeber S, Lutter N. Prolonged postoperative disorientation after methylene blue infusion during parathyroidectomy. Anesth Analg 2005;101:608-9.

71. Mathew S, Linhartova L, Raghuraman G. Hyperpyrexia and prolonged postoperative disorientation following methylene blue infusion during parathyroidectomy. Anaesthesia. 2006;61:580-3.

72. Nussbaum SR, Thompson AR, Hutcheson KA, et al. Intraoperative measurement of parathyroid hormone in the surgical management of hyperparathyroidism. Surgery 1988;104:1121-7.

73. Boggs JE, Irvin GL, Molinari AS, et al. Intraoperative parathyroid hormone monitoring as an adjunct to parathyroidectomy. Surgery 1996;120:954-8.

74. Garner SC, Leight Jr GS. Initial experience with intraoperative PTH determinations in the surgical management of 130 cases of primary hyperparathyroidism. Surgery 1999;126:1132-7.

75. Kao PC, van Heerden JA, Taylor RL. Intraoperative monitoring of parathyroid procedures by a 15-minute parathyroid hormone immunochemiluminometric assay. Mayo Clin Proc. 1994;69:532-7.

76. Libutti SK, Alexander HR, Bartlett DL, et al. Kinetic analysis of the rapid intraoperative parathyroid hormone assay in patients during operation for hyperparathyroidism. Surgery 1999;126:1145-50.

77. Boggs JE, Carneiro DM, Irvin GL. The evolution of parathyroidectomy failures. Surgery 1999;126:998-1003.

78. Irvin GL, Molinari AS, Fegueroa C, et al. Improved success rate in reoperative parathyroidectomy with intraoperative PTH assay. Ann Surg 1999;229:874-8.

부갑상선기능항진증의 수술치료 24

1 서론: 원발성 부갑상선기능항진증의 외과적 치료

원발성 부갑상선기능항진증(primary hyperparathyroidism)이란 부갑상선 자체의 기능이상으로 생기는 부갑상선기능항진증으로, 부갑상선호르몬이 증가하고 혈중 칼슘이 증가하며 인산은 감소한다. 나이가 증가함에 따라 발생률이 증가하고, 여성에서는 500명 중 1명, 남성에서는 2,000명 중 1명에서 발생한다고 알려져 있다. 보통 자연적으로 발생하지만, 경우에 따라서는 다발성내분비종양증후군(multiple endocrine neoplasia, MEN)과 동반되기도 하며, 과거 저용량의 방사선조사를 받은 병력이 있는 경우에도 발생할 수 있다. 과거에는 재발성 신장결석, 소화성 궤양, 정신이상, 골통증 등의 증상을 호소하며 내원하는 경우가 많았으나, 최근에는 혈액검사가 보편화하면서 무증상의 고칼슘혈증으로 우연히 발견되는 경우가 늘어나고 있다.

병리학적 원인으로는 부갑상선 선종(parathyroid adenoma)이 약 80% 이상으로 대부분을 차지하며, 부갑상선 과증식(parathyroid hyperplasia)이 약 15%, 부갑상선암은 약 1–4% 정도로 매우 드물다. 부갑상선 선종은 하부갑상선에서 더 많이 발생하고, 크기는 다양하여 그 무게가 약 2g에 이르기도 하며, 대부분 하나의 부갑상선에 발생하여 두 개 이상에 생기는 경우는 매우 드물다. 크기가 큰 경우에는 경부에서 촉지되기도 하고 식도 조영술에서 식도벽의 결손으로 보이기도 하는데, 크기가 클수록 이에 비례하여 골병변이 증가한다고 알려져 있다. 부갑상선과증식은 두 개 이상의 부갑상선을 침범하는 경우로 대부분은 네 개 모두에서 관찰된다. 주세포의 증식이 발생하는 경우가 더 흔하며, 이 경우 다발성내분비종양증후군과 관련이 있다. 부갑상선암은 다른 암에 비해 비교적 천천히 자라고 임상적 악성도는 낮은 편으로 피막을 터뜨리지 않고 제거하면 재발은 거의 없다고 보고되고 있다. 하지만 크기가 클 때에는 갑상선, 식도 등을 침범할 수도 있고 경부 림프절전이가 동반되기도 하며, 혈행성 전이로 폐, 간, 뼈 등에 원격 전이를 할 수 있다. 칼슘과 부갑상선호르몬 수치가 아주 높은 경우에는 악성종양을 의심해야 한다. 부갑상선암에 대해서는 뒤에 별도의 단원으로 다루므로, 이 장에서는 부갑상선 선종과 부갑상선과증식의 수술치료에 초점을 맞추어 설명하고자 한다.

2 수술의 적응증(Indications of operation)

미국국립보건원(National Institutes of Health)에서는 2008년 제3차 진료권고안 개발 집담회 후 원발성 부갑상선기능항진증 환자의 수술치료에 대한 새로운 권고안을 발표하였다. 이에 따르면 원발성 부갑상선기능항진증의 고칼슘혈증과 관련된 증상과 합병증, 즉 신장결석, 신경계 증상, 신경정신과적 증상, 근골격계 질환, 췌장염, 소화성 궤양 등을 호소하는 모든 환자는 수술로 치료하는 것이 원칙이다. 증상이 없는 환자에서는 다음의 경우에 수술을 시행하여야 한다고 하였다.

① 심각한 고칼슘혈증(혈청 칼슘수치가 정상 참고 범위의 상한치보다 1mg/dL 이상 높은 경우)
② 크레아티닌 제거율 〈 60ml/min
③ 요추골, 엉덩이뼈, 요골의 원위부에서 골밀도가 최대 골 질량보다 2.5 표준편차를 초과하여 감소한 경우(t-점수가 -2.5 미만인 경우)
④ 환자의 나이가 50세 미만인 경우
⑤ 향후 추적 관찰이 어려운 경우

아울러 만일 위에서 나열한 수술의 적응증에 해당 사항이 없어 원발성 부갑상선기능항진증 환자를 내과적으로 치료하려는 경우엔, 매 6개월마다 혈청 칼슘수치를 측정하고 매년 골밀도검사를 시행할 것을 권장하였다.

3 부갑상선 선종의 외과적 치료 (Surgical management of parathyroid adenoma)

수술전 병변의 위치결정(localization)을 위한 검사 없이도 95% 이상의 성공률과 2% 미만의 합병증 발생률이 보고될 정도로 일반적으로 부갑상선절제술은 어렵지 않은 수술로 생각되어 왔다. 게다가 최근에는 부갑상선에 대한 미세침흡인 확인과 경부초음파, 자기공명영상(MRI), 전산화단층촬영(CT), 세스타미비스캔(Sestamibi scan), 부갑상선 호르몬 농도에 대한 선택적 경정맥 혈액검사(selective jugular venous sampling)와 같은 방법을 통해 부갑상선조직의 위치 결정이 더욱 성공적으로 이루어지고 있다.
부갑상선 선종에 대한 외과적 치료는 전통적 치료법(conventional exploration)과 표적 탐색적 수술(targeted exploration)의 두 가지로 나눌 수 있다.

1) 전통적 수술법(Conventional Exploration)

전경부 신경차단(anterior cervical block)과 같은 국소마취가 선택된 환자에 한해 사용되기는 하지만, 일반적으로 수술은 전신마취 하에 이루어진다. 환자는 목을 신전시키고 어깨 아래에서 목이 굽어지도록 하는 'sniffing 자세'를 취하는 것이 좋으며, 목이 과신전 되지 않으면서 수술에 알맞게 노출되도록 주의한다.
약 4~5cm 내외의 가로 경부절개(transverse cervical incision)를 가한 후에 피하조직과 광경근(platysma muscle)을 통해 무혈관면(avascular plane)이 나타나는 광경근 바로 아래의 윤문상면(areolar plane)까지 확장한다. 절개는 유륜면 바로 깊숙히 있는 전경정맥이 손상되지 않도록 주의하면서 이루어져야 한다. 우연한 전경정맥의 손상으로 인해 출혈(active bleeding)과 공기 색전의 위험이 일어날 수도 있기 때문이다. 이후 광경근하 피판(subplatysmal flap)이 위로는 갑상연골까지, 측면으로는 흉쇄유돌근(sternocleidomastoid muscle)까지, 아래로는 흉골절흔(sternal notch)까지 박리한다.

통계학적으로 부갑상선 선종이 우하 부갑상선(right lower parathyroid gland)에서 더 흔하게 발생하기 때문에, 목의 오른쪽 측면에서 박리를 시작하는 것을 더 선호한다. 피대근(strap muscle)은 정중봉선(median raphe)에서 분리하고, 갑상연골에서부터 흉골절흔까지 갑상선피막으로부터 바깥쪽으로 박리해야 한다. 많은 경우에 있어서 중간갑상선정맥을 결찰하는 것이 불필요하지만, 갑상선의 충분한 유동성 확보를 위해 중간갑상선정맥을 결찰할 수 있다(그림 24-1).

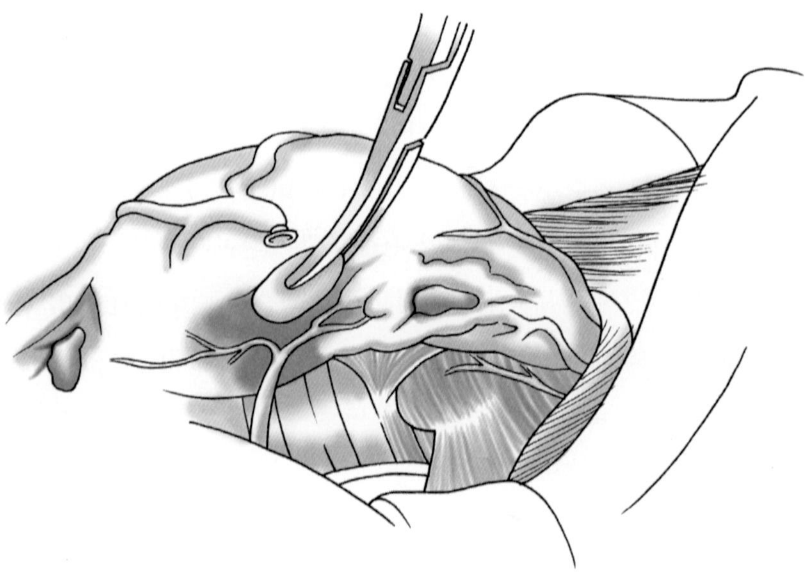

그림 24-1. 부갑상선 선종의 전통적 수술법

갑상선의 충분한 유동성 확보를 위해 중간갑상선정맥을 결찰할 수 있다.

되돌이후두신경(recurrent laryngeal nerve)과 하갑상선동맥을 확인하여야 한다. 대부분의 환자에서 되돌이후두신경은 기관식도고랑(tracheoesophageal groove)에 위치하며, 드물게 기관의 외측에 위치할 수도 있고, 더 드물게는 전외측에 존재할 수도 있는데, 전외측에 존재하는 경우 가장 손상받기 쉬우므로 주의하여야 한다.

하부갑상선은 정상적으로 갑상선의 아래와 되돌이후두신경의 앞쪽에 있는 갑상선흉선관(thyrothymic duct)에서 발견되며 이 지역은 부드럽게 박리된다. 이때 하갑상선정맥을 결찰하여야 한다. 상부갑상선의 흔한 위치는 되돌이후두신경이 윤상갑상막

(cricothyroid membrane)을 뚫는 곳에서 1cm 이내이다.

발견된 부갑상선의 수술범위는 명확하게 커져있는 부갑상선의 절제에 국한되어서는 안된다. 남아있는 부갑상선이 확인되어야 하고 그들의 위치를 기록해야 한다[1]. 몇몇의 외과의사들은 동결절편(frozen section)의 확인과 함께 각각의 부갑상선의 생검을 추천한다. 하지만 이 술기는 불필요하고, 수술 후의 부갑상선기능저하증의 증가된 빈도와 연관이 있기 때문에 추천되지 않는다. 대신 25 게이지 바늘로 부갑상선을 미세침흡인하여 3cc의 생리식염수로 흡인물을 세척하였을 때의 부갑상선호르몬 수치를 보고 부갑상선조직 여부를 판정 할 수 있다. 하지만 커진 부갑상선의 제자리 생검 또는 흡인은 잠재적으로 부갑상선 파종(parathyromatosis)과 연관되어 있기 때문에 널리 추천되어지지 않는다.

여러 부갑상선 침범의 가능성 때문에 모든 부갑상선을 확인하기 위해 노력해야 하며, 부갑상선은 종종 반대편에 거울 이미지로 위치하기 때문이다. 하나의 위 부갑상선이 위치한 곳을 아는 것은 반대편 부갑상선의 위치를 가르쳐 주는 척도가 되기도 한다.

명확한 수술적 처치는 부갑상선이 몇 개 커져있느냐에 달려있다. 사실 다선성 부갑상선질환의 정의는 육안적으로 보이는 형태학적 특성과 수술중 부갑상선호르몬 모니터링을 통한 기능적 정보를 고려하여 볼 때, 현재 논란중이다. 하지만, 부갑상선기능항진증으로 부갑상선전절제술을 받은 80-90%환자에서 선 하나만 커져 있었다는 사실은 수술방법을 선택하는데 도움을 준다. 만약 하나의 선만 커져있고, 나머지 세 개는 정상 크기라면, 거의 모든 환자에서 커진 하나의 선만 절제하여 치료될 수 있게 된다. 그러나 가끔씩 질환을 일으키는 선종이 명백하지 않은 상태에서 세 개의 정상적인 부갑상선이 존재할 수 있다. 이런 상황에서 대처할 수 있는 알고리즘의 개발이 필요하다.

만약 하부갑상선에서 선종을 발견하지 못하면, 수술할 구역은, 내측으로는 앞쪽 기도면, 외측으로는 경동맥초, 아래쪽으로는 경부흉부돌기가 되도록 하고 다음 일련의 3가지 수기를 시행한다:

① 전체 흉선절제술을 시행한다.
② 동측의 경동맥초를 열어, 적어도 동맥분지 층까지 해당되는 내부를 조사한다.
③ 동측의 갑상선 하극에 대해 수술중 초음파를 시행하고, 선종의 가능성이 있는 갑상선내 부갑상선을 포함한 부분을 절제한다.

만약 상부갑상선에서 선종을 발견하지 못하면, 갑상선 상극을 포함하는 구역을 조사해야 한다. 특히 후측방으로, 갑상선의 가장 상극과 안쪽에서 뒤쪽으로 해당되는 부위를 조사한다. 인두 뒤 층을 설골 높이에서 종격동 후방 높이까지 폭넓게 관찰한다. 상부갑상선은 아래로 움직이지 않고, 잔여 흉선조직 있는 갑상선위쪽에서 발견될 수 있다. 되돌이후두신경을 따라 기도 식도사이 고랑도 조사한다. 드물게, 사각근지방패드(scalene muscle)와 이어진 측면에서 부갑상선이 발견되기도 한다(그림 24-2).

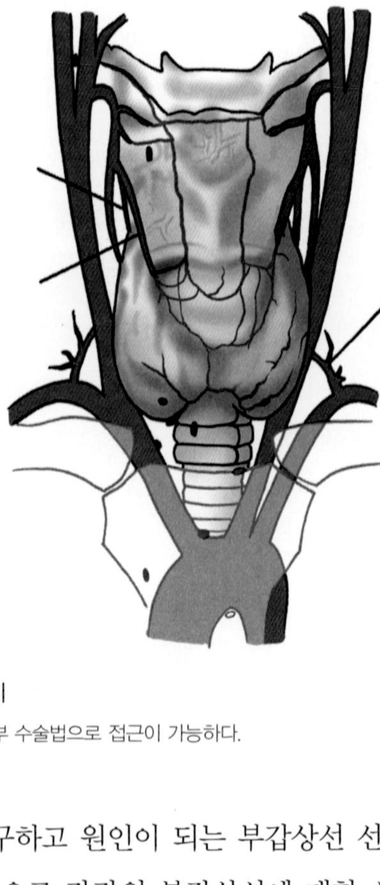

그림 24-2. 이소성 부갑상선의 위치

대부분의 이소성 부갑상선은 전통적 경부 수술법으로 접근이 가능하다.

만약 위의 수기들에도 불구하고 원인이 되는 부갑상선 선종이 여전히 발견되지 않는다면, 확진을 위해 일반적으로 각각의 부갑상선에 대한 생검을 실시하는 것이 좋다. 다른 특정한 상황이 아니라면, 형태학적으로 정상인 부갑상선이라도 총 부갑상선호르몬 감소를 위해 제거해야 한다.

두 개나 세 개의 부갑상선이 커진 경우, 이 것이 두 개나 세 개의 선종이 발생한 것인지 단지 비대칭적인 미만성의 과증식을 나타내는지는 아직 논쟁의 여지가 있다. 이에 따라 치료방법이 달라진다. '과증식 이론(hyperplasia theory)'을 주장하는 사람들은 부갑상선아전절제술(3과 1/2의 선 제거)이나 자가이식과 함께 부갑상선전절제술을 추천한다.

하지만 두 개나 세 개의 선종이 병발한 것으로 여기는 외과의사들은 오직 임상적으로 커진 선만 제거한다. 즉 대부분 외과의사들은 이것들을 제거하고, 정상 크기의 선은 남긴다. 76명의 환자를 이러한 방법으로 치료하고 140개월동안 추적 관찰한 결과, 8명이 재발성 고칼슘혈증을 나타냈다[2]. 재발된 증상은 심하지 않았고, 이러한 치료법은 일반적으로 받아들여 지고 있다.

만약 커진 부갑상선이 섬유성으로 보이고, 결합조직형성반응(desmoplastic reaction)을 유도하고 다른 목 구조물이나 갑상선과 인접해 있다면 반드시 임상적으로 부갑상선암을 의심해보아야 하고, 부갑상선은 갑상선엽절제술과 함께 일괄(en bloc) 절제되어야 한다. 만약 림프절증대가 있다면 같은 쪽 중앙림프절 절제(central lymph node dissection)가 이루어져야 한다. 부갑상선의 동결절편은 임상적으로 의심되는 악성을 확인하는 데 별 도움이 되지 않는다.

2) 표적탐색적 수술(Targeted Exploration)

최근 다양한 최소침습 부갑상선절제술(minimally invasive parathyroidectomy)이 임상에서 시행 되고 있다. 고전적 방법으로부터의 핵심적 변화는 시술적인 변화라기보다는 전략적인 문제이고, 두 가지의 중요한 이슈로 요약될 수 있다:

① 세스타미비스캔이나 고해상도 초음파를 통한, 수술전 선종 위치결정의 신뢰성

② 수술 중 정상 선들에 대한 형태학적 접근이 필요 없는 완치에 대한 판단

이러한 전략의 주요 장점은 국소마취제와 진정제 사용을 통한 수술로 당일 퇴원도 가능하게 한다는 점과 동결절편의 역할을 크게 줄인다는 점이다. 반면에 이 방법은 수술전 비용을 증가시키고, 다선병증(multigland disease)을 가진 일부의 환자들을 놓치기 쉽다. 하지만 다선성 질환의 유병율이 기존의 수술적 방법으로 판단했을 때와 비교하여 부갑상선호르몬의 감시를 통한 기능적인 방법을 통해 결정했을 때와 큰 차이가 없다는 최근의 경험으로부터 나온 주목할 만한 연구결과들이 많다[3, 4, 5].

수술 중 부갑상선호르몬 모니터링은 정상 부갑상선호르몬의 반감기가 2.5-4.5분으로 매우 짧기 때문에 10-15분 내에 크게 감소된 값이 측정된다는 원리에 입각한 것이다. 완치(cure)의 정의에서 가장 흔하게 사용되는 기준은 선 절제술 후 10분 동안 기저치보다 50% 감소되는 것이다. 각각의 환자에게 기준이 되는 기저치는 선종제거 바로 직전에 재측정한 값으로 한다. 이 방법의 단점은 기저치가 선종 부근을 박리하는 과정에서 선종으로부터의 일부 혈관 손상으로 인해 다소 낮아질 수도 있고, 혹은 선 촉진에 의해 부드러운 촉진이라 할지라도 기저치가 거짓으로 증가될 수도 있다는 것이다.

4 다선성(多腺性, multiglandular) 부갑상선질환의 외과적 치료

이차 혹은 삼차성 부갑상선기능항진증은 주의 깊은 내과적 치료로 90%이상의 환자에서 수술치료를 피할 수 있다. 신장기능이 나빠질수록 경구 칼슘과 1,25-비타민 D3를 보충하는데, 신부전 환자들은 비타민을 활동성 형태로 바꿀 수 없기 때문에 비타민D2 보충이 효과적이지 않다. 경구 인산결합체(칼슘아세테이트)와 식이 조절은 고인산혈증을 교정한다.

하지만 심각한 질병의 이환을 내과적 치료로 예방하거나 조절할 수 없을 때에 수술치료를 고려하게 되는데, 수술의 적응증에는 뼈와 관절의 통증, 전반적인 근육쇠약, 일련의 검사에 의한 골밀도의 감소와 병적 골절과 같은 근골격계 합병증이 포함된다. 더 심해지면 증상을 동반하는 연부조직 석회화와 심한 소양증이 일어날 수 있다. 이차성 부갑상선기능항진증의 치료 동안 칼슘과 1,25-비타민 D3 복용을 중단한 후에도 심각한 고칼슘혈증이 발생할 경우 이는 삼차성 부갑상선기능항진증의 발생을 의미하며, 이때는 수술이 반드시 필요하다.

이차성, 삼차성 부갑상선기능항진증의 수술치료의 목적은 부갑상선의 완전한 소실로 인한 수술 후 저칼슘혈증을 피하면서 부갑상선호르몬의 과잉생산에 의한 증상을 없애는 것이다. 따라서 생존능력이 있는 부갑상선조직을 남겨 놓는 것이 필요하다. 일반적으로 사용되는 두 가지 수술전략은 부갑상선아전절제술(subtotal parathyroidectomy)과 부갑상선전절제술과 자가이식(total parathyroidectomy with autotransplantation)이다.

자가이식 없이 부갑상선전절제술을 시행하면 부갑상선호르몬의 완전한 결핍이 발생하여 평생 칼슘과 비타민D를 섭취해야 하고, 뼈의 무기질침착에 중대한 이상이 발생한다. 그러므로 대부분의 이차성, 삼차성 부갑상선기능항진증 치료에 있어서 부갑상선전절제술 단독은 사용하지 않는다.

1) 부갑상선아전절제술(Subtotal Parathyroidectomy)

투석 1일 째 수술을 계획하는 것이 가장 좋다. 앞에서 설명한 전통적 부갑상선절제술의 술식대로 경부절개를 가한 후, 정중선으로부터 피대근(strap muscle)을 절개하고 갑상선을 대부분 비절개박리로 노출시킨다. 부갑상선이 있는 갑상선의 뒷부분은 출혈이 없이 조심스럽게 박리하며, 되돌이후두신경과 하갑상선동맥을 확인한 뒤, 모든 부갑상선을 확실히 보이게 하는 것이 매우 중요하다. 앞서 언급한대로 하부갑상선은 주로 되돌이후두신경과 하갑상선동맥이 만나는 부분 근처에 있다[7, 8]. 상부갑상선은 주로 갑상선의 상극을 가동화시킨 후 찾을 수 있다[8]. 모든 잉여부갑상선과 최소한 네 개의 부갑상선을 찾는 것이 매우 중요하다[9, 10].

네 개 이상의 부갑상선을 찾을 수 없다면 식도 주변과 뒤쪽, 갑상선상극, 상부 후종격동에서 이소성위부갑상선을 찾는 것이 중요하다[11]. 하부갑상선을 찾을 수 없을 때는 갑상선흉선인대에서 찾아보아야 하고 필요할 경우 흉선절제술을 시행해야 한다[7, 12]. 몇몇 사람들은 흉선 내에 잉여부갑상선이 존재할 가능성이 높기 때문에 모든 이차성·삼차성 부갑상선기능항진증 환자에게 흉선절제술을 추천하기도 한다[12]. 또 하부갑상선을 찾을 수 없는 경우, 갑상선 내 부갑상선이 존재할 가능성이 있으므로 부분적 또는 완전한 갑상선 엽절제술을 시행해야 한다. 위에서 설명한 해부학적 구조에 대한 전반적 조사를 통해 네 개의 부갑상선을 찾지 못한 경우, 찾아낸 모든 부갑상선은 제거하여야 한다. 그렇지만 종격동 내 부갑상선을 찾기 위해 첫 수술에서 흉골절개술을 하는 것은 추천하지 않는다.

모든 부갑상선을 찾은 후, 가능한 한 정상에 가까운 약 30–50mg의 부갑상선조직만을 체내에 남겨둔 채 나머지 부갑상선조직을 모두 절제한다. 이때 파종(seeding)이라는 현상을 통해 부갑상선 세포가 퍼지게 되므로 제거는 조심스럽게 이루어져야 한다[13]. 수술 후 저칼슘혈증을 예방하기 위해, 남겨진 부갑상선조직으로의 혈류는 보존해야 한다[7].

제거된 모든 부갑상선조직은 동결절편조직검사나 체외흡인검사와 고속부갑상선호르몬측정법을 이용해 확인해야 한다[12, 14, 15]. 이 과정을 통해 제거된 부갑상선의 수를 확인할 수 있고 따라서 수술 후에도 지속되는 부갑상선기능항진증의 위험도를 낮출 수 있다.

2)부갑상선전절제술과 자가이식(Total Parathyroidectomy with Autotransplantation)

부갑상선전절제술은 체내에 부갑상선조직을 남겨 놓지 않는다는 점 외에는 위에서 설명한 부갑상선아전절제술과 유사하다. 부갑상선아전절제술과 같이, 수술 중 파종을 피하는 것이 중요하다.

지난 십여 년 간, 부갑상선전절제술과 자가이식에 대한 몇 가지 다른 수술법이 기술되었다[17-19]. 부갑상선을 완전히 제거하는 면에서는 동일했지만, 자가이식하는 장소가 달랐다. 가장 자주 이용되는 곳은 전완 근육이었지만, 흉쇄유돌근이나[18] 복부피하지방조직[19], 흉골 앞 피하조직[17], 전완 피하조직[20] 등을 이용한 사례들도 보고되었다. 웰스(Wells) 등에 의해 처음으로 전완으로 자가이식하는 수술법이 소개되었고, 이는 현재에도 절대표준인 수술법이다[14]. 이 방법은 효과적이고 안전하며, 이식편의 과다증식에 의한 재발성 부갑상선기능항진증 시에 간단한 국소마취로 제거할 수 있는 장점 등이 입증되었다. 전완으로의 자가이식에 대해서 자세한 과정을 알아보도록 하겠다.

(1) 수술법

부갑상선 제거 직후, 한두 개의 부갑상선을 섭씨 4도의 멸균된 생리식염수에 보관한다[21]. 온도가 낮기 때문에, 부갑상선은 단단해지고 이 덕분에 절편을 내어 자가이식하기 좋게 된다. 부갑상선을 약 1×3mm의 작은 조각으로 자른다[21]. 약 50mg 정도의 부갑상선조직을 이식하게 된다[7, 9, 22].

비우성 전완의 장측면을 세로로 절개한 후 상완노근이나 굽힘근의 근육 주머니 내에 20–25개의 부갑상선 절편을 놓는다. 수술 후 발생한 혈종이 이식한 부갑상선조직의 기능을 저하시킬 수 있으므로 출혈을 막는 것이 중요하다[23]. 부갑상선조직 조각 각각에 대해 따로 근육 주머니를 만들고[7, 9, 10, 14] 절편을 넣은 후, 비흡수성의 가는 봉합사를 이용해 닫는다[21]. 이식 장소를 표시하기 위해 대신 금속 클립을 사용하기도 한다. 재발한 경우의 재수술을 대비해 이식한 자리를 표시하는 것이 필요하다[21, 22].
수술 후 잔여 부갑상선조직이 흔히 남아있게 되는데, 이는 흔히 흉선부위에 있다는 것이 잘 알려져 있다[10, 11, 26-30]. 503예에서 부갑상선을 박리한 아커스트롬(Akerstrom) 등의 부검 연구결과를 보면[8], 잔여부갑상선은 64예(13%)에서 흉선에서 발견되었다. 몇몇 연구자들은 흉선의 설부를 제거하는 부분흉선절제술을 통상적으로 행하자는 의견을 내고 있다[10, 11, 31]. 사실 토미나가(Tominaga)가 보고한 바에 따르면 519명의 환자의 잉여갑상선은 거의 40%에서 흉선설부에 있었다[10]. 경부 흉선절제술을 시행하거나 적어도 잔여부갑상선을 제거하여 재발성 부갑상선기능항진증의 위험을 줄이고, 경부에 대한 재수술을 줄일 수 있도록 흉선설부를 절제할 것을 추천한다[7, 8, 27-29, 32].

(2) 수술 후 관리

부갑상선전절제술 후 이식한 부갑상선조직의 기능은 많은 연구에서 측정되고 기술되었다[5, 7, 9, 24]. 대다수에서 그 기능은 만족스러운 정도였다. 또 냉동보관된 부갑상선조직 이식의 경우도 성공적이었다[5, 7, 9, 24]. 이식한 부갑상선조직이 제 기능을 하기 시작하려면 수 개월이 필요하다는 것을 알아야 한다. 사실 로스먼드(Rothmund) 등이 보고한 바에 따르면 보조치료를 중단할 수 있을 때까지 걸리는 시간은 수술 후 평균 6개월이고, 몇몇 환자에서는 그 이상이었다[7]. 즉 성공적인 부갑상선절제술 후 부갑상선호르몬 농도의 감소는 보통 급격한 칼슘저하를 동반한다. 특히 고속교체뼈질환(rapid turnover bone disease) 환자의 경우 골기아증후군(hungry bone syndrome), 즉 뼈가 칼슘을 급속하게 흡수하여 수술 후 심한 저칼슘혈증을 일으킬 수 있다. 심한 저칼슘혈증이 빠르게 발생할 경우 강직과 함께 크보스텍징후(안면신경의 가지를 두드렸을 때 발생하는 구각과 얼굴의 떨림)와 트로소징후(손을 최대로 굽힘)를 보일 수 있다. 심전도는 Q–T 간격의 연장을 보인다. 환자가 증상이 있는 저칼슘혈증을 보일 경우, 칼슘글루코네이트를 투여해야 하는데, 그 용량은 시간당 90mg(1–2mg/kg 체중)의 칼슘이 필요하다[6]. 그러나 가장 중요한 것은 부갑상선절제술 후 심한 저칼슘혈증을 예방하는 것이다. 그러므로 최소한 수술 후 2일 간은 6–12시간마다 혈중 칼슘수치를 측정해야 한다. 수술 후 빨리 칼슘의 경구 보충을 시작한다. 실제 임상에서는, 1,000mg의 칼슘을 하루 두 번 복용하는 것을 추천한다. 유기염 형태의 3,000mg 이상의 칼슘은 설사를 자주 유발하기 때문에 환자들이 견디기 힘들다. 따라서 소장에서의 칼슘흡수를 돕기 위해 비타민D를 함께 복용하는 것을 시도해 볼 수 있다. 일반적인 시작 용량은 1일 1회 칼시트리올 0.5μg 이다. 칼슘과 활성비타민의 용량은 혈중 칼슘수치를 측정해 조정한다.

(3) 부갑상선조직의 냉동보관

부갑상선전절제술과 자가이식 이후 부갑상선의 냉동 보관은 거의 30년 전 웰스 등이 소개하였다[14]. 부갑상선을 10%의 디메틸설폭사이드와 10%의 사람 혈청, 그리고 80%의 조직배양배지가 들어있는 작은 병에 넣는다. 작은 병을 얼린 후 섭씨 약 −200도의 질소 저장 냉동고에 넣는다[21].

이 방법의 이점은 수술 후 부갑상선기능저하증과 그에 속발하는 저칼슘혈증이 발생하였을 때 추가로 부갑상선을 이식할 수 있다는 데 있다[7, 16, 19-23, 42]. 네 개의 부갑상선을 찾아 절제하지 못한 경우, 체내에 갑상선조직이 남아있을 가능성이 있으므로 자가이식을 해서는 안 된다. 하지만, 이 경우에도 절제된 부갑상선이 전부일 가능성 또한 있으므로 냉동 보관의 중요성이 부각된다. 냉동보관된 부갑상선조직을 재 이식하는 것은 지속적인 저칼슘혈증을 치료를 쉽게 하고, 평생 비타민D와 칼슘을 복용하지 않아도 되도록 해 준다[25].

(4) 이식편 과다증식의 문제

몇몇 보고에서 이식편의 과다증식이 기술되었다[51-48]. 프레이(Frei) 등은[52] 부갑상선전절제술과 전완에 자가이식을 받은 41명의 이차성 부갑상선기능항진증 환자를 보고하였다. 다섯 명의 환자가 이식편 과다증식으로 병이 재발하여 재수술을 받아야 했다. 제거된 이식편의 무게는 처음에 이식한 것의 몇 배나 되는 0.9~3.1g이었다. 몇 개의 이식편은 주변조직과 혈관으로의 침윤을 보여 완전 절제를 위해 넓은 범위의 수술을 여러 차례 해야 했다. 이 결과에 따라 저자들은 이차성 부갑상선기능항진증에 있어 부갑상선전절제술과 자가이식을 표준치료로 인정하지 말자고 주장했다. 그 외에도 특히 수술 중 동결절편조직검사에서 세포가 이상한 특징을 보이거나 잦은 유사분열을 보이는 경우 이식편의 과다증식과 그에 따른 재수술이 필요할 수 있으므로 자가이식을 하지 말자는 보고들도 있다[51, 53, 54].

이식편의 과다증식은 전반적으로 과다증식하는 부갑상선보다 결절성으로 과다증식하는 부갑상선을 이식할 때 더 자주 일어난다[10, 48]. 그러므로 토미나가(Tominaga) 등은 결절성 과다증식 부갑상선조직은 자가이식을 하면 안 된다고 강조하고 있다[10]. 하지만 네이어(Neyer) 등은 그 두 가지의 구분은 불확실하다고 주장한다[43]. 그들은 자가이식을 위해 낮은 증식잠재력을 가진 부갑상선조직을 선택하기 위해 입체확대기(stereomagnifier)를 이용하자고 제안하였다. 흥미롭게도, 부갑상선전절제술과 자가이식을 시행한 37명의 환자에서 단 한명만이 재발하였고 이 재발율은 다른 연구와 비교해 매우 낮았다[18, 24, 51, 55, 56].

이식편이 마치 종양처럼 주변조직에 침윤한 사례가 보고되었지만, 이는 아주 드문 현상이며 부갑상선전절제술과 자가이식을 시행하지 못하도록 하는 이유가 되지는 못할 것으로 보인다.

3) 부갑상선아전절제술과 ‘부갑상선전절제술과 자가이식’의 장단점

부갑상선전절제술과 자가이식의 가장 큰 장점은 재발 시 자가이식한 부갑상선조직을 국소마취 하에 제거할 수 있어 합병증이 적다는 것이다[15, 32, 43-46]. 반면 부갑상선아전절제술 후 재발성 부갑상선기능항진증의 경우 섬유화된 경부를 다시 수술해야 하고 따라서 합병증도 많다[47].

이에 대한 연구들을 비판적으로 분석해 본 결과, 어느 한 쪽을 확실히 지지하는 연구결과는 별로 없었다. 두 가지를 비교 분석한 대부분의 연구들은 무작위화되지 않은 사례의 나열이었고 결국 이러한 연구방법의 한계와 단점을 가지고 있었다[27, 28, 32, 45, 48]. 두 가지에 대한 무작위 임상연구는 단 한 건 있었다[15, 16]. 이차성 부갑상선기능항진증 환자 40명이 무작위로 부갑상선아전절제술과 부갑상선전절제술과 전완근육에 자가이식을 받았다. 후자의 경우에서 아전절제술에 비해 혈중 칼슘수치의 정상화, 방사선학적 이상의 관해 빈도, 임상증상의 개선 등의 측면에서 더 나은 결과를 보였다. 더구나, 아전절제술을 시행한 환자 중 두 명은 재발 때문에 경부를 다시 수술해야 했던 반면, 부갑상선전절제술과 자가이식을 받은 환자에서는 재수술한 경우가 한 건도 없었다. 이러한 결과와 경부의 재수술보다는 자가이식편의 재수술이 쉽다는 사실을 근거로 하여, 이 연구의 저자들은 이차성 부갑상선기능항진증에서 부갑상선전절제술과 자가이식을 표준 치료로 추천하였다[15, 16]. 다른 여러 연구에서도 비슷한 주장이 많으며[10, 23, 42, 44] 저자 또한 추적관찰이 용이한 환자에서는 부갑상선전절제술과 자가이식을 부갑상선아전절제술보다 선호하는 편이다.

5 재수술(Reoperative Parathyroid Surgery)

일반적으로 일차성 부갑상선기능항진증으로 수술 받은 환자들의 약 5-10%에서 부갑상선기능항진증이 지속되거나 일정기간 경과 후 재발한다. 지속성 부갑상선기능항진증은 대개 발견하지 못한 부갑상선 선종 때문이다. 반면 재발은 대부분 원래 환자가 갖고 있는 병리과정의 지속, 즉 수술 후 체내에 남겨진 부갑상선에서 증식증이나 선종의 기능항진증이 발생하는 경우이다. 치료 실패는 잘못된 수술적 접근, 부갑상선의 해부학적 이소성, 또는 질병의 생물학과 연관된 인자에 의해 야기된다.

지속성 부갑상선기능항진증의 가장 흔한 원인은 비정상적인 부갑상선조직의 확인이나 제거의 실패이다. 이것은 정상적인 해부학적 위치 또는 예상할 수 있는 이소성 위치에 있는 선종을 확인하는 데 실패한 것으로부터 기인한다.

재발성 부갑상선기능항진증의 가장 흔한 원인은 비정상적인 부갑상선조직의 재성장이다. 이는 가족성의 부갑상선기능항진증과 다발성내분비종양증후군(multiple endocrine neoplasia, MEN)과 같은 다선성 혹은 유전성증후군에서 종종 발견된다.

1) 위험도평가

재수술하는 부갑상선절제술의 위험도는 당연히 첫 수술에서보다 더 높다. 성대마비는 재수술 증례의 최고 4-10%까지 일어날 수 있다. 한 쪽만 성대마비가 된 몇몇의 환자들은 임상적으로 진단하기 어렵기 때문에 재수술 전에 후두경검사(laryngoscopy)에 의한 성대기능의 평가가 중요하다. 반대편의 되돌이후두신경의 우발적인 손상은 어쩌면 영구적인 기관절개술(tracheostomy)을 필요로 할 수 있다. 환자들은 수술 전에 그들 각자의 신경 손상과 기관절개술의 위험도를 이해해야 한다.

일시적인 수술 후의 저칼슘혈증은 재수술 후에 흔하다. 약 10–20%의 환자들이 재수술 후에 영구적인 부갑상선기능저하증을 겪게 되지만 최고 35%의 영구적인 부갑상선기능저하증의 빈도에 대한 보고가 있다[60, 61].

지속적인 고칼슘혈증은 지속성이나 재발성 부갑상선기능항진증으로 재수술한 환자의 5–10%에서 발생할 수 있다[60]. 가족성 부갑상선기능항진증, 부갑상선 암종, 부갑상선 파종, 위치가 결정되지 않은 이소성의 선종을 가진 환자에서 재수술이 실패할 확률이 높다.

2) 수술방법

재수술은 최초 수술 첫 1주 내 혹은 수술 후 3개월 이후에 흔히 이루어진다. 최상의 방법은 '초점을 맞춘 방법(focused exploration)'으로, 양쪽 되돌이후두신경과 반대편의 남아있는 부갑상선조직을 손상시키지 않도록 하는 것이다. 이 방법은 영구적인 부갑상선기능저하증과 신경 손상의 위험을 감소시킨다. 재수술하는 경부에 들어갈 때, 'back door'접근을 사용하는 것이 이득이 있다. 이는 흉쇄유돌근에 내측, 띠근육과 갑상선에는 외측으로 박리하는 것이다. 박리는 경동맥초에 내측으로 내려가며 행하도록 하고, 갑상선과 띠근육은 중심경부를 드러내기 위해 전내측으로 당긴다. 이 방법은 대개 표준전방 접근 동안 사용된 면 보다 뒤에 있는 상대적으로 덜 손상된 수술부위를 통해 절개되도록 한다. 하지만 이때에도 되돌이후두신경의 손상을 피하기 위해 매우 조심해야 한다.

대부분의 잔여부갑상선(약 40%)들은 정상위치에 자리잡고 있다. 흉선(약 10%)과 전종격동(약 13%), 또한 잔여 단일 선종의 흔한 위치이다. 다른 흔하지 않은 장소들은 식도곁(paraesophageal)(약 6%), 갑상선내(약 5%), 경정맥 신경초(약 2%)와 태생기의 발생 장소에서 내려오지 않은 것들(약 1%)을 포함한다[60].

상부갑상선이 의심될 때, 그것은 대부분 기관식도고랑의 아래쪽이나 후 상부 종격동에 위치할 가능성이 크다. 또한 상부갑상선은 경정맥 신경초에서 발견될 수 있다. 앞서 언급한 대로 상부갑상선은 배아발생(embryogenesis) 동안 좀 더 짧은 이동경로를 가지기 때문에 이소성 위치에 있을 가능성이 아래 선보다 적다.

하부갑상선이 의심될 때 그것은 갑상선흉선관이나 상부 전종격동에 있는 흉선 자체에서 흔하게 발견될 수 있다. 대부분의 종격동 선종(80%)은 흉선과 가까이 또는 흉선 안에 위치한다. 이러한 선으로의 혈류공급이 하갑상동맥으로부터 나오기 때문에 대부분은 출혈의 위험 없이 경부 접근법을 통해 안전하게 제거될 수 있다.

3) 수술 중 검사

수술 중 마취과 의사에 의한 말초정맥이나 외과 의사에 의한 내경정맥들 중의 하나에서 환자로부터 혈액을 채취하여, 부갑상선절제술 후의 부갑상선호르몬 값을 기저 값과 비교한다. 앞서 설명한 대로 절개 전 가장 높은 값에서부터 50%이상 부갑상선호르몬 값이 떨어지는 것으로 수술의 성공을 예측할 수 있다[57, 62-66].

'수술중 초음파(intraoperative ultrasonography, IOUS)'는 특히 갑상선 내 부갑상선 선종을 확인하는 데 도움이 되고 '맹적 갑상선엽절제술(blind hemithyroidectomy)'의 필요를 감소시킬 수 있다. 초음파는 수술 중에 갑상선이나 목에서 발견된 저에코성 구조물(hypoechoic structure)을 조사하기 위해 부갑상선호르몬에 대한 미세흡인과 함께 사용될 수 있다.

감마탐침자(gamma probe)는 부갑상선을 확인하기 위해 수술 중에 사용될 수 있다. 환자는 수술하기 약 2시간 전에 세스타미비로 라벨된 정맥내 용량을 투여 받는다. 그리고 나서 수술 중 탐침자를 이용해 목의 영역을 스캔하고 수술을 용이하게 하기 위해 높은 동위원소 농도의 영역을 선정한다.

4) 냉동보존

여러 부갑상선이 이미 제거되었거나 이전 수술의 우발적 절제나 응고괴사로 부갑상선이 없어질 수 있는 상태에서는 냉동보존이 매우 중요하며 필수적이다. 모든 부갑상선 조직의 제거는 평생 동안 칼슘과 비타민D를 복용을 요하는 영구적인 부갑상선기능저하증을 야기시킬 수 있기 때문이다.

5) 결과

재발성이나 지속성 부갑상선기능항진증에 있어 재수술의 결과는 대개 첫 수술보다 좋지 않다. 완치율이 95%로 높다는 보고도 있지만[59, 68] 대부분의 저자들은 재수술에 대한 성공율이 약 90% 정도로 보고한다[58, 60, 61, 69-72]. 게다가 재수술 후에 일시적이거나 영구적인 신경손상(4−10%)이나 부갑상선기능저하증(10−20%)과 같은 부작용의 위험이 훨씬 큰 것으로 보인다[63, 69, 72, 73]. 위에서 언급하였던 방법들을 사용함으로써 성공률을 높이는 반면 신경손상과 영구적인 부갑상선기능저하증과 같은 합병증의 확률은 최소화할 수 있도록 노력해야 할 것이다.

참고문헌

1. Zolllinger RM Jr, Zollinger R Wr Parathyroidectomy. Zollinger's atlas of surgical operations. 8th ed. New York: McGraw-Hill:364-373.
2. Wells SA Jr, Leight GF, Hensley M, et al. Hyperparathyroidism associated with the enlargement of two or the parathyroid glands. Ann Surg;202:533-538.
3. Siperstein A, Berber E, Barbosa GF, et al. Predicting the success of limited exploration for primary hyperparathyroidism using ultrasound, sestamibi, and intraoperative parathyroid hormone: analysis of 1158 cases. Ann Surg;248:420-8.
4. Molinari AS, Irvin GL III, Deriso GT, et al. Incidence multiglandular disease in primary hyperparathyroidism determined by parathyroid hormone secretion. Surgery;120:934-936.
5. Gauger PG, Agarwal G, England BG, et al. Intraoperation parathyroid hormone monitoring fails to detect double parathyroid adenomas: A two-institution experience. Surgery;130:1005-1010.
6. National kidney Foundation. DOQI clinical practice guidelines for bone metabolism and disease in chronic kidney dis;33:287-293.
7. Niederle B Sedundarer, Siewert JR, Harder F, Rothmund M. Hyperparathyreoidismus: operative Therapie. Praxis der Viszeralchirurgie. Endokrine Chirurgie. Springer, Berlin, Heidelberg, New York:309-315.
8. Akerstrom G, Malmaeus J, Bergstrom F. Surgical anatomy of human parathyroid glands. Surgery;95:14-21.
9. Sutges-Serra A, Caralps- Riera A. Hyperparathyroidism associated with renal disease. Pathogenesis, natural history, and surgical treatment. Surg Clin North Am;67:359-377.
10. Tominaga T, Numano M, Tanaka Y, et al. Surgical treatment of renal hyperparathyroidism. Semin Surg Oncol;13:87-96.

11. Numano M, Tominaga Y, Uchida K, et al. Surgical treatment of renal hyperparathyroidism. World J Surg;22:1098-1102.

12. Routhmund M, Sagner PK. Total parathyroidectomy and autotransplantation of parathyroid tissue for renal gyperparathyroidism. Ann Surg;197:7-16.

13. Akerstrom G, Rudberg C, Grimelius L, Rastad J. Recurrent hyperparathyroidism due to preoperative seeding of neoplastic or hyperplastic parathyroid tissue. Case report. Acta Chir Scand;154:549-552.

14. Wells SA Jr, Gnnells JC, Shelburne JD, et al. Transplantation of the parathyroid glands in man: clinical indications and results. Surgery;78:34-44.

15. Rothmund M, Wagner PK, Schark C. Subtotal parathyroidectomy versus total parathyroidectomy and autotranspalntnation in secondary hyperparathyroidism: arandomized trial. World J Surg;15:745-750.

16. Wargne PK, Eckhardt J, Rothmund M. Subtotal parathyroidectomy versus total parathyroidectomy with autotransplatation in secondary hyperparathyroidism. A randomized study. Chirurg;62:189-194.

17. Kinnaert P, Salmon I, Decoster-Gervy C, et al. Total parathyroidectomy and presternal subcutaneous implantation of parathyroid tissure for renal hyperparathyroidism. Surg Gynecol obstet;176:135-138.

18. Skinner KA, Zuckerbraun L. Recurrent secondary hyperparathyroidism. Anargument for total parathyroidectomy. Arch Surg;131:724-727.

19. Jansson S, Risell LE. Autotransplantation of diseased parathyroid glands into subcu abdominal adipose tissue. Surgery;101:549-556.

20. Chou FF, Chan HM, Huang TJ, et al. Autotransplantation of parathyroid glands into subcu forearm tissue for renal hyperparathyroidism. Surgery;124:1-5.

21. Wells S A Jr, Ross AJ 3rd, Dale JK, Gray RS. Trans plantation of the parathyroid glands:current status. Surg Clin North Am;59:167-177.

22. D'Avanzo A, Parangi S, Morita E, et al. Hyperparathyroidism after thyroid surgery and autotransplantation of histologically normal parathyroid glands. J Am Coll Surg;190:546-552.

23. Rothmund M. Surgical treatment of secondary hyperparathyroidism: indication, operativemanagement and results. Karger, Basel.

24. Edis AJ, Levitt MD. Supernumerary parathyroid glands : implications for the surgical treatment of secondary hyperparathyroidism. World F Surg;11:398-401.

25. Donckier V, Decoster-Gervy C, Kinnaert P. Longterm results after surgical treatment of renal hyperparathyroidism when fewer than four glands are identified and operation. J Am Coll Surg;184:70-74.

26. Freeman JB, Sherman BM, Mason EE. Transcervical thyroidectomy: an integral part of neck exploration for hyperparathyroidism. Arch Surg;111:359-364.

27. Dotzenrath C, Cpisti K, Goretzki E, et al. Operative treatment of renal autonomous hyperparathyroidism: cause of persistent or recurrent disease in 304 patients. Langenbecks Arch Surg;387:348-354.

28. Proye C, Carnaille B, Sautier M. Hyperparathyroidism in patients with chronix renal failure: subtotal parathyroidectomy or total parathyroidectomy with autotransplantation Experience with 121 cases. J Chir;127:136-140.

29. Malmaeus J, Akerstrom G, Johansson H, et al. Parathyroid surgery in chronic renal insufficiency. Sub totoal parathyroidectomy versus total parathyroidectomy with autotransplantation to the forearm. Acta Chir Scand; 148:229-238.

30. Ahlers J, Rothmund M. Cervical thymectomy as an expanded surgical method in primary and secondary hyperparathyroidism. Chirurg;51:629-633.

31. Hibi Y, Tominaga Y, Sato T, et al. Reoperation for renal hyperparathyroidism. World J Sufg;26:1301-1307.

32. Dotzenrath C, Goretzki PE, Roher HD. Results of surgical therapy in renal hyperparathyroidism. Follow-up of 143 patients. Langenbecks Arch Chir; 381:46-50.

33. Maier GW, Kreis ME, Ruenn W, et al. Parathyroid hormone after adenectomy for primary hyperparathyroidism. A study of peptide hormone elimination kinetics in humans. J Clin Endocrinol Metab;83:3852-3856.

34. Mandell DL, Genden EM, Mechanick JI, et al. The influence of intraoperative parathyroid hormone monitoring on the surgical management of hyperparathyroidism. Arch Otolaryngol Head Neck Surg;127:821-827.

35. Maweja S, Sebag F, Jubbard J, et al. Immediate and medium- term results of intraoperative parathyroid hormone monitoring during VAP. Arch Surg;139: 1301-1303.

36. Chapuis T, Rulla Y, Bonnichon P, et al. Values of ultrasonography, sestamibi scintigraphy, and intraoperative of primary hyperparathyroidism. World J Surg; 20:835- 839.

37. Westerdahl J, Lindblom P, Bergenfelz A. Measurement of intraoperative parathyroid hormone predicts long term success Arch Surg;137:186-190.

38. Beck TM, Huber PR, Oertli D. Intraoperative parathyroidhormone measurement in pt with primary hyperparathyroidism: a prospective clinical study. Swiss Med Wkly;133:206-209.

39. Clary BM, Garner SC, Leight GS Jr. Intraoperative parathyroid hormone monitoring during parathyroidectomy for secondary hyperparathyroidism. Surgery;122:1034-1038.

40. Chou FF, Lee CH, Che JB, et al. Intraoperative parathyroid hormone measurement in patients with secondary hyperparathyroidism. Arch Surg;137:341-344.

41. Seehofer D, Rayes N, Ulrich F, et al. Intraoperative measurement of intacn parathyroid hormone in renal hyperparathyroidism by an inexpensive routine assay. Langenbecks Arch Surg;386:440-443.

42. Niederle B, Roka R, Brennan MF. The transplantation of parathyroid tissue in man: develpment, indications, technique, and results.

43. Neyer U, Hoerandner H, Haid A, et al. Thtal parathyroidectomy with autotransplantation in renal hyperparathyroidism: low recurrence after intra-operative tissue selection. Nephrol Kial Transplant;17:625-629.

44. Brunt LM, Wells SA Jr. Surgical treatment of secondary hyperparathyroidism. Ann Chir Gynaecol;72:139-145.

45. Welsh CL, Taylor GW, Cattell WR, Baker LR. Parathyroid surgery in chronic renal failure: subtotal parathyroidectomy or autotransplantation. Br J Surg;71: 591-592.

46. Takagi H, Tominaga Y, Uchida K, et al. Subtotal versus total parathyroidectomy with forearm autograft for secondary hyperparathyroidism in chronic renal failure. Ann Surg;200:18-23.

47. Patow CA, Norton JA, Brennan MF. Vocal cord paralysis and reoperative study. Ann Surg;203:282-285.

48. Gagne ER, Urena P, Leite-SilvaS, et al. Short – and long term efficacy of total parathyroidectomy with immediate autografting comared with subtotal parathyroidectomy in hemodialysis patients. J Am Soc Nephrol;3:1008-1017.

49. Alexander PT, Schuman ES, Betto RM, et al. Repeat parathyroid operation associated with renal disease. Am J Surg;155:686-689.

50. Kaye M, D'Amour P, Henderson J. Elective total parathyroidectomy without autotransplant in end-stage renal disease. Kidney Int;35:1390-1399.

51. hampl H, Steinmuller T, Stabell U, et al. Recurrent hyper parathyroidism after total parathyroidectomy and autotransplantation in patients with long term hemodialysis. Miner Electrolyte Metab;17:256-260.

52. Frei U, Klempa I, Schneider M, et al. Tumor like growth of parathyroid autografts in uraemic patients, Proc Eur Dial Transplant Assoc;18:548-555.

53. Korzets Z, Magen H, Kraus L, Bernheim J. Total paraathyroidectomy with

autotransplantation in haemodialysed patients with secondary hyperparathyroidism: should it bo abandoned Nephrol Dial Transplant;2:341-346.

54. Ellis HA. Fate of long term parathyroid autografts in patients with chronic renal failure treated by parathyroidectomy: a histopatholgical study of autografts, parathyroid glands and bone. Histopatholgy;13:289-309.

55. Max MH, Flint LM, Richrdson JD, et al. Total parathyroidectomy and parathyroid autotransplantation in patients with chronic renal failure. Surg Gynecol Obstet;153:177-180.

56. Moxes MF, Soper WD, Jonasson O, Sang GR. Total parathyroidectomy and autotransplantation in secondary hyperparathyroidism. Arch Surg;115:378-385.

57. Miura D, Wada N, et al. Does intraoperative quick parathyroid hormone assay improve the results of parathyroidectomy? World J Surg;26:926-930.

58. Brennan MF, Norton JA. Reoperation for persistent and recurrent hyperparathyroidism. Ann Surg;201:40-44.

59. Shen W, Duren M, et al. Reoperation for persistent or recurrent primary hyperparathyroidism. Arch Surg;131:861-867.

60. Lo C-Y, van Heerden JA. Parathyroid reoperations. In: Clark OH, Duh QY(eds) Text book of endocrine surgery. Philadelphia: Saunders:411-417.

61. Gaz RD. Revision parathyroid surgery. In: Randolph GW(ed) Surgery of the thyroid and parathyroid gland. Philadelphia: Saunders:564-570.

62. Irivin GL 3rd, Dembrow VD, et al. Clinical usefulness of an intraoperative "quick parathyroid hormone" assay. Surgery;114:1019-1022.

63. Henry JF, Iacobone M et al. Indications and results of video-associated parathyroidectomy by a lateral approach in patients with primary hyperparathyroidism. Surgery;130:999-1004.

64. Perrier ND, Ituarte PH, et al. Parathyroid surgery: separating promise from reality. J Clin Endocrinol Metab;887:1024-1029.

65. Lo CY, Chan WF, et al. Minimally invasive endoscopic assisted parathyroidectomy for primary hyperparathyroidism. Surge Endosc;17:1932-1936.

66. Burkey SH, Van Heerden JA, et al. Will directed parathyroidectomy utilizing the gamma probe of intraoperative parathyroid hormone assay replace bilateral cervical exploration as the preferred operation for primary hyperparathyroidism? World J Surg;26:914-920.

67. Westerdahl J, Lindblom P, et al. Measurement of intraoperative parathyroid hormone predicts long term operative success. Arch Surg;137:186-190.

68. Carty SE, Norton JA. Management of patients with persistent of recurrent primary hyperparathyroidism. World J Surg;15:716-723.

69. Wang CA. Parathyroid re-exploration. A clinical and pathological study of 112 cases. Ann Surg;186:140-145.

70. Grant CS, van Heerden JA, et al. Clinical management of persistent and/or recurrent primary hyperparathyroidism. World J Surg;10:555-565.

71. Levin KE, Clark OH. The reasons for failure in parathyroid operations. Arch Surg;124: 911-914.

72. Akerstrom G, Rudberg C, et al. Causes of failed primary exploration and technical aspects of re-operation in primary hyperparathyroidism. World J Surg; 16:562-568.

73. Jaskowiak N, Norton JA, et al. A prospective tiral evaluating a standard approach to reoperation for missed parathyroid adenoma. Ann Surg;224:308-320.

25 최소침습과 내시경 부갑상선절제술

1 서론

1925년에 오스트리아 빈에서 맨들(Mandle)에 의해 처음 부갑상선절제술이 시행되었다[1]. 이후 1920년대 후반부터 1930년대에 이르러 부갑상선기능항진증의 칼슘대사와 관련된 병태생리가 밝혀지면서 이에 대한 치료로써 부갑상선절제술이 시행되기 시작하였다[2]. 이러한 수술경험들을 통해 일차성 부갑상선기능항진증(primary hyperparathyroidism, PHPT)이 단일 선종뿐 아니라, 다선성 과증식증(multiglandular hyperplasia)에 의해서도 유발된다는 사실을 알게 되었다. 그 이후 약 70년간 전신마취하에 경부의 가로 절개를 통해 양측 경부 탐색(bilateral neck exploration, BNE)을 시행하여, 모든 부갑상선을 확인하고 비정상적으로 커진 부갑상선을 모두 절제하는 것이 표준 술식으로 시행되어왔다. 이러한 수술법은 노련한 내분비외과의사가 시행한 경우 96% 이상의 높은 수술성공률과 3% 이내의 매우 낮은 수술후 합병증을 나타내었다[3-5]. 1982년에 티블린(Tibblin)은 PHPT의 대부분의 원인이 단일 선종임을 근거로, 부갑상선의 병변을 확인한 후 동측의 다른 부갑상선이 정상임을 확인하면 수술을 종료할 수 있다는 일측성 경부 탐색법을 주장하였다[2, 6]. 그러나 정확한 술전검사의 뒷받침이 없었으므로 수술 실패의 우려 때문에 크게 주목을 받지는 못하였다.

그러나 1992년 99mTc-sestamibi(MIBI)검사가 부갑상선의 영상진단에 이용되었다. 초음파의 해상도가 높아짐에 따라 부갑상선종양의 수술전 위치결정이 매우 정확해졌고,

1996년에 수술중 부갑상선호르몬의 급속측정(intraoperative iPTH monitoring, IOPTH)이 가능해 짐에 따라 보다 덜 침습적인 부갑상선절제술이 활발히 시행되기 시작했다. 선별검사로 혈중 칼슘을 측정함에 따라 조기의 비특이적 증상을 가지는 PHPT환자가 증가하면서, 최소침습적 부갑상선절제술(minimally invasive parathyroidectomy, MIP)의 필요성은 더욱 부각되었다. 결과적으로 현재 많은 내분비외과 전문기관에서 수술 적응증이 되는 PHPT 환자들의 대다수에서 MIP를 적용시키고 있다[7].

MIP의 정의는 아직 명확히 정해지지 않았으나, 최소한의 피부절개를 통해, 일반적으로 특정한 하나의 부갑상선을 목표로 하며(focused parathyroidectomy), 수술적 시야가 축소되어서는 안 된다는 공통된 전제를 가진다고 할 수 있다.

2 적응증

PHPT 환자에서 MIP의 적응증이 되는 가장 이상적인 경우는 가족력이 없는 sporadic PHPT 환자이면서, 수술 전 병소확인 검사에서 단일 선종을 시사하며, 이전에 경부수술을 시행한 적이 없는 경우이다[8]. 병소확인 검사로 MIBI 검사를 주로 시행하지만, 초음파검사만 시행하거나, 두 가지 검사를 모두 시행하여 일치하는 결과를 보일 때만 적응증으로 여기는 기관도 있다. 이러한 MIP의 적응증은 수술자나 각각의 방법에 따라 조금씩 다를 수 있다. 예를 들면 수술 전 병소확인 검사에서 병소가 명확하지 않거나 이중 선종(double adenoma)이나 산발성 부갑상선과증식증이 의심되는 상황에서도 IOPTH에 근거하여 선택적으로 부갑상선을 제거하거나, 내시경을 이용하여 양측 경부를 탐색할 수 있다[9]. 또 유전질환인 MEN 2A(Multiple Endocrine Neoplasia 2A) 환자에서 PHPT이 병발된 경우에도 병소확인 검사와 IOPTH에 근거하여 focused parathyroidectomy를 시도하기도 하며[9], 경부수술의 병력이 있는 경우에도 이전 수술에서 노출되지 않은 통로를 통해 MIP를 시도할 수 있다[10].

MIP를 시도하지 말아야 하는 금기증으로는 부갑상선의 악성종양이 의심되는 경우, 부갑상선절제술후 재발한 경우이다. 그리고 과증식증이 많고 수술후 재발률이 매우 높은 것으로 알려진 MEN 1(Multiple Endocrine Neoplasia 1) 신생아성 부갑상선기능항진증(neonatal hyperparathyroidism), 가족성 부갑상선기능항진증(familial hyperparathyroidism) 환자에서는 MIP를 시행해서는 안되며, 양측경부를 모두 탐색하여 부갑상선아전절제술을 시행하거나, 부갑상선전절제술후 자가이식을 시행해야 한다[9]. 큰 갑상선종이 동반된 경우에도 부갑상선의 해부학적 위치의 변형이 많고, 술전 병소확인 검사의 정확도가 떨어지므로 MIP를 피하는 것이 좋다[11].

3 수술 술기

다양한 방법의 최소침습적 부갑상선수술이 시행되어 왔으나, 현재 널리 사용되고 있는 수술 방법으로 '최소절개 부갑상선절제술'과 'Video-assisted Parathyroidectomy', '내시경부갑상선절제술'이 있다.

1)최소절개 부갑상선절제술(Mini-incision Parathyroidectomy)

수술전 병소확인 검사에서 단일 선종으로 확인된 경우 2-2.5cm의 피부절개를 통해 목표로 한 하나의 부갑상선만을 제거하는 술식(focused parathyroidectomy)이다. 절개부위에 따라 복장패임(sternal notch)의 상부에 가로로 절개를 가하는 중앙접근(focused central approach) 방법과 부갑상선 선종의 위치에 직접 가로로 절개를 가하는 외측접근(focused lateral approach) 방법이 있다[12, 13]. 중앙접근 방법은 띠근육의 중앙선을 세로로 절개하여 부갑상선을 노출시키는 방법으로, 필요에 따라 반대쪽의 부갑상선을 탐색할 수 있는 장점이 있다. 그러나 상부 부갑상선이 후방 깊숙이 위치하는 경우 도달하기 어려울 수 있다. 외측접근 방법은 초음파로 부갑상선 선종의 위치를 확인한 후 종양의 위치에 직접 절개를 가하고 SCM 근육과 띠근육 사이를 박리하여 부갑상선을 노출시키는데, 부갑상선 상·하부 위치와 상관없이 잘 노출시킬 수 있다는 장점이 있으나, 필요에 따라 다른 부갑상선을 노출시키기는 어렵다는 단점이 있다[13]. 술전 병소확인 검사와 일치하는 위치의 부갑상선이 비대해져 있음을 육안으로 확인한 후 제거함으로써 수술이 종료되는데, 제거 전후로 IOPTH검사를 시행하여 제거전에 비하여 제거 10분 후의 혈청 iPTH의 농도가 50% 이하로 감소한 경우 수술의 성공을 예측할 수 있다. 그러나 IOPTH검사가 비교적 고가이므로 비용–효과면에서 효용이 있는지에 대해서는 논란이 있다. 최소절개 부갑상선절제술 국소마취 하에서도 시행될 수 있는데, 이러한 사실은 HPTH가 노령인구에서 빈도가 높으며, 여러 가지 다른 내과적 질환으로 인해 전신마취가 어려울 수 있는 노인들에서 복잡한 전처치 없이 안전하게 수술을 시행할 수 있으며, 입원이 필요 없다는 점에서 장점이 될 수 있다. 그리고 내시경부갑상선절제술에 비해 고가의 장비들이 필요 없으며, 수술시간이 상대적으로 짧은 장점이 있다.

2) 내시경부갑상선절제술(Endoscopic Parathyroidectomy)

내시경을 이용한 최초의 부갑상선절제술은 흥미롭게도 1994년에 프린츠(Prinz)가 흉강경을 이용하여 종격동 내의 이소성부갑상선 선종을 제거한 수술이었다[14]. 그 후 1996년에 가니에르(Gagner)가 경부의 내시경부갑상선절제술을 최초로 보고한[15] 이후로 몇 가지 방법의 내시경부갑상선절제술이 소개되었다. 내시경부갑상선절제술은 일반적인 최소침습적 부갑상선수술의 장점 외에 확대된 시야를 제공함으로써 되돌이후두신경의 확인과 부갑상선 병변과 정상 부갑상선의 구별을 용이하게 하여 부갑상선의 병변을 안전하게 분리하여 제거할 수 있게 해 준다는 장점이 있다. 그러나 고가의 설비가 필요하며, 학습곡선이 최소절개 부갑상선절제술에 비해 길다는 단점이 지적된다. 최소절개 부갑상선절제술과 마찬가지로 병변의 제거 전후로 혈청 iPTH를 측정하는 IOPTH를 이용하면 수술의 성공률을 높이는데 도움이 된다.

(1) 가니에르 술식(Gagner Procedure)

복장패임(sternal notch) 상부의 절개를 통해 5mm 트로카를, 흉쇄유돌근의 앞쪽경계의 내측 1cm 부위에 2–3개의 절개를 추가하여 2.3mm 트로카를 삽입한다. 5mm 트로카로 내시경을, 2.3mm 트로카로는 내시경 수술도구를 삽입한 후 CO2 가스를 주입하면서 넓은목근하층(subplatysmal plane)을 박리하여 수술공간을 확보한다. 그런 다음 흉쇄유돌근의 내측과 띠근육의 외측 사이를 박리하여 경동맥초(carotid sheath)과 갑상선을 확인한 후, 갑상선을 내측, 전측으로 견인하면서 박리를 진행하여 부갑상선의 병변에 도달하게 된다. 마지막으로 병변을 주위조직과 완전히 분리한 후 혈관들을 클립으로 결찰하여 병변을 수술용 장갑으로 만든 주머니에 넣어서 5mm 절개를 통해 제거한다. 필요에 따라 추가적인 3mm 절개를 통해 반대쪽 경부의 탐색도 가능하다.

(2) 비디오 보조하 부갑상선 절제술(Video-Assisted Parathyroidectomy)

1999년 미콜리(Miccoli)에 의해 소개된, 트로카와 CO_2 가스주입을 사용하지 않는 좀더 단순한 방법이라고 할 수 있다[16]. 복장패임(sternal notch) 상부 2cm 중앙 부위에 15-20mm 길이의 가로절개를 가한 후 전통적인 부갑상선수술과 마찬가지로 띠근육의 중앙선을 세로로 절개하고 띠근육을 외측으로, 갑상선을 내측으로 견인하여 중간갑상선정맥을 결찰하고, 작은 주걱모양의 수술기구(spatula)로 비절개 박리를 진행한다. 이후부터는 절개부위로 30도, 5mm 내경의 내시경을 삽입한 후 맞춤 제작된 소형의 견인기, spatula, 클립, 초음파절삭기 등을 이용하여 내시경하에서 수술을 시행한다. 이 수술법은 추가의 절개 없이 필요에 따라 반대쪽 경부의 탐색도 가능하며, 단순히 절개를 연장하는 것 만으로 전통적인 개방수술(open surgery)로의 전환이 가능하다는 장점이 있다.

(3) 외측접근 부갑상선절제술(Lateral Approach Parathyroidectomy)

헨리(Henry)가 1999년에 소개한 방법이다[17]. 복장패임(sternal notch) 상부 3-4cm의 흉쇄유돌근의 전경계 부위에 12mm의 가로 절개를 가한 후에 띠근육의 후방경계를 따라 목혈관신경집이 노출될 때까지 박리한 후, 이 절개의 상방과 하방 3-4cm 부위의 흉쇄유돌근 전경계 부위에 각각 3mm의 절개를 추가한다. 12mm 절개부위로 10mm 트로카로 CO_2 가스를 8mmHg 압력으로 주입하여 0도, 10mm 내시경을 삽입하고, 나머지 절개부위로 2.3mm 트로카를 통해 각종 내시경 수술도구를 삽입하여 수술을 진행한다. 이 수술법은 갑상선의 외측 후방을 직접적으로 노출시키므로 주로 뒤쪽에 위치하는 상부갑상선 병변의 제거에 적합하며, 표면 가까이에 위치하는 부갑상선 병변에는 적합하지 않다. 그리고 일측에 있는 상하부갑상선을 동시에 확인할 수 있으나 반대편 경부의 탐색은 할 수 없는 단점이 있다.

3) 그 외의 방법

노르만(Norman)은 유방암이나 흑색종의 감시림프절 생검에 이용되는 gamma-probe를 부갑상선의 위치확인에 적용시켜 1998년에 'radio-guided parathyroidectomy'를 소개하였다[18]. 수술 전 병소확인 검사에 이용되는 MIBI tracer를 주입한 후 영상을 얻고, 주입 3시간 이내에 수술을 시행한다. 수술중 gamma-probe를 사용하여 주위보다 방사성 수치가 20%를 초과하여 높게 나타나는 조직을 찾아서 제거한다. 이 수술법은 인터넷을 통한 광고로 처음에는 큰 관심을 모았으나, 결국 수술전 병소확인 검사나 IOPTH를 대치하거나 생략할 수 없으며, tracer가 갑상선결절에도 흡수될 수 있어 혼동을 일으킬 수 있고, 수술 중 gamma-probe를 이용한 병소의 확인이 수술자의 경험보다 앞설 수 없다는 한계를 가진다는 것을 인식하게 되면서 재발로 인한 재수술 등에서만 제한적으로 사용될 수 있다. 내시경부갑상선절제술 중 소개된 방법 외에 액와부 접근을 이용한 방법 등이 있으나[19], 숙련된 기술이 요구되는 술식으로 일부의 기관에서만 이용된다. 수술전 병소확인 검사에서 종격동내의 이소성부갑상선 선종으로 확인된 경우 흉강경 부갑상선절제술을 시행할 수 있다.

4 결과와 평가

다른 최소침습적 수술과 마찬가지로 최소침습적 부갑상선절제술(Minimally Invasive Parathyroidectomy, MIP)은 수술후 통증, 미용적 효과 측면에서 전통적인 양측 경부 탐색(Bilateral Neck Exploration, BNE)에 비해 우수하며, 수술시간도 BNE과 비슷하거나 Video-Assisted Parathyroidectomy를 시행할 경우 더 짧다[16, 20]. 그리고 목표로 한 하나의 선종만을 제거하는 경우가 대부분이므로 MIP의 수술 후 저칼슘혈증도 BNE에 비해 낮아서 영구적 저칼슘혈증은 거의 없으며, 일시적 저칼슘혈증은 2.5−3.2%로 보고된다[16, 21]. 그러나 MIP는 BNE에 비해 중복 선종이나 다선성 과증식증과 같은 다선성질환(multigland disease, MGD)의 부갑상선 병변을 남기고 수술을 종료할 수 있는 가능성이 있다. 따라서 장기간의 수술후 결과에 대해서 논란이 있어왔다. 그러나 MIP가 도입된 이후 현재까지 전통적인 BNE에 비해 재발률이 높다는 보고는 아직 없다. 최근에 발표된 다양한 방법의 MIP의 결과들은 수술성공률과 합병증률에 있어서 모두 전통적인 BNE과 비교하여 뒤떨어지지 않는 것으로 보고되었다. 690명의 최소절개 부갑상선절제술, 49명의 Video-Assisted Parathyroidectomy를 시행한 스탈베르크(Stalberg) 등의 보고에서 수술성공률은 97%이며, 영구적 되돌이후두신경마비율은 0.5%이다. 13370명의 Video-Assisted Parathyroidectomy를 시행한 미콜리 등과, 365명의 Endoscopic Parathyroidectomy를 시행한 헨리 등의 보고에서 수술성공률과 영구적 되돌이후두신경마비율은 각각 98.3%, 0.8%와 99.2%, 0.3%였다[22, 23]. 이러한 MIP의 만족할 만한 성공률은 정확해진 수술전 병소확인 검사와 IOPTH의 도입과 관련이 있다고 생각된다. MIBI와 초음파에서 일치된 단일 병소를 보이는 경우에 MGD의 위험은 거의 없다고 할 수 있고, 둘 중 한 검사에서만 단일 병소를 나타내는 경우에는 3.6%, 두 가지 검사에서 모두 단일 병소를 보이지 않는 경우에는 31.6%로 알려져 있다[24]. IOPTH의 일반적인 정확도는 97%이며, 수술전 병소확인 검사가 명확하지 않은 경우에 유용성이 더욱 높아진다고 할 수 있다. 근래에 MIP를 주로 시행하면서, 과거 BNE 만을 시행하던 때보다 PHPT에서 MGD가 차지하는 비율은 확연히 낮게 보고되고 있는데, 이는 BNE 중에 발견된 비대한 부갑상선이 모두 과기능을 하는 병변이 아닐 수 있으며, 그렇다면 제거되지 않더라도 재발을 일으키지 않을 수 있다는 사실을 시사한다[25, 26]. 그러나 이러한 결론을 내리기에는 아직 충분한 장기간의 추적결과들이 부족한 실정이며, 시간이 좀 더 지나면 환자에게 남아있을 수 있는 비대한 부갑상선이 재발을 일으킬지에 대한 확실한 해답을 얻을 수 있을 것으로 기대한다.

참고문헌

1. Mandl F. Attempt to treat generalized fibrous osteitis by extirpation of parathyroid tumor. Zentralbl F Chir 1926;53:260-4.
2. Dubose J, Ragsdale T, Morvant J. "Bodies so tiny": the history of parathyroid surgery. Curr Surg 2005;62:91-5.
3. Kaplan EL, Yashiro T, Salti G. Primary hyperparathyroidism in the 1990s. Choice of surgical procedures for this disease. Ann Surg 1992;215:300-17.
4. van Heerden JA. Lessons learned. Surgery 1997;122:979-88.

5. Weber CJ, Sewell CW, McGarity WC. Persistent and recurrent sporadic primary hyperparathyroidism: histopathology, complications, and results of reoperation. Surgery 1994;116:991-8.

6. Grant CS, Thompson G, Farley D, van Heerden J. Primary hyperparathyroidism surgical management since the introduction of minimally invasive parathyroidectomy: Mayo Clinic experience. Arch Surg 2005;140:472-8; discussion 8-9.

7. Sackett WR, Barraclough B, Reeve TS, Delbridge LW. Worldwide trends in the surgical treatment of primary hyperparathyroidism in the era of minimally invasive parathyroidectomy. Arch Surg 2002;137 p.1055-9.

8. Miccoli P. Minimally invasive parathyroid surgery. In: Clark OH, Duh QY, Kebebew E, eds. Textbook of endocrine surgery. 2nd ed. Philadelphia: Elsevier; 2005.

9. Randolph GW, Urken ML. Surgical management of primary hyperparathyroidism. In: Randolph GW, ed. Surgery of the thyroid and parathyroid glands. 1st ed. Philadelphia: Elsevier; 2003.

10. Suliburk JW, Perrier ND. Primary hyperparathyroidism. Oncologist 2007;12P:644-53.

11. Pelizzo MR, Pagetta C, Piotto A, et al. Surgical treatment of primary hyperparathyroidism: from bilateral neck exploration to minimally invasive surgery. Minerva Endocrinol 2008;33:85-93.

12. Udelsman R, Donovan PI. Open minimally invasive parathyroid surgery. World J Surg 2004;28:1224-6.

13. Stalberg P, Delbridge L, van Heerden J, Barraclough B. Minimally invasive parathyroidectomy and thyroidectomy--current concepts. Surgeon 2007;5:301-8.

14. Prinz RA, Lonchyna V, Carnaille B, Wurtz A, Proye C. Thoracoscopic excision of enlarged mediastinal parathyroid glands. Surgery 1994;116 p.999-1004; discussion -5.

15. Gagner M. Endoscopic subtotal parathyroidectomy in patients with primary hyperparathyroidism. Br J Surg 1996;83:875.

16. Miccoli P, Bendinelli C, Berti P, Vignali E, Pinchera A, Marcocci C. Video-assisted versus conventional parathyroidectomy in primary hyperparathyroidism: a prospective randomized study. Surgery 1999;126:1117-21; discussion 21-2.

17. Henry JF, Defechereux T, Gramatica L, de Boissezon C. Minimally invasive videoscopic parathyroidectomy by lateral approach. Langenbecks Arch Surg 1999;384:298-301.

18. Norman JG. Minimally invasive radioguided parathyroidectomy: an endocrine surgeon's perspective. J Nucl Med 1998;39:15N, 24N.

19. Ikeda Y, Takami H, Sasaki Y, Kan S, Niimi M. Endoscopic neck surgery by the axillary

approach. J Am Coll Surg 2000;191:336-40.

20. Henry JF, Raffaelli M, Iacobone M, Volot F. Video-assisted parathyroidectomy via the lateral approach vs conventional surgery in the treatment of sporadic primary hyperparathyroidism: results of a case-control study. Surg Endosc 2001;15:1116-9.

21. Lorenz K, Nguyen-Thanh P, Dralle H. First experience with minimally invasive videoassisted parathyroidectomy. Acta Chir Aust 1999;30:218.

22. Miccoli P, Berti P, Materazzi G, Massi M, Picone A, Minuto MN. Results of video-assisted parathyroidectomy: single institution's six-year experience. World J Surg 2004;28:1216-8.

23. Henry JF, Sebag F, Tamagnini P, Forman C, Silaghi H. Endoscopic parathyroid surgery: results of 365 consecutive procedures. World J Surg 2004;28:1219-23.

24. Sebag F, Hubbard JG, Maweja S, Misso C, Tardivet L, Henry JF. Negative preoperative localization studies are highly predictive of multiglandular disease in sporadic primary hyperparathyroidism. Surgery 2003;134:1038-41; discussion 41-2.

25. Mun HC, Conigrave A, Wilkinson M, Delbridge L. Surgery for hyperparathyroidism: does morphology or function matter most? Surgery 2005;138:1111-20; discussion 20.

26. Yao K, Singer FR, Roth SI, Sassoon A, Ye C, Giuliano AE. Weight of normal parathyroid glands in patients with parathyroid adenomas. J Clin Endocrinol Metab 2004;89:3208-13.

26

부갑상선암
(Parathyroid Carcinoma)

1 서론

부갑상선암은 매우 드문 악성 종양이다. 1904년 드퀘르벵(de Quervain)이 처음으로 기술하였다. 부갑상선암은 전체 원발성부갑상선기능항진증(PHPT)의 1–3%에 해당된다. 부갑상선선종이나 증식증에 비해서 부갑상선암에 의한 원발성부갑상선기능항진증은 훨씬 임상 증상이 뚜렷하다. 부갑상선암은 진단에 어려움이 있다. 침습이 명확하지 않는 경우 병리학자들이 부갑상선 증식과 선종, 부갑상선암을 구별하기란 쉽지 않다. 암억제유전자인 HRPT2가 가족성, 산발성 부갑상선암과 연관이 있음이 밝혀졌다. 비록 부갑상선암은 매우 드문 질환이지만, 원발성부갑상선기능항진증을 치료하는 모든 외과의사는 부갑상선암의 특징을 잘 알아야 한다. 왜냐하면 조기 발견에 의한 적극적인 수술만이 완치의 유일한 방법이기 때문이다. 다른 암과는 달리 부갑상선암은 암의 파급에 의해 사망에 이르지 않는다. 대신 과도한 부갑상선호르몬 분비에 의한 합병증으로 사망하게 된다.

2 진단

1) 임상양상

양성 원발성부갑상선기능항진증과 부갑상선암을 감별하는 것은 어렵다. 간혹 수년 뒤 고칼슘혈증이 재발되어서야 진단되는 경우도 있다. 원발성부갑상선기능항진증의 원인에서 부갑상선암을 고려하는 것은 매우 중요하다. 왜냐하면 완전한 절제만이 완치의 가능성을 높이기 때문이다. 임상이나 검사소견으로 부갑상선암을 의심할 수 있으나 비특이적이다. 양성 원발성부갑상선기능항진증에서 여성대 남성 비가 4:1인데 반해 부갑상선암은 남성과 여성에서 동일한 비율로 나타난다. 양성 원발성부갑상선기능항진증의 진단시 연령보다 약 10년 이른 평균 49세에 부갑상선암은 진단된다. 부갑상선암에서 혈중 칼슘수치가 양성 원발성부갑상선기능항진증에서보다 높다. 양성 원발성부갑상선기능항진증에서 칼슘수치는 평균 2.7mmol/ℓ인 반면에 부갑상선암에서는 3.75-3.97mmol/ℓ이다. 부갑상선암에서 부갑상선호르몬(PTH) 수치는 정상의 5-10배 이상으로 증가되어있다. 원발성부갑상선기능항진증에서는 이보다 훨씬 낮은 증가를 보인다.

오늘날 대부분의 양성 원발성부갑상선기능항진증 환자가 무증상으로 골격과 신장의 유의한 증상이 없는데 반해서 부갑상선암 환자에서는 이러한 종말기관의 증상이 흔하다. 부갑상선암 환자의 56%에서 신결석이 있으며, 84%에서 신부전이 있는 반면에, 양성 원발성부갑상선기능항진증 환자에서는 이러한 신장 합병증이 20% 미만에서 나타난다. 낭성 섬유성골염(osteitis fibrosa cystica), 갈색종양(Brown's tumor), 미만성 골감소증, 골막하 골흡수 등 원발성부갑상선기능항진증의 골격합병증이 부갑상선암 환자의 45-91%에서 나타난다. 반면에 양성 원발성부갑상선기능항진증 환자에서는 5% 이내로 보인다. 특히 오늘날 양성 원발성부갑상선기능항진증 환자에서 골격합병증과 신장합병증이 같이 나타나는 경우는 거의 없는 반면에 부갑상선암 환자에서는 50%에서 같이 나타난다.

부갑상선호르몬을 분비하지 않는 부갑상선암이 극히 드물지만 보고되고 있다. 대부분의 경우 증상이 나타나지 않으므로, 여러 장기로 전이가 된 말기에 진단된다.

신체검진에서 36-52%의 환자에서 경부에서 촉진되는 결절이 있다. 이는 양성 원원발성부갑상선기능항진증 환자에서는 5% 미만에서 발견되는 것이다. 체중 감소와 무기력, 식욕부진, 근육쇠약 등이 훨씬 뚜렷하고 급박하게 나타난다.

2) 영상진단

영상의학의 발달로 인하여 영상유도 최소침습수술이 원발성부갑상선기능항진증 수술의 표준으로 자리잡고 있다. 그러므로, 수술전 부갑상선암이 의심되는 경우 최소침습수술이 아닌 종래의 수술 방법을 고려하는 것이 중요하다. 초음파검사를 통해서 침습의 여부를 알 수가 있다. 초음파에서 육안적 침습이 있거나, 종양이 불규칙하거나, 림프절전이가 의심되는 경우 부갑상선암을 고려하여야 한다. 이외에 컴퓨터단층촬영(CT)이나 자기공명영상(MRI)이 이용된다. 이들은 종양의 범위, 주위조직의 침습여부, 국소나 원격 전이의 여부를 확인할 수 있다. Sestamibi(MIBI)스캔이 원발성부갑상선기능항진증에서 표준수술전 영상검사로 자리잡고 있다. 부갑상선암에서는 MIBI스캔을 통해서 병소의 국소화뿐만아니라 원격전이를 확인할 수 있다. 그러므로, 부갑상선암이 의심될 경우는 전신 MIBI스캔을 시행하여 골전이와 갈색종양을 감별하는 것이 중요하다. 뼈스캔도 중요한 수술전 영상검사이다. 뼈스캔을 통해서 항진된 골대사를 확인할 수 있을 뿐만 아니라, 갈색종양이나 골전이를 발견할 수 있다.

부갑상선암이 의심되는 경우는 미세침흡인세포검사는 사용하지 않는다. 왜냐하면 부갑상선암을 세포검사로 진단하는 것은 매우 어렵고 또한 시술로 인한 암세포의 파종이 우려되기 때문이다.

3 치료

1) 수술

부갑상선암의 가장 중요한 치료는 완전한 수술적 절제이다. 수술전 진단이나 수술중 인지가 매우 중요하다. 수술은 칼라절개(collar incision)를 사용하여 띠근육을 노출시킨다. 반대측 부갑상선을 확인하는 것이 중요한데, 이는 부갑상선암과 더불어 부갑상선 증식이 병발할 수 있기 때문이다. 만약 부갑상선 증식이 있으면, 이환된 측의 절제에 더하여 반대측의 부갑상선도 모두 절제하고 하완에 자가이식을 하는 것이 필요하다. 이환된 측의 정상 부갑상선을 확인하여 절제하는 것이 중요한데, 이는 향후 추적관찰을 용이하게 하기 위해서이다. 부갑상선암 종양은 동측 갑상선엽, 흉선, 중앙림프절과 함께 절제하여야 한다. 외측 경부림프절 절제술은 임상적으로 전이가 의심되는 경우에 필요하다.

수술후 병리학적으로 부갑상선암이 진단되었을 경우는 보다 곤란하다. 만약 병리학적으로 광범위한 침습이 있거나, 수술후 칼슘수치가 정상화되지 않는다면, 원격 전이 여부를 배제한 후, 재수술이 필요하다. 만약 이러한 경우가 아니라면, 재수술을 할 필요 없이 추적관찰을 하는 것으로 충분할 수 있다.

수술후 칼슘수치의 변화에 특별한 주의를 기울여야 한다. 대부분의 환자들이 골기아증후군(hungry bone syndrome)으로 칼슘수치의 급격한 저하가 나타날 수 있다. 이 경우 칼슘과 비타민D 보충이 필요하다. 골기아증후군의 영향으로 수술후 PTH수치가 오히려 올라갈 수 있다. 만약 칼슘수치가 떨어지면서 PTH수치가 올라간다면, 이는 잔류암이 아니라 골기아증후군때문이다.

2) 비수술적 치료

부갑상선암에서 방사선치료는 효과가 없는 것으로 생각되어 왔다. 하지만 최근에는 수술후 수술 절제면이 종양에 침습되었거나 가까울 경우 방사선치료를 통해서 국소 재발을 낮춘다는 보고가 있다.

부갑상선암에서 항암화학요법의 효과는 없는 것으로 알려져 있다. 대부분의 경우 항암화학요법은 수술적 절제가 불가능한 광범위한 질환에 사용되었다. 빈크리스틴과 아드리아마이신, 사이클로포스파마이드, 5-fluorouracil 등이 단독이나 병합 항암요법으로 사용되었지만 효과가 없었다.

3) 고식적 치료

부갑상선암이 미만성으로 파종되었을 경우 환자는 고칼슘혈증에 의해서 사망하게 된다. 고칼슘혈증의 치료는 수분공급과 고리이뇨제를 사용하여 칼슘이뇨를 증진하는 것이다. 하지만 부갑상선암에 의한 고칼슘혈증은 이러한 치료만으로 해결되지 않는다. 파미드로네이트(Pamidronate)와 졸레드로네이트(zoledronate) 등의 비스포스포네이트(bisphosphonate) 계열 약물이 사용될 수 있다. 이외에 씨나칼세트(cinacalcet) 등이 사용될 수 있다. 최근에는 항PTH면역요법과 옥트레오타이드(octreotide)를 이용한 핵의

학치료가 연구되고 있다.

4 예후

일부 공격적인 부갑상선암을 제외하고 대부분 경우 매우 느리게 진행한다. 5년 생존율은 문헌에 따라서 44-85%로 보고된다. 최근의 보고에 따르면, 5년과 10년 생존율이 각각 85.5% 와 49%이었다. 종양의 크기와 림프절전이 여부와 생존율간에는 관계가 없었다.

수술후 재발은 33-78%로 흔하다. 301명의 환자를 분석한 연구에서, 179명의 환자가 부갑상선절제술만 시행받았고, 이 경우 51%에서 국소 재발을 하였고, 재발한 환자의 90%가 평균 62개월 후에 사망하였다. 104명의 환자는 반면에 en bloc 절제를 하였는데, 8%의 환자만이 국소 재발하였고, 이중 3명의 환자만이 원격 전이를 하였다. 이는 수술전 의심을 하여 광범위한 절제를 시행하는 것이 중요함을 보여 준다.

수술후 고칼슘혈증이 지속되면 예후가 나쁘다. 잔류암이 있는 경우 60%의 환자가 3년 이내에 사망하였다. 원격전이가 있더라도 debulking 수술을 하는 것이 생존기간을 늘리는 효과가 있었다.

참고문헌

1. Pasieka JL, Khalil M. Parathyroid Carcinoma. In: Oertli D, Udelsman R, editors. Surgery of the Thyroid and Parathyroid Glands. Heidelberg: Springer-Verlag; 2007:311-25.

2. Witteles RM, Straus II FH, Koka MLR, Kaplan EL. Parathyroid Carcinoma. In: Randolph GE, editor. Surgery of the Thyroid and Parathyroid Glands. Philadelphia: Elsevier Science;2003:1032-44.

3. Sandelin K. Parathyroid Carcinoma. In: Clark OH, Duh QY, Kebebew E, editors. Textbook of Endocrine Surgery. 2nd Edition. Philadelphia: Elsevier Science; 2005:129-41.

찾아보기

한국어

가

나

다

라

마

바

사

아

자

차

카

타

파

하

로마자

T

V

W

X